AF533226

DER EINWACHSENDE NAGEL

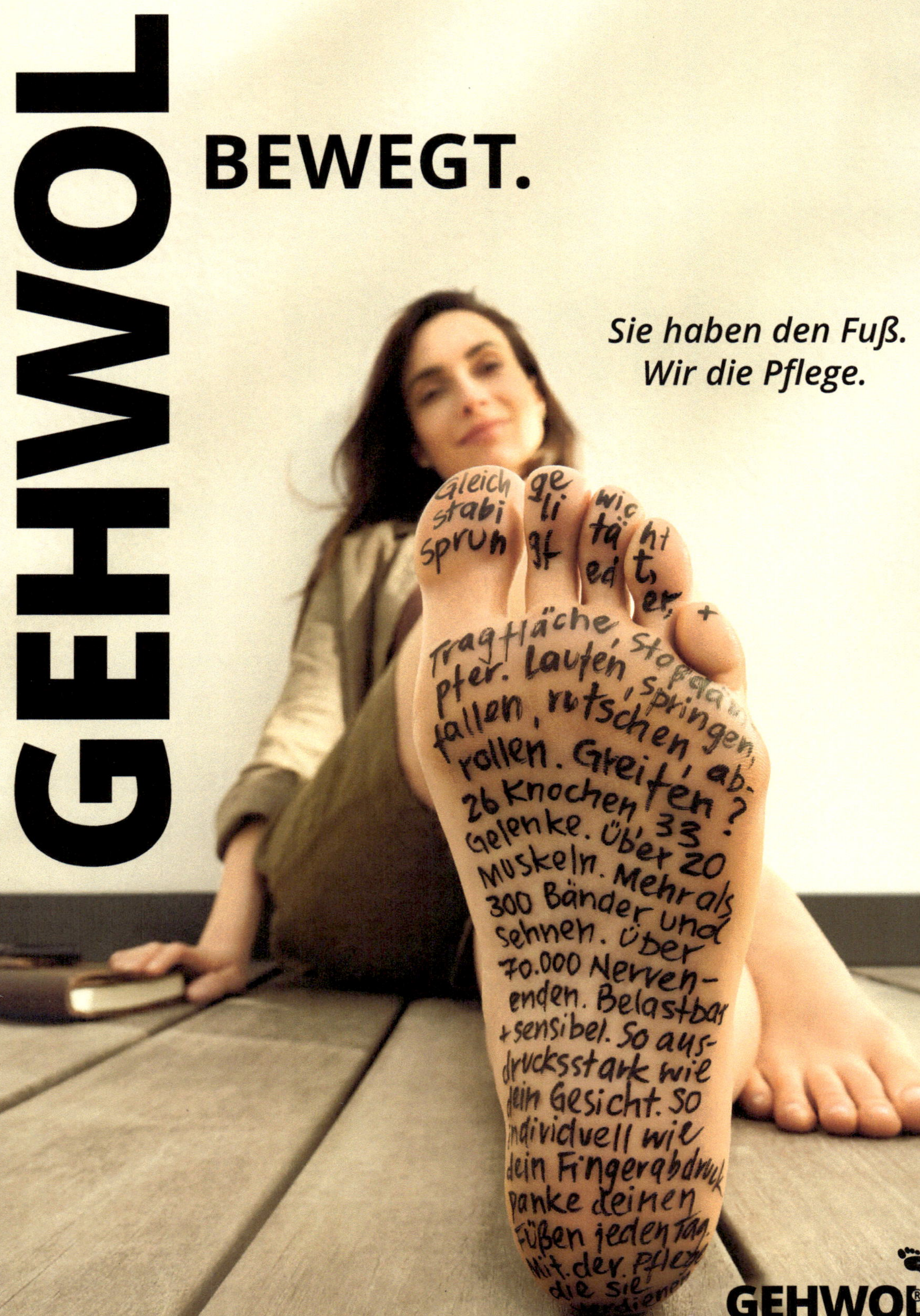
GEHWOL
BEWEGT.
Sie haben den Fuß.
Wir die Pflege.
Laufen, springen,
rutschen,
rollen. Greifen?
26 Knochen. 33
Gelenke. Über 20
Muskeln. Mehr als
300 Bänder und
Sehnen. Über
70.000 Nerven-
enden. Belastbar
+ sensibel. So aus-
drucksstark wie
dein Gesicht. So
individuell wie
dein Fingerabdruck
Danke deinen
Füßen jeden Tag.
GEHWOL®

Maren Bloß

DER EINWACHSENDE NAGEL

Lehrbuch für die Podologie

Verlag Neuer Merkur GmbH

Bibliografische Informationen der Deutschen Nationalbibliothek
Die Deutsche Nationalbibliothek verzeichnet diese Publikation in der Deutschen Nationalbibliografie; detaillierte bibliografische Daten sind im Internet über http://dnb.ddb.de abrufbar.

Verlagsort: Postfach 12 53, DE-82141 Planegg

Alle in dieser Veröffentlichung enthaltenen Angaben, Ergebnisse usw. wurden vom Autor nach bestem Wissen erstellt und von ihm und dem Verlag mit größtmöglicher Sorgfalt überprüft. Gleichwohl sind inhaltliche Fehler nicht vollständig auszuschließen. Daher erfolgen alle Angaben ohne jegliche Verpflichtung oder Garantie des Verlages oder des Autors. Sie garantieren oder haften nicht für etwaige inhaltliche Unrichtigkeiten (Produkthaftungsausschluss). Im Text sind Warennamen, die patent- oder urheberrechtlich geschützt sind, nicht unbedingt als solche gekennzeichnet. Aus dem Fehlen eines besonderen Hinweises oder des Zeichens ® darf nicht geschlossen werden, es bestehe kein Warenschutz.

Maren Bloß
Der einwachsende Nagel • 2. überarbeitete Auflage 2024
ISBN 978-3-95409-074-7
Konzeption, Umschlaggestaltung und Layout: Dagmar Papić
Lektorat: Ulrich Bartel
Druck: Beltz Grafische Betriebe, Bad Langensalza

Inhaltsverzeichnis

Vorwort

Das hier vorliegende Werk kann als umfassend bezeichnet werden! Diesen hohen Anspruch setze ich bewusst an den Anfang des Vorwortes.

Der Zeh ist ein Körperteil, das eigentlich nur wahrgenommen wird, wenn es Beschwerden macht. Neben einer Reihe von Erkrankungen bzw. Deformierungen der Zehen, die schmerzhaft sind, ist einer der Hauptgründe für Beschwerden der einwachsende Nagel mit allen seinen Folgen.

Dieses Lehrbuch gibt dem Studierenden der Podologie einen lückenlosen Überblick über die sehr vielschichtigen Möglichkeiten der Therapie. Die vermittelte Information reicht vom Aufbau des Nagels über alle nur erdenklichen Erkrankungen desselben bis zur Problematik der Abrechnung.

Es werden minutiös alle medikamentös-topischen Anwendungsmöglichkeiten vom Albothyl bis Alaun angesprochen. Jede Möglichkeit, den Nagel mithilfe der unterschiedlichsten Spangen wieder in Form zu bringen, wird genau behandelt. Die Therapiegrenzen des Podologen, bei denen er den Mediziner involvieren muss, werden abgesteckt. Vom richtigen Schneiden des Nagels – um Komplikationen zu vermeiden – bis zur Erteilung von Ratschlägen – das richtige Schuhwerk betreffend – wird in diesem Buch nichts ausgelassen, was auch nur im entferntesten Einfluss und Bedeutung für diese Sparte des podologischen Fachgebietes hat.

Frau Bloß hat in Bild und Wort jedem angehenden oder bereits fertig ausgebildeten Podologen sowie auch jedem orthopädisch/chirurgisch tätigen Arzt die Möglichkeit gegeben, umfassende Kenntnisse in diesem speziellen Fachgebiet zu erlangen.

Der große Vorteil dieses Buches liegt in der Vollständigkeit der Information, sodass die Suche nach weiterführender Literatur getrost unterbleiben kann.

Die Autorin hat ihre große Erfahrung in vorbildlicher Form komprimiert und allen Interessierten in diesem Buch zugänglich gemacht!

Ich gratuliere Frau Bloß zu ihrer Arbeit!

Dr. Berndt von Arnim
Hagen im Bremischen im Januar 2019

1 Der Nagel

1.1 Nagelfunktionen

Der Nagel dient einerseits dem Schutz der Fingerkuppen, andererseits der Unterstützung der Greiffunktion. Heutzutage richtet sich die Aufmerksamkeit im Allgemeinen aber mehr auf ihren Pflegestatus. Wenn die Nägel keine Beschwerden verursachen, dienen sie in vielen Fällen der Verschönerung und dem damit verbundenen Wohlfühlen. Wenn sie allerdings Schmerzen verursachen, beginnt die Diagnostik und das damit verbundene Fachwissen um Nagelpathologien.

1.2 Die Anatomie des menschlichen Nagels

Die Nagelplatte, die aus der Epidermis kommt, bildet sich an der Nagelwurzel aus hartem Keratin. Die Nagelwurzel liegt am Ende der Nageltasche. Die Haut, das Nageloberhäutchen, das auf der Nagelplatte aufliegt, wird als lat. Cuticula (griech. Eponychium) bezeichnet. Im Bereich der Nagelwurzel wird das Gewebe zur Matrix, es bildet die Substanz der Nagelplatte. Man kennt diesen Bereich auch als Lunula (Nagelmond). Von oben gesehen werden die seitlichen Hautfalten als Nagelwall bezeichnet. Sie geben dem Nagel die Führung (Abb. 1.1). Der Zeh wird im unteren Teil als Beere bezeichnet, die „Kuppe" als Apex.

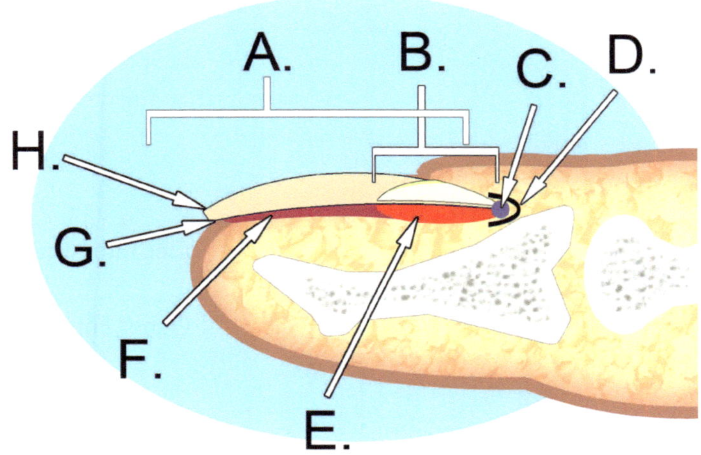

Abb. 1.1 Anatomie der Grundteile eines menschlichen Nagels. A. Nagelplatte; B. Lunula; C. Wurzel; D. Nageltasche; E. Matrix; F. Nagelbett; G. Hyponychium; H. freier Rand.[1]

Unsere Nägel bestehen aus 100 bis 150 unregelmäßig übereinander geschichteten Lagen von Hornzellen und sind unterschiedlich dick. Die Ursache für das Nagelwachstum sind Verhornungsprozesse tief hinter dem Nagelfalz. Das verhornte Keratin wird dabei langsam nach vorne geschoben. Die verschiedenen Nägel wachsen unterschiedlich schnell. Der menschliche Zehennagel wächst im Durchschnitt zirka 1 mm pro Monat.[2]

1.3 Der Nagel in der Diagnostik

Der Nagel wir gerne auch als diagnostisches Hilfsmittel genommen. Durch seine Beschaffenheit und sein langsames Wachstum kann er noch Monate später Aufschluss über verschiedene körperliche Vorgänge geben. Man kann oft sehr gut erkennen, ob sich Erkrankungen verändert haben oder Medikamente im Körper Einzug hielten.
Die Cuticula (Nagelhäutchen) zeigt, ob die Hautflora im Gleichgewicht ist. Auch diese kann Hauterkrankungen anzeigen. Ist das Immunsystem geschwächt, wird gerade das Nagelhäutchen häufig von Pilzen befallen. Ist die Hautflora nicht im Gleichgewicht, kann man das an den Nagelhäutchen erkennen. Sie wirken rissig, spröde oder sind von der Nagelplatte abgelöst.[3]

1.4 Die Nagelstörungen

Es gibt eine Vielzahl an Nagelstörungen, die in bestimmte Gruppen untergliedert werden. Die Störungen können angeboren, durch äußerliche Faktoren erworben oder durch eine Krankheit verursacht sein.

1.4.1 Überblick

- angeborene Fehlanlagen
- erworbene Atrophien
- Ablösungen und vorübergehende Verluste der Nagelplatte
- brüchige und splitterige Nägel
- Gestaltungsanomalien der Nagelplatte
- Veränderungen der Nagelfarbe
- kombinierte Phänomene
- Erkrankungen durch Erreger
- Tumore im Nagelbereich
- spezielle Formen der Nagelentzündungen
- Operationen in der Nagelregion

2 Entstehung des einwachsenden Nagels

Der französische Chirurg Pierre Dionis (1643–1718) hat erstmalig einen einwachsenden Nagel dokumentiert. Weitaus später hat der chirurgische Fußpfleger (engl.: Surgeon-Chiropodist) Lewis Durlacher (1792–1864) die Behandlung des Unguis incarnatus populär gemacht. Viele Jahre praktizierte er in der 15 Old Burlington Street in London. 1826 demonstrierte er in London im Hospital den dortigen Medizinern die Behandlung eines solchen Nagels.[4]

Schon im 7. Jahrhundert hielt Paul von Regina das Weichteilgewebe für die Ursache von einwachsenden Nägeln. Anfang des 20sten Jahrhunderts dokumentiert Sir Watson Cheyne (1852-1932) Fälle des einwachsenden Nagels und deren Ursachen.

Früher wurde die Behauptung aufgestellt, dass nur dicke, stark gekrümmte Nägel zum Einwachsen neigen. Das ist heute widerlegt. Gerade auch dünne, lateral flache Nägel sind zum Teil sehr scharfkantig und schneiden in den Nagelwall ein. Dies führt schnell zu Ulzerationen der Weichteile und begünstigt einen langsamen Heilungsverlauf. Der eingewachsene Nagel ist ein sehr häufiger Grund dafür, dass Patienten eine medizinische Fachpraxis aufsuchen. Lange Leidenswege sind keine Seltenheit. Durch nicht fachgemäßes Entfernen der Nagelecken, wiederholte Operationen oder auch unsachgemäße Pflege haben die Patienten einen schmerzhaften und ausgeprägten Krankheitsverlauf hinter sich.

2.1 Ursachen eines einwachsenden Nagels

Die Entstehung der einwachsenden Zehennägel ist oft eine Folge falschen Nagelschneidens. Insbesondere bei ovalem Nagelschnitt ist die Wahrscheinlichkeit erhöht, dass dessen Ränder sich allmählich in das Nagelbett schieben.

Oft ist zu beobachten, dass der Nagel durch falsches, zu tiefes Wegschneiden nicht ganz sauber im Falz entfernt wurde. Es bleibt ein „Restdorn“ stehen, der sich beim Nachwachsen wiederholt in den Falz schiebt.
Dies verursacht dann bei den Betroffenen vorne starke Beschwerden.

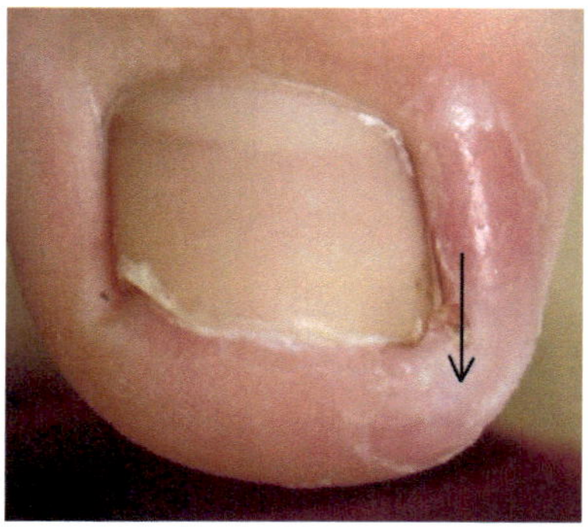

Abb. 2.1 Der Dorn hat sich unter der entzündeten Haut weiter nach vorne geschoben

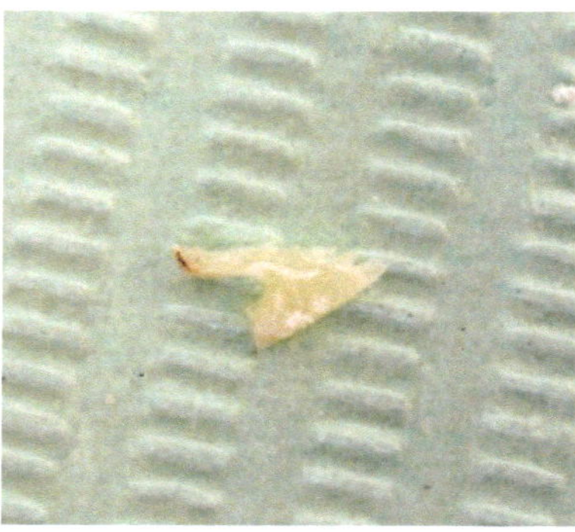

Abb. 2.2 Der restliche Nageldorn nach dem Entfernen

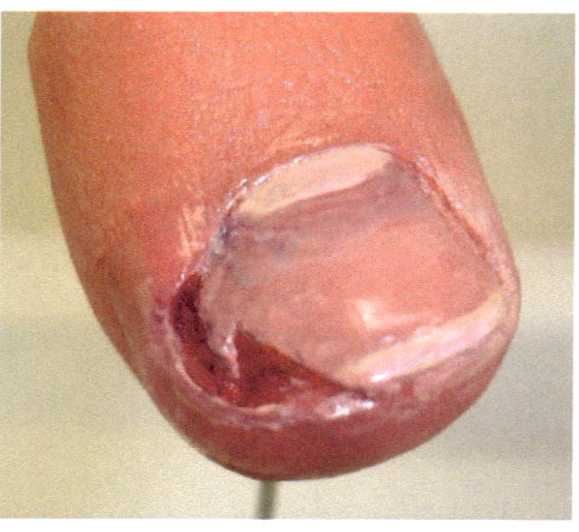

Abb. 2.3 Modell zur Veranschaulichung der oft unsauberen Entfernung des Nageldorns

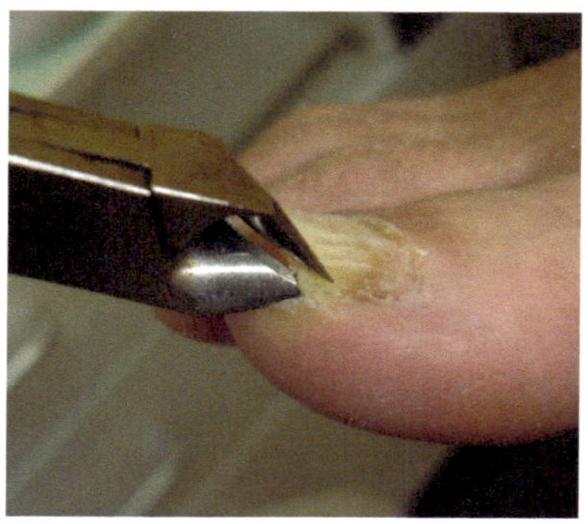

Abb. 2.4 Die Zange wird einfach angesetzt und der Nagel viel zu weit in der Ecke herausgeschnitten

Dieser Prozess wird unterstützt, wenn die betreffende Person häufig enges Schuhwerk trägt, das Nagel und Nagelbett noch einmal zusätzlich gegeneinanderdrückt.

Ein weiteres Problem besteht darin, dass es durch das entzündliche Gewebe zur Ansammlung von seröser Flüssigkeit kommt. Diese löst den Nagelrand im Nagelfalz an und mazeriert ihn, was bewirkt, dass der Rand gezackt wird. Auch genetische Faktoren spielen eine Rolle bei der Entstehung einwachsender Zehennägel. Liegen in der Familie entsprechende Probleme vor, sollten Personen mit einem derart erhöhten Risiko auf die Pflege ihrer Füße sowie das Tragen weiter und bequemer Schuhe achten.

Ursachen auf einen Blick

- → **unsachgemäße Nagelpflege:** zu kurz geschnitten, zu rund geschnitten oder weggerissen und/oder Ausschneiden der Nagelecken
- → **verkehrtes Schuhwerk;** Absätze, oft bei modischen Schuhen; zu enge Schuhe; zu große Schuhe, aus denen man herausschlupft oder in denen man hin und her rutscht
- → **Schuhe, in denen stark geschwitzt wird** (Turnschuhe, synthetische Schuhe)
- → **Kompressions- oder Stützstrümpfe**, die vorne geschlossen sind
- → **genetische Ursachen**
- → **begünstigende Faktoren**, zum Beispiel Senkfuß, Spreizfuß, Senk-Spreiz-Fuß, Plattfuß, Überkreuzung der Zehen (Reiterzeh), Hallux valgus
- → **sportliche Aktivitäten**, zum Beispiel Fußball, Squash, Tennis, Badminton, Jogging
- → **Wachstumsstörungen**, zum Beispiel Ung. convolutus, Onychogrypose, Pincer Nail, nach Traumata der Nagelplatte, nach einer Onychomykose

2.2 Symptome und Anzeichen

Die typischen Symptome von einwachsenden Nägeln sind zu Beginn eine Rötung und leichte Schwellung des Nagelfalzes, beginnend mit einem stechenden Schmerz, der sich schnell bis hin zum „Pochen" entwickeln kann. Der stechende Schmerz kann von lateral, medial oder dorsal kommen.

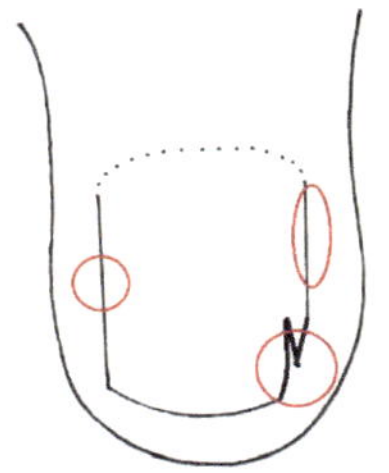

Abb. 2.5 Die roten Kreise zeigen die eventuellen Schmerzzonen

Die betroffenen Personen klagen oft darüber, dass schon die Berührung der Bettdecke schmerzt, sie keine Socken tragen können, die eng anliegen, oder dass Bewegungen wie das Hinknien schmerzen. Des Weiteren kommt es dazu, dass kaum noch geschlossene Schuhe getragen werden können.

2.3 Einteilung der Ursachen

Der Unguis incarnatus hat immer mehrere Ursachen. Diese werden zusätzlich unterteilt, was dabei hilft, die mögliche Therapieform zu wählen.

1. Traumatisierung
2. externe Ursachen
3. Krümmung der Nagelplatte

2.3.1 Traumatisierung

Gerade bei jüngeren Patienten kommen einwachsende Nägel sehr häufig vor. Die Ursachen dafür sind oft zu kurz geschnittene Nägel, deren Abreißen oder permanente Manipulation der Nägel und des Nagelwalles. Durch zu breite Nägel mit hypertrophen Nagelwällen kann es schnell zu einer bakteriellen Paronychie (Staphylokokken) kommen, meist einhergehend mit Hypergranulationsgewebe (Caro luxurians). Vor allen Dingen bei Jugendlichen in der Pubertät kommt die hormonelle Problematik dazu. Die Fußhaut ist oft feucht und verschwitzt, teilweise mit einer Bromhidrosis einhergehend. Das führt zu einer Vermehrung des Granulationsgewebes.

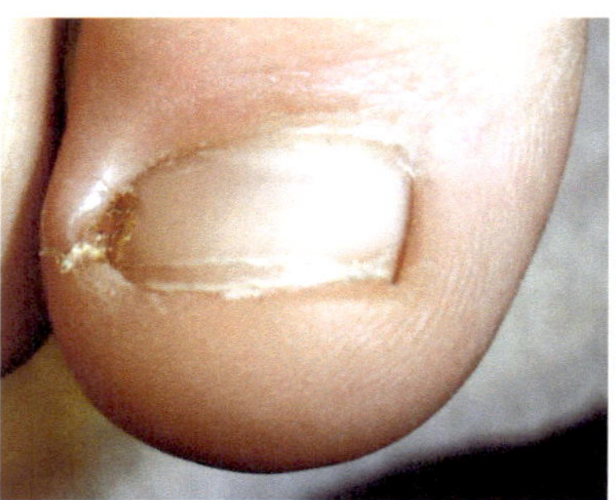

Abb. 2.6 Ein Junge hat sich immer wieder die Nägel abgerissen, bis tief in den Nagelfalz

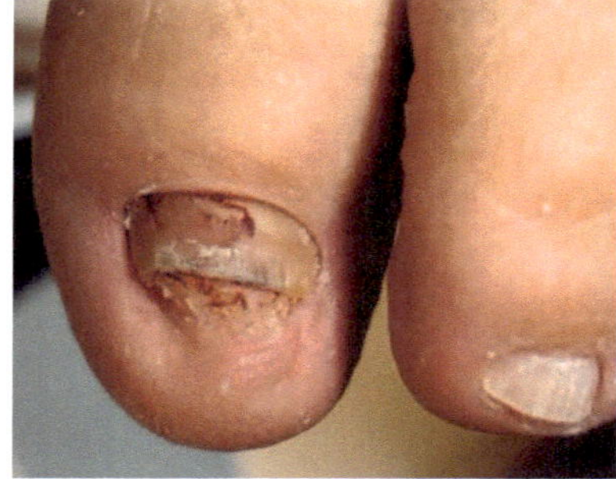

Abb. 2.7 Traumata der Nagelplatte

2.3.2 Externe Ursachen

Immer wieder ist zu beobachten, dass Patienten durch zu enge Schuhe einen Unguis convolutus bekommen. Der permanente Druck des Schuhs auf den Nagel oder den seitlichen Nagelwall führt zu einer massiven Verschmälerung. Das falsche Schuhwerk ist auch in vielen Fällen die Ursache bei jungen Menschen. Teenager tragen mit

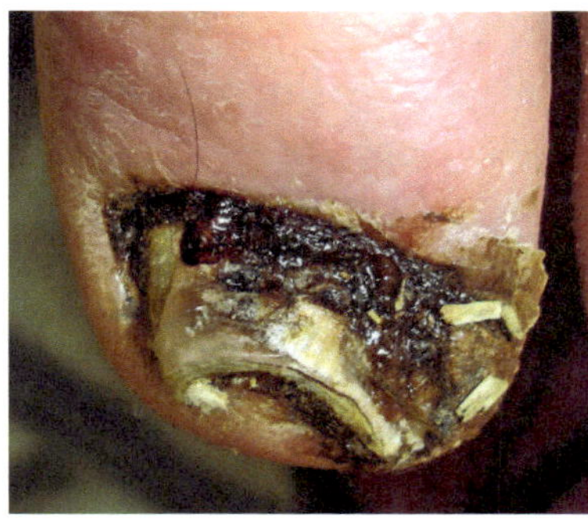

Abb. 2.8 Der Patient (aktiver Landwirt) hat die Wunde nicht abgedeckt und ist barfuß in seine Gummistiefel gestiegen. Man sieht deutlich, dass Strohreste und Tierhaare auf der Wunde verbleiben. Staub- und Erdreste waren im Falz zu finden. Zudem hat sich Sekret am Nagelrand abgelagert.

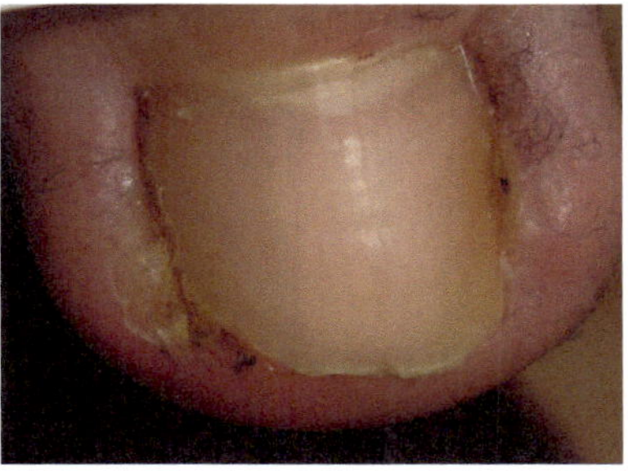

Abb. 2.9 Keine Prophylaxe nach Nagelplattenextraktion

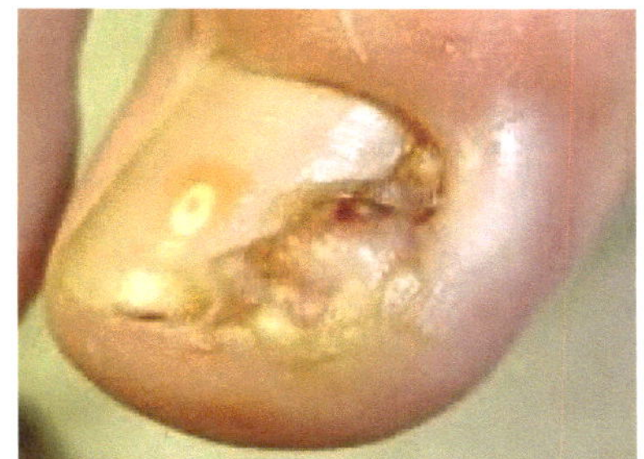

Abb. 2.10 Granulation durch falsches Schneiden

Vorliebe Turnschuhe, die ein Abdunsten der Fußfeuchtigkeit nicht ermöglichen. Die Konsequenz sind feuchte Füße und eine starke Besiedelung mit Erregern. Eine weitere Problematik ist die mangelnde Hygiene, sei es durch Uneinsichtigkeit, Bequemlichkeit oder körperliche Einschränkungen. Entzündliche Prozesse werden durch die fehlende Pflege gefördert und können schlimme Folgen haben.

2.3.3 Krümmung der Nagelplatte

Mit zunehmendem Alter kommt es zu einem Verlauf, in dem sich eine Hyperkurvatur (Überwölbung) der Nagelplatte zeigt. Ein Unguis convolutus, Pincer Nail oder Zangennagel bilden sich. Auch eine Gryphose ist „klassisch". Durch einen vermehrten Druck des Schuhs kommt es zu einer chronischen Reizung. Die Ursache einer Hyperkurvatur kann eine zu breite Nagelmatrix sein.[5]

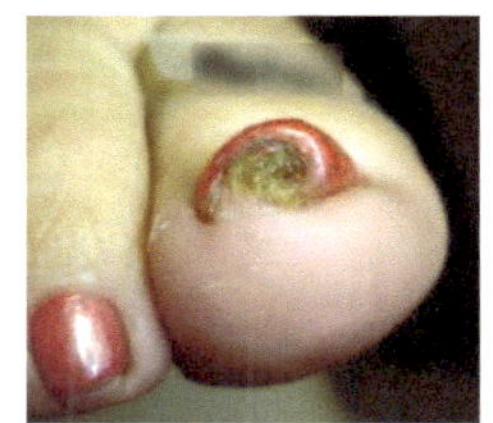

Abb. 2.11 Rollnagel

2.4 Behandlungsverfahren im Überblick

Die Operation ist eine Möglichkeit, Patienten von ihrem Leiden zu befreien. Weitere Therapieansätze werden hier aufgezeigt.
Die am häufigsten verwendete Therapie ist die Orthonyxiespange. Beispiele sind (um nur einige zu nennen)

Fraser-Spange • 3TO • BS-Spange
Podofix • GOLDSTADT • Onyclip

Alle der o. g. Verfahren können angewendet werden.

Um zeitgleich das „wilde Fleisch" zu behandeln, kommen neben operativen Möglichkeiten Kaustika zur Anwendung:

- Albothyl®
- Alaun
- Silbernitrat
- Acetylsalicylsäure

Die Anwendung von Kaustika darf nur in Absprache mit dem behandelnden Arzt erfolgen.

2.5 Differenzialdiagnostik

Nicht jeder schmerzende Nagelfalz ist einem einwachsenden Nagel geschuldet. Der Therapeut sollte über mögliche Differenzierungen Bescheid wissen.

2.5.1 Paronychie/Panaritium

Das Panaritium ist eine Entzündung des Nagelumlaufs (griechisch Paronychie). Häufig tritt ein Panaritium auf, wenn zum Beispiel die Cuticula eingerissen oder beschädigt ist. Des Weiteren sind Druck und Stoß oder auch Reaktionen auf Arzneimittel verantwortlich. Es ist zu beobachten, dass bei Granulationsgewebe der Nagelumlauf Entzündungsprozesse aufweist. Bei Erkrankungen durch eine Onychomykose, bei der der distale Nagelrand bis ins Nagelbett hinein betroffen ist, sind Entzündungen häufig ein Resultat. Patienten kennen diese Nagelumlaufentzündungen von Entzündungen am Finger. Dort entstehen von Zeit zu Zeit „Notnägel" – kleine Hautdornen. Wenn diese einfach abgerissen werden, sind schmerzhafte Panaritien oft das Ergebnis. Bei Fußnägeln können eitrige Entzündungen im Falz sehr starke, pochende Schmerzen verursachen. Hier ist es ratsam, den Pus (siehe Seite 32, Abb. 2.21) steril zu eröffnen, um den Eiter abfließen zu lassen.

2.5.2 Unguis convolutus

Der Rollnagel ist die häufigste Ursache dafür, dass ein Nagel einwächst. In sehr vielen Fällen haben die Patienten durch den „rollenden“ Nagel solche Schmerzen, dass sie die Ecken heraustrennen. Die Auswirkung sind Entzündungen, Vereiterungen und die Bildung eines Tütennagels.

2.5.3 Clavi im Nagelpfalz

Auch im Nagelfalz kommt es immer wieder zu Bildungen von Hühneraugen, die den Patienten sehr belasten können. Wenn diese nicht richtig erkannt werden, wird nur die Ecke entfernt. Das fördert den einwachsenden Nagel und beseitigt nicht die Schmerzen.

2.6 Typeneinteilung bei Unguis incarnatus

Bei einem Unguis incarnatus unterteilt die Medizin diese Erkrankung in zwei Kategorien/Typen:

Typ 1 – Jugendlichen-Typ
Typ 2 – Erwachsenen-Typ

2.6.1 Der Jugendlichen-Typ

Der **Jugendlichen-Typ** weist in der Regel einen sehr dünnen, flachen Nagel auf. Die seitlichen Nagelwälle sind oft sehr dick und fleischig. Häufig taucht der seitliche Nagelwall regelrecht in den Nagelwall ein. Beim Jugendlichen-Typ entwickelt sich das Problem, dass die Füße häufig feucht, schwitzig und stark mit Keimen besiedelt sind. Das

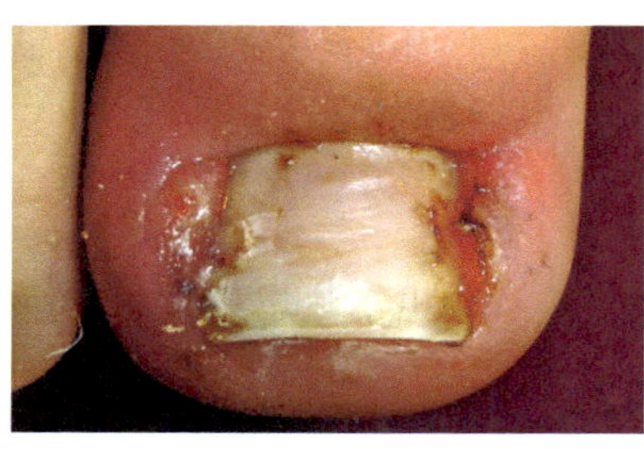

Abb. 2.12 Typ 1

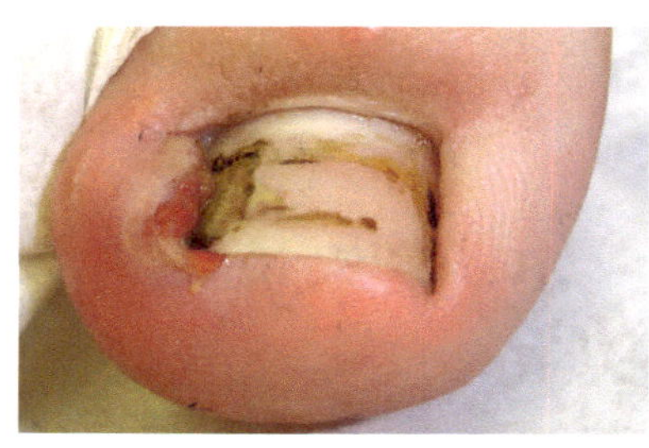

Abb. 2.13 Typ 1

begünstigt das Erweichen der seitlichen Nagelränder, die dann gezackt sind und weiter ins Fleisch schneiden. Die Feuchtigkeit fördert das Granulationsgewebe. Jugendliche neigen dazu, ihre Nagelpflege eher sporadisch zu erledigen. Das bedeutet, dass Nägel abgerissen oder auch abgeknabbert werden. Bei diesem Typ kommt oft noch die mangelnde Compliance dazu, die angebotene Therapie durchzuführen.

2.6.2 Der Erwachsenen-Typ

Beim **Erwachsenen-Typ** zeichnet sich das Krankheitsbild eher durch Überkrümmung der Nagelplatte aus. Die Nagelplatten sind zum Teil stark verdickt oder auch in verschiedene Richtungen gekrümmt (transversal, longitudinal oder longitudinal-transversal).[6] In vielen Fällen sind die Platten sehr trocken und neigen schnell zum Splittern. Dieser Typ hat oft schon einen langen Therapieverlauf hinter sich, häufige Rezidive erschweren die Behandlung. Nagelplatten oder auch der Nagelfalz sind zum Teil stark manipuliert oder irreparabel beschädigt. Externe Nagelerkrankungen wie Mykosen oder Psoriasis verschlechtern die Nagelplatte und erschweren damit nichtoperative Therapievorschläge (Abb. 2.14).

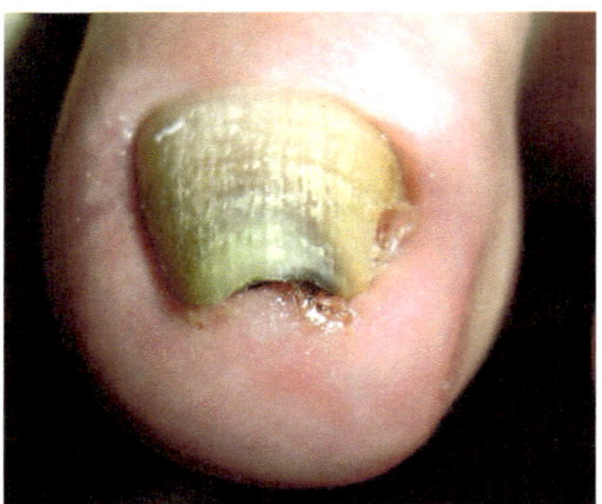

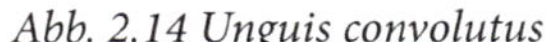

Abb. 2.14 Unguis convolutus

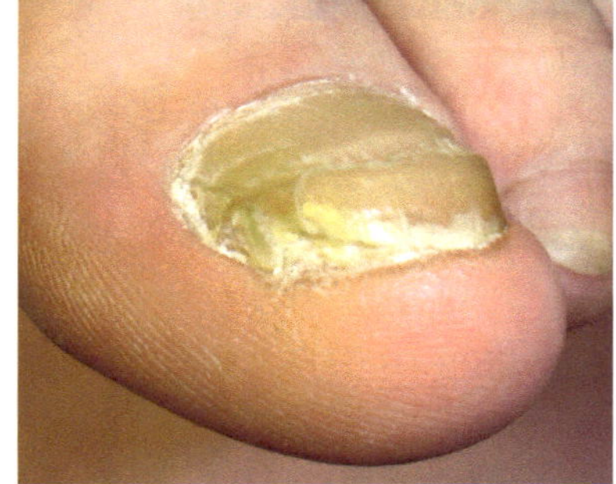

Abb. 2.15 Verdickung der Platte

2.7 Die Entzündungsstadien bei einem Unguis incarnatus

Um eine genaue Beschreibung des Zustands bei einwachsenden Nägeln darzustellen, wird der Unguis incarnatus in **5 Stadien** eingeteilt (Stadieneinteilung nach Dr. N. Scholz). Die zusätzlichen Buchstaben a und b in den Stadien bedeuten einseitig (a) und beidseitig (b).

Erstes Stadium

Stadium 1a

- medial oder lateral ein Nagelwall betroffen
- ohne Entzündungszeichen
- keine oder geringe Beschwerdesymptomatik

Stadium 1b

- medial und lateral die Nagelwälle betroffen
- ohne Entzündungszeichen
- keine oder geringe Beschwerdesymptomatik

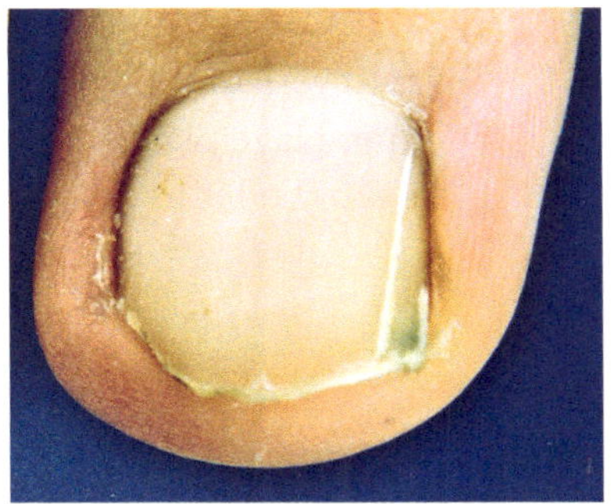

Abb. 2.16 Stadium 1a

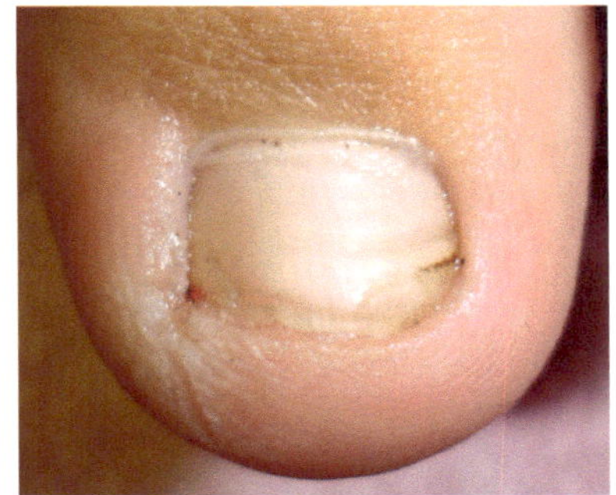

Abb. 2.17 Stadium 1b

Zweites Stadium

Stadium 2a

- medial oder lateral ein Nagelwall betroffen
- medial oder lateral mit Paronychie
- ausgeprägte Beschwerdesymptomatik

Stadium 2b

- medial und lateral die Nagelwälle betroffen
- medial oder lateral mit Paronychie
- ausgeprägte Beschwerdesymptomatik

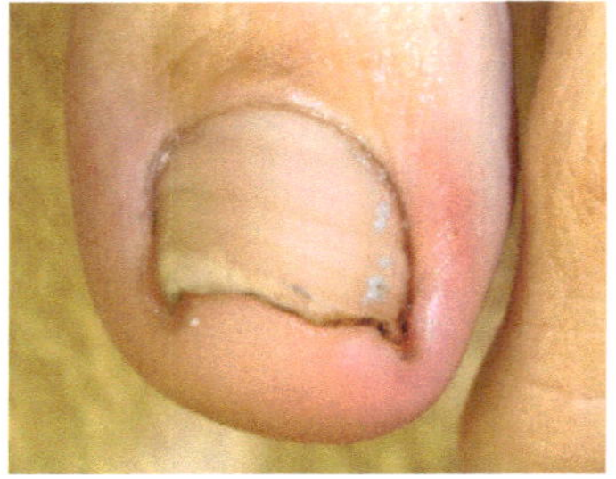
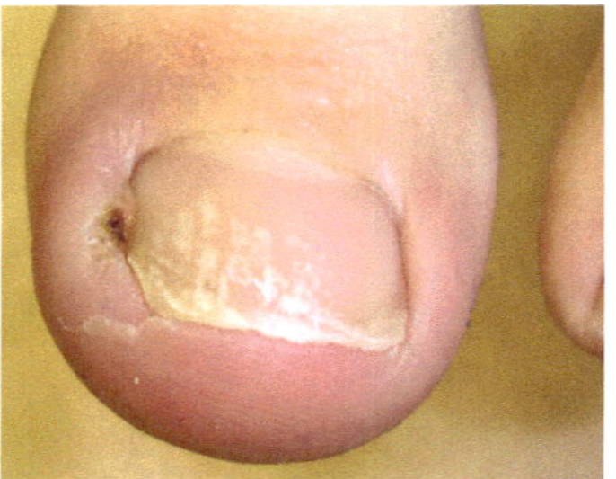
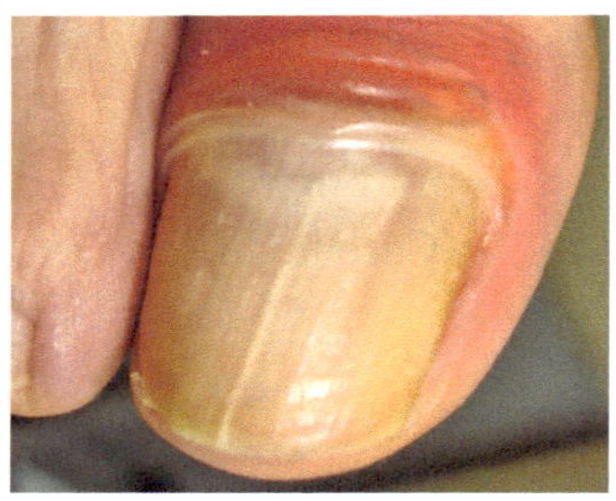

Abb. 2.18, 2.19 und 2.20 Stadium 2

Drittes Stadium

Stadium 3a

- medial oder lateral ein Nagelwall betroffen
- mit eitriger Paronychie
- ausgeprägte Beschwerdesymptomatik

Stadium 3b

- medial und lateral die Nagelwälle betroffen
- mit eitriger Paronychie beidseitig
- ausgeprägte Beschwerdesymptomatik

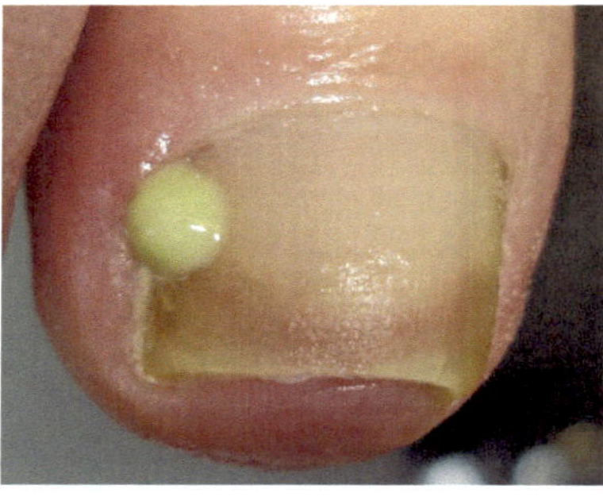

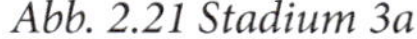

Abb. 2.21 Stadium 3a

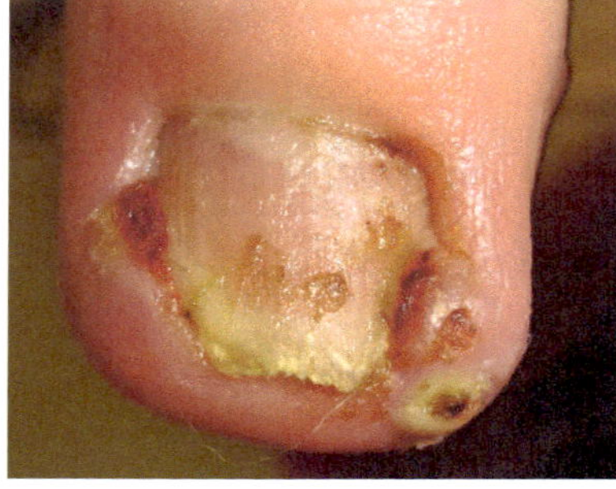

Abb. 2.22 Stadium 3b

Viertes Stadium

Stadium 4a

- medial oder lateral ein Nagelwall betroffen
- mit medialer oder lateraler Entzündung und Hypergranulationsgewebe (Caro luxurians)
- ausgeprägte Beschwerdesymptomatik

Stadium 4b

- medial und lateral die Nagelwälle betroffen
- mit Entzündung und Hypergranulationsgewebe (Caro luxurians) medial und lateral
- ausgeprägte Beschwerdesymptomatik

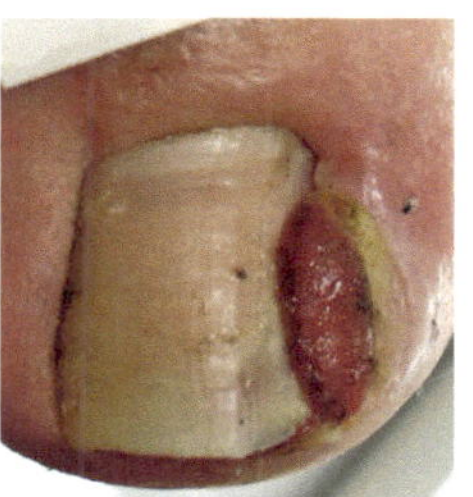

Abb. 2.23 Stadium 4a

Fünftes Stadium

Stadium 5a

- medial oder lateral ein Nagelwall betroffen
- medial oder lateral nach Operation mit Rezidiv und Restspornbildung nach inkompletter Entfernung der Nagelmatrix
- ausgeprägte Beschwerdesymptomatik

Stadium 5b

- medial und lateral die Nagelwälle betroffen
- medial und lateral nach Operation mit Rezidiv und Restspornbildung nach inkompletter Entfernung der Nagelmatrix
- ausgeprägte Beschwerdesymptomatik

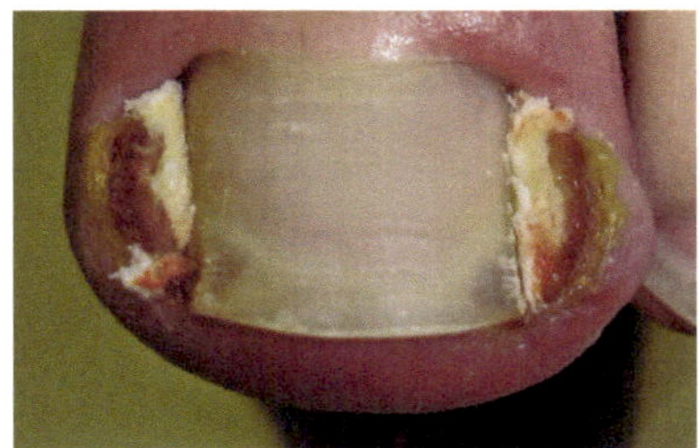

Abb. 2.24 Stadium 5

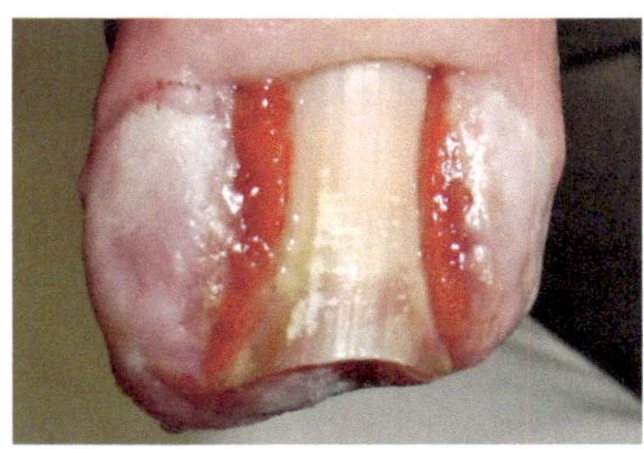

Abb. 2.25 Stadium 5

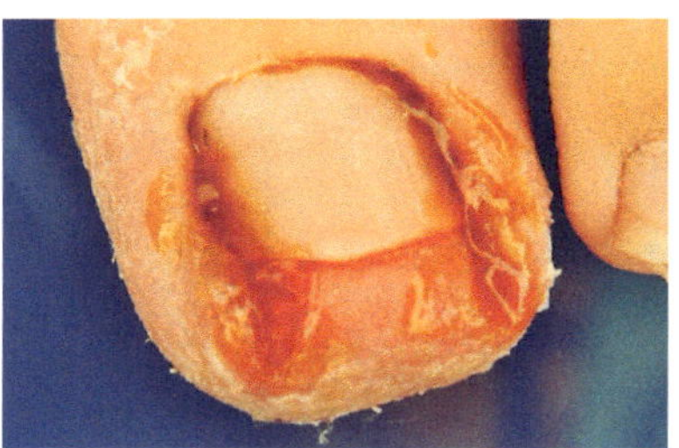

Abb. 2.26 Stadium 5

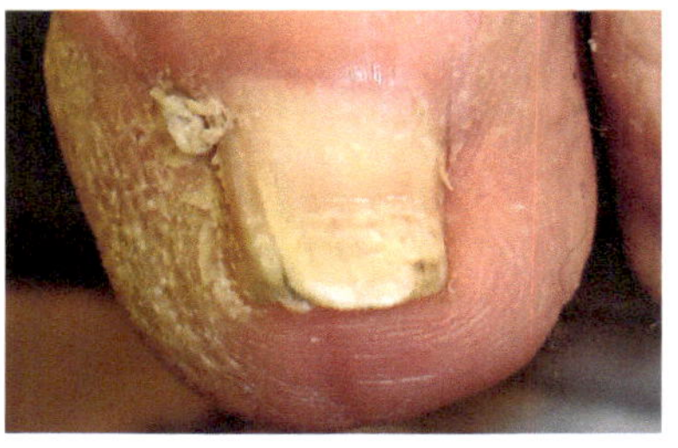

Abb. 2.27 Stadium 5 nach Operation mit Rezidiv und Restspornbildung nach inkompletter Entfernung der Nagelmatrix

Wenn ein Patient im Stadium 3 nicht zur Behandlung geht, entwickelt sich meist im Anschluss das Stadium 4 mit Granulationsgewebe. Das innenliegende Nagelfragment verhindert die Abheilung. Der permanente Reiz fördert das Zellwachstum, was zur Entstehung von Granulationsgewebe führt. ***In diesem Stadium gehen die Schmerzen fast vollständig zurück. Dies verhindert meist die Bereitschaft, schnell etwas an dem erkrankten Zeh zu tun.*** Dieses Phänomen trifft man häufig bei Jugendlichen vor, die aus Angst vor der ärztlichen Behandlung Wochen bis Monate mit einem entzündeten Zeh herumlaufen, ohne weitere Schmerzen zu haben. Eine weitere Begünstigung ist das Tragen von Schuhen, die das Schwitzen fördern. Bei Hyperhidrosis kann sich das Granulationsgewebe somit schnell weiter ausbilden.

2.7.1 Überblick Entzündungsstadien

Entzündungsstadien

Stadium 1	ohne Entzündungszeichen
Stadium 2	Rötung der umgebenden Haut
Stadium 3	Nässen und Eitern
Stadium 4	Bildung von Granulationsgewebe
Stadium 5	Rezidiv nach OP mit Restspornbildung

2.8 Entstehung eins Unguis convolutus

Eine der häufigsten **Onychodystrophien** in der Praxis ist der Unguis convolutus. Er wird im Volksmund auch Rollnagel, Röhrennagel, Zangennagel, Tütennagel oder Pincer Nail genannt.
Die Nägel verformen sich transversal. Verstärkte transversale Krümmungen führen zum Einwachsen der Nägel.

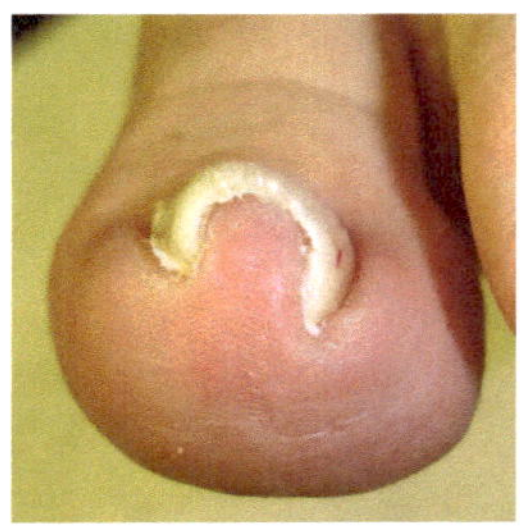

Abb. 2.28 Unguis convolutus

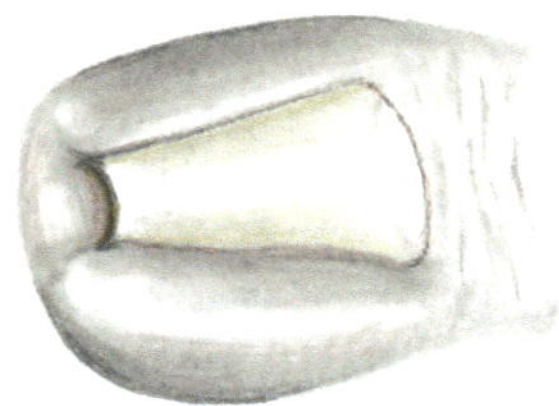

Abb. 2.29 Oft liegen die Nagelseiten tief im Nagelfalz verborgen. Das fördert Entzündungen und die Patienten sind mit der Nagelpflege überfordert.

2.9 Verschiedene Krümmungsformen

2.9.1 Seitliche Randfaltung beidseitig

Wenn der Nagel sich nicht über die ganze Fläche hinweg transversal krümmt, entstehen an den beiden Seiten manchmal sogenannte Randfalzungen. Diese machen einen kastenförmigen Eindruck.

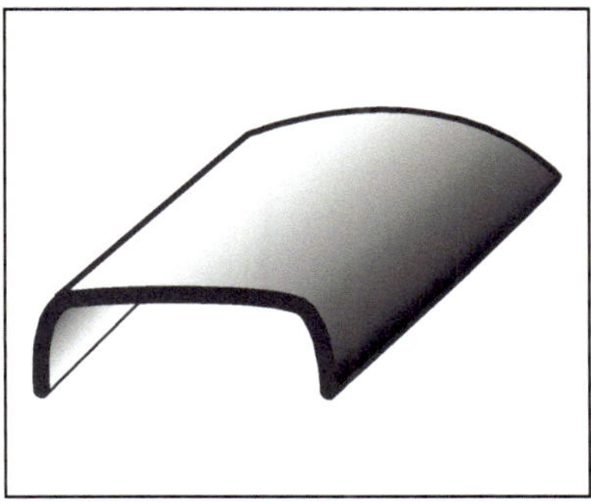

Abb. 2.30 Seitliche Randfaltung (schematische Darstellung)

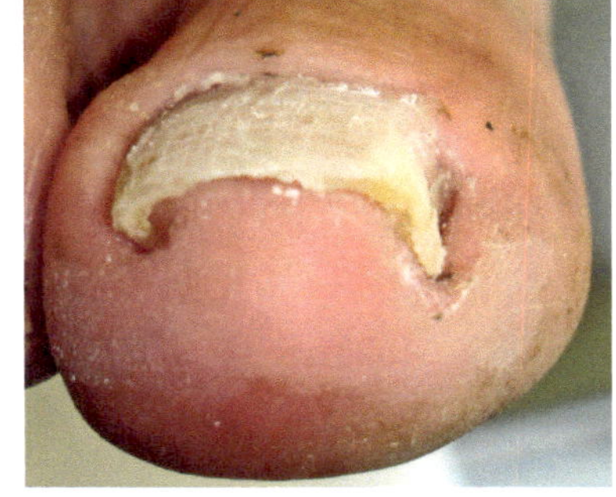

Abb. 2.31 Seitliche Randfaltung

2.9.2 Tütenform

Die Tütenform ist in den meisten Fällen die Folge eines falschen Nagelschnitts. Die Ecken werden immer weiter entfernt, aber der Nagelwall bleibt und legt sich an den verschmälerten Nagelrand. Das hat zur Folge, dass der nach distal wachsende Nagel immer schmaler wird und die Form einer Tüte annimmt.

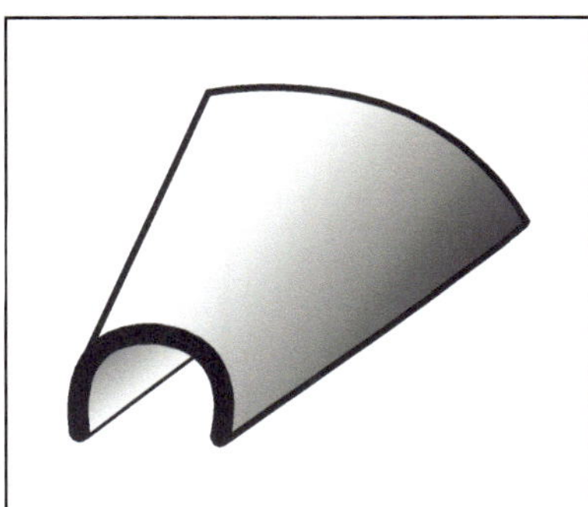

Abb. 2.32 Tütenform (schematische Darstellung)

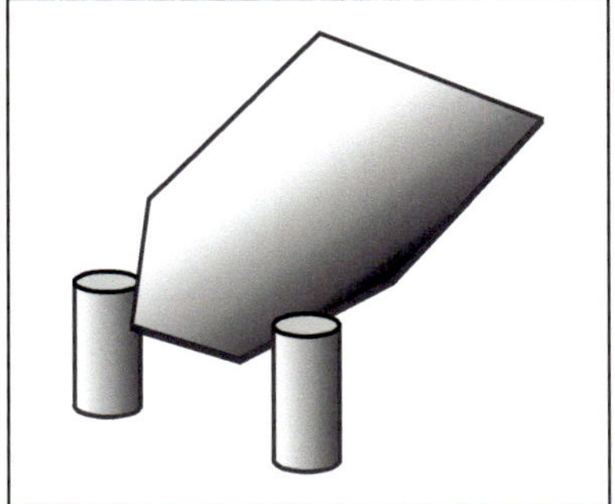

Abb. 2.33 Die Ecken werden vom Blatt abgeschnitten und nach distal geschoben. Das entspricht dem Nagelwachstum.

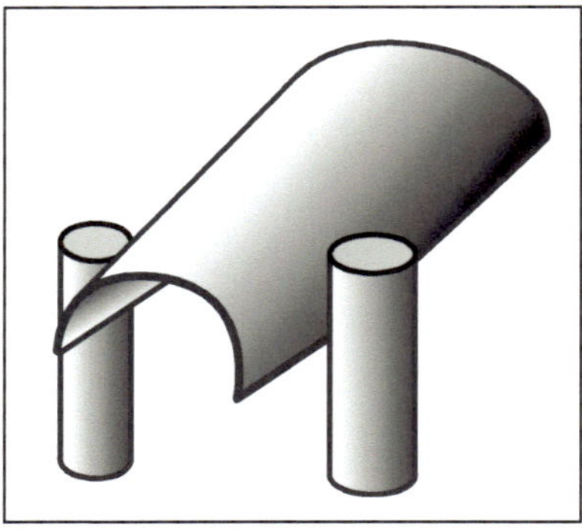

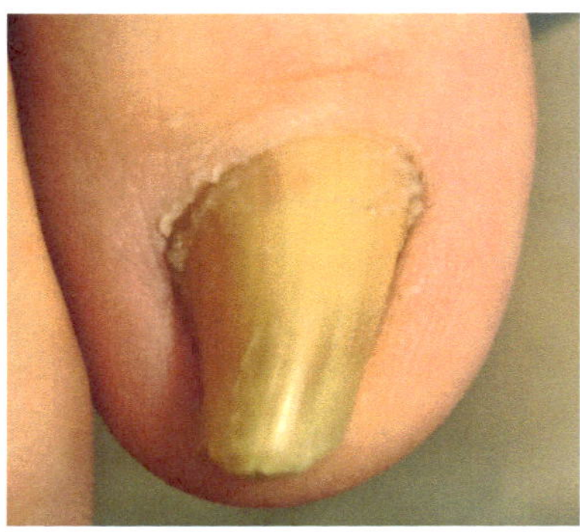

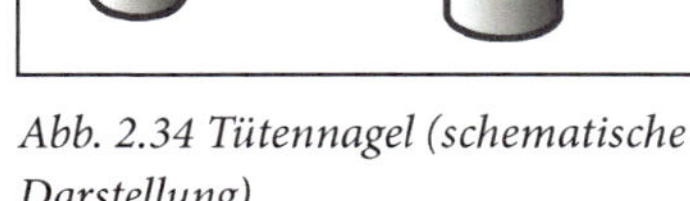

Abb. 2.34 Tütennagel (schematische Darstellung)

Abb. 2.35 Tütennagel

Durch die Verschmälerung im vorderen Bereich kann der Nagel nicht mehr in seiner vollen Breite wachsen. Die Folge ist, dass der Nagel sich einrollt und auch nach oben ausweicht.[7]

2.9.3 Zangennagel oder Pincer Nail

Der Zangennagel ist die Folge eines in Schüben verlaufenden Prozesses. Im Verlauf von Jahren krümmt sich der Nagel immer mehr. Je nach Dicke der Nagelplatte kann es zu gleichmäßig konvexen Formen kommen oder der Nagel „klappt" quasi wie eine Zange ein. Diese Schübe sind meistens mit sehr vielen Schmerzen verbunden.

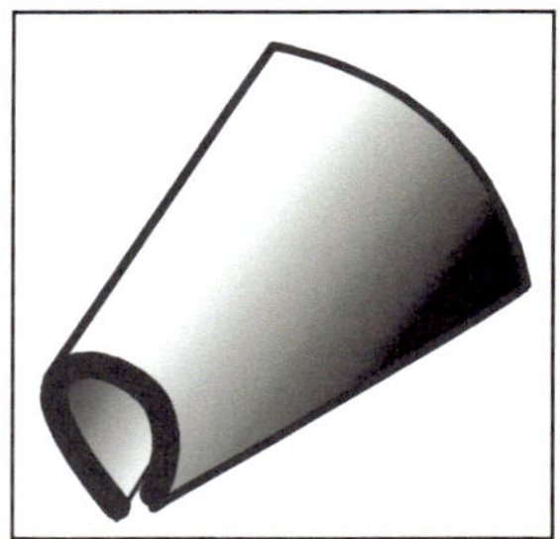

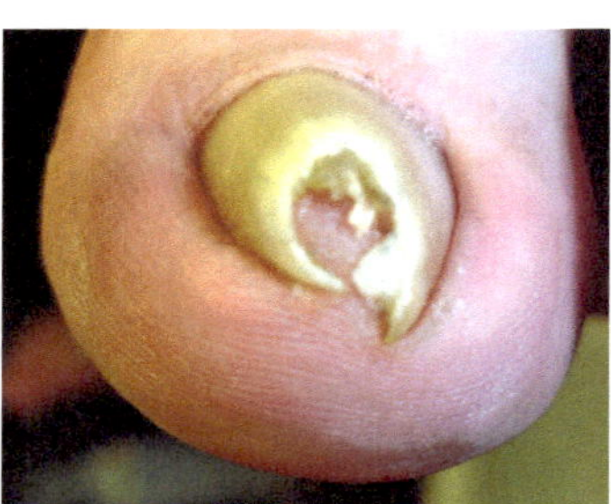

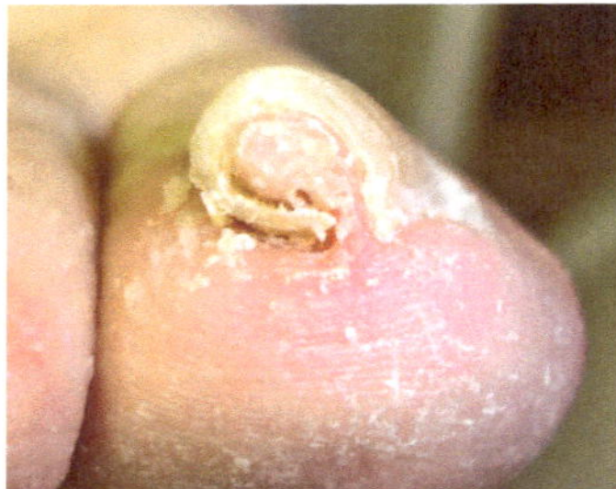

Abb. 2.36 Zangennagel (schematische Darstellung)
Abb. 2.37 und Abb. 2.38 Zangennagel – Fälle aus der Praxis

2.9.4 Schneckenform einseitig

Nägel, die sich einseitig einrollen, zeigen von vorn oft das Bild einer Schnecke. Warum sich nur eine Seite einrollt, lässt sich zu diesem Zeitpunkt noch nicht erklären.

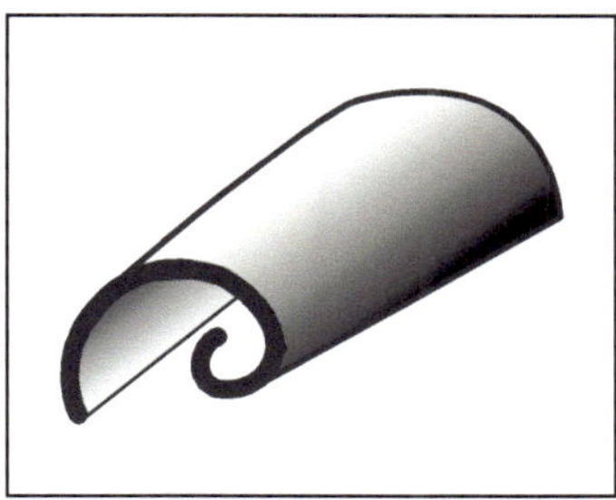

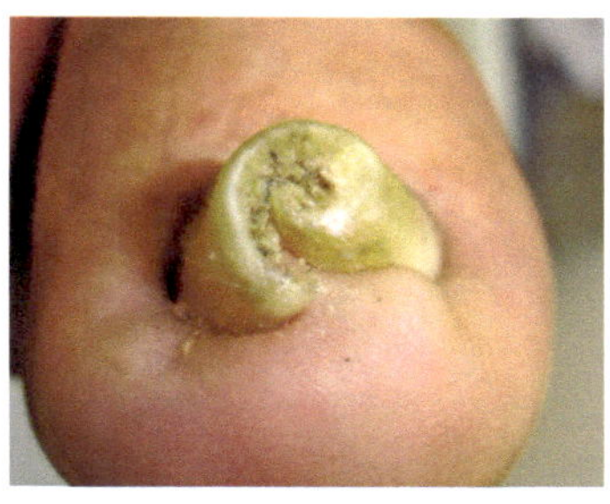

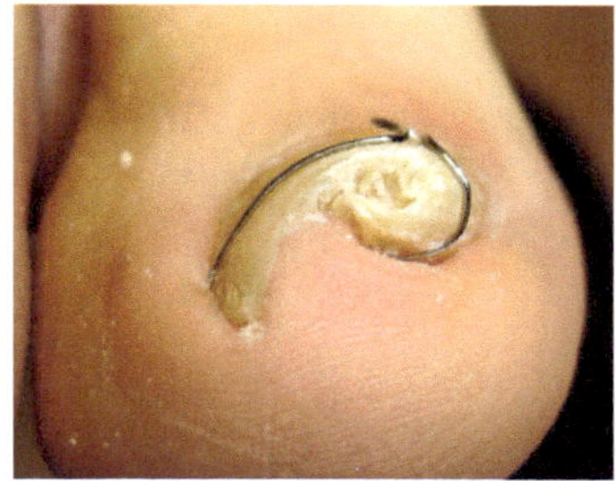

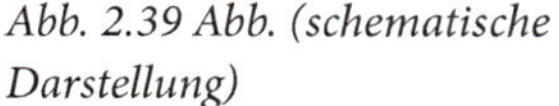

Abb. 2.39 Abb. (schematische Darstellung)

Abb. 2.40 und 2.41 Praxisbeispiele Schneckenform

2.9.5 Der geschlossene Kreis

Wenn der Nagel über einen Zeitraum von vielen Jahren ohne massive Manipulationen wachsen kann, entwickelt sich ein schleichender Prozess des Einrollens. Dieser Prozess ist in vielen Fällen schmerzfrei und wird am Anfang von den Patienten kaum bemerkt. Diese Form des Rollnagels wird oft als altersbedingt angesehen.

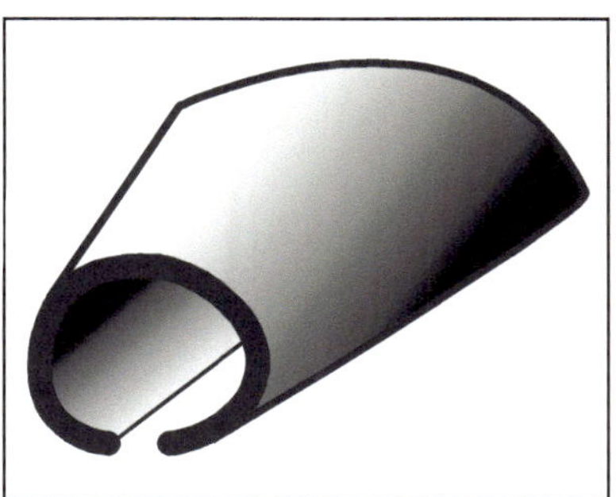

Abb. 2.42 Geschlossener Kreis (schematische Darstellung)

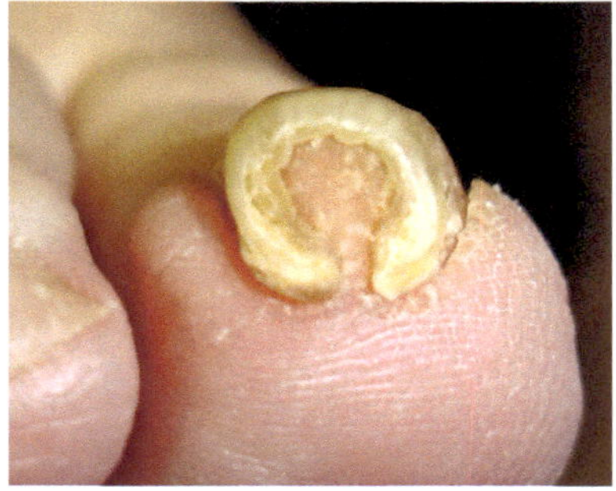

Abb. 2.43 Geschlossener Kreis – Patientenfall

2.9.6 Ziegelform

Die (Dach-) Ziegelform findet sich öfter bei einem beginnenden Rollnagel. Plötzlich fängt eine Seite – je nach Dicke – der Nagelplatte an, sich stärker transversal zu krümmen.

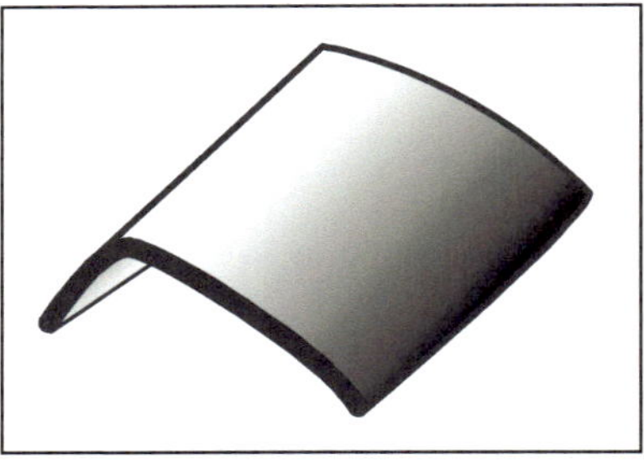

Abb. 2.44 Ziegelform (schematische Darstellung)

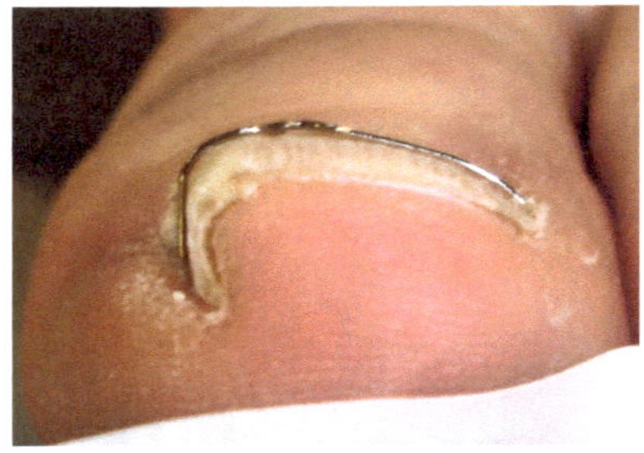

Abb. 2.45 Ziegelform – Patientenfall

2.10 Ursachen des Unguis convolutus

Die Ursachen für einen Rollnagel sind sehr vielfältig. Die Entstehungsformen bei Rollnägeln unterteilt man in 3 Kategorien:

1. Externe Manipulation
2. Genetische Veranlagung
3. Externe Bedingungen

2.10.1 Externe Manipulation

Ein signifikanter Fehler ist das falsche Schneiden der Nägel, sei es durch „Fachkräfte" oder in der eigenen Hauspflege. Durch das Manipulieren der Nägel werden die Nagelformen stark beeinflusst und neigen zur Deformität.

2.10.2 Genetische Veranlagung

Ein Rollnagel gehört in der Regel zu einem Alterungsprozess. Mit dem Lauf der Jahre verändern sich die Nägel, werden dicker und/oder beginnen sich transversal zu krümmen. Dieser Verlauf bleibt viele Jahre von den Patienten meist unbeobachtet. Schmerzen treten unter diesen Bedingungen selten massiv auf. Bei diesen langsamen Veränderungen kann beobachtet werden, dass sich kontinuierlich alle Nägel langsam krümmen.

Die genetischen Faktoren beziehen sich bei Rollnägeln nicht ausschließlich auf den Alterungsprozess. Es gibt diverse Fälle, in denen schon Jugendliche plötzlich Nagelveränderungen erleiden – in vielen Fällen mit erheblicher Schmerzentwicklung. Innerhalb von Wochen beginnen die Nägel sich zu krümmen und haben schwere Entzündungen im Nagelfalz zur Folge.

Eine Altersbegrenzung gibt es nicht. Selbst Babys leiden schon unter solchen Phänomenen.

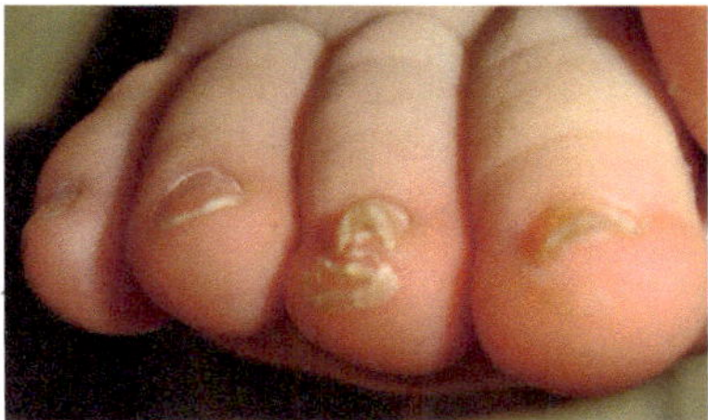

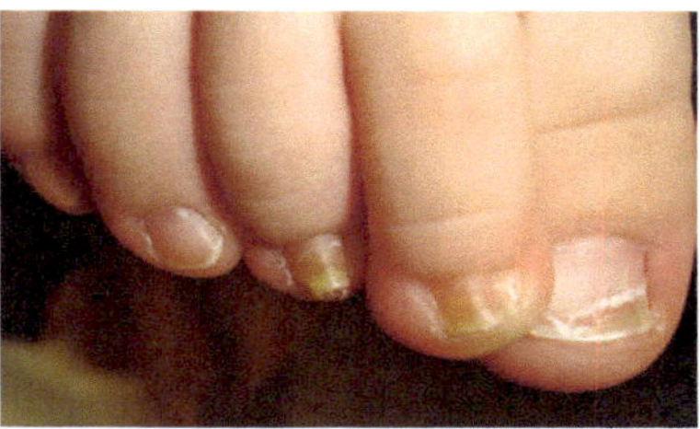

Abb. 2.46 und 2.47 Am rechten Fuß D O2, D O3 bei einem neun Monate alten Kind. Die Eltern berichteten, dass das Kind mit „normalen“ Nagelplatten geboren wurde. Plötzlich haben die Nägel sich innerhalb von Wochen verändert.

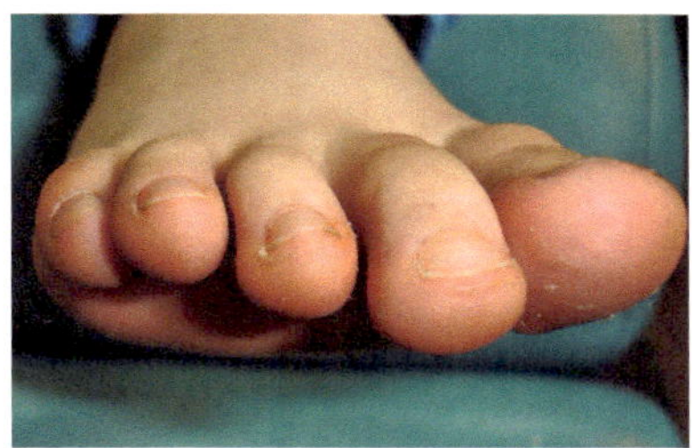

Abb. 2.47a Nach vier Jahren hat sich die Nagelverformung ohne Zutun von alleine zurückgebildet

2005 wurde eine 19-Jährige Patientin in der Praxis vorstellig, die massiv über starke Beschwerden an beiden Großzehen klagte. Sie berichtete, dass sich im Laufe der letzten Zeit ihre Nägel „verkrümmt“ hätten. O1, O2 beidseitig waren sehr auffällig. Die anderen Nägel wiesen leichte Tendenzen auf (Abb. 2.50).

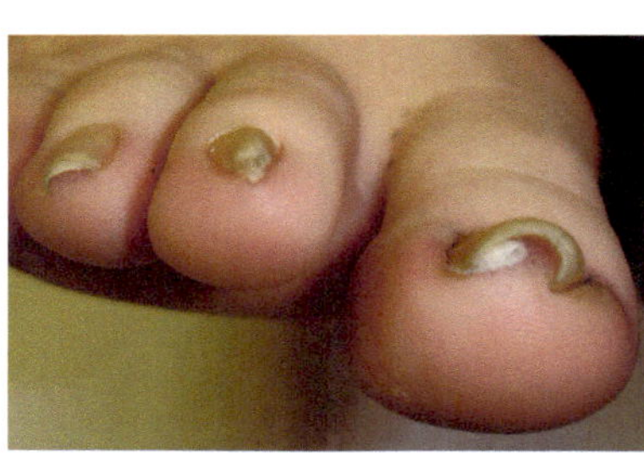

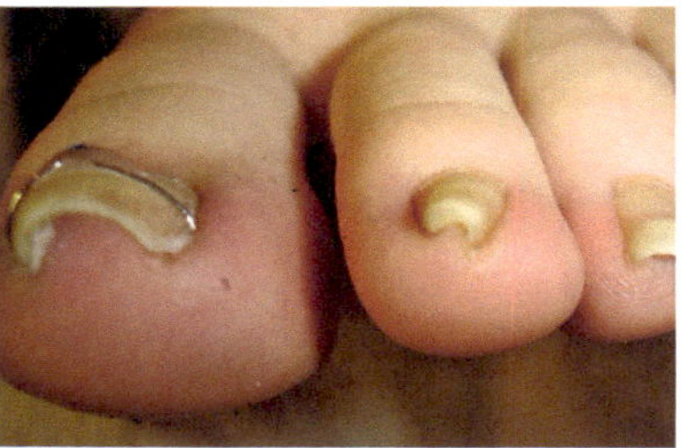

Abb. 2.48 und 2.49 Die Patientin im Alter von 19 Jahren

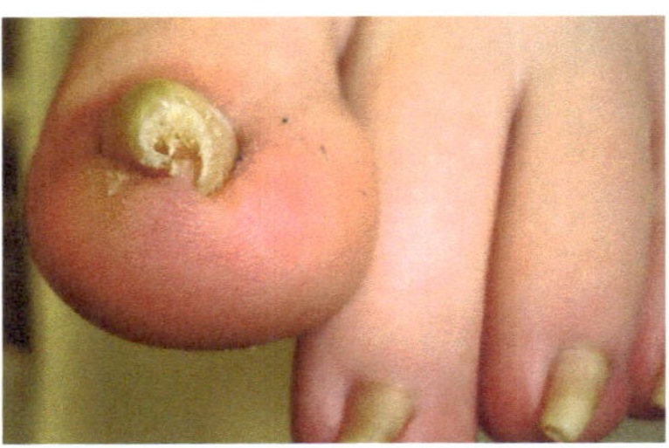

Abb. 2.50 2013 waren O1, O2 und O3 beidseitig massiv betroffen

2014 konnte O1 durch eine Spangentherapie gut behandelt werden. In Abbildung 2.51 ist gut zu erkennen, wie sich O2 und O3 in ihrem Krümmungsverhalten verschlechtert haben.

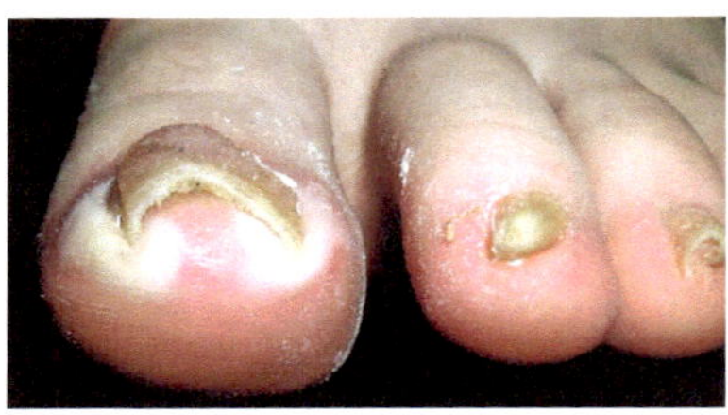

Abb. 2.51 Verschlechterung des Krümmungsverhaltens

2.11 Die externen Bedingungen

Der klassische Fall bei extern erworbenen Rollnägeln ist in der Regel das Schuhwerk. Auch bei verschiedenen Stoffwechselerkrankungen und durch die Einnahme von Medikamenten entwickeln sich Nagelveränderungen.

2.11.1 Das Schuhwerk

Das Schuhwerk ist bei der Entwicklung eines Unguis convolutus nicht zu unterschätzen. Immer wieder sind zu enge Schuhe die Ursache für Nägel, die sich „einrollen“. Wobei den High Heels oder Pumps nicht immer die alleinige Schuld zuzuweisen ist (Abb. 2.52).

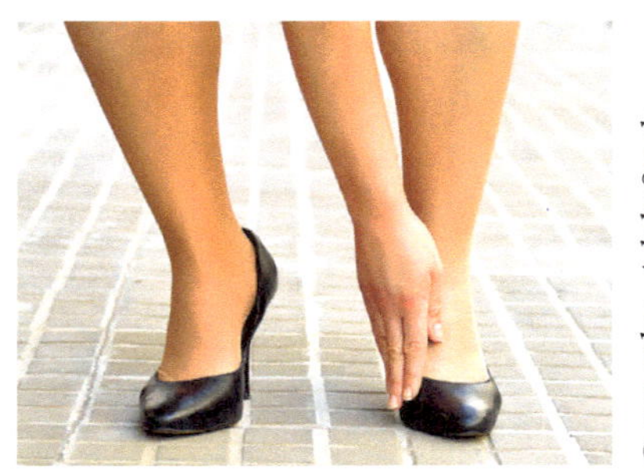

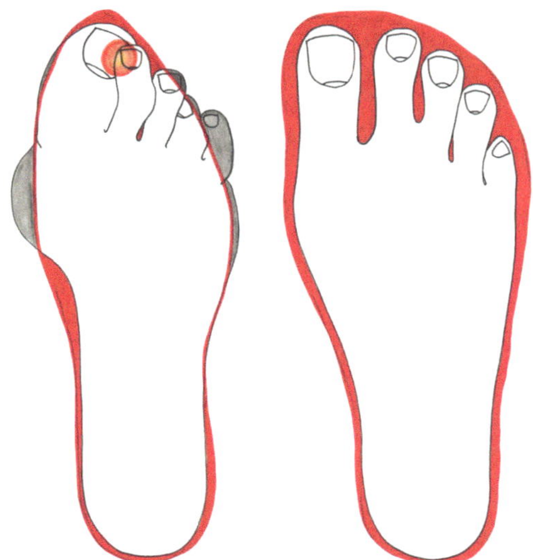

Auch Schuhwerk, das eine Nummer zu klein gekauft wurde, ist oft ein Verursacher (Abb. 2.53).

Bei Sportlern verhält sich das Problem ähnlich (Abb. 2.54). Bei ihnen liegt die Ursache oft darin, dass durch Sportarten wie Fußball, Squash, Tennis etc. die Nägel nach vorne in den Schuh gepresst werden. Dieses permanente Trauma führt häufig zu Nageldeformitäten.

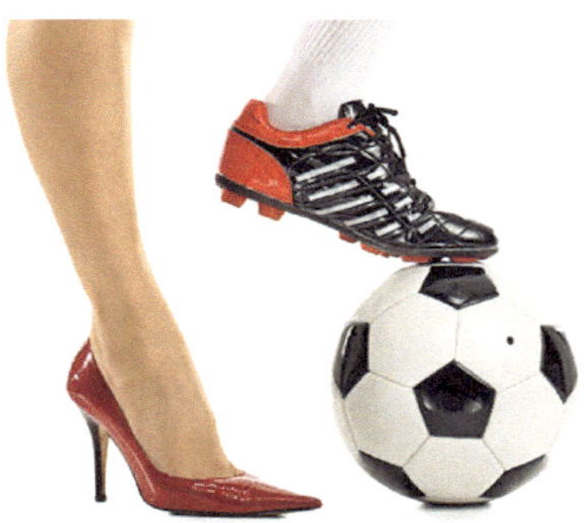

© Ljupco Smokovski_AdobeStock

2.11.2 Stützstrümpfe

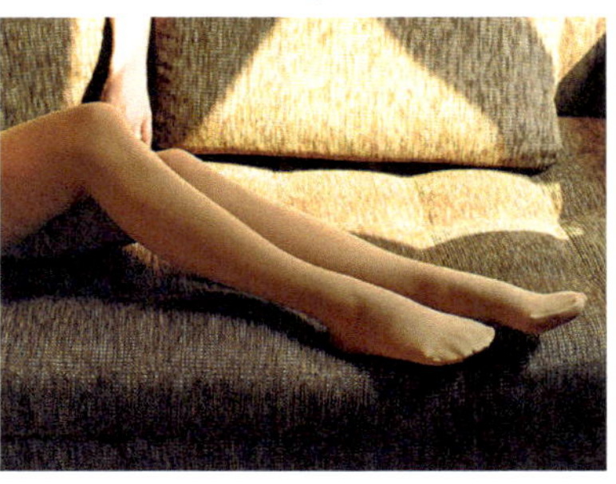

©lunaundmo_AdobeStock

Ähnlich wie bei zu engen Schuhen verhält es sich beim Tragen von Stützstrümpfen. Oft sind diese vorn zu eng gewebt oder gar falsch angepasst. Es ist markant, wie häufig einwachsende Nägel medizinische Stützstrümpfe als Ursache haben (Abb. 2.55).

2.11.3 Stoffwechselbedingte Nagelveränderungen

Mit dem Beginn von Stoffwechselstörungen verändern sich oft auch die Nagelformen. Es ist zu beobachten, dass Patienten im Laufe einer stoffwechselbedingten Erkrankung auch Rollnägel entwickelt haben.

Dazu zählen in der Beobachtung unter anderem Diabetes, hormonelle Umstellungen und Schilddrüsenerkrankungen.

Eine signifikante Feststellung ist, dass sich Rollnägel sehr häufig bei Frauen nach dem Beginn der Wechseljahre einstellen. Auch nach Schwangerschaften klagen Frauen, dass sich ihre Nägel einrollen. Bei Männern sind transversale Krümmungen in einem viel schleichenderen Prozess zu beobachten, der sich über Jahre hinzieht. Auch haben Männer seltener akute Schübe als Frauen.

2.11.4 Medikamente

Die Nebenwirkungen bei Medikamenten haben bei verschiedenen Präparaten (zum Beispiel bei Chemotherapie oder der Einnahme von Antiphlogistika, Hormonpräparaten u. a.) auch Nageldeformitäten zur Folge. Immer wieder ist dies zu beobachten bei Patienten, die sich einer Chemotherapie unterziehen mussten. Schon während der Behandlung verändern sich die Nägel oft massiv, lösen sich zum Teil sogar ab. Nach der Behandlung bleiben oft stark gekrümmte Nägel zurück.

Auch Betablocker, Retinoide und Zytostatika haben transversale Krümmungen der Nägel zur Folge.[8]

2010 hatte eine Patientin mit einer Chemotherapie begonnen. Sie hatte vor der Behandlung schon eine Disposition an der Großzehe O1 rechts (Abb. 2.56). Nach dreimonatiger Chemotherapie fing die Nagelplatte von O1 an sich zu lösen (Abb. 2.57). Die Nägel O2 und O3 begannen sich einzurollen (Abb. 2.58). Die Nagelränder waren zum Teil so im Falz verhornt und vernarbt, dass eine Orthonyxiespange nicht einzuhängen war. Hier sind regelmäßig Klebespangen zum Einsatz gekommen (Abb. 2.59).

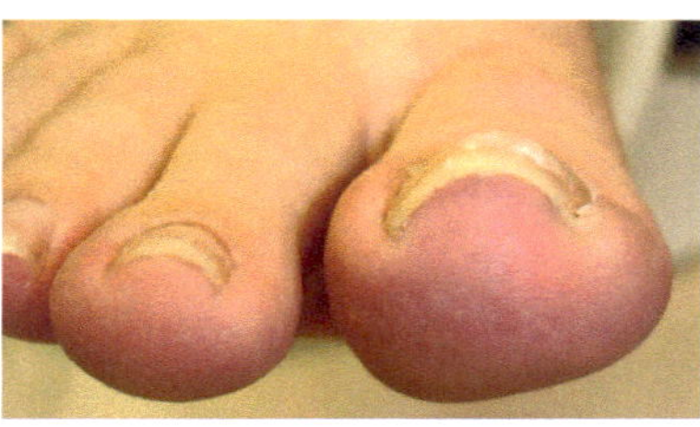

Abb. 2.56 Rollnagel vor der Chemotherapie

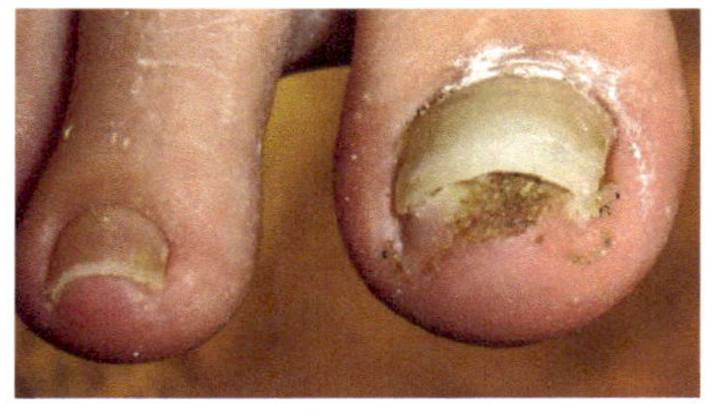

Abb. 2.57 Ablösung durch die Chemotherapie

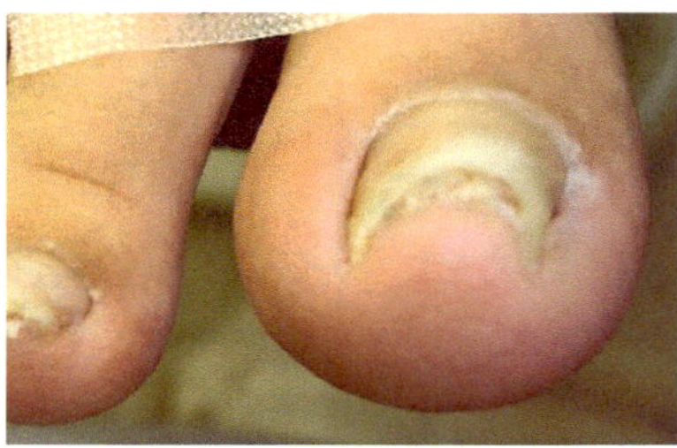

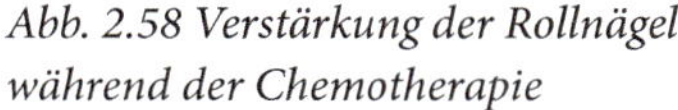

Abb. 2.58 Verstärkung der Rollnägel während der Chemotherapie

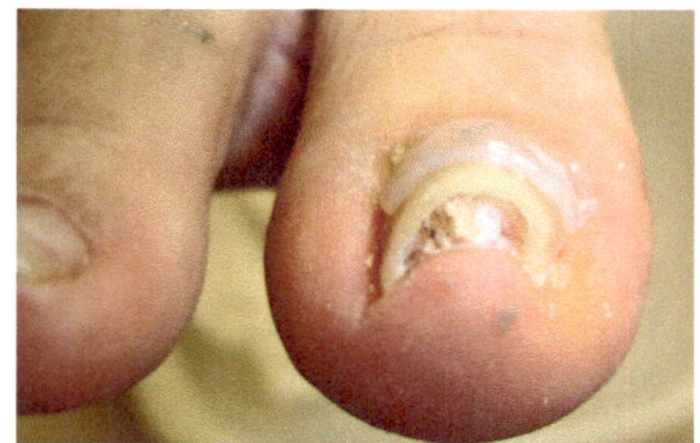

Abb. 2.59 Ohne externe Versorgung (Spange) keine Schmerzfreiheit möglich

Nachdem die Krebsbehandlung 2012 abgeschlossen war, hatten sich alle Nägel stark verändert und schmerzten an jedem seitlichen Nagelrand.

3 Krümmungsstadien (nach Bloß)

Wenn Therapeuten an einwachsenden Nägeln arbeiten, ist es ohne Bildmaterial oft nicht einfach, die Verbesserung einer Krümmung zu beschreiben. In solchen Fällen ist es unablässig, Bildmaterial von den Nägeln anzufertigen. Wenn Bilder gemacht werden, ist es wichtig, immer den gleichen Winkel zu nehmen, damit das Bildmaterial später vergleichbar ist.
Eine Hilfe ist es, diese Krümmungsneigungen auch in Zahlen auszudrücken.
Dazu werden die einzelnen Krümmungen in Stadien von 1 bis 5 eingeteilt.

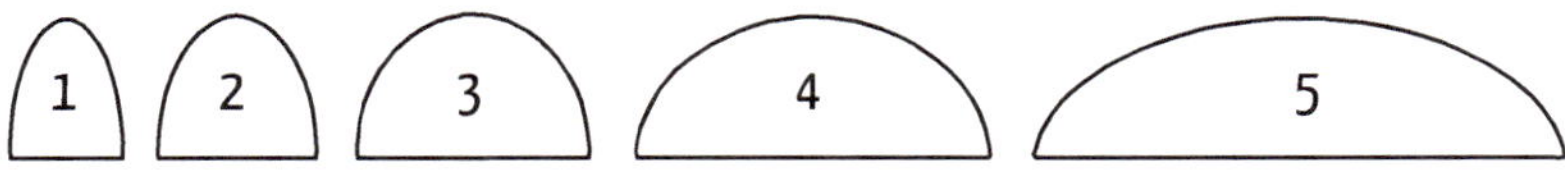

Abb. 3.1 Krümmungsstadien 1–5 nach Maren Bloß

Stadium 1 hat die stärkste Krümmung und Stadium 5 die geringste Krümmung.

Es ist nur bei gleich geformten Nägeln möglich, eine Krümmungsbestimmung durchzuführen. Nägel, die einseitig eingerollt sind oder massive Verdickungen (Onychauxis, Onychogrypose) aufweisen, sind nicht zu berechnen bzw. einzuteilen. Es ist möglich, per Sichtbefund die Nägel in Stadien einzuteilen, aber um einen exakteren Zahlenwert vorzulegen, ist es wichtig, die Krümmungsneigung zu berechnen. Es ist anzumerken, dass die Genauigkeitsberechnung von exogenen Faktoren abhängt, wie zum Beispiel dem richtigen Winkel beim Fotografieren oder einem Nagel, der zu weit im Falz steckt. Bilder sind nicht zu vergleichen, wenn nicht die gleichen Bedingungen herrschen. Wichtig sind die folgenden Faktoren:

- Der Nagelrand muss immer sichtbar sein.
- Der Winkel beim Fotografieren muss gleich bleiben.
- Beide Nagelenden müssen die gleiche Krümmung aufweisen (wenn eine Seite wie eine Schnecke eingerollt ist, geht es nicht).

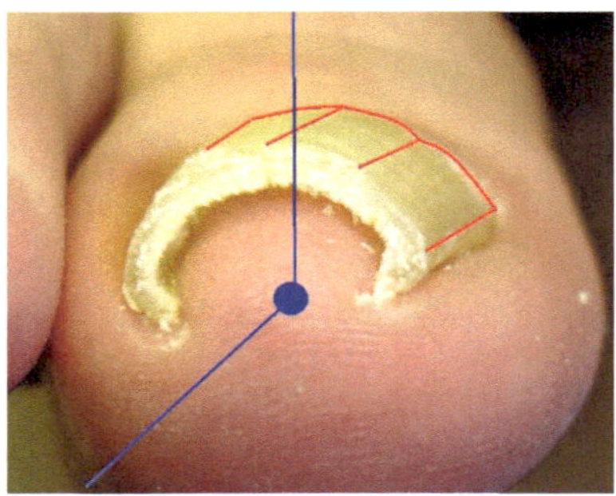

Abb. 3.2 Falscher Aufnahmewinkel, die Nagelplatte ist dreidimensional zu sehen (rote Striche)

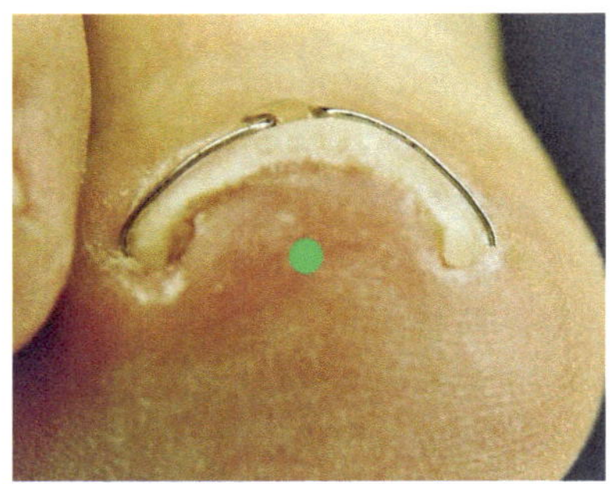

Abb. 3.3 Richtiger Aufnahmewinkel, die Nagelplatte ist frontal zu sehen. Die Nagelplatte nach proximal ist nicht zu sehen, nur die Krümmung der Platte ist sichtbar.

Keine Krümmung ermittelbar

Bei Nägeln, die Krümmungsdeformitäten aufweisen, sind solche Berechnungen nicht möglich (siehe Abb. 3.4 bis 3.7). Hier wäre nur ein grober Sichtbefund zur Einteilung möglich

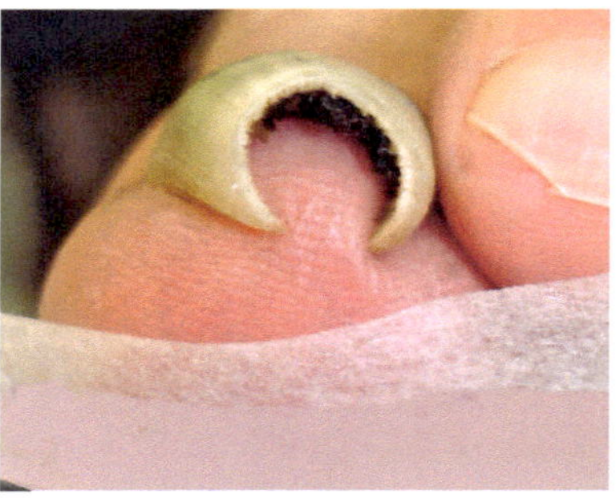

Abb. 3.4 Diese Krümmung ist schwierig zu berechnen

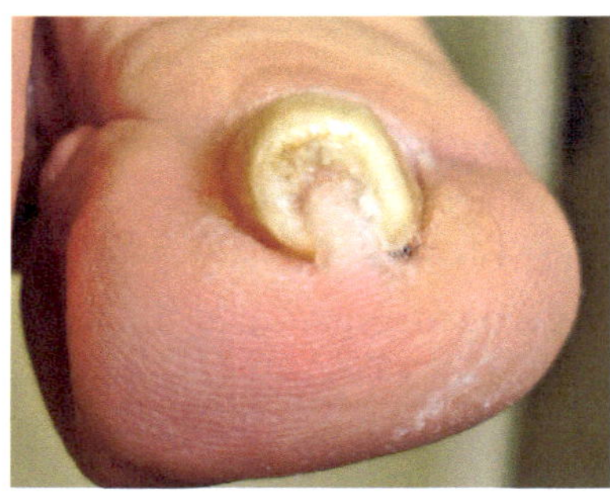

Abb. 3.5 Der Nagel ist zu schief

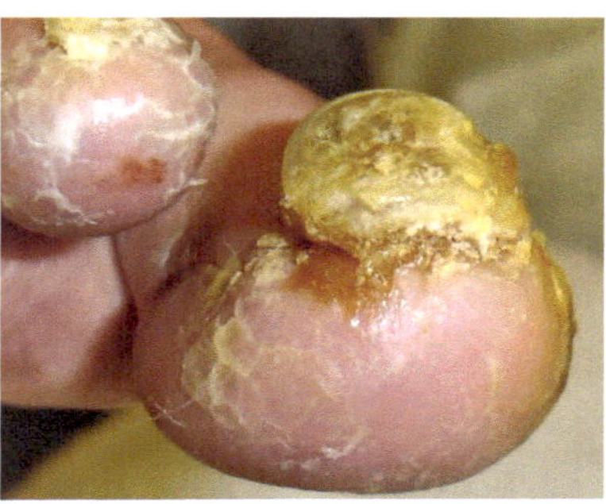

Abb. 3.6 Die Nagelplatte ist zu dick

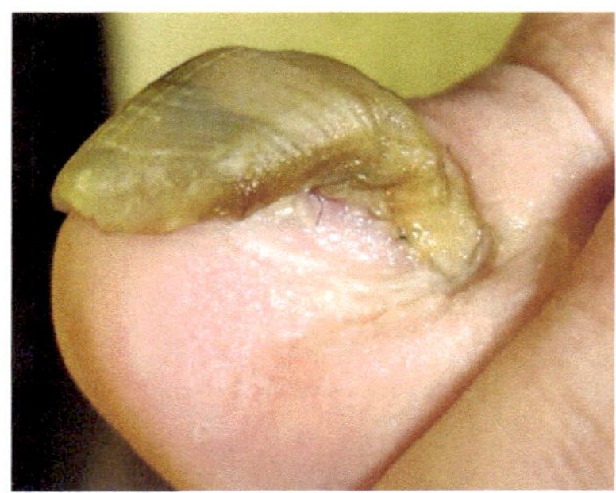

Abb. 3.7 Onychogrypose

3.1 Krümmungsberechnung

Damit sich genauere Werte ergeben, ist es möglich, anhand einer mathematischen Formel die Krümmungsneigung der Nägel zu berechnen.

Dazu wird der Querschnitt eines Nagels genommen. Es ist dabei wichtig, dass der Nagel so genau wie möglich direkt von vorn fotografiert wird. Dann wird genau in der Mitte der Plattenkrümmung eine Markierung (siehe Abb. 3.8, Linie zum H) gesetzt. Es ist wichtig, immer den inneren Nagelrand als Maß zu nehmen, denn das Ergebnis kann durch eine sich ändernde Nageldicke verfälscht werden (siehe Abb. 3.9).

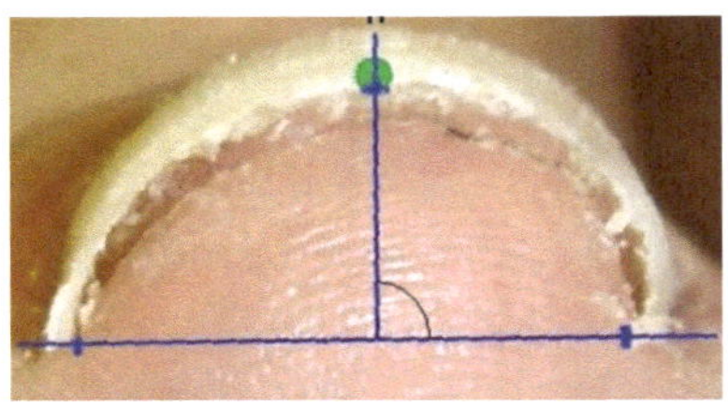

Abb. 3.8 Messung von Breite und Höhe des Nagels

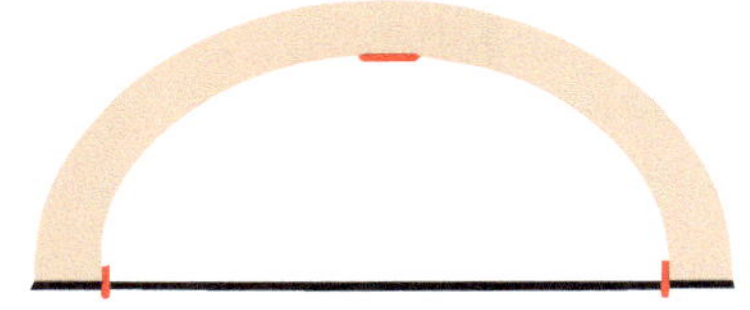

Abb. 3.9 Wichtig ist der innere Nagelrand als Maß, siehe die roten Linien

Die Nagelplatte wird vom **inneren** Nagelrand zum gegenüberliegenden Nagelrand (Abb. 3.10, Linie A von 1 zu 2) in der Breite gemessen. Nach oben zur Markierung wird **immer im rechten Winkel** die Linie B gezogen. Nun wird die Höhe bis zum inneren Nagelrand von 3 nach 4 gemessen.

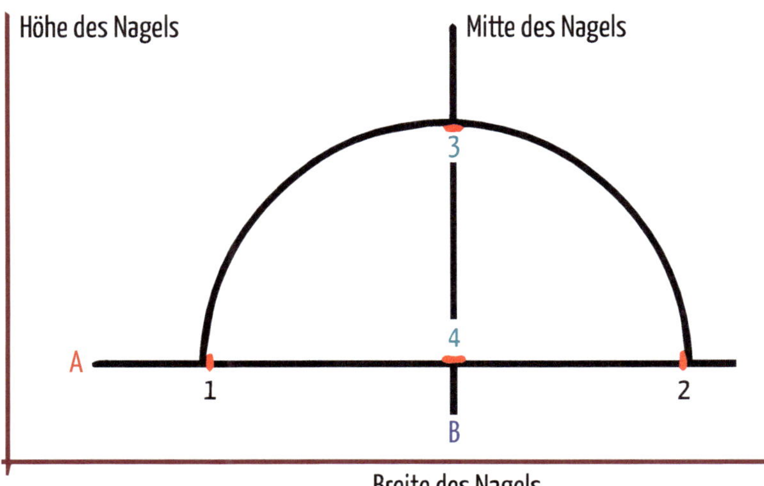

3.1.1 Formel

Zur Ermittlung des Krümmungsstadiums wird die Breite des Nagels durch seine Höhe geteilt (die zweite Stelle nach dem Komma wird gerundet).

Beispiel: **Breite 1,50 mm : Höhe 7,4 mm = 2 Krümmungsstadium**

Damit liegt das Krümmungsstadium 2 vor.

3.2 Stadieneinteilung

Die Krümmungszahlen stimmen nicht immer mit der sichtbaren Krümmung überein. Es kommt dabei darauf an, wie die Höhe im Verhältnis zur Breite steht. Ein Nagel, der sehr „hoch“ aussieht, kann das Krümmungsstadium 2 (KS 2) haben, weil die Breite trotzdem vorhanden ist. Deswegen sind Nägel von unterschiedlichen Patienten auch nicht miteinander vergleichbar.

(Zu einigen Fotos ist anzumerken, dass diese gemacht wurden, bevor die Formel für die Krümmungsberechnung entwickelt wurde. Dadurch sind diese nicht so „exakt“ wie eigentlich dokumentiert. Das kann eventuell zu Abweichungen führen.)

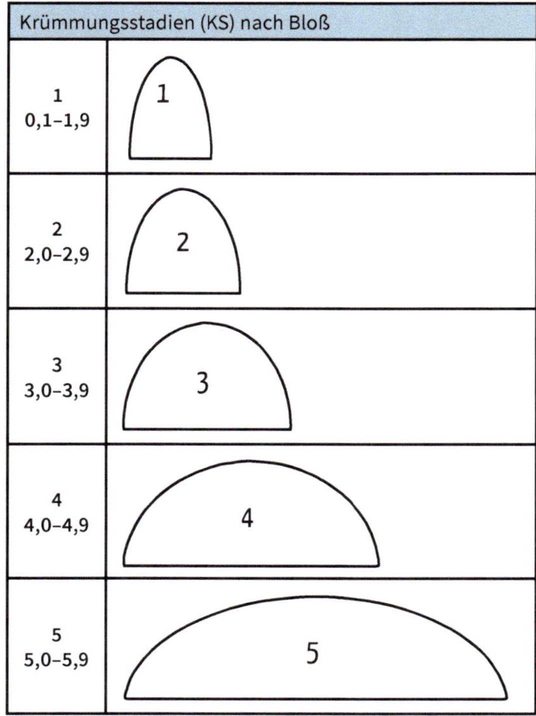

Krümmungsstadien (KS) nach Bloß	
1 0,1–1,9	1
2 2,0–2,9	2
3 3,0–3,9	3
4 4,0–4,9	4
5 5,0–5,9	5

Abb. 3.11 Krümmungsstadien 1 bis 5 im Überblick

Stadium 1 – von 0,1 bis 1,9

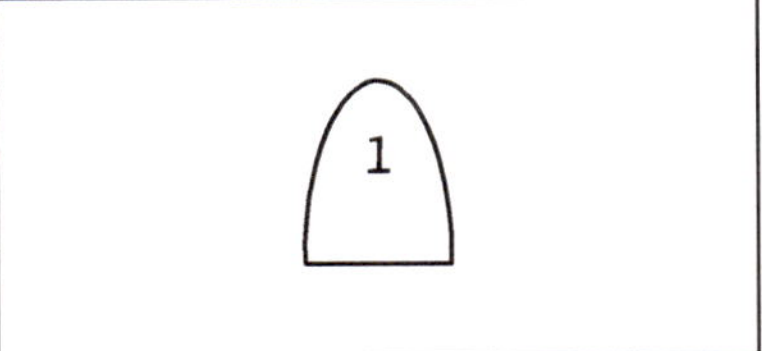

Abb. 3.12

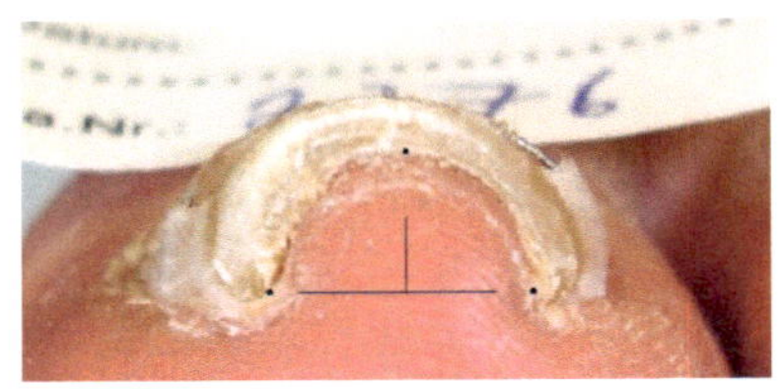

Abb. 3.13
B 1,25 cm • H 0,70 cm • KS 1,8

Stadium 2 – von 2,0 bis 2,9

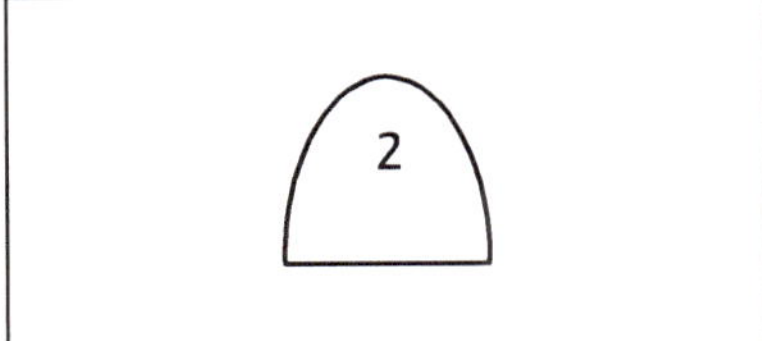

Abb. 3.14

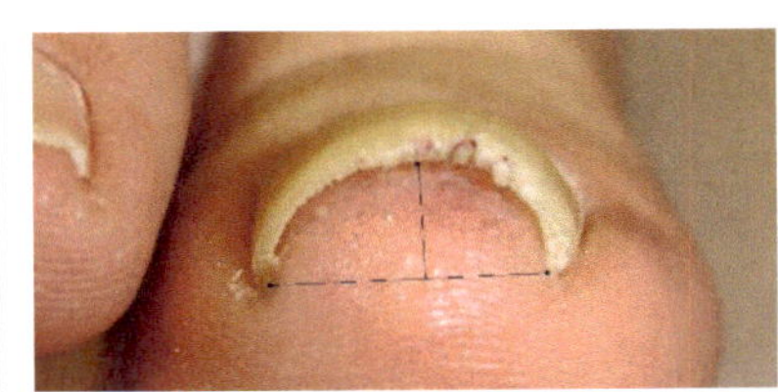

Abb. 3.15
B 1,50 cm • H 0,74 cm • KS 2

Stadium 3 – von 3,0 bis 3,9

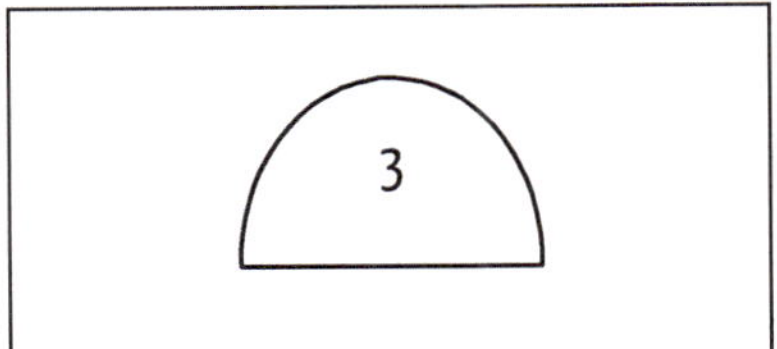

Abb. 3.16

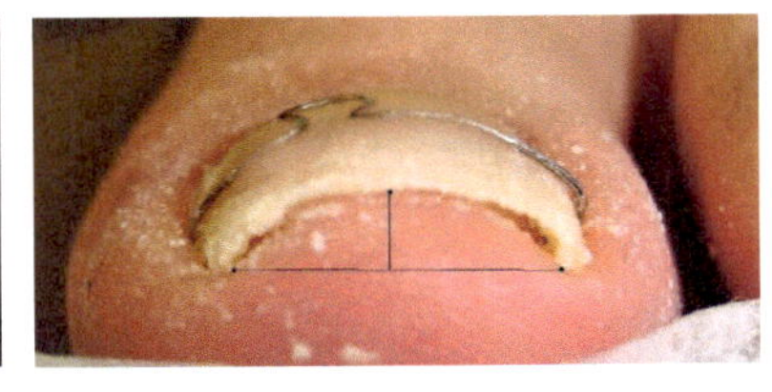

Abb. 3.17
B 1,30 cm • H 0,39 cm • KS 3,3

Stadium 4 – von 4,0 bis 4,9

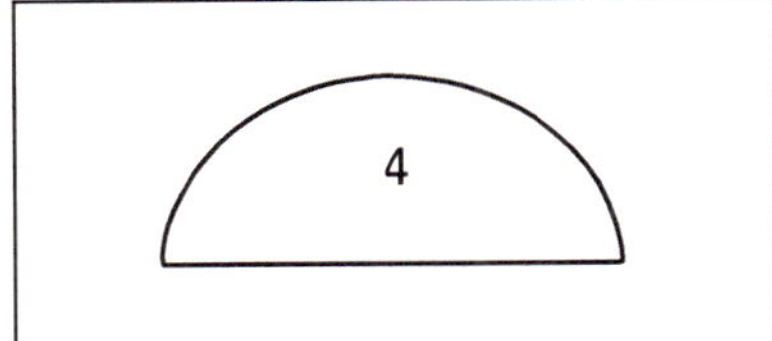

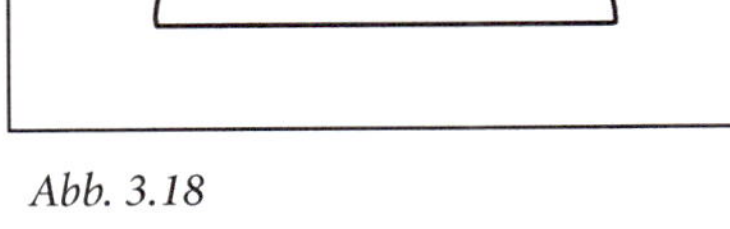

Abb. 3.18

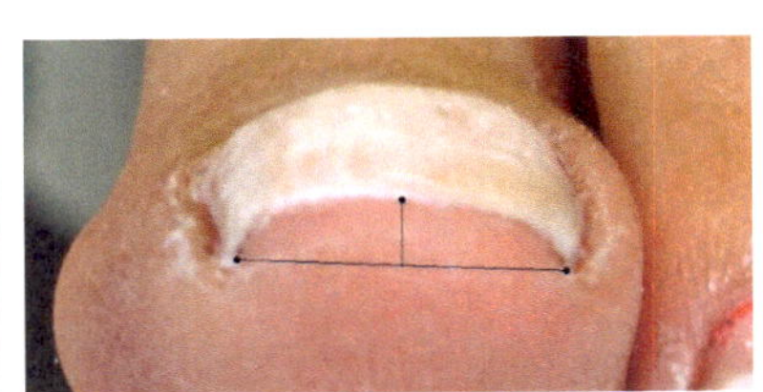

Abb. 3.19
B 1,00 cm • H 0,21 cm • KS 4,8

Stadium 5 – von 5,0 bis 5,9

5

Abb. 3.20

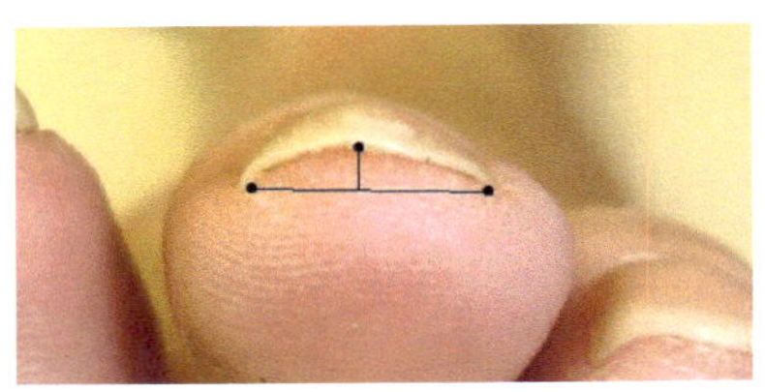

Abb. 3.21
B 0,90 cm • H 0,16 cm • KS 5,6

3.2.1 Abweichungen

Therapieverläufe sollten immer konstant sein, aber Veränderungen am Nagel können davon abweichen. Die Messungen sind nicht immer ganz genau; die zweite Kommastelle dient der Einteilung, kann sich aber durch leichte Abweichungen beim Fotografieren oder Messen ändern. Es sollen Richtwerte sein, die eine längerfristige Tendenz aufzeigen und den Erfolg in Zahlen sichtbar machen.

3.3 Linearer Verlauf

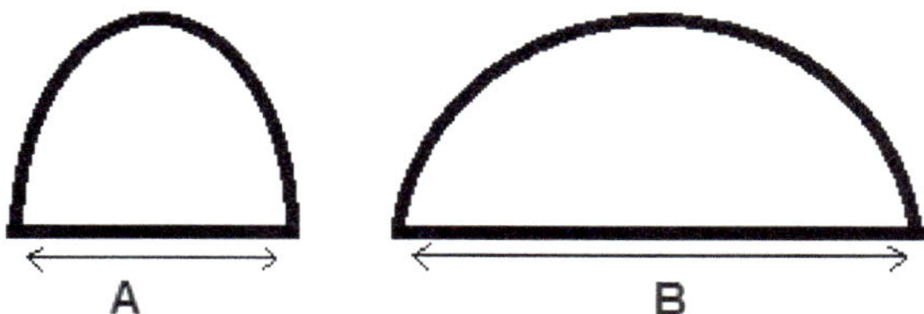

Abb. 3.22 Linearer (wünschenswerter) Therapieverlauf

Wünschenswerter Therapieverlauf (Abb. 3.22):
Der Nagel befindet sich in Zeichnung A in Stadium 2, in Zeichnung B in Stadium 4.
Die beiden Zeichnungen zeigen einen linearen Verlauf, wie er bei einer Spangentherapie zu wünschen wäre. Der Nagel wird im Verlauf der Therapie immer breiter und in der Regel auch flacher.

3.3.1 Beispiel eines Therapieverlaufs bei einer Patientin

Die Erfahrung in der Praxis hat gezeigt, dass die Zahlen ungemein hilfreich sind, um Verbesserungen (oder auch Verschlechterungen) sichtbar zu machen. Wenn ein Nagel in der Therapie keine Verbesserung aufzeigt, ist es möglich, die Spangenform zu wechseln. Durch die Berechnung ist bei weiterem Erfolg genau zu sagen, um welchen Grad sich der eingewachsene Nagel nach Veränderung der Therapie verbessert hat (siehe Abb. 3.23 bis 3.29).

Diese Veränderungen sind gut zu dokumentieren und helfen auch als Argumente bei Medizinern.

Abb. 3.23 bis 3.29 Einige Bilder wurden zu einer Zeit aufgenommen, in der die Relevanz des Aufnahmewinkels noch nicht erkannt war ▶

Datum	Bild	KS
Abb. 3.23 06.02.08	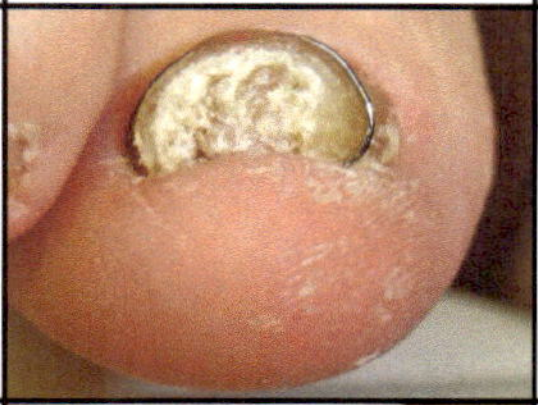	1,1
Abb. 3.24 29.03.11	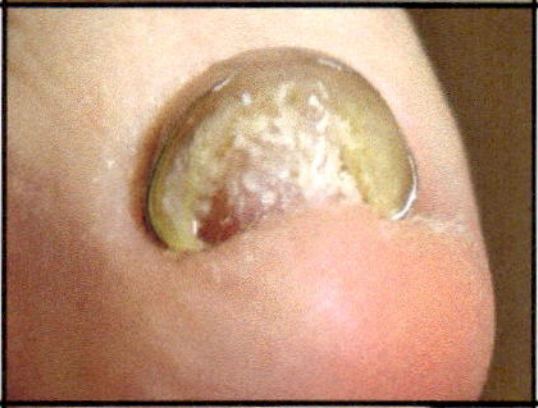	1,3
Abb. 3.25 27.01.12	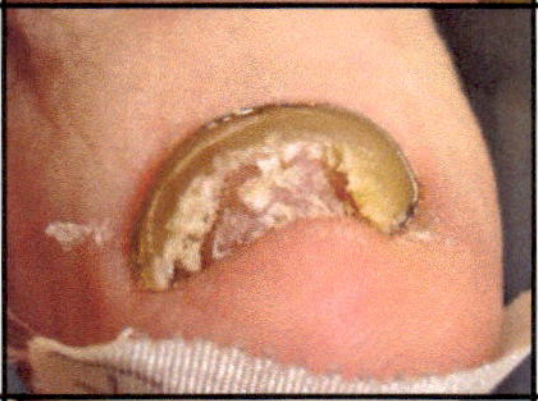	2,1
Abb. 3.26 30.10.13 Spangenwechsel von 0,4 auf 0,5 mm Drahtstärke	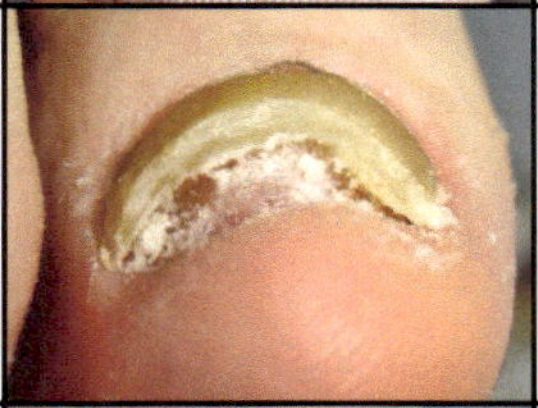	1,9
Abb. 3.27 02.12.13	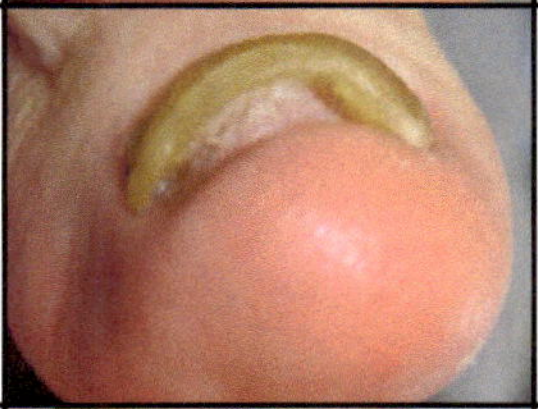	2,7
Abb. 3.28 09.05.14	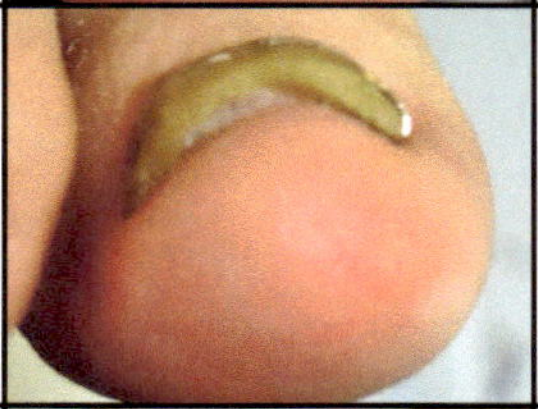	3,1
Abb. 3.29 09.12.14 Spange abreguliert, TP beendet	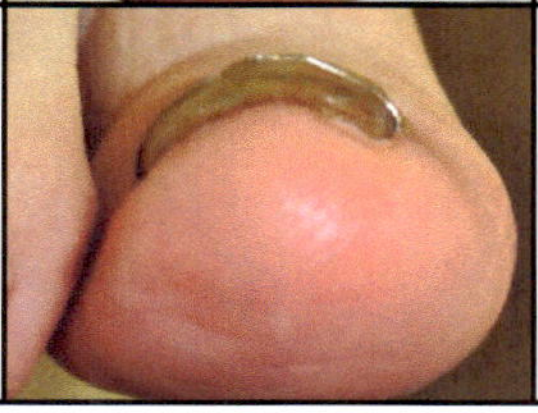	3,1

4 Onychosen im Kurzüberblick

Von Onychosen oder Nagelerkrankungen spricht man, wenn die Nägel Gestaltungsanomalien aufweisen. Diese betreffen das Nagelprofil oder Änderungen der Krümmung und der Dicke. Im Folgenden werden einige wenige dieser Anomalien kurz vorgestellt. Im Literaturverzeichnis werden Quellen genannt, die diese Nagelerkrankungen ausführlicher behandeln.

4.1 Trommelschlägelzehen

Eine bekannte Form sind die Trommelschlägelzehen mit Uhrglasnägeln. Hier ist die Nagelplatte über verdickten Endgliedern verstärkt konvex gerundet.

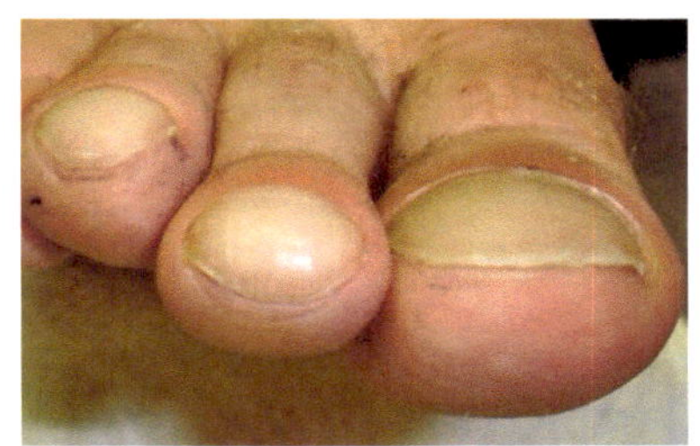

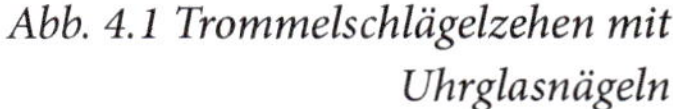

Abb. 4.1 Trommelschlägelzehen mit Uhrglasnägeln

4.2 Papageienschnabelnagel

Der Papageienschnabelnagel hat eine verstärkte longitudinale Krümmung des freien Nagelrandes.

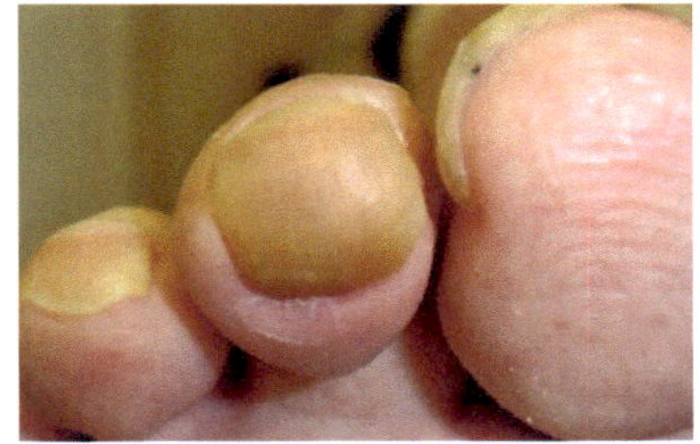

Abb. 4.2 Papageienschnabelnagel

4.3 Koilonychie

Konkave Krümmung der Nagelplatte. Diese beruht auf einer Störung der Synchronisation der Gewebsbildung in der Nagelmatrix sowie im Nagelbett. Diese bedeutungslose Erscheinung trifft man häufig im Kindesalter. Meist verwächst sie sich mit zunehmendem Alter.

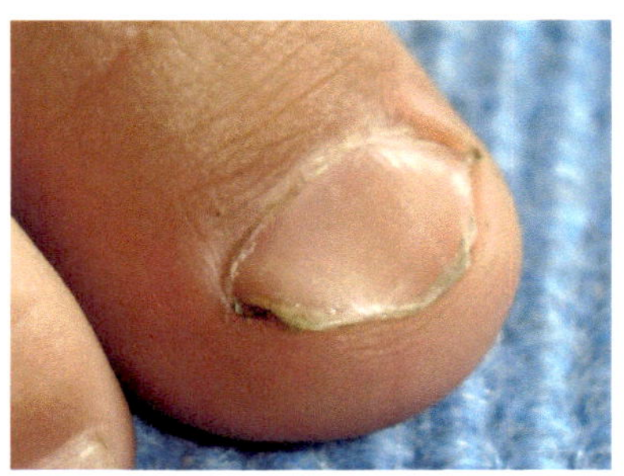

Abb. 4.3 Koilonychie

4.4 Onycholyse

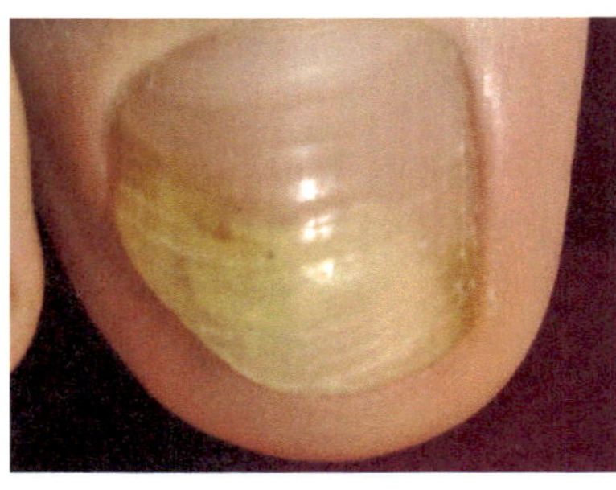
Abb. 4.4 Onycholyse

Oncholyse ist die Ablösung der Nagelplatte vom Nagelbett.
Die Ursachen können vielfältiger Natur sein und nicht immer kommen Onycholysen allein vor. Das Krankheitsbild geht in der Regel mit anderen Nagelerkrankungen einher. Es ist zu beobachten, dass sich bei einer Onycholyse durch einen zwischen Nagel und Nagelbett entstehenden Hohlraum oft zusätzlich eine Onychomykose bildet.

4.4.1 Ursachen der Onycholyse

Traumatische Bedingungen
Immer wieder kommen Patienten in die Praxis, die plötzlich bemerkt haben, dass sich Nagelplatten ihrer Zehen ablösen bzw. sich dort ein Hohlraum gebildet hat. Traumatische Bedingungen können zu enges Schuhwerk sein (bei Frauen Ballerinas, Pumps usw.) oder plötzliches Stoppen im Lauf bei Sportlern (Squash, Fußball, Tennis usw.). Auch Verletzungen durch Stoßen, Einklemmen, Herunterfallen von Gegenständen auf die Füße können Ursachen sein.

Erkrankungen (Mischform)
Psoriasis, Onychomykose oder auch Durchblutungsstörungen sind Faktoren, die Onycholysen begünstigen. Auch bei Patienten mit Schilddrüsenunterfunktion oder Hyperhidrosis kommen Onycholysen immer wieder vor.

Zehenfehlstellung
Auch die Fehlstellung von Zehen kann Ursache für eine Onycholyse sein. Bei einem beginnenden Hallux valgus legt sich der zweite Zeh oft auf die Großzehe und verursacht einen permanenten Druck, der in der Regel zu einer Onycholyse führt.

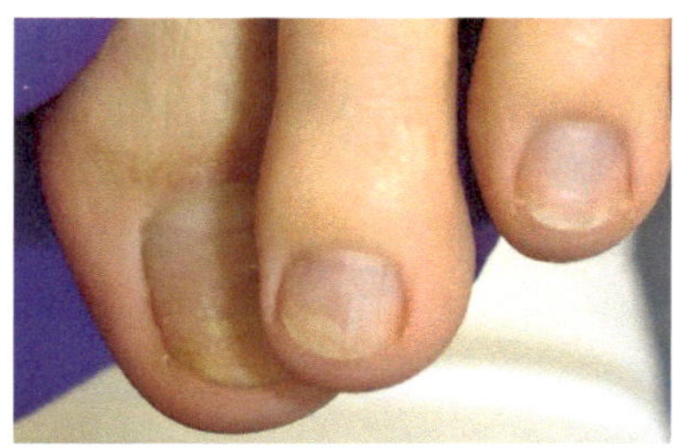
Abb. 4.5 Der D2 liegt auf dem D1

Medikamentöse Ursachen

Die Einnahme mancher Medikamente kann ebenso zur Veränderung der Nagelplatten führen. Bekannt sind hierfür Zytostatika und Chemotherapeutika. Hier kann es passieren, dass sich die gesamte Nagelplatte vom Nagelbett ablöst.[9] Auch Betablocker und Antiphlogistika sind häufig daran beteiligt, dass sich Nagelformen negativ verändern.

4.5 Unguis convolutus

Die bekannteste und wohl auch alltägliche Nagelveränderung ist der sogenannte Rollnagel (Unguis convolutus). Hierbei rollt der Nagel transversal stark ein. Die Ursachen sind hier zum Teil noch unerforscht. Auffällig ist die Veränderung bei bestimmen Stoffwechselerkrankungen, hormonellen Veränderungen und auch genetischen Anlagen. Weitere Beobachtungen zeigen, dass sich Rollnägel zum Beispiel nach Chemotherapien entwickeln. Eine leichte Verkrümmung mit zunehmendem Alter ist normal und tritt in diesem Zusammenhang meist nicht mit Schmerzen auf. Sollte es sich um einen Rollnagel handeln, können hier Orthonyxietherapien Abhilfe schaffen. Von einer Emmert-Plastik ist dringend abzuraten, weil sich auf dem verschmälerten Nagelbett die Nagelplatte wieder rollt.

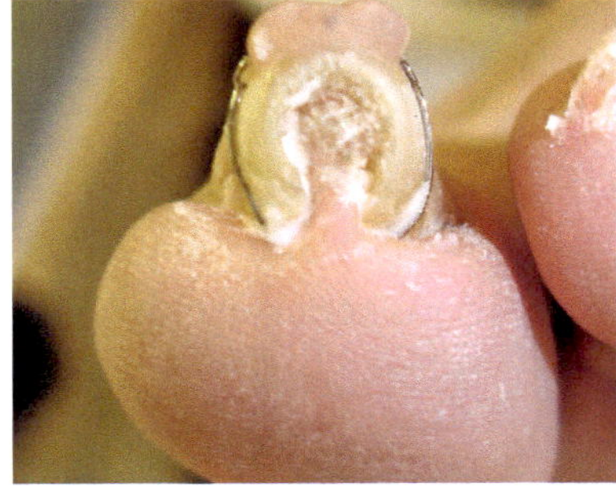
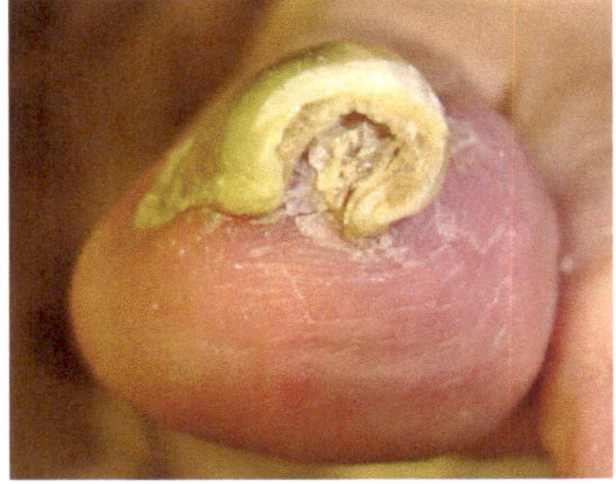

Abb. 4.6 und Abb. 4.7 Rollnagel (Unguis convolutus), auch bekannt als Zangennagel (Pincer Nail)

4.6 Veränderung der Nageldicke

Ganz bedeutend sind hier die Pachyonychie, Skleronychie sowie Onychauxis und Onychogrypose.

Pachyonychie

Bei der Pachyonychie handelt es sich um eine Entwicklungsstörung des Nagelbetts. Der Nagel verhornt nach oben hin und wird immer dicker. Oft ist ein verlangsamtes Nagelwachstum zu erkennen. Meist entsteht dieser Nagel durch Druck- oder Stoßtraumen.

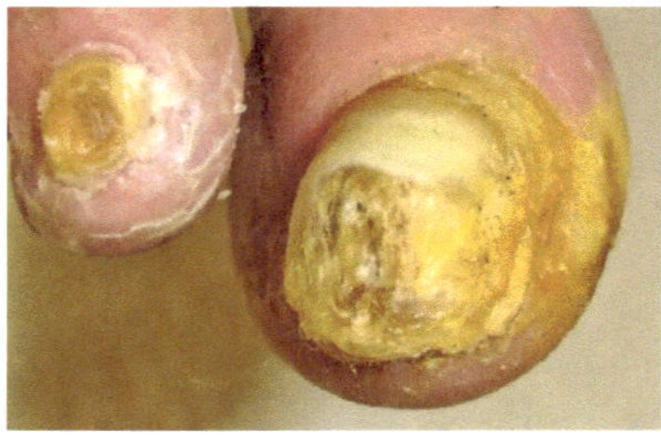

Abb. 4.8 Pachyonychie

Onychauxis

Unter Onychauxis versteht man die Verdickung der Nagelplatte ohne wesentliche Formveränderung.

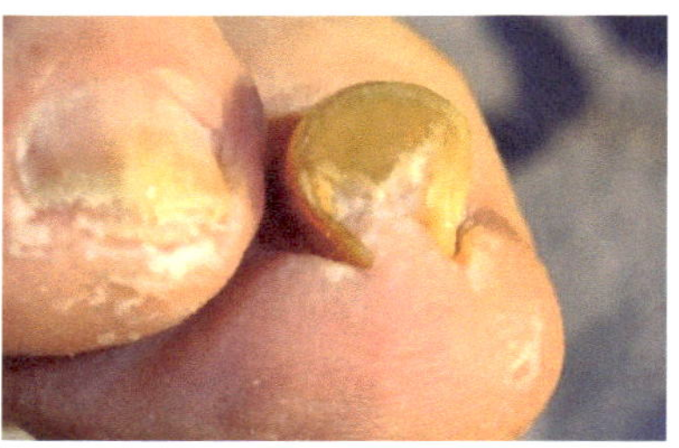

Abb. 4.9 Onychauxis

Onychogrypose

Die Onychogrypose ist eine krallenartige Verdickung der Nagelplatte. Diese entsteht häufig durch Bewegungseinschränkungen bei älteren Menschen sowie mangelndes Kürzen der Nägel. Die Verformung gestaltet sich durch enges Schuhwerk noch schneller.

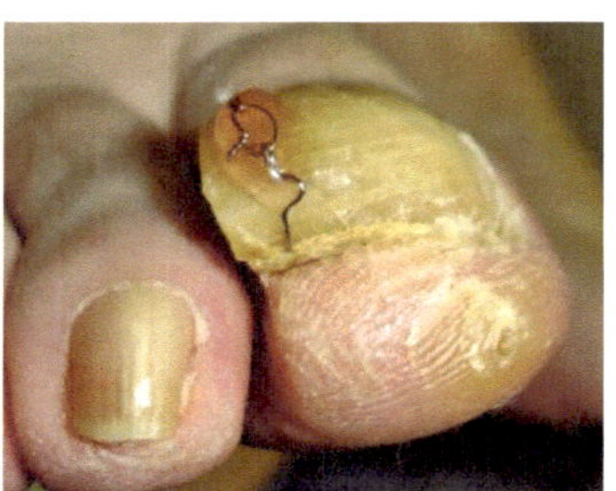

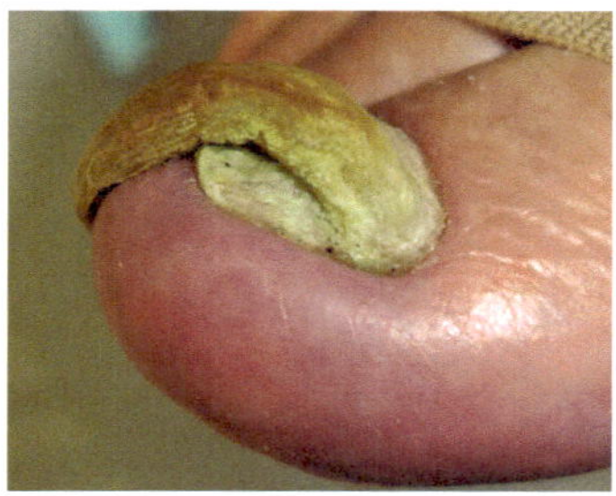

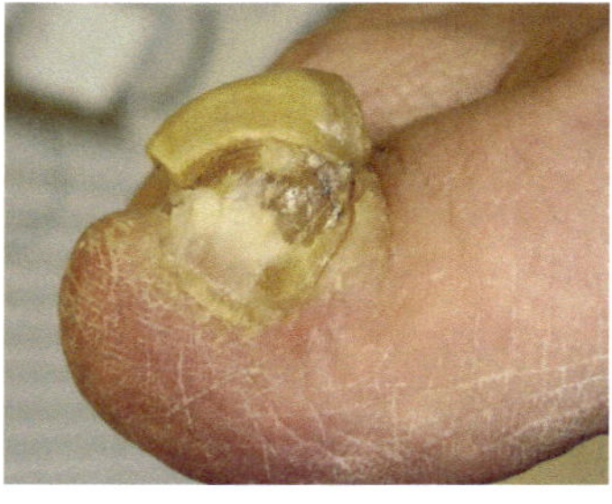

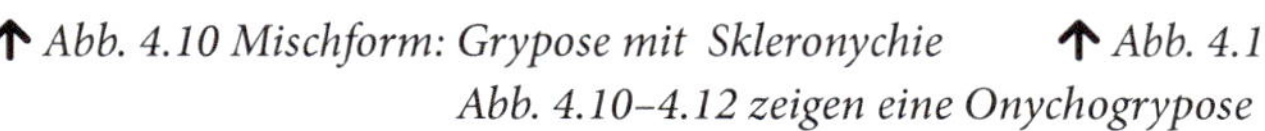

↑ Abb. 4.10 Mischform: Grypose mit Skleronychie *↑ Abb. 4.11* *↑ Abb. 4.12*

Abb. 4.10–4.12 zeigen eine Onychogrypose

Skleronychie

Bei der Skleronychie findet sich ein verlangsamtes Wachstum der Nägel bis hin zum Wachstumsstillstand. Der Nagel ist oft gelblich verdickt und weist eine transversale Krümmung auf.

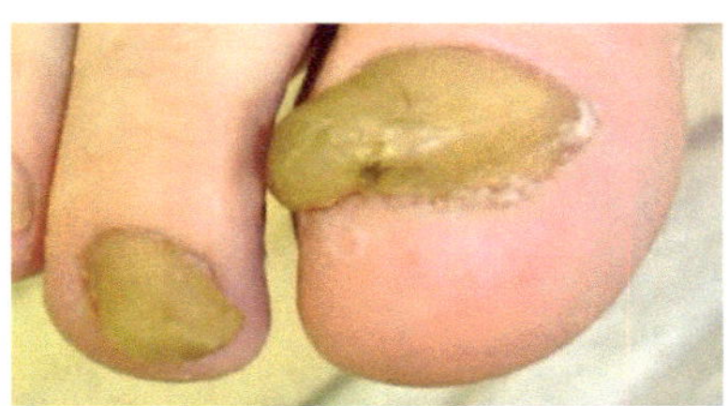

Abb. 4.13 Skleronychie

Veränderung der Nagelfarbe

Hier unterscheidet man verschiedene Erkrankungen: Weißfärbung des Nagels (Leukonychien), Milchglasnägel (Trübweißerscheinung der Nagelplatte; trifft man u. a. bei Menschen mit Leberzirrhose an), weiße Querstreifen, weiße Längsstreifen und dunkle Pigmentierung des Nagels.

5 Behandlung von einwachsenden Nägeln

5.1 Ursachenorientierte Therapie

Damit eine effektive Therapie eingeleitet werden kann, muss die Ursache in den Vordergrund gestellt werden. Wenn Patienten ihre Nägel zu kurz schneiden, kann sich nur dann ein Erfolg einstellen, wenn sie über den Zusammenhang mit zu kurzen und dann einwachsenden Nägeln aufgeklärt werden und ihr Verhalten danach ausrichten. Patienten, die zu enge Schuhe tragen, müssen zum Kauf passender Schuhe beraten werden. Bei Rezidiven, die durch eine Operation verursacht wurden, ist zu klären, wie man nach der Operation gleich mit einer Nachsorge beginnt, bevor es zu einer erneuten Erkrankung kommt. Entzündungen am Zeh können bei mangelnder Hygiene nicht abheilen, hier ist die Compliance der Patienten gefordert. Bei älteren Heimbewohnern, die ihre Füße nicht mehr selbst versorgen können, ist Hilfestellung durch das Pflegepersonal nötig, damit die Nagelprobleme vermindert werden.[10]

5.1.1 Vor der Behandlung

Zu Beginn der Behandlung ist eine ausführliche Anamnese zu erstellen. Sicht- und Tastbefund, Kontrolle der Nagelecken bzw. des Nagelfalzes. Es muss darauf geachtet werden, auch nach Diabetes, Blutverdünnern und Allergien zu fragen. Um einzuschätzen, wie stark die Beschwerden sind, sollten diese in eine Schmerzskala eingetragen werden (siehe Abb. 5.2). Dies muss in der Patientenkartei notiert werden. Anschließend ist dringend zu empfehlen, eine ausführliche Fotodokumentation anzulegen. Sie hat einen großen Vorteil in der nachfolgenden Therapie: Es ist dem Behandler dadurch möglich, den Therapieverlauf besser einzusehen oder Veränderungen schnell festzustellen. Der Patient hat durch die Fotos die Möglichkeit, Fortschritte in der Heilung objektiv zu erfassen, was durch das Anschauen der Füße selbst nicht so leicht möglich ist.

5.1.2 Die richtige Diagnose und Indikationsstellung

Ohne die richtige Diagnose ist keine Therapie erfolgreich. Nachdem die Untersuchungen abgeschlossen sind, wird versucht, die Beschwerden genau zu lokalisieren:

- Was ist die Ursache für die Beschwerden?
- Wie lange bestehen die Beschwerden schon?
- Wie stark ist die Schmerzentwicklung (1–10 auf der Schmerzskala, s. Abb. 5.3)?
- Was wurde in der Vergangenheit schon unternommen, um die Beschwerden zu lindern?

Im nächsten Schritt ist es wichtig, einen **Behandlungsplan** zu erstellen:

- Welche Therapieform wird gewählt?
- Sind starke Entzündungen vorhanden, sodass der Patient vorher ggf. dem Arzt vorgestellt werden muss?
- Kann eine Spangentherapie eingesetzt werden?
- Ist Granulationsgewebe vorhanden?
- Welche Behandlungsintervalle werden gewählt?
- Wenn eine Spange in akutes Wundgewebe eingesetzt werden sollte, müssen die Wiederbestellintervalle sehr engmaschig sein.
- Die Kostenfrage muss geklärt werden, ggf. mit der Krankenkasse.
- Müssen Rezepte vom Arzt ausgestellt werden?

5.1.3 Behandlungsbeginn

Der Nagel und das umliegende Gewebe müssen ordentlich desinfiziert und gereinigt werden. Abgestorbenes Gewebe wird schonend entfernt. Sollte sich Eiter im Sulkus befinden, muss dieser vorsichtig abgeleitet werden. Im Anschluss ist der Bereich gründlich zu desinfizieren. Sollte Restmaterial wie ein spitzer Nageldorn im Falz vorhanden sein, wird dieser sanft entfernt (Abb. 5.1, siehe auch Kapitel 13 Nagelfalzbehandlung).

Überschüssige Hornhaut oder Clavi werden vorher erweicht und dann abgetragen. Die Nagelkanten werden geglättet. Anschließend werden Schmerzen erneut durch seitlichen sanften Fingerdruck überprüft. Wird die Entscheidung gefällt, eine Säure anzuwenden, ist diese nun entsprechend zu applizieren.

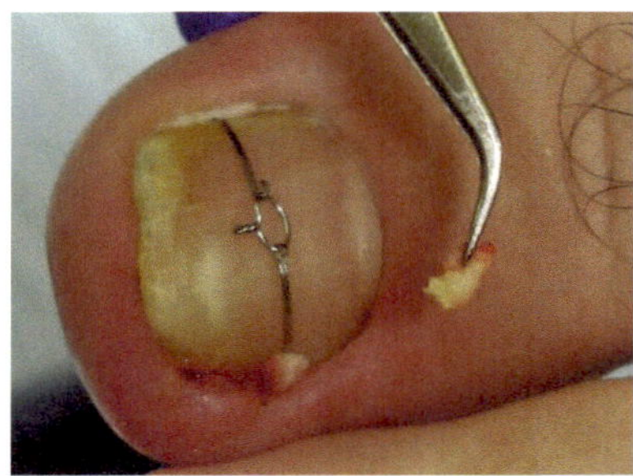

Abb. 5.1 Entfernung von Restmaterial aus dem Nagelfalz

5.1.4 Wahl der richtigen Orthonyxiespange

Sollte jetzt eine Orthonyxiespange eingesetzt werden, muss entschieden werden, welches Modell eingesetzt wird. Danach ist der Nagel wie folgt vorzubereiten:

Der Nagel wird gründlich entfettet, die Spange angepasst und ihrer Bestimmung nach eingesetzt. Erneut wird der Bereich desinfiziert. Im Anschluss wird die Spange mit dem dafür vorgesehenen Material fixiert. Der Nagelfalz wird tamponiert. Dabei ist darauf zu achten, dass die Tamponade so gut wie möglich auch unter den Nagelrand gelangt. Bei Bedarf kann die Tamponade mit Nagelmasse zusätzlich gegen Herausfallen geklebt werden.

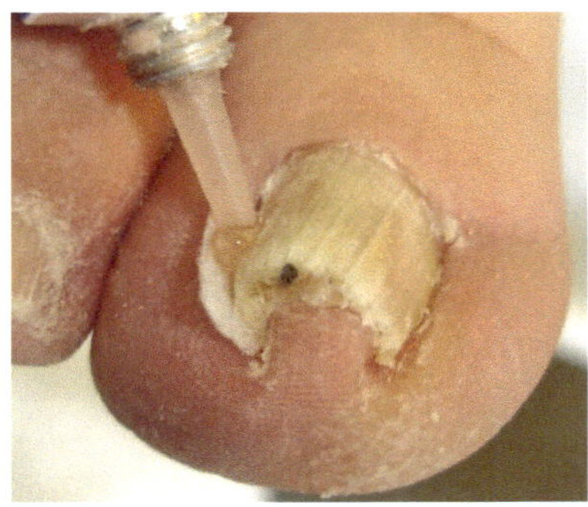

Abb. 5.2 Befestigen der Tamponade mit Nagelmasse, damit sie nicht herausfällt

Nochmaliges Überprüfen der Schmerzempfindlichkeit sichert, dass die Spange nicht eventuell in den Falz sticht.

Sollte eine Wundversorgung nötig sein, ist diese nur in Absprache mit einem Arzt möglich. Danach wird mit dem Patienten besprochen, welche Dinge er zu Hause selbst durchführen muss. Die Wiederbestellzeit sollte je nach Beschwerden angemessen sein. Bei akuten Wunden ist eine Wiederbestellzeit von zwei bis drei Terminen in der Woche ratsam. Dieser Rhythmus wird bis zum Abklingen der Beschwerden fortgeführt.

Während der Wundzeit sollte der Patient so oft es ihm möglich ist, keine geschlossenen Schuhe tragen, da diese das Wundgewebe immer wieder aufs Neue reizen und eine Abheilung erschweren können.

Schmerzskala

Die Schmerzintensität wird anhand einer numerischen Skala von 0 (kein Schmerz) bis 10 (stärkster vorstellbarer Schmerz) eingeteilt. Der Patient schätzt seinen aktuellen Schmerzstatus anhand dieser Skala selbst ein.

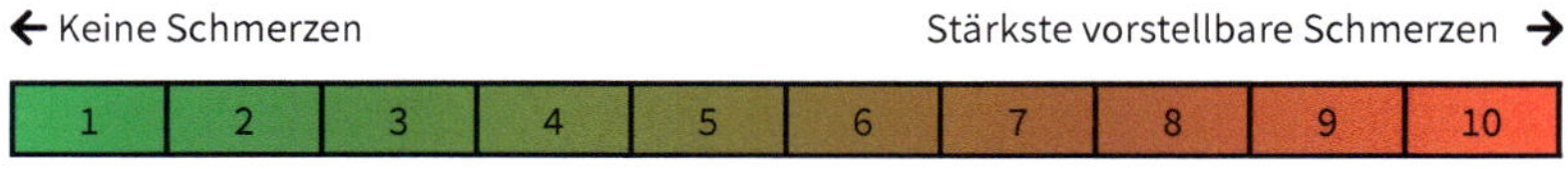

Abb. 5.3 Schmerzskala

6 Nagelspangen – Indikationen und Kontraindikationen

6.1 Indikationen einer Spangenbehandlung

- ***Onychophosis (übermäßige Verhornungen im Nagelfalz)***

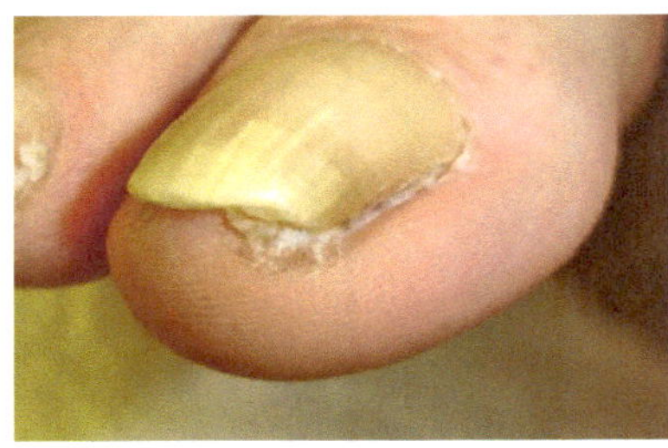

Abb. 6.1 Onychophosis

- ***Unguis incarnatus***

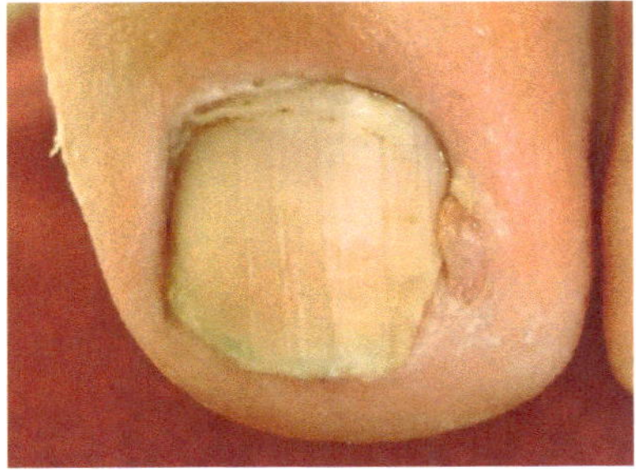

Abb. 6.2 Unguis incarnatus

- ***Unguis convolutus***

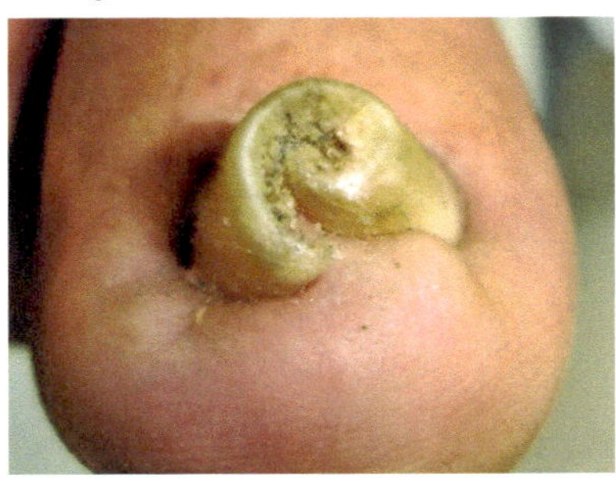

Abb. 6.3 Unguis convolutus

- *Unguis retroflexus (bei Bedarf)*

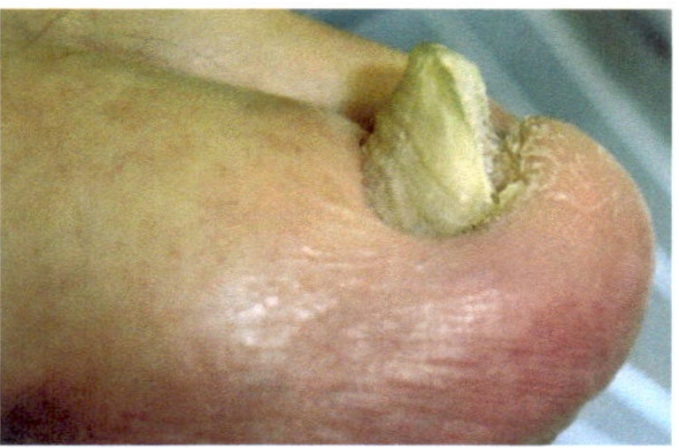

Abb. 6.4 Unguis retroflexus

- *Clavi im Nagelfalz*
- *nach Operationen zur Vermeidung eines Rezidivs*

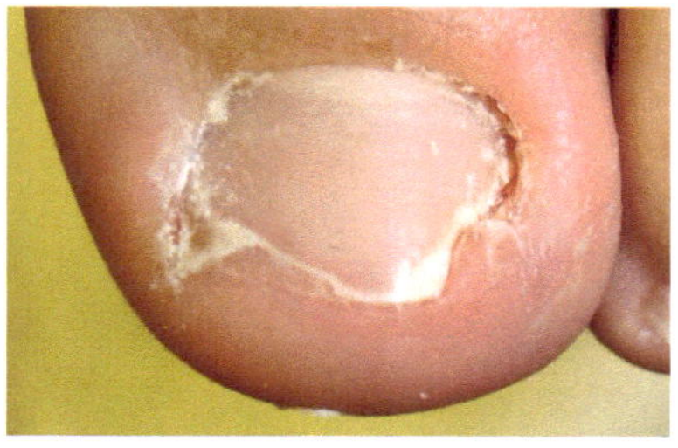

Abb. 6.5 Nagel nach Operation zur Vermeidung eines Rezidivs

6.2 Kontraindikationen einer Spangenbehandlung

- *pAVK (periphere arterielle Verschlusskrankheit)*

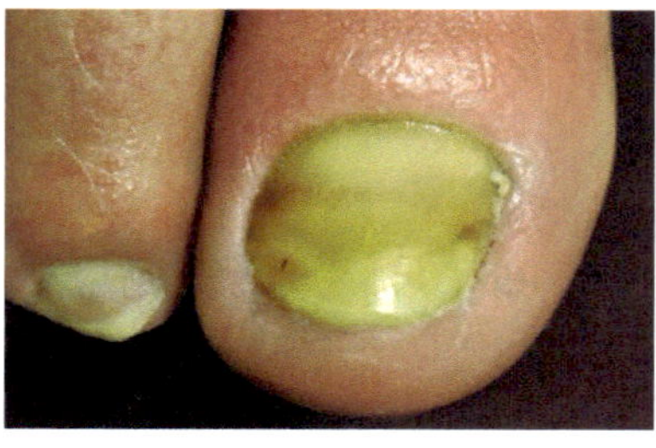

Abb. 6.6 pAVK

- *Brachyonychie*

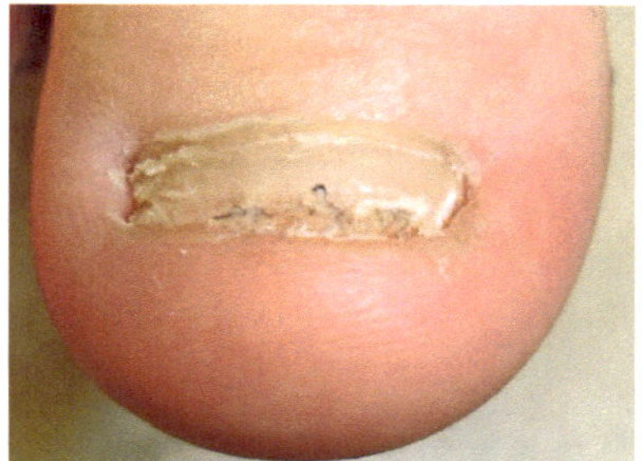

Abb. 6.7 Brachyonychie

- ***Onychomykose***
  (wenn mehr als ein Drittel der Nagelplatte befallen ist)

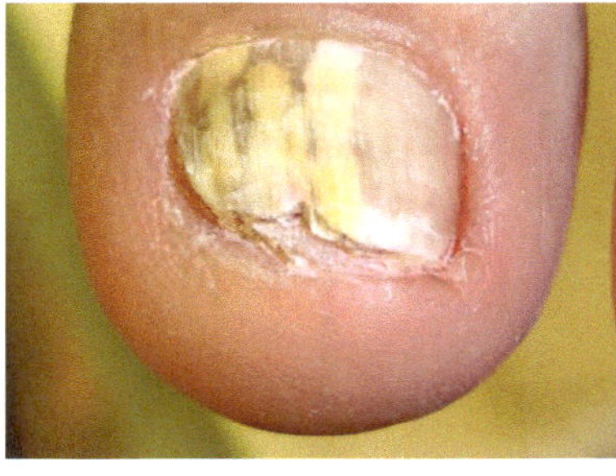

Abb. 6.8 Onychomykose

- ***Onycholyse***
  (wenn mehr als ein Fünftel der Nagelplatte befallen ist)

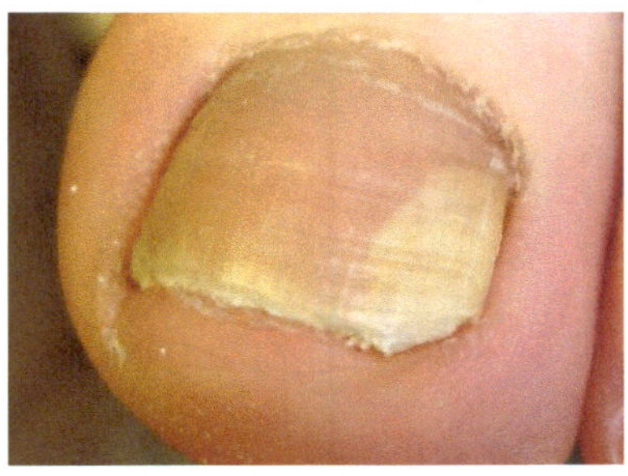

Abb. 6.9 Onycholyse

- ***Onychorrhexis***

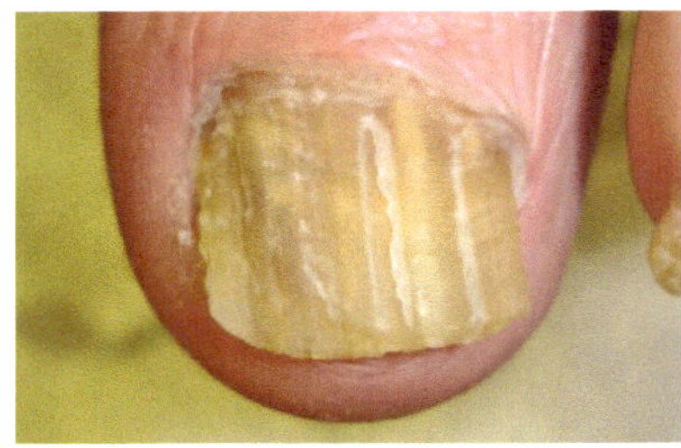

Abb. 6.10 Onychorrhexis

- ***Wachstumsstillstand***

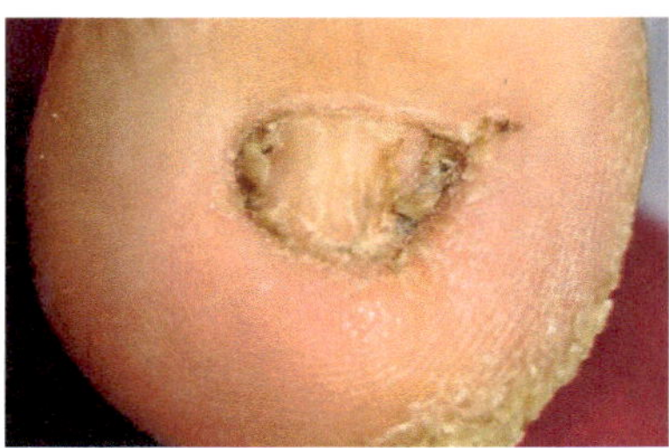

Abb. 6.11 Wachstumsstillstand

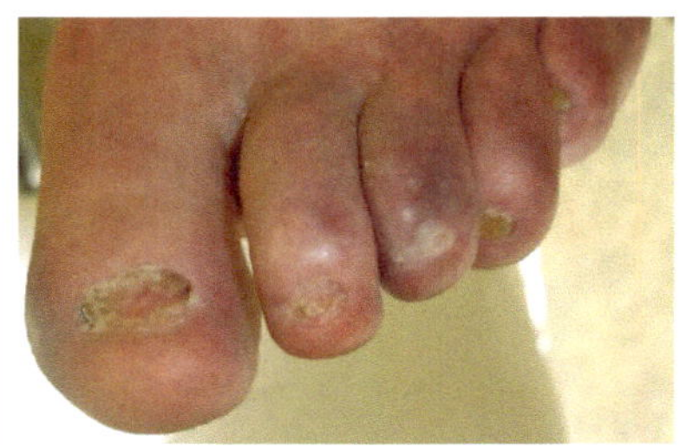

Abb. 6.12 Wachstumsstillstand

- ***Pachyonychie***

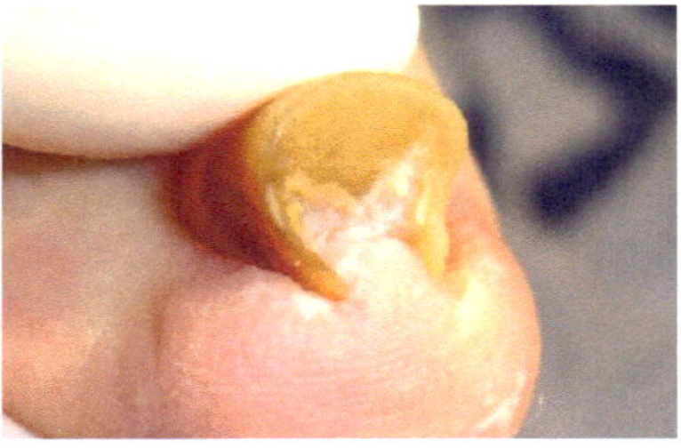

Abb. 6.13 Pachyonychie

- ***Querfurchen der Nagelplatte (Beau-Reilsche Querfurchen)***

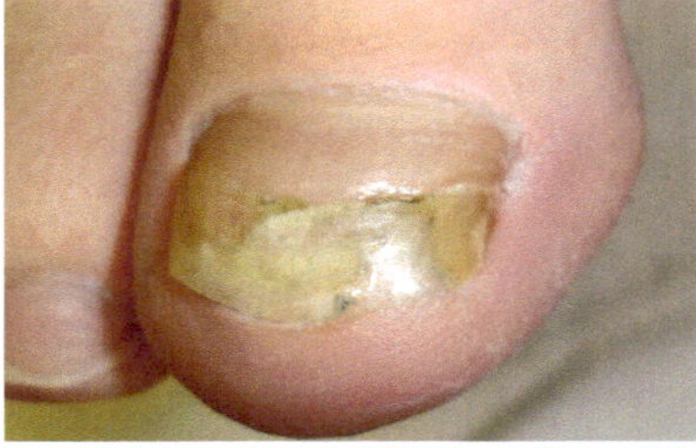

Abb. 6.14 Querfurchen der Nagelplatte

- ***Onychogryposis***

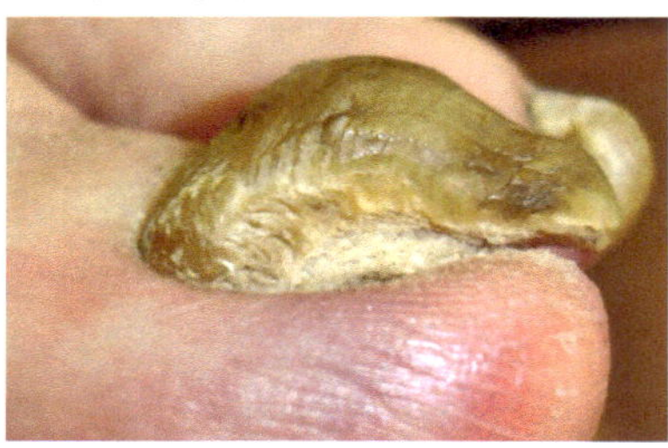

Abb. 6.15 Onychogryposis

- ***tumoröse Veränderungen***

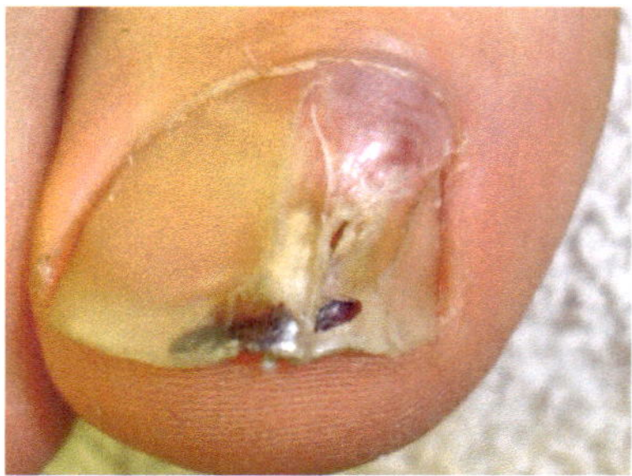

Abb. 6.16 Tumoröse Veränderungen

- ***subunguale Granulation***

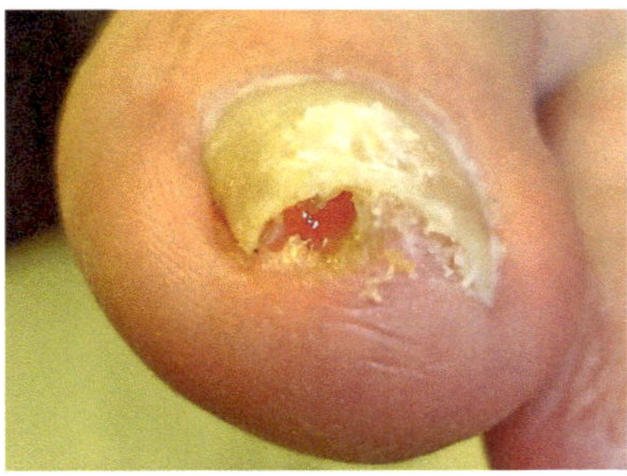

Abb. 6.17 Subunguale Granulation

- ***allergische Reaktionen auf das Spangenmaterial***

7 Das Schneiden der Nägel

Damit sich erst gar keine Nagelerkrankungen infolge des falschen Schneidens einstellen, ist es wichtig, die Nägel fachlich korrekt einzukürzen.

Ein Nagel, der gesund ist, sollte auch gesund erhalten werden. Bei schon erkrankten Nägeln ist das etwas anderes. In solchen Fällen steht die Therapie im Vordergrund. Bei Babys und kleinen Kindern sind die Nägel oft sehr dünn. Erst im Laufe des Lebens werden sie dicker und härter. Bei kleinen Kindern ist es oft gar nicht nötig, die Nägel zu schneiden. Hier reicht es meistens, die kleinen Nägel vorsichtig zu feilen.

Damit Folgeschäden am Nagel vermieden werden, ist es ratsam, sich an die fachlich korrekte Fußbehandlung zu halten.

Die korrekte Schnittlänge eines Nagels ist individuell verschieden. Wichtig ist jedoch immer, dass die Nägel nicht zu stark eingekürzt werden, denn dies verursacht das Einwachsen. Insbesondere Nägel mit einem dicken Nagelwall sind davon betroffen.

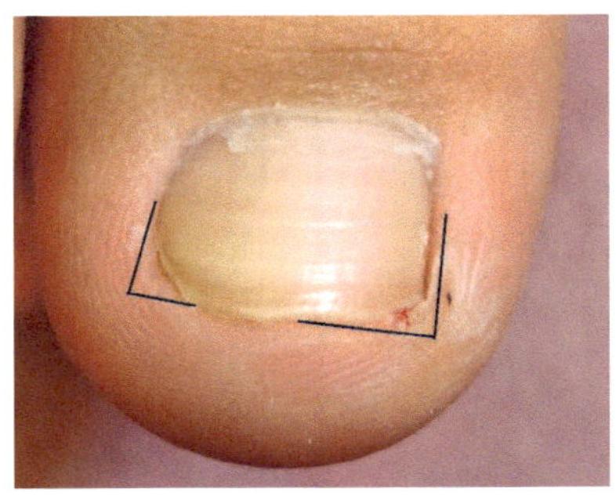

◀ *Abb. 7.1 Fehler beim Schneiden, Ecken sind zu kurz*
◀▼ *Abb. 7.2 Auch hier sind die Nägel viel zu kurz geworden. Durch den hohen Nagelwall verschwinden die Nagelkanten tief im Nagelfalz.*
▼*Abb. 7.3 Die zu kurz geschnittenen Ecken haben Verletzungen im Falz und am Nagelwall verursacht*

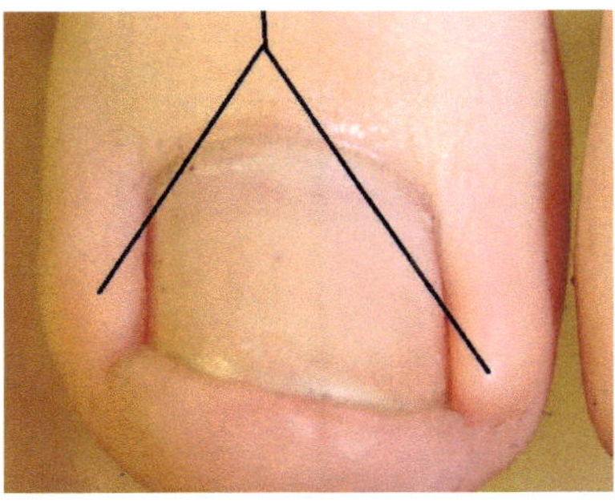

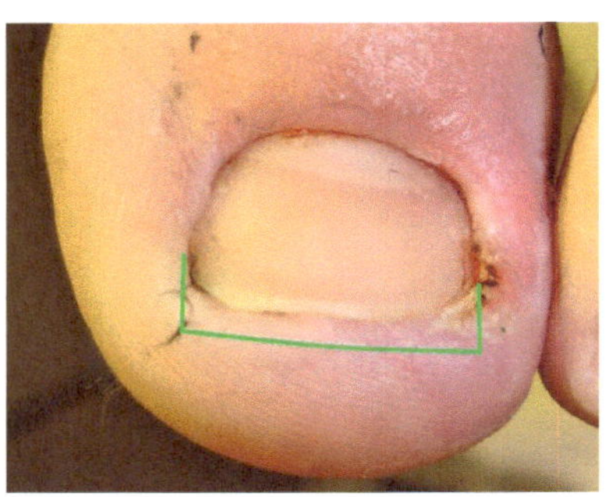

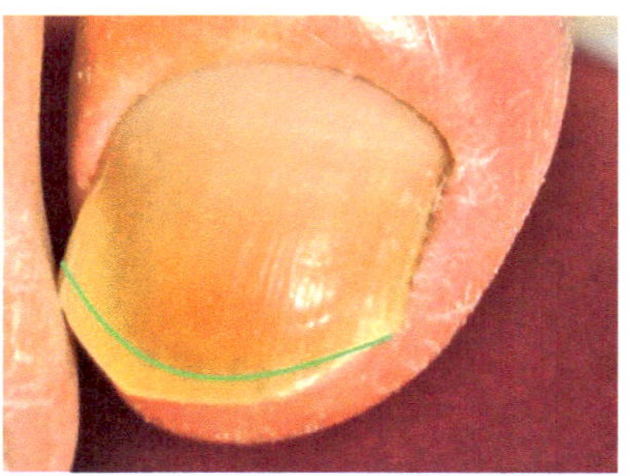

Abb. 7.4 Dieser Nagel neigt nicht zum Einwachsen und kann gemäß seiner natürlichen Form nachgeschnitten werden. Der seitliche Nagelwall ist sehr flach.

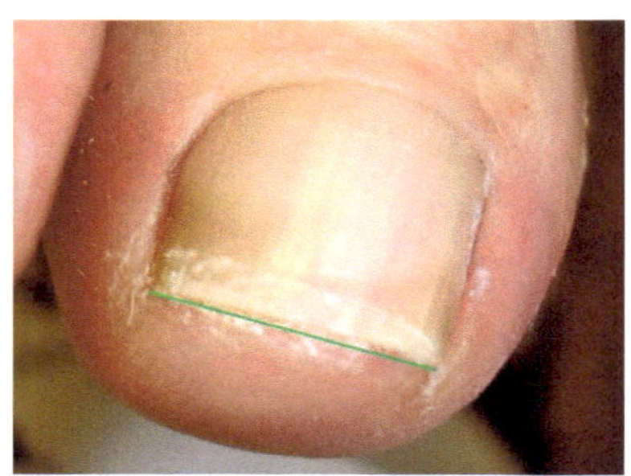

Abb. 7.5 Hier wurde der Nagel seiner Form nach korrekt gerade gekürzt. Die Form wird auch Spatenform genannt.

Einen korrekten Schnitt zeigt Abbildung 7.6.

7.1 Der richtige Schnitt

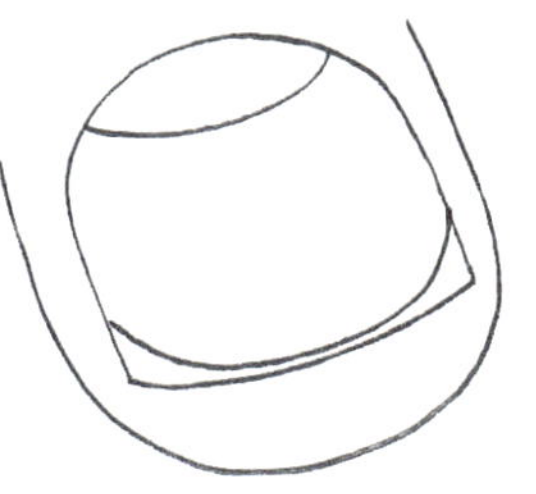

Abb. 7.6 Korrekt geschnittener Nagel

Das Schneiden des freien Nagelrandes erfolgt im Normalfall mittels der ausgewählten Zange. Manchmal sind Nägel extrem dick, sodass man sie kaum schneiden kann: Sobald die Zange angesetzt wird, splittern die Nägel plötzlich unkontrolliert weg. Hier ist es sinnvoll, die Nageloberfläche am distalen Rand vor dem Schneiden etwas dünner zu schleifen. Dadurch wird der Nagel biegsamer.

Wenn der Nagelschnitt beginnt, sollte er immer entlang der Schnittline erfolgen, am besten von einer Seite zur anderen (siehe Abb. 7.7). Wenn man stattdessen von der Mitte nach außen schneidet, provoziert dies das Einschneiden der Nagelecken.

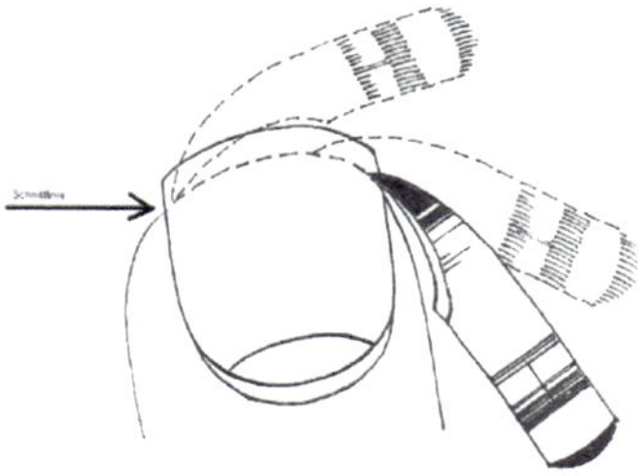

Abb. 7.7 Von einer Seite zur anderen schneiden, nicht von der Mitte aus

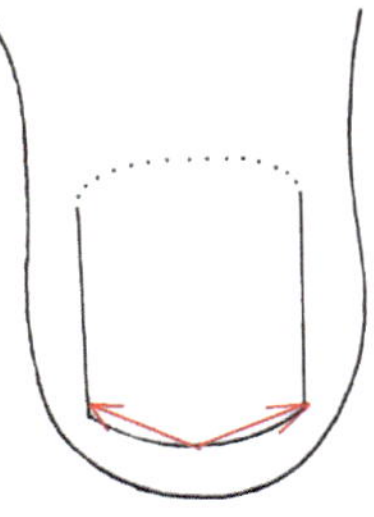

Abb. 7.8 Falscher Schnitt von der Mitte nach außen

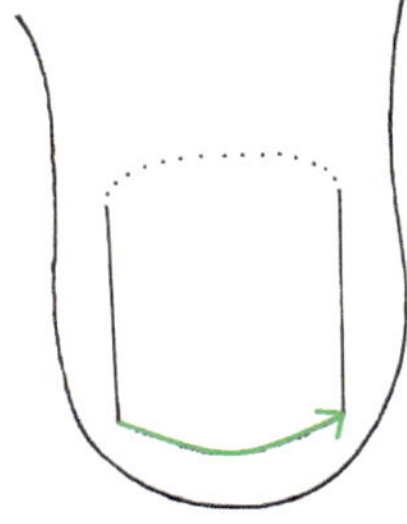

Abb. 7.9 Richtiger Schnitt von lateral nach medial

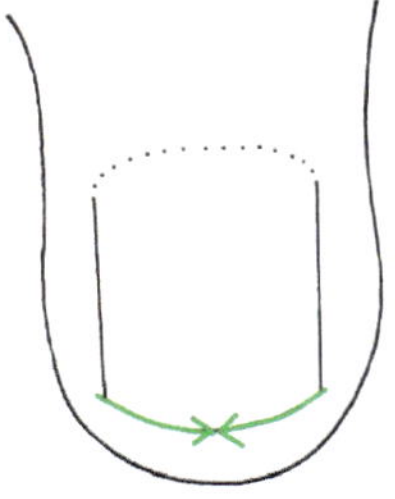

Abb. 7.10 Auch richtig ist der Schnitt von der Außenkante nach innen

Beim Schneiden sollte sich der Daumen der freien Hand vor den distalen Nagelrand legen, um ein unkontrolliertes Absplittern des geschnittenen Nagels zu verhindern.

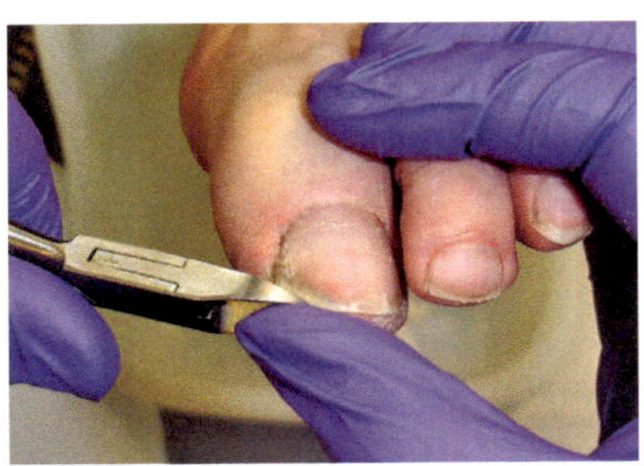

Abb. 7.11 Den Daumen der freien Hand vor den distalen Nagelrand legen

Zum Schneiden wird immer die Spitze der Nagelzange benutzt. Mit kleinen Schnitten arbeitet man entlang der Schnittlinie von einer Seite zur anderen. Der Vorteil dieser Technik ist die bessere Kontrolle vor ungehindertem Absplittern oder Wegbrechen des Nagels. Bei diesem Verfahren der kleinen Schnitte wird zudem nicht so viel Druck auf die Zange aufgebaut, was das Werkzeug schont. Auch Verletzungen und Schmerzen werden so vermieden.

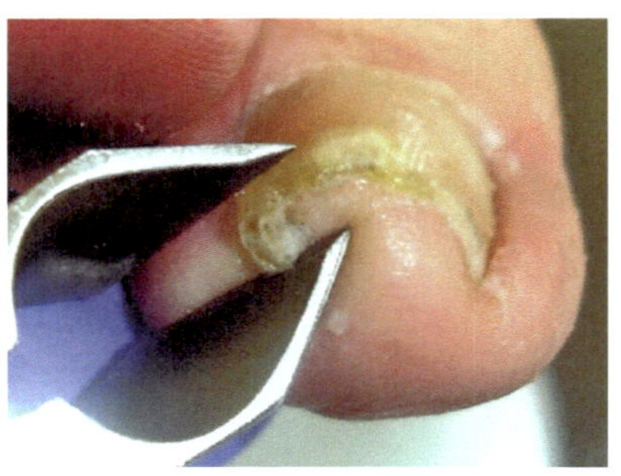

Abb. 7.12 Falsch! Der Kopfschneider umfasst eine zu große Fläche des Nagels

Wenn der Behandler wie in Abbildung 7.12 mit dem Kopfschneider eine zu große Fläche umfasst, kommt es zum Verbiegen (Begradigen) der Nagelplatte. Das bewirkt, dass ein sehr hoher Druck auf den beiden äußeren Nagelkanten aufgebaut wird. Dies führt in den meisten Fällen zu sehr starken Schmerzen sowie eventuell zu einer Onycholyse.

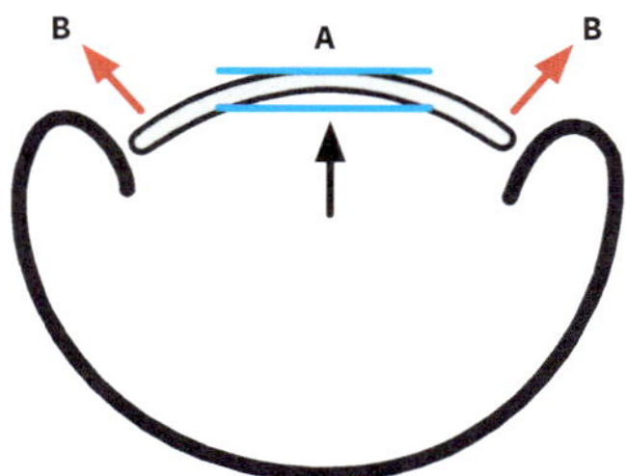

Abb. 7.13 Begradigung des Nagels

8 Instrumente

Damit man die Nägel korrekt kürzen kann, wird ein entsprechendes Instrumentarium gebraucht. Eine geeignete Nagelzange ist unerlässlich. Spitze Nagelscheren sind absolut ungeeignet, da sie die Gefahr von Verletzungen bergen.

Welche Art von Zange eingesetzt wird, ist dem Behandler selbst überlassen. Jeder hat sein eigenes Arbeitswerkzeug. Ein bekanntes Instrument ist der sogenannte Kopfschneider.

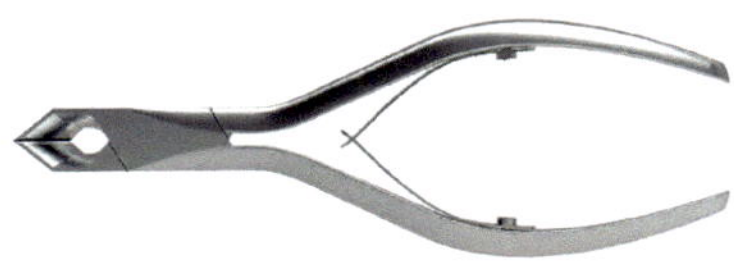

Abb. 8.1 Kopfschneider[11]

Viele Therapeuten setzen zum Nägelkürzen auch eine klassische Nagelzange ein. Diese gibt es in den verschiedensten Ausführungen.

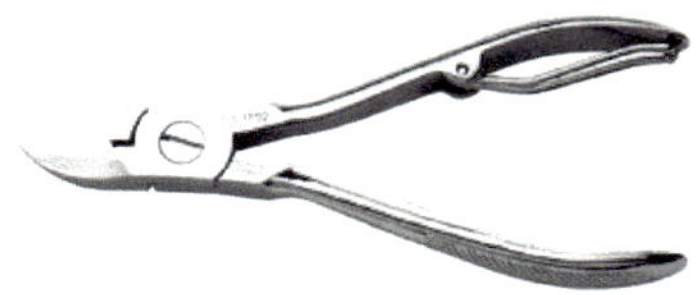

Abb. 8.2 Beispiel für eine Nagelzange[12]

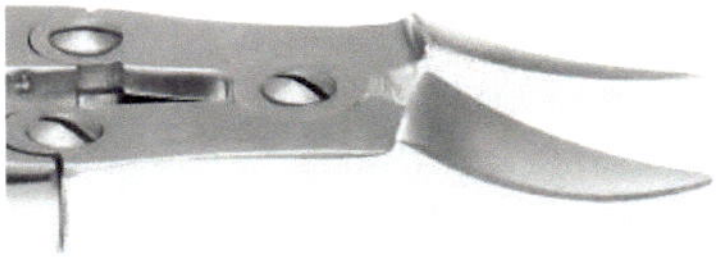

Abb. 8.3 Zur Auswahl stehen Zangen mit gebogener Schneide[13] *…*

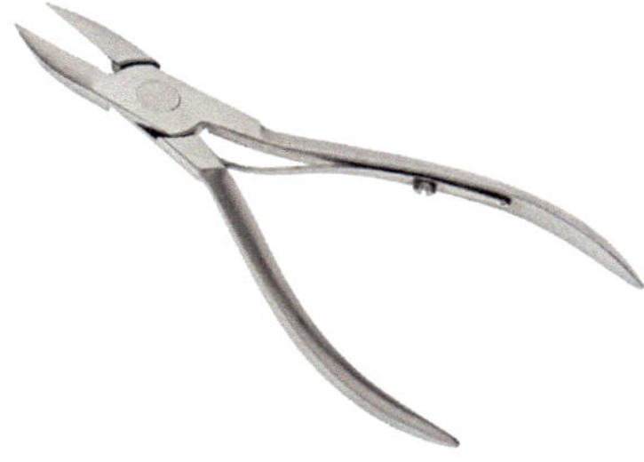

Abb. 8.4 … oder gerader Schneide[14]

Welches Instrument eingesetzt wird, entscheidet man zum Beispiel auch nach der Dicke des Nagels. Eine zu kleine Zange für einen zu kräftigen Nagel würde dafür sorgen, dass der Nagel nicht korrekt gekürzt wird, oder auch, dass die

Zange beschädigt würde. Es ist sinnvoll, in der Praxis verschiedene Zangenmodelle vorrätig zu haben, um jeden Nagel etwas individueller kürzen zu können.

8.1 Zangen zum Kürzen der Nägel

Bei akut eingewachsenen Nägeln sind Zangen zum Kürzen nicht immer eine gute Wahl. Zumal dann nicht, wenn der Patient starke Beschwerden hat. Mit dem Kürzen mittels einer Zange können die Beschwerden noch verstärkt werden.

Sollte der Einsatz doch erfolgen, so gibt es eine Reihe verschiedene Zangen:

- Nagelzangen mit gerader oder gebogener Schneide
- Eckenzangen mit gerader oder gebogener Schneide
- Kopfschneider mit zwei Spitzen oder mit einer Spitze

Die Wahl der Zange sollte der jeweiligen Aufgbe angepasst sein. Wenn es keine Beschwerden gibt, ist es durchaus möglich, mit einem Kopfschneider oder einer Nagelzange zu arbeiten.

Wenn es aber darum geht, eine Ecke aus dem Nagelfalz zu entfernen, dann sind Eckenzangen mit einer schmalen Schneide die bessere Wahl.

8.2 Exkavator oder Eckenheber

Damit der Nagelfalz sondiert bzw. gereinigt werden kann, benutzt man einen Eckenheber oder ein stumpfes Nagelmesser. Eckenfeilen eignen sich nicht besonders gut, weil sie zu dick sind und schnell Schmerzen im Nagelfalz verursachen können.

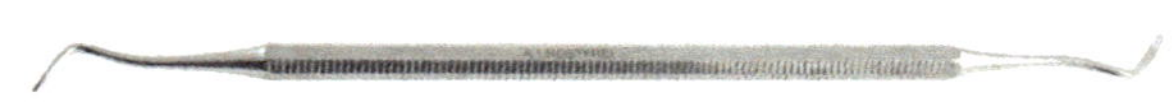

Abb. 8.5 Exkavator oder Eckenheber[15]

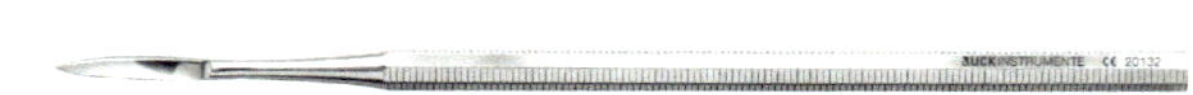

Abb. 8.6 Nagelfalzmesser[16]

8.3 Pinzette

Damit die entsprechenden Nagelfragmente oder Tamponaden entfernt werden können, wird eine Pinzette benötigt. Es ist dem Behandler überlassen, auf welches Modell er sich einlässt. Wichtig ist, dass sie vorne spitz zulaufen.

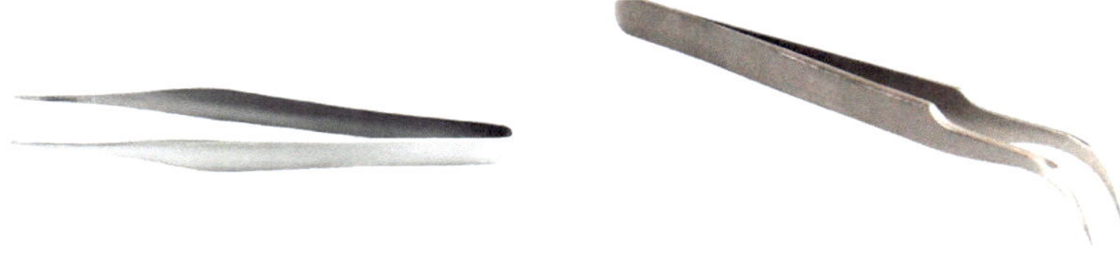

Abb. 8.7 Feilchenfeldpinzette[17]

Abb. 8.8 Uhrmacherpinzette[18]

8.4 Schleifer

Damit der Nagel geglättet oder entgratet werden kann, wird ein Schleifkörper benutzt. Ob hier ein Diamantschleifer oder ein Korund zum Einsatz kommt, ist dem Behandler überlassen. Es ist anzumerken, dass Diamantschleifer mehr Abrieb haben und sich deutlich besser einsetzen lassen, wenn es darum geht, Kleber vom Nagel zu schleifen.

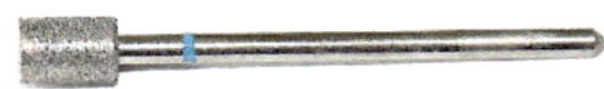

Abb. 8.9 Diamantschleifer[19]

8.5 Rosenfräser

Der kleinste Rosenfräser (mit oder ohne Querhieb) kommt in der Behandlung beim Unguis incarnatus dann zum Einsatz, wenn tief unten im Falz ein Nagelfragment abgetrennt werden soll. Diese Technik sollten ausschließlich erfahrene Podologen anwenden.

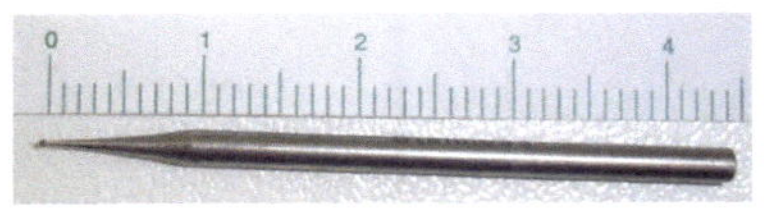

Abb. 8.10 Kleiner Rosenfräser

Zum Sondieren des Nagelfalzes eignen sich größere Fräser oder ein sogenannter Ony Clean. Er ist nicht scharfkantig und minimiert das Verletzungsrisiko.

Abb. 8.11 Ony Clean[20]

9 Wundversorgung bei Unguis incarnatus

9.1 Die Wunde

Als Wunde wird jede Unterbrechung der anatomischen oder physiologischen Funktionen eines Körpergewebes bezeichnet.
Für die Entstehung einer Wunde sind oft verschiedene Ursachen verantwortlich. Durch mechanische (zum Beispiel Schnitt- oder Stichwunden), thermische (Verbrennungen oder Erfrierungen), chemische oder aktinische (Strahlenschäden) Einwirkungen entstehen Wunden.

Hierbei werden Gewebeteile getrennt, wodurch ein Verlust an Gewebesubstanz einhergeht.

Auch wenn ein Organ nicht mehr richtig funktioniert, ist das eine Wunde. Das Absterben von Gewebeteilen (Nekrose) als Folge einer Durchblutungsstörung kann die Bildung einer Wunde bewirken.[21]

9.2 Der Heilungsprozess einer Wunde

Egal um welche Art der Verletzung es sich handelt: Der Wundheilungsprozess läuft physiologisch gleich ab, nur die Form der Wundheilung ist unterschiedlich.

Man unterscheidet eine primäre und eine sekundäre Wundheilung. Bei der primären Wundheilung muss nur wenig neues Bindegewebe gebildet werden. Die Wundränder liegen dann dicht beieinander. Die Epithelisierung mit neu gebildetem Granulationsgewebe kann schnell einsetzen.

Bei der sekundären Wundheilung liegen die Wundränder weit auseinander. Hier kann das Granulationsgewebe durch die Epithelisierung die Wunde nur langsam schließen.

Die Wunden an Füßen von Diabetikern sind gefährlich, insbesondere wenn sich Nervenschäden (Neuropathie), Durchblutungsstörungen wie arterielle Verschlusskrankheit (AVK) oder beides (Mischform) entwickelt haben (Risikopatienten!).

Man muss wissen, dass Nervenschäden und/oder Durchblutungsstörungen vor allem bei Menschen entstehen, deren Diabetes über längere Zeit schlecht eingestellt oder jahrelang unentdeckt verlief. Derzeit ist jeder dritte bis vierte Diabetiker anfällig für eine Fußschädigung. Doch nicht jeder Diabetiker wird regelmäßig ärztlich daraufhin untersucht. Daher müssen Betroffene wissen, welche Anzeichen sie bei sich selbst erkennen können.

9.3 In der Praxis vorkommende Wunden

Wenn ein Patient mit einer Wunde in die Praxis kommt, muss vor der Behandlung Rücksprache mit dem Arzt gehalten werden.
Zwei sehr bekannte Wunden sind das Granulationsgewebe und die Bildung eines Ulcus.

Ob eine Wunde überhaupt versorgt werden darf, hängt von der Delegation des Arztes ab. Ist während der Behandlung an einem Fuß eine Wunde entstanden, ist diese natürlich zu versorgen und im Anschluss dem Arzt vorzustellen.

Die nachfolgenden Abbildungen zeigen zwei Beispiele von Wunden, die in der Praxis häufiger vorkommen können:

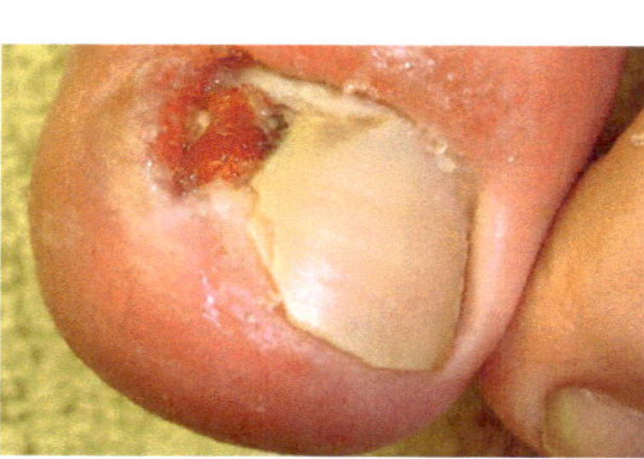

Abb. 9.1 Unguis incarnatus medial mit Granulationsgewebe

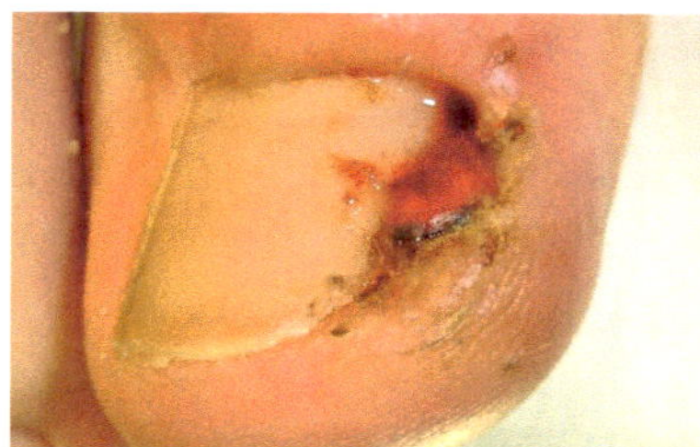

Abb. 9.2 Unguis incarnatus mit Blutungsneigung durch falsches Schneiden

10 Granulationsgewebe

Bei der Behandlung von Granulationsgewebe sind Geduld und Sorgfalt gefordert. Manche Behandlungen sind sehr langwierig, führen aber mit der Zeit zum Erfolg.

Wichtig ist, dass die Behandlung von Granulationsgewebe nur nach Absprache mit dem behandelnden Arzt erfolgen darf.
Hier ist anzumerken, dass es auch Kontraindikationen bei der Anwendung von Ätzmitteln gibt. Diabetiker mit sogenannten Spätschäden (Angiopathie/Neuropathie) oder Patienten mit arteriellen Durchblutungsstörungen sind davon betroffen.

Die Entstehung von Granulationsgewebe (Caro luxurians, im Volksmund „wildes Fleisch“ genannt) hat die verschiedensten Ursachen. Auch bei der Behandlung gibt es kein Nonplusultra, sondern es ist ein Zusammenspiel vieler Faktoren.

Nachfolgend werden in Stichpunkten einige der Entstehungsarten aufgezeigt:

Ursachen
Die Ursachen für Granulationsgewebe können sein:

- Unguis incarnatus (eingewachsener Nagel); hier ist oft falsches Nagelschneiden oder eine traumatische Verletzung der Grund. Häufig findet man dieses Bild auch bei Jugendlichen, die ihre Nägel rund oder zu kurz schneiden. Auch das Abreißen der Nägel ist oft eine Ursache dafür.
- Verschiedene Nagelveränderungen wie Unguis convolutus (Roll- oder Zangennagel) oder Pincer Nail sind weitere Ursachen.
- Feuchtwarmes Milieu in Turnschuhen. Oft sind Sportler oder Schüler betroffen, eine schlechte Abdunstung fördert das Granulationsgewebe.
- Weitere Ursachen können Folgen einer Paronychie oder Deformierungen der Zehen bzw. des Fußes (Pes valgus) sein.

Das Gewebe ist oft nässend und blutet sehr leicht, daher werden u. a. auch austrocknende Externa angewendet.

Wichtig ist es, eine Abdunstung des Gewebes zu ermöglichen. Weitere Wunderweichungen müssen vermieden werden, da dies zu einer Verstärkung des Granulationsgewebes führen würde.
Zum Austrocknen des Granulationsgewebes eignen sich verschiedene Kaustika (siehe Kapitel 11).

11 Kaustika und deren Einsatzmöglichkeiten

Kaustika sind Ätzmittel, die unter anderem in der Podologie ihren Einsatz finden. Zum Beispiel werden sie bei Clavi und Callositas angewendet, aber auch beim Unguis incarnatus, wenn sich Granulationsgewebe gebildet hat.

In der Behandlung von „wildem Fleisch" (Caro luxurians) bei eingewachsenen Nägeln haben sich Ätzmittel sehr bewährt. Sie erleichtern die Behandlung und können die Abheilung beschleunigen. In vielen Fällen sind die Säuren, wenn sie nicht in hohen Konzentrationen vorliegen, sehr schmerzarm bis schmerzfrei in der Anwendung, was bei Kindern gut ankommt. Kaustika haben oft mehr Vorteile im Vergleich zu operativen Maßnahmen zum Entfernen von sogenanntem wilden Fleisch. Sollte der Behandler auf eine hohe Säurekonzentration zurückgreifen, ist es wichtig, den Patienten vor der Behandlung über die zu erwartende Schmerzentwicklung hinzuweisen. Auch kann es im Anwendungsbereich zu einer leichten Schwellung kommen.

Schmerzen, die durch Säuren verursacht werden, haben in der Regel folgenden Verlauf: In den ersten 12 Stunden ist ein Anstieg der Schmerzen zu erwarten, in den darauf folgenden 12 Stunden nehmen sie wieder ab. Nach 24 Stunden sind die Patienten meistens schmerzfrei. Vor jeder Anwendung sollte beachtet werden, dass man nicht jede Säure im Nachhinein neutralisieren kann. Eine Möglichkeit wäre, kühlende Bäder anzuwenden, da sich die Säurekonzentration in der Haut verringert, aber auch das ist nicht bei allen Anwendungen möglich. Daher ist die gewünschte Konzentration vor der Behandlung unbedingt zu überprüfen.

Setzt man Ätzmittel in der Fußbehandlung ein, ist immer der Gesundheitszustand des Patienten zu berücksichtigen. Bei ***Risikopatienten,*** wie zum Beispiel Diabetikern mit DFS, ***gilt generell ein Verbot***, mit Ätzmitteln zu arbeiten. Abgrenzungen können nach Absprache mit dem behandelnden Arzt gemacht werden. Nur autorisierte Fachkundige dürfen mit diesen Mitteln arbeiten.

Laugen und Säuren können in unterschiedlicher Konzentration angewendet werden. Wissen und Erfahrung als Behandler sind nötig, um abschätzen zu können, welche Säuren man in welcher Stärke bei der Behandlung einsetzt.

Zu den Reizwirkungen der Säuren nach der Arndt-Schulz-Regel ist anzumerken, dass

- ein schwacher Reiz aufbauend wirkt (2–20 % Konzentration in der Säure),
- ein mittlerer Reiz hemmend (20–40 % Konzentration in der Säure)

und

- ein starker Reiz zerstörend (40–100 % Konzentration in der Säure).

Säuren verursachen eine Koagulation, härten die Haut, stillen Blut, bilden eine Schorfkruste und können starke Schmerzen verursachen.

11.1 Mittel und ihre Wirkung

Vor jeder Behandlung mit Ätzmitteln gilt es, das Gebiet vorzubehandeln, Hornhaut abzutragen, gründlich zu reinigen und bei gegebener Indikation Druckentlastung und Reibungsschutz durchzuführen.

11.2 Silbernitrat ($AgNO_3$)

Silbernitrat ist ein Salz der Salpetersäure. Es ist kristallin und lässt sich gut in Wasser lösen. Die Aufbewahrung muss in gut verschlossenen Behältnissen erfolgen. Silbernitrat muss vor Licht geschützt werden, da bereits geringe Staubmengen ausreichen, um es unter Lichteinwirkung zu fein verteiltem Silber zu reduzieren (es wird schwarz). Wenn Silbernitrat auf die Haut aufgetragen wird, besitzt es eine oxidierende Wirkung auf den Zellstoffwechsel. Silbernitrat hinterlässt oft erst nach Stunden eine gräuliche bis schwarze Färbung. Beim direkten Auftragen ist die Flüssigkeit transparent.

Anmerkung: Silbernitrat lässt sich nur von Glas oder Metall ohne Rückstände entfernen. Kommen andere Flächen damit in Berührung, werden diese nach einiger Zeit schwarz und können ***nicht*** mehr gereinigt werden. Die Verfärbungen bleiben. Es ist ratsam, ein undurchlässiges Tuch auf die Arbeitsfläche zu legen, Handschuhe zu tragen und gegebenenfalls eine Schürze für die Arbeitskleidung. Silbernitrat wird in der Podologie nur noch sehr selten verwendet, da die Behandlung mit Silbernitrat an den Schulen nur noch selten gelehrt wird.

Als Lösung wird Silbernitrat in einer Konzentration von zehn bis vierzig Prozent verwendet. Es bildet nach dem Auftragen einen schwarzen Überzug, der sich innerhalb mehrerer Wochen ablöst. Bei der Anwendung auf Hypergranulationsgewebe löst sich das abgestorbene Gewebe binnen einiger Tage schmerzfrei ab (Abb. 11.1 und 11.2). Es ist anzumerken, dass solche Säureanwendungen das Gewebe sehr stark austrocknen und in einigen Fällen den Heilungsverlauf bei ungünstigen Bedingungen negativ beeinflussen können. Zum Beispiel kann das ausgetrocknete oberflächliche Gewebe an Socken, Bettdecke o. Ä. hängen bleiben und das darunter liegende, noch feuchte Wundgewebe erneut reizen und den Zustand dadurch wieder verschlimmern.

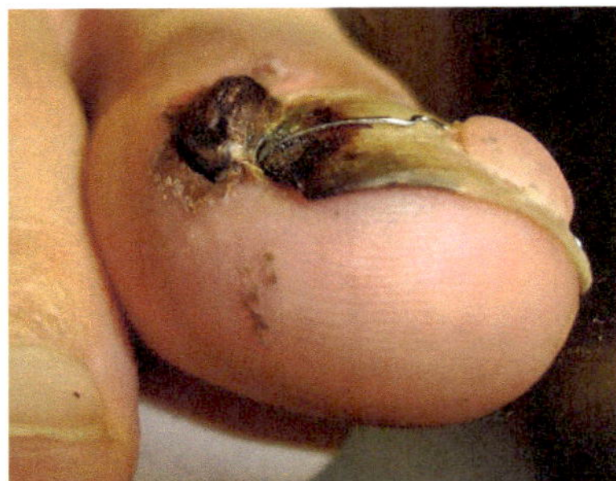
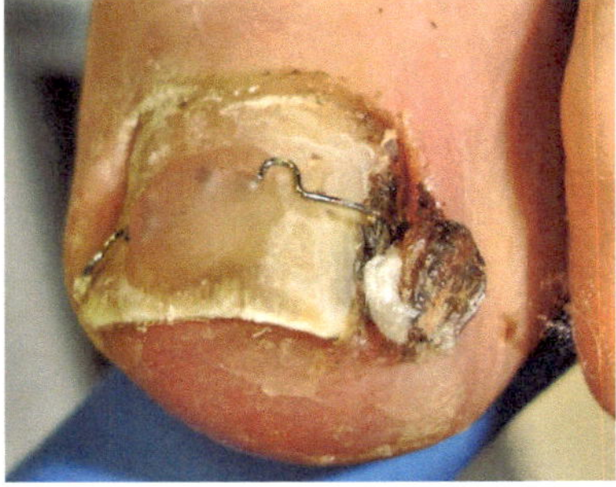

Abb. 11.1, 11.2 Silbernitrat (40 %) wurde 8 Tage vor der Aufnahme angewendet

Zudem darf diese Säure nicht bei Risikopatienten angewendet werden. Vor der Behandlung ist immer Rücksprache mit dem behandelnden Arzt zu halten.

Bei der Anwendung in der Fußbehandlung ist mit einer schwachen bis gar keiner Schmerzentwicklung zu rechnen, sofern eine geringere Konzentration angewendet wird.

Bei Granulationsgewebe verwendet man die Lösung in einer Konzentration von zwanzig bis vierzig Prozent.

Es ist ratsam, mit einer schwachen Lösung (20 %) zu beginnen. Im Laufe der Behandlung kann die Prozedur wiederholt werden. Sollte sich dann ein Schmerz entwickeln, wird die Behandlung unterbrochen.

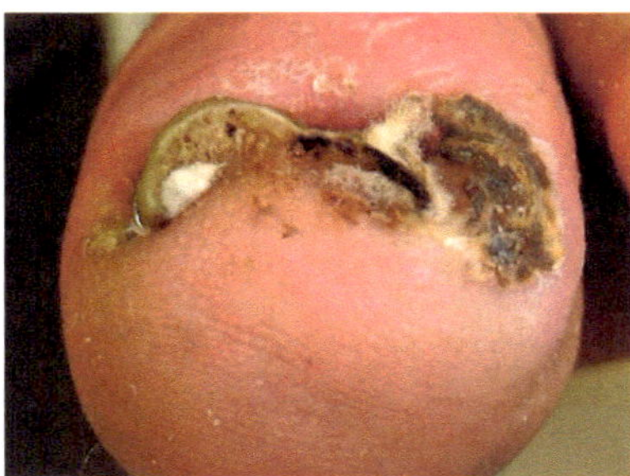

Abb. 11.3 Silbernitrat (20 %) wurde bei diesem Fall 10 Tage vor der Aufnahme angewendet. Im Nagelfalz wurde zu Beginn der Behandlung zusätzlich eine Tamponade gelegt. Somit konnte kein Kontakt zwischen Granulationsgewebe und Nagel stattfinden.

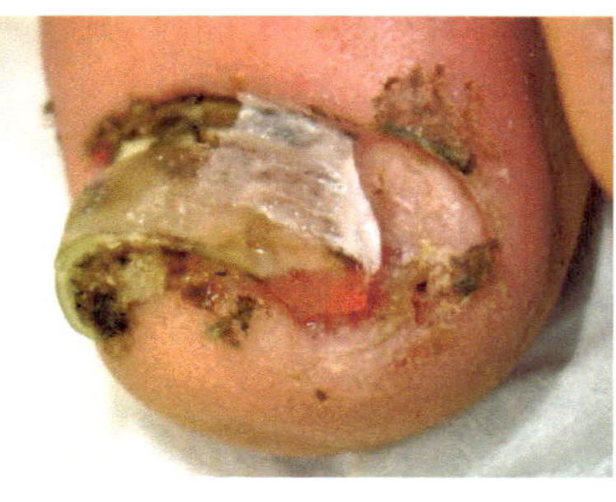

Abb. 11.4 Das Gewebe nach dem Abtragen der schwarzen, abgestorbenen Haut. Eine schmerzfreie Behandlung.

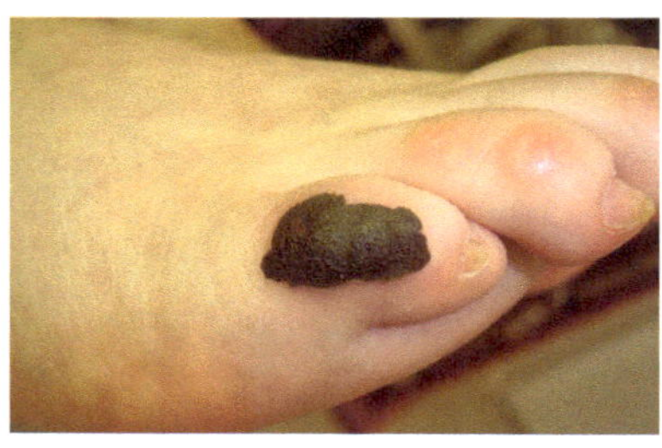

Abb. 11.5 Silbernitrat 5 Tage nach einer Applikation. Die Anwendung ist auch in anderen Bereichen möglich, zum Beispiel bei Clavi oder Callositas.

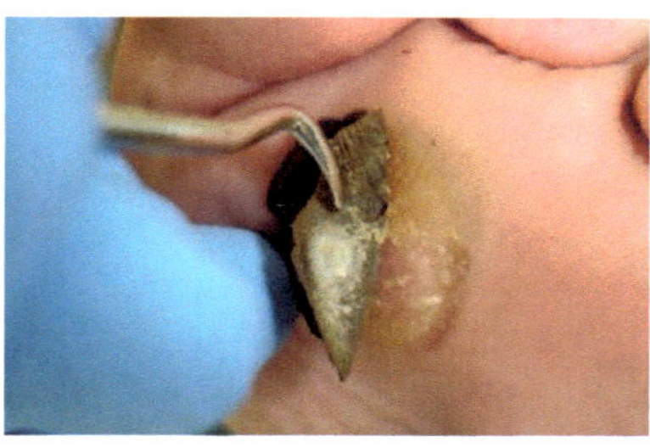

Abb. 11.6 Das Silbernitrat löst sich nach 2–3 Wochen langsam ab

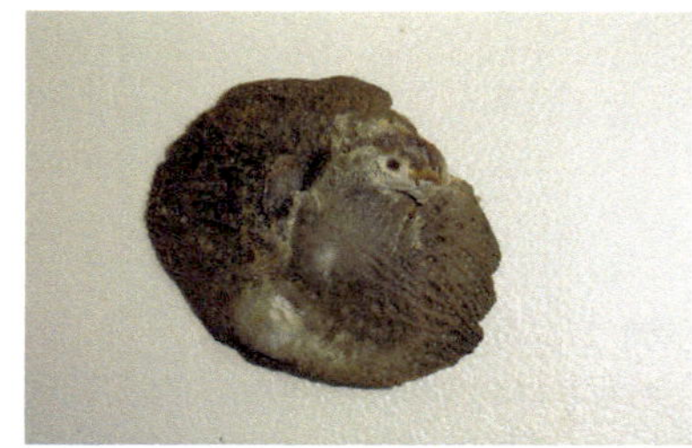

Abb. 11.7 Die durch Silbernitrat abgelöste Hornhautplatte

Bei Silbernitrat wird die abgestorbene Haut sehr trocken. Es gibt Fälle, bei denen das abgetrocknete Gewebe die neue Haut reizt, weil der Schorf zum Beispiel am Strumpf hängen bleibt und gerieben wird. Wenn das zutrifft, sollte das Areal mit einer luftdurchlässigen Wundabdeckung geschont werden.

11.2.1 Anwendung bei Hypergranulationsgewebe am Nagelfalz

Der Nagel wird fachgerecht versorgt, eventuell eine Spange angebracht oder reguliert. Der Bereich im Falz wird gesäubert, desinfiziert und im Anschluss großzügig tamponiert (Abb. 11.8). Es ist darauf zu achten, dass das Granulationsgewebe keinen Kontakt mit dem Nagel bekommt.

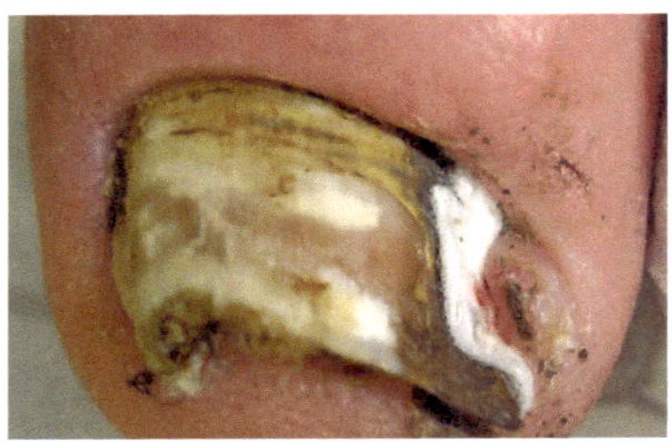

Abb. 11.8 Gesäuberter, desinfizierter und tamponierter Falz

Im nächsten Schritt trägt man die Silbernitratlösung auf einen Spatel auf und benetzt vorsichtig das überschüssige Gewebe (Abb. 11.9–11.11). Dabei ist unbedingt darauf zu achten, dass die Lösung nicht in den Falz läuft. Sollte sich die Tamponade tränken, muss sofort im Anschluss eine frische eingelegt werden.

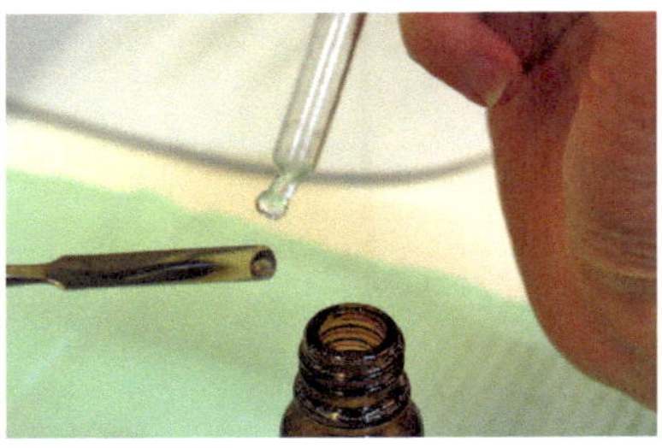

Abb. 11.9 Silbernitratlösung wird auf einen Spatel getropft

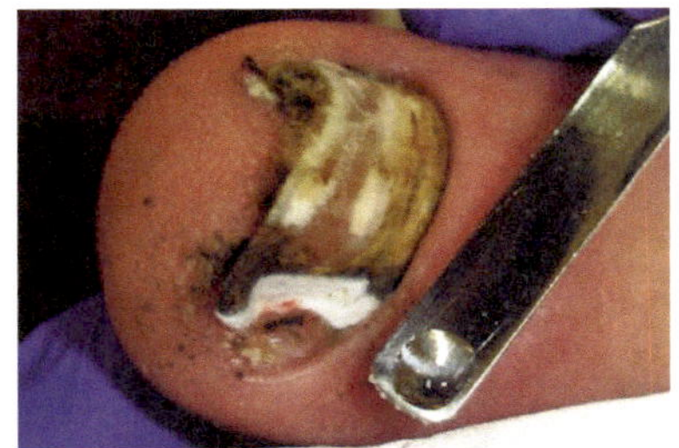

Abb. 11.10 Mit dem Spatel wird das überschüssige Gewebe benetzt

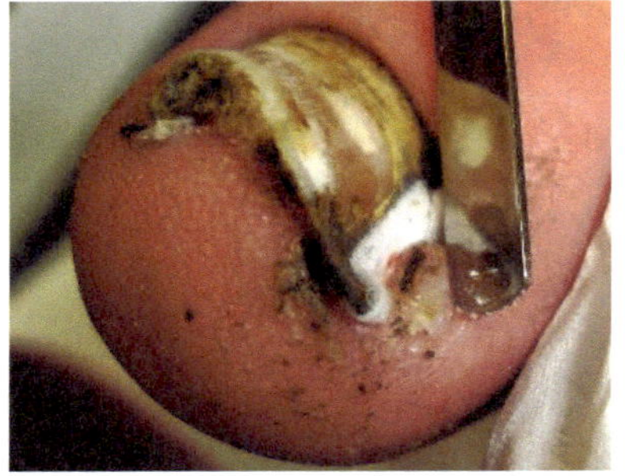

Abb. 11.11 Die Lösung darf nicht in den tamponierten Falz laufen

Am Ende der Behandlung wird der Zeh noch steril wundabgedeckt. Dieser Verband kann am nächsten Tag vom Patienten zu Hause entfernt werden.
Die Wiederbestellzeit beträgt 1 Woche, sofern keine Probleme auftreten.

Die Weiterbehandlung erfolgt, indem das abgestorbene Gewebe vorsichtig mit einer Pinzette oder einem Exkavator entfernt wird (Abb. 11.12 - 11.13).

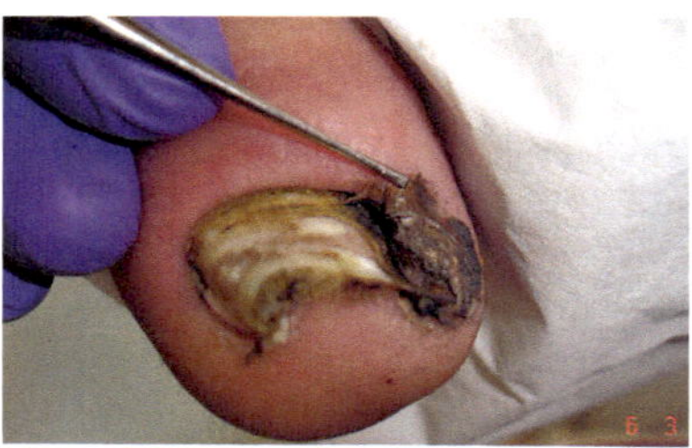

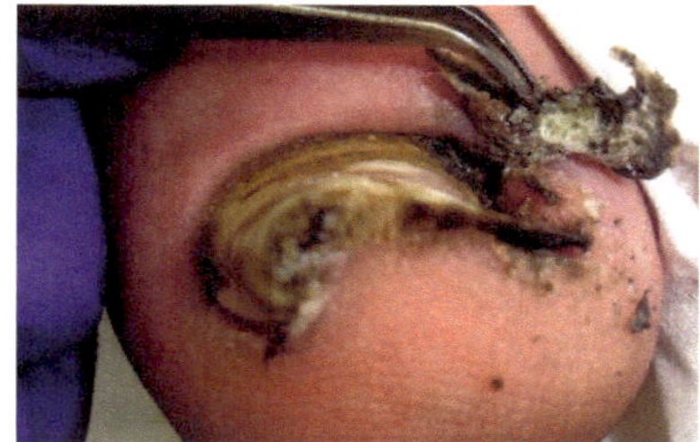

Abb. 11.12 und 11.13 Entfernung des abgestorbenen Gewebes

Dann wird der Falz wieder gereinigt und die Prozedur wiederholt. Die Therapiedauer richtet sich nach der Schwere der Hypergranulation und der Compliance des Patienten.

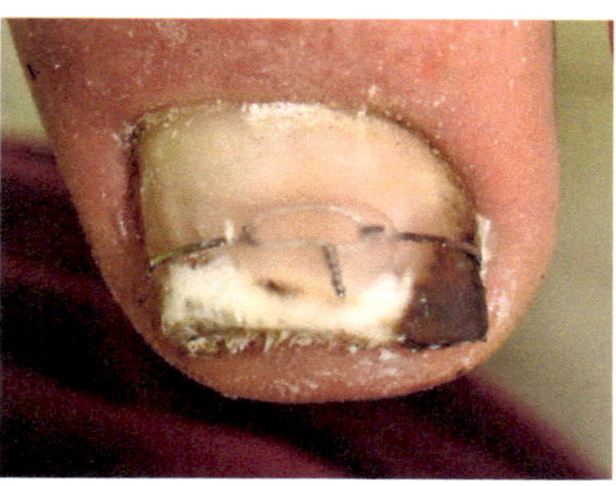

Abb. 11.14 Abgeheiltes Gewebe

Das letzte Stück Granulation ist entfernt, jetzt ist die Therapie mit $AgNO_3$ nicht mehr nötig. Der verfärbte Nagel wächst heraus (Abb. 11.14).

11.3 Albothyl® flüssig

Dieses Präparat wird in der podologischen Behandlung zur Blutstillung und Zerstörung von Granulationsgewebe angewendet. Albothyl® stammt aus der Frauenheilkunde und wird schon viele Jahre auch in der Podologie eingesetzt. Es verätzt das Gewebe ohne Schorfbildung. Das hat den Vorteil, dass es keine externen Reizungen bei Wundabdeckungen gibt. Es ist ein Mittel, das bei Granulationsgewebe erfolgreich eingesetzt werden kann.

11.3.1 Anwendung

Zur Blutstillung nimmt man ein Touchet (Abb. 11.15), zum Beispiel aus einem Wattebausch oder einem Zellstofftupfer. Auch ein getränktes Copoline-Vlies eignet sich hervorragend. Es wird mit Albothyl® getränkt und 3 Minuten auf dem Gebiet belassen. Gegebenenfalls wird die Prozedur wiederholt.

Bei Granulationsgewebe ist dieses zweimal täglich vollflächig zu benetzen. Hier eignet sich wieder das Touchet. In der Zwischenzeit sollte der Bereich gut austamponiert und trocken gehalten werden.

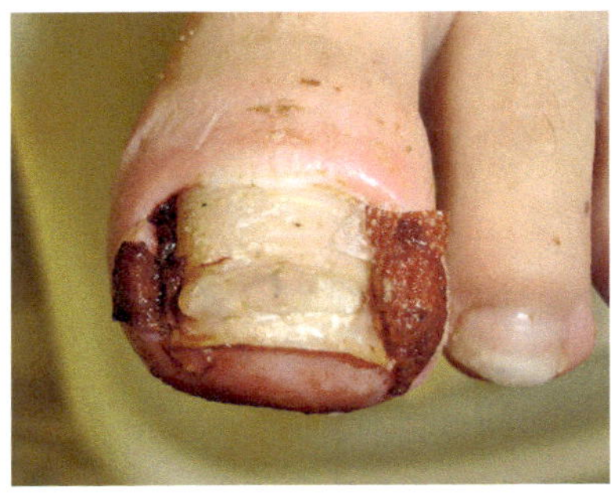

Abb. 11.15 Mit Albothyl® benetztes Touchet

11.4 Salicylsäure

Salicylsäure (*o*-Hydroxybenzoesäure) kommt in ätherischen Ölen und als Hormon in verschiedenen Pflanzen in deren Wurzeln, Blättern oder Blüten vor. Sie ist in Kristallform vorhanden und in Wasser schwer löslich. Die Säure wird oft in ihrer Eigenschaft als Keratolytikum (hornlösender Wirkstoff) verwendet. Sie findet in Salben, Cremes, Pflastern (zum Beispiel Guttaplast) und Tinkturen ihre Verwendung. Salicylsäure ist eine der am häufigsten benutzten Säuren in der Fußbehandlung. Selbst zur Eigenmedikation beim Patienten wir sie eingesetzt. Salicylsäure gibt es in den verschiedensten Darreichungsformen. Sie wird oft in einer Konzentration zwischen fünf und sechzig Prozent zubereitet; ab einer Konzentration von fünf Prozent wirkt sie keratolytisch. Die Konzentration der Säure richtet sich nach dem Anwendungsgebiet.

Die Anwendung der Okklusion mit Salicylsäure bei einem einwachsenden Nagel hat den maßgeblichen Vorteil, dass nach der Einwirkzeit (von 3 Tagen) der Nagelfalz viel mehr Platz bietet. Im Anschluss können Orthonyxietherapien viel leichter angewendet werden.

11.4.1 Anwendung

Wo Hornhaut abgelöst werden soll, kommt die Salicylsäure zum Einsatz. In 40%iger Konzentration in einem lipophilen Grundstoff erzielt man mit ihr gute Erfolge.

Dazu trägt man die Salicylsäure auf die zuvor abgetragene Hornhaut auf, deckt sie mit Copoline ab und verschließt die Fläche mit einem **luftundurchlässigen** Pflasterverband (Abb. 11.16).

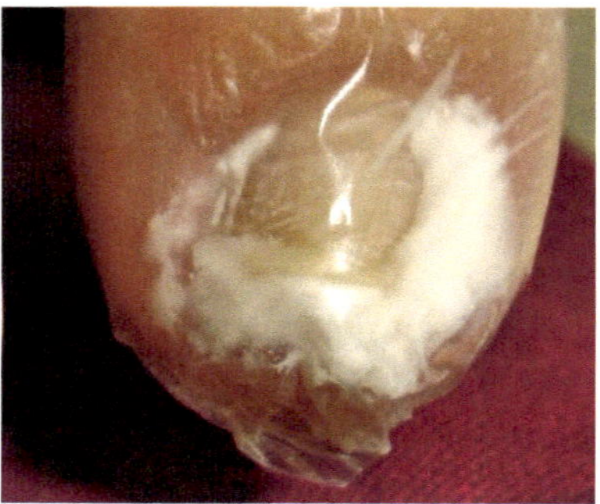

Abb. 11.16 Salicylsäure unter luftundurchlässigem Pflaster

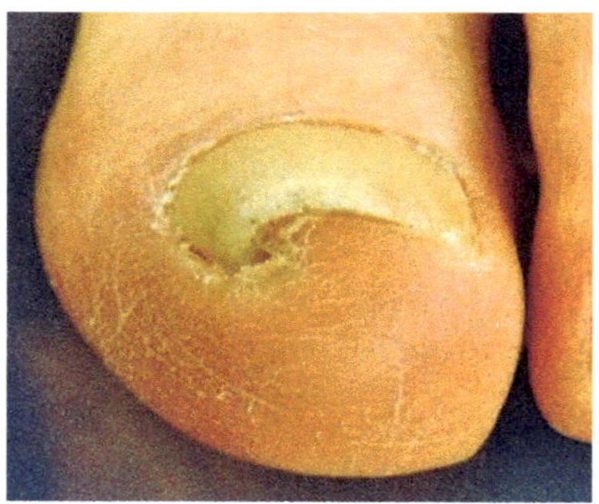

Abb. 11.17 Starke Verhornung lässt keine Sondierung zu

Die Wiederbestellzeit beträgt 7 Tage. Danach ist der Bereich mazeriert und die Hornhaut löst sich ab (Abb. 11.18–11.20).

Behandlung einer Patientin (Abb. 11.17 bis 11.20) konnte man im Falz nicht erkennen, an welcher Stelle der Nagel einwächst, zudem hatte sie starke Druckschmerzen. Es war nicht möglich, den Falz mit einem Exkavator zu sondieren.

Der Okklusivverband verblieb mit der Salicylsäure 3 Tage auf dem Zeh (Abb. 11.18). Dort, wo die Säure keratolytisch gewirkt hat, ist der Falz weißlich zu sehen (Abb. 11.19). Nach Entfernen der Tamponade war es möglich, das abgestorbene Hautgewebe zu entfernen und den damit gewonnenen Platz auszunutzen.

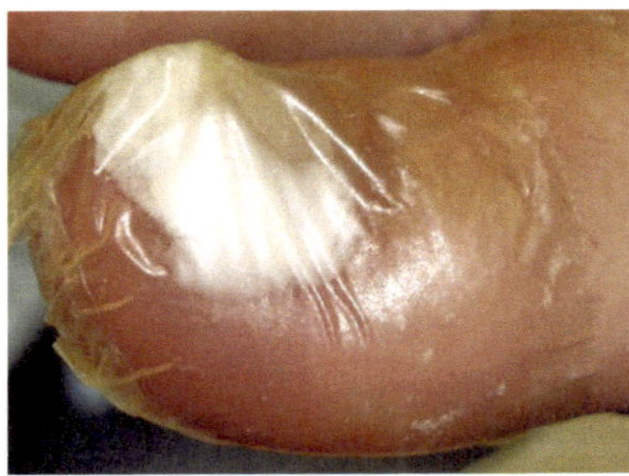

Abb. 11.18 Okklusivverband, unter dem sich die Salicylsäure befindet

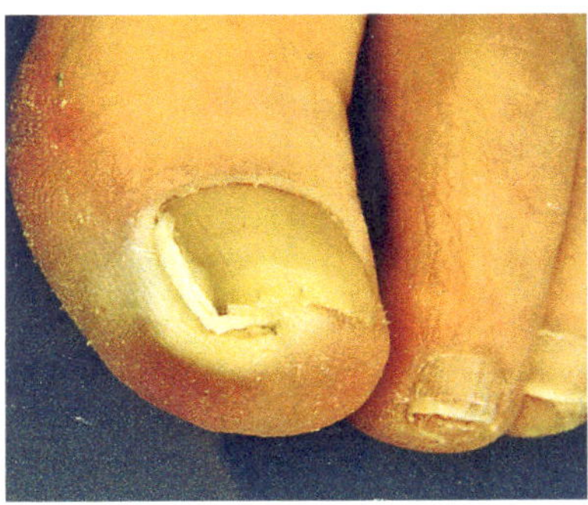

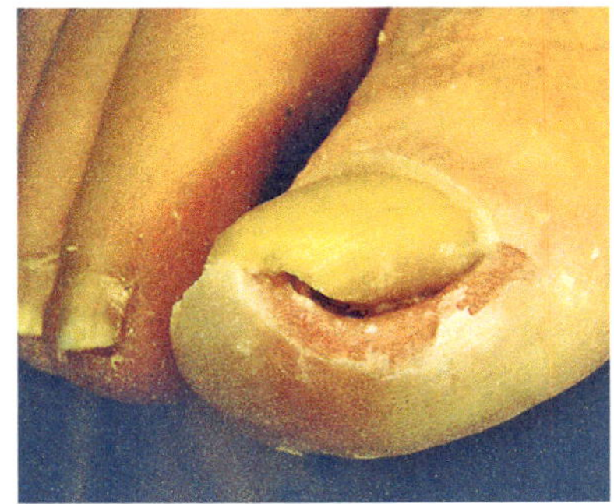

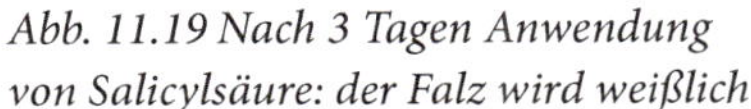

Abb. 11.19 Nach 3 Tagen Anwendung von Salicylsäure: der Falz wird weißlich

Abb. 11.20 Nach der Hornhautentfernung ist Platz für die Untersuchung

Auf der anderen Seite wurde auf die gleiche Weise vorgegangen. Man sieht sehr deutlich, wie viel Platz nach dem Entfernen einer solchen Salicyltamponade vorhanden ist (Abb. 11.20). Gut zu erkennen ist nun, an welcher Stelle der Nagel einwächst. In diesem Stadium ist es zum Beispiel möglich, eine Drahtspange (zum Beispiel von 3TO) zu applizieren.

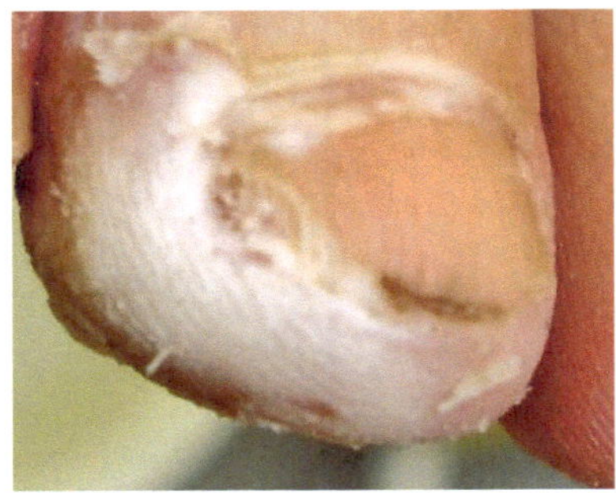

Abb. 11.21 Clavus im Falz

Eine Patientin klagte immer über Schmerzen im Falz. Aber es war nicht zu erkennen, woher die Beschwerden kamen. Nach Anwendung eines Okklusivverbandes wurde im Falz ein kleiner Clavus (Hühnerauge) gefunden (Abb. 11.21).

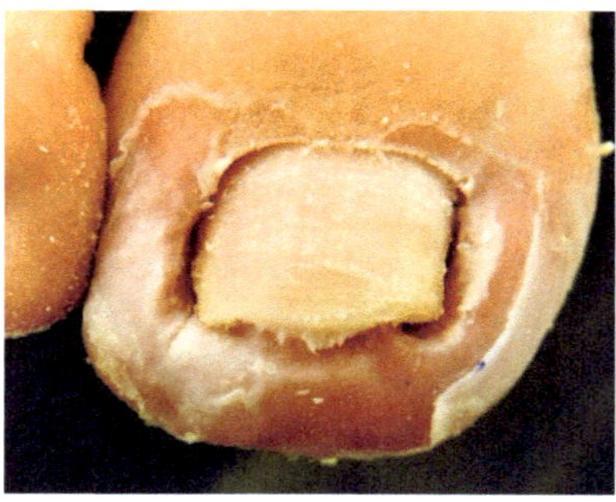

Abb. 11.22 Der enthornte Nagelfalz …

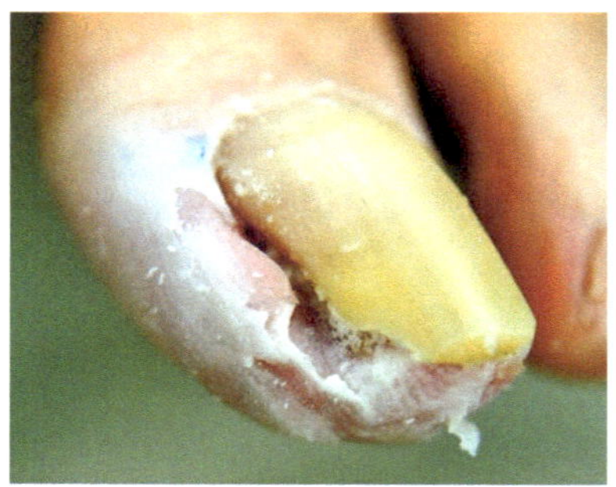

Abb. 11.23 … ermöglicht nun eine genaue Untersuchung

Die Abbildungen 11.22 und 11.23 zeigen bei zwei verschiedenen Fällen den Falz nach Ablösung der Hornhaut. Man sieht, wie großräumig der Falz geworden ist. Dadurch hat der Behandler die Möglichkeit, den Falz genauer zu untersuchen und zu behandeln. Spangen können durch den vergrößerten Falz sehr schmerzarm aufgesetzt werden.

11.5 Acetylsalicylsäure

Acetylsalicylsäure ist der Wirkstoff in Aspirin®, den man sich in der Apotheke pulverisieren lassen kann. Zum Austrocknen sollte man zweimal täglich das Gewebe zwischen der Nagelplatte und dem Gewebe bestreuen und luftdurchlässig verbinden.

11.6 Alaun

Alaun (Kaliumaluminiumsulfat) ist ein Doppelsalz, das bei Behandlungen von Granulationsgewebe eingesetzt wird. Häufig wird es bei Kindern angewendet, da Alaun kaum bis gar keine Schmerzen verursacht. Alaun kommt nur in feuchtem Gebiet zum Einsatz, im Gegensatz zum Silbernitrat, das auch auf trockenem Gewebe verwendet werden kann.

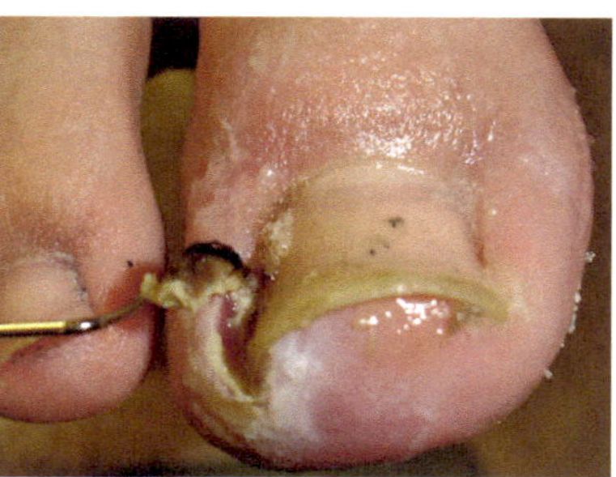

Abb. 11.24 Entfernung von Granulationsgewebe nach der Anwendung von Alaun

Unter einem Okklusivverband trocknet er das Granulationsgewebe aus, sodass es ohne Schmerzen entfernt werden kann (Abb. 11.24).

In der Praxis ist die Anwendung von pulverisiertem Alaun wichtig. Er lässt sich hervorragend in den Nagelfalz applizieren. Wenn er in grober kristalliner Form vorliegt, kann das Auftragen Schmerzen verursachen. In Apotheken wird Alaun auf Wunsch pulverisiert. Es gibt ihn aber auch als Fertigprodukt in Pulverform.

11.6.1 Indikationen für eine Alaunanwendung

Der Alaun wird in den Nagelfalz und auf das Granulationsgewebe gestreut. Wichtig ist, dass er tief genug in den Raum zwischen Nagel und Gewebe gelangt. Die Erfahrung zeigt, dass es hierfür ratsam ist, den Alaun pulverisieren zu lassen. Der Rest des Gewebes wird mit Alaun bedeckt, anschließend wird der Nagel komplett mit Copoline abgedeckt. Nun wird der Okklusivverband angelegt. Nach 3 Tagen wird der Verband entfernt und das überschüssige Gewebe ist aus- und abgetrocknet. Bei schweren Fällen ist mehrmaliges Wiederholen nötig.

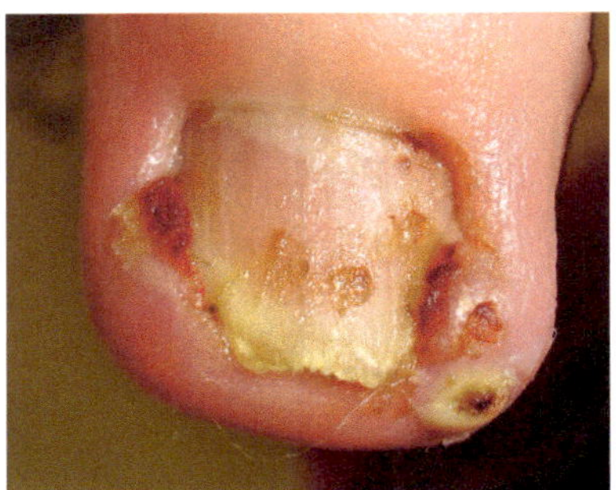

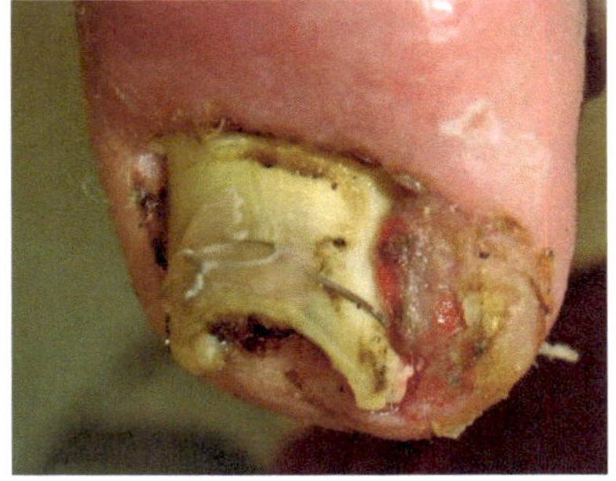

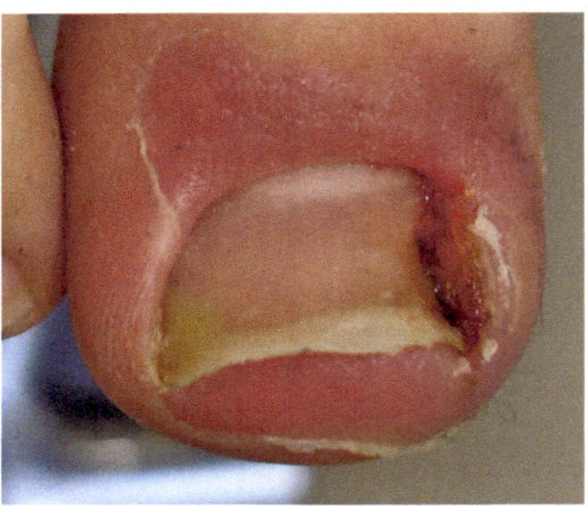

Abb. 11.25 bis 11.27: Praxisbeispiele für Hypergranulationsgewebe

11.6.2 Alaunanwendung Schritt für Schritt

Vorbereiten

Das Granulationsgewebe wird desinfiziert und gereinigt. Orthonyxiemaßnahmen können vorher gegebenenfalls durchgeführt werden. In vielen Fällen konnte beobachtet werden, dass ein Anbringen der Spange eine deutliche Erleichterung verschafft (Abb. 11.28).

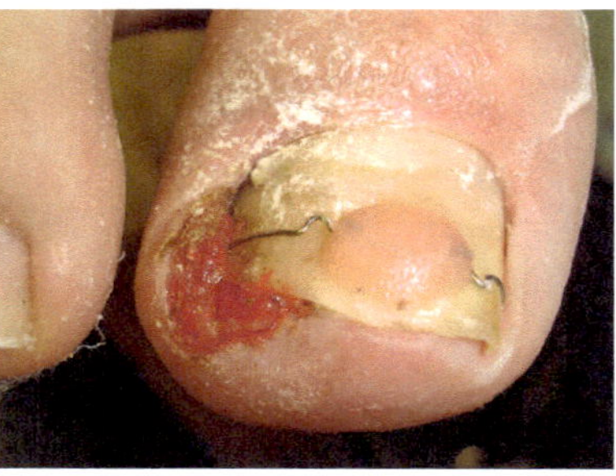

Abb. 11. 28 Das Anbringen einer Spange verschafft oft Erleichterung

Tamponieren

Im Anschluss fügt man in den Sulcus zwischen Nagelfalz und Granulationsgewebe eine Tamponade (Abb. 11.29 und 11.30).

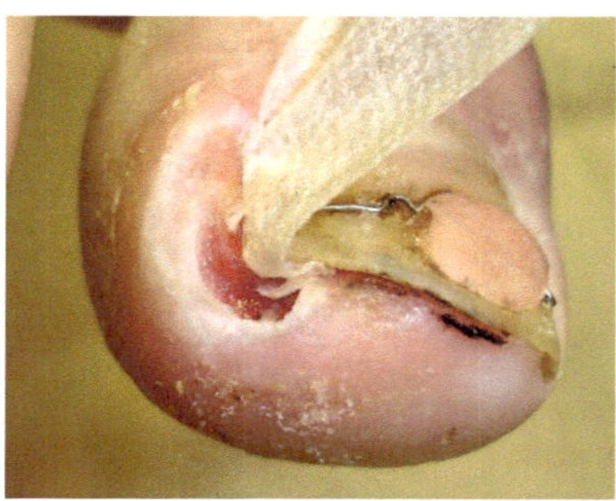

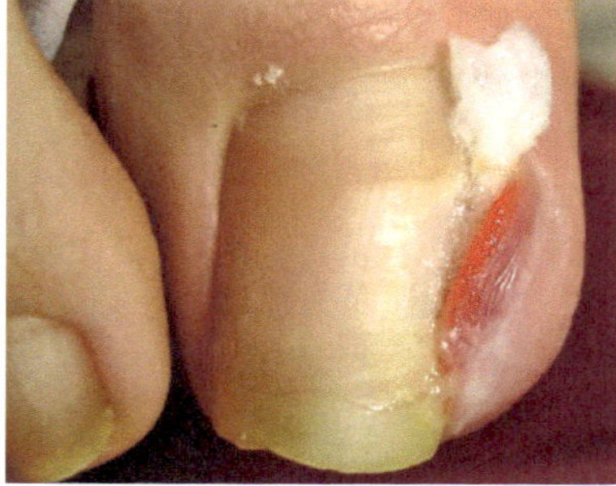

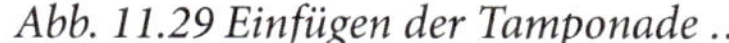

Abb. 11.29 Einfügen der Tamponade …

Abb. 11.30 … in den Sulcus

Alaun applizieren

Der Alaun wird tief in den Nagelfalz und auf das Granulationsgewebe gestreut (Abb. 11.31). Sollte das Wundgewebe zu trocken sein, kann ein Tropfen Wasserstoffperoxid oder Octenisept auf das Gewebe und in den Falz gegeben werden. Das erleichtert das Anhaften und das Pulver kann in den Falz „eingesumpft" werden (Abb. 11.32 und 11.33).

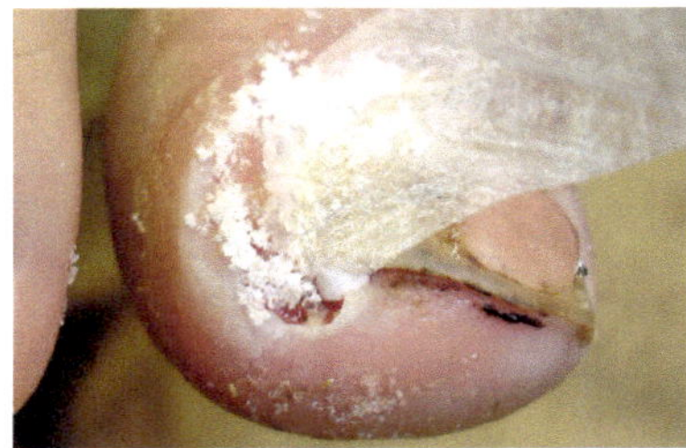

◀ *Abb. 11.31*

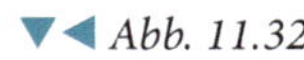

▼◀ *Abb. 11.32* ▼*Abb. 11.33*

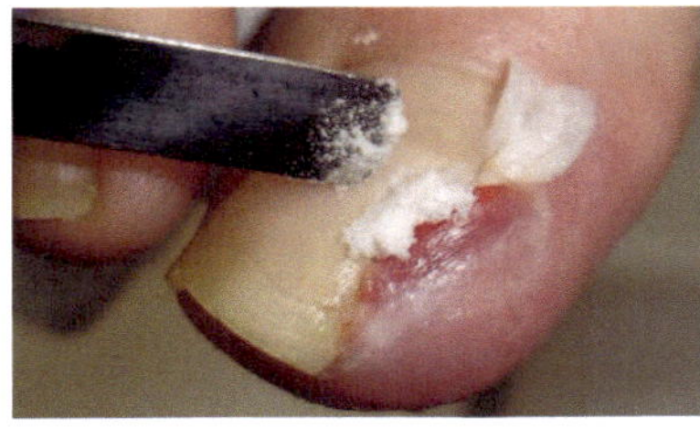

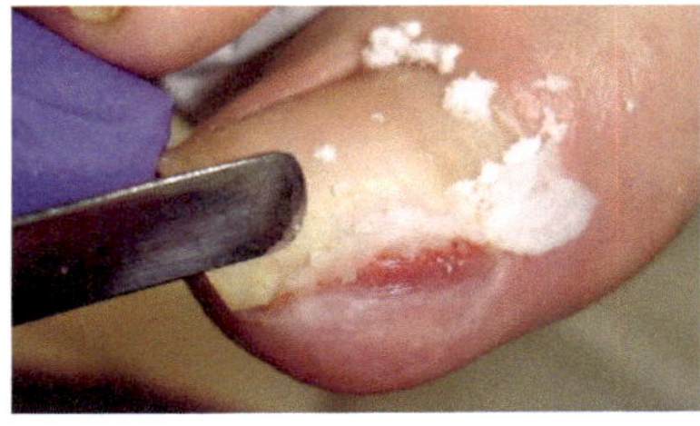

Abb. 11.31–11.33 Applikation von Alaun in den Falz und auf das Wundgewebe

Wenn der Nagelfalz gut gefüllt ist, wird das restliche Granulat auf das obere Gewebe appliziert (Abb. 11.34).

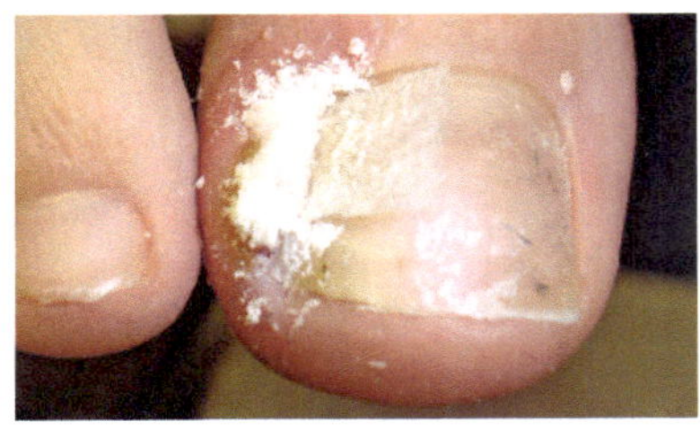

Abb. 11.34 Falz und oberes Gewebe sind mit Alaun gefüllt/bedeckt

Okklusivverband anbringen

Zur abschließenden Behandlung wird ein Okklusivverband angelegt, den man 2–3 Tage am Zeh belässt. Die Dauer richtet sich nach der Beschaffenheit der Wunde und der Belastung des Patienten.
Der Alaun wird mit einer Copolinegaze und danach mit Folie abgedeckt (Abb. 11.35).

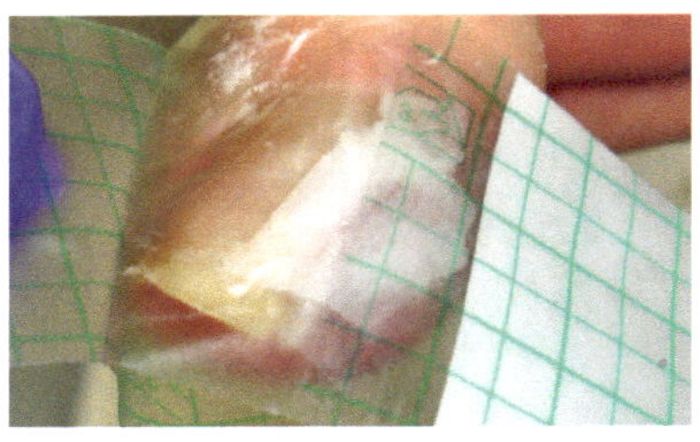

Abb. 11.35 Mit Folie abgedeckter Zeh

Im Anschluss wird das Gebiet mit einer Wundklebefolie (Abb. 11.36), zum Beispiel von Hartmann (Abb. 11.37), verklebt. Danach wird dieser Verband noch einmal mit einem hypoallergenen Stretchpflaster, zum Beispiel Chirofix von Hapla (Abb. 11.38), fixiert.

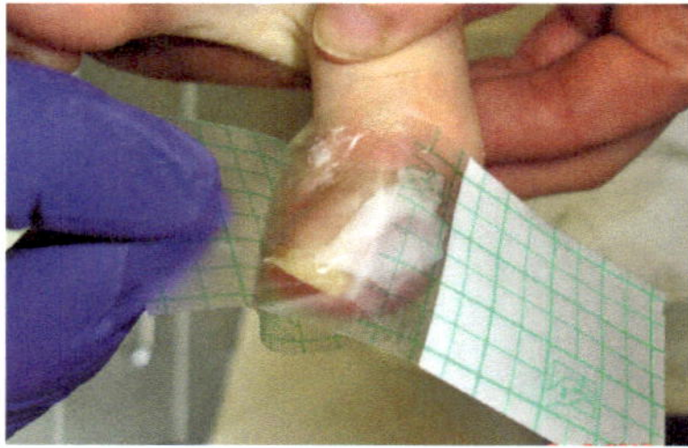

Abb. 11.36 Verkleben des mit Alaun behandelten Gebiets mit Wundklebefolie

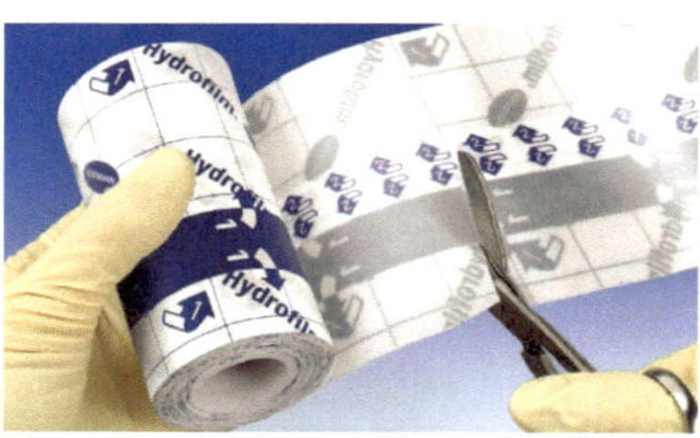

Abb. 11.37 Wasserdichter Folien-Verband Hartmann Hydrofilm Roll[22]

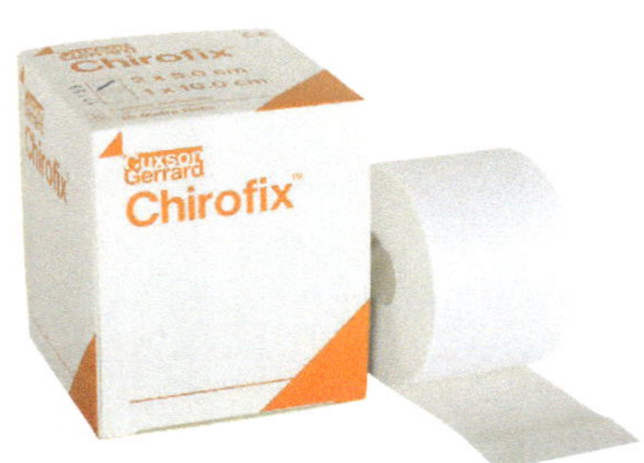

Abb. 11.38 Elastisches Pflaster Hapla Chirofix[23]

Abnehmen des Verbandes

Stark nässende Wunden sollten nach 2 Tagen entfernt werden, in der Regel kann man den Okklusivverband zirka 3 Tage belassen, sofern keine Beschwerden auftreten. Nach Ablauf der Zeit wird der Verband entfernt. Das Granulationsgewebe ist abgetrocknet und kann schmerzlos mit einer Pinzette entfernt werden (Abb. 11.39 und 11.40). Die Behandlung kann bei Bedarf wiederholt werden, bis das Granulationsgewebe vollständig entfernt ist.

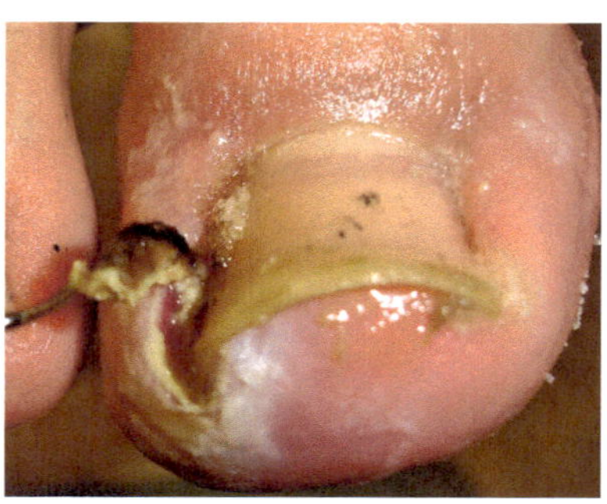

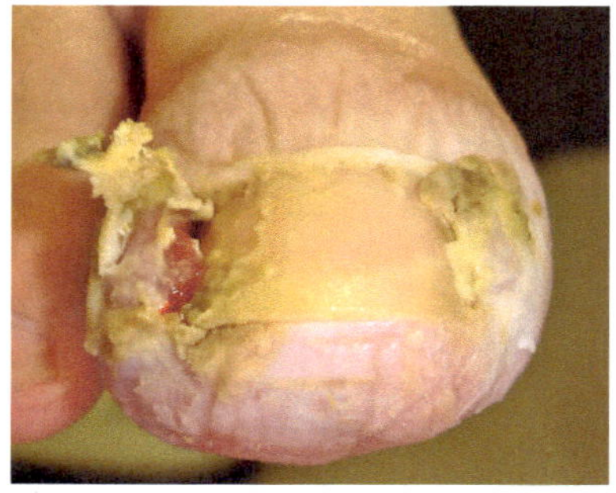

Abb. 11.39 und 11.40 Das Granulationsgewebe kann schmerzlos entfernt werden

Behandlung beenden

Nach erfolgreicher Entfernung des Granulationsgewebes wird der Sulcus regelmäßig mit einer Tamponade ausgefüttert, bis die Behandlung komplett abgeschlossen ist (Abb. 11.41).

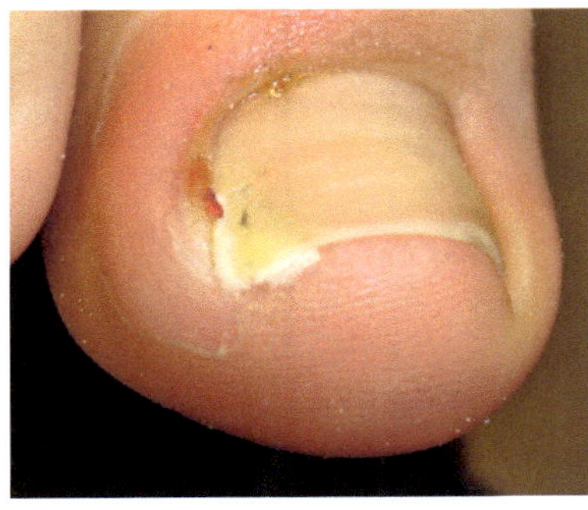

Abb. 11.41 Tamponadenausfütterung des Sulcus bis zum Ende der Behandlung

11.7 Kaliumpermanganat

Kaliumpermanganat ($KMnO_4$) ist ein Kaliumsalz. Es ist ein tiefrot-violetter, metallisch glänzender, kristalliner Feststoff.

Kaliumpermanganat bildet dunkelrot-violett glänzende Kristalle, die mäßig in Wasser löslich sind und schon in geringer Konzentration eine intensive violette Lösung ergeben.

In der Medizin wird Kaliumpermanganat-Lösung als Adstringens und Desinfektionsmittel zur äußerlichen Behandlung der Haut, u. a. bei Fußpilz oder Windeldermatitis, eingesetzt. Auch als Fußbad wurde es früher zum Desinfizieren und Austrocknen bei Hypergranulationsgewebe eingesetzt.

In Kaliumpermanganat-Lösung gebadete Haut und Nägel werden anschließend braun. Das Permanganat oxidiert auf der Haut und wird dabei zu Braunstein (MnO_2) reduziert. Diese Einfärbung lässt sich nicht so einfach abwaschen, verliert sich aber im Laufe der Zeit wieder. In der podologischen Behandlung kommt Kaliumpermanganat (quasi) nicht mehr zum Einsatz. Es ist ein veraltetes Prozedere. Zudem darf Kaliumpermanganat auf keinen Fall bei Risikopatienten eingesetzt werden. Wenn bei einem Patientenfall alle Alternativen ausgeschöpft sind, kann man im Notfall auf Kaliumpermanganat zurückgreifen.

11.7.1 Anwendung

Das Salz (Kaliumpermanganat) ist als Fußbad bei Granulationsgewebe zu verwenden. Es darf nicht direkt auf die Wunde auftragen werden, da es zu aggressiv ist.

Das Verhältnis beträgt für das Fußbad 0,05 % Das entspricht etwa einer Messerspitze Kaliumpermanganat auf vier Liter lauwarmes Wasser (das Wasser verfärbt sich schwach lila).

Der Fuß des Patienten sollte nun ca. 10 Minuten im Fußbad verbleiben. Die Wirkung ist in dem Fall austrocknend und desinfizierend. Nägel und Haut verfärben sich, was aber nicht bedenklich ist.

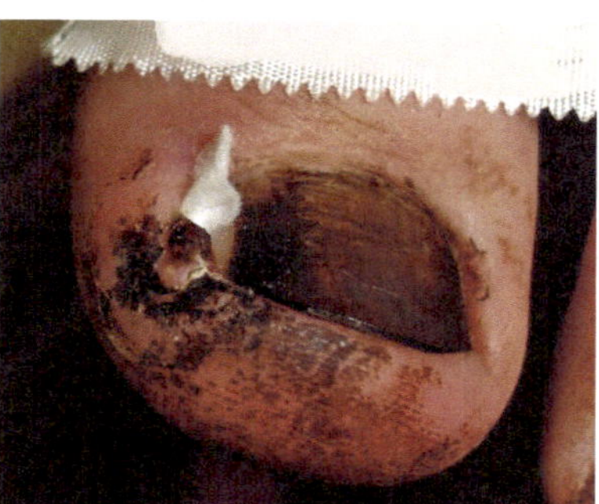

Abb. 11.42 Verfärbungen (Braunstein) nach der Anwendung mit Kaliumpermanganat

12 Folgen mangelnder Hygiene

Um einen einwachsenden Nagel erfolgreich zu behandeln, ist es unter anderem wichtig, dass die Wundhygiene sehr genau eingehalten wird. Durch permanente Feuchtigkeit können sich Keime schnell verbreiten und vermehren. Eine Wundheilung wird dann massiv verzögert. Für die Therapie ist es essenziell, dass der Patient alles dazu beiträgt, um die Wundhygiene genau einzuhalten. Für den Behandler kann es der sprichwörtliche Kampf gegen Windmühlen sein, wenn der Patient die geforderte Wund- und Fußhygiene nicht einhält. Es ist in diesem Fall fast unmöglich, eine Therapie erfolgreich abzuschließen.

12.1 Gründe für mangelnde Hygiene

- Pubertät
- Unverständnis, fehlende Bereitschaft zur Mitwirkung
- geistige Einschränkungen
- Unbeweglichkeit (Fettleibigkeit, Alter)
- soziale Probleme (kein Geld für Wunddesinfektionsmittel, schlechtes Schuhwerk, billiges Strumpfmaterial)

12.1.1 Pubertät

Wenn Kinder in die Pubertät kommen, verändert sich auch ihr körperliches Verhalten. Dazu kommt, dass Hände und Füße mehr schwitzen. Infolgedessen vermehren sich die Bakterien auf der Haut. Bei Jugendlichen ist das Verständnis oft blockiert und sie hören nicht auf das, was man ihnen empfiehlt. Die Schuhe sind ein großes Thema. Turnschuhe und Kunststoffschuhe sind an der Tagesordnung. Diese werden oft ohne Pause den ganzen Tag getragen und das darin vorherrschende feuchtwarme Milieu wirkt einer Wundheilung entgegen.

12.1.2 Unverständnis und fehlende Bereitschaft

Jugendliche sowie ältere Menschen haben oft ein Unverständnis für die Situation. Warum soll ich die Schuhe wechseln? Warum soll ich die Wunde regelmäßig desinfizieren? Das macht es schwer, trotz wiederholter Erklärungen und Empfehlungen eine Besserung zu erzielen.

12.1.3 Geistige Einschränkungen

Menschen mit geistiger Einschränkung sind oft nicht in der Lage, das Erklärte aufzunehmen und zu verstehen. Manchmal können sie sich diese Dinge nicht merken oder zeigen keine Akzeptanz, das Besprochene durchzuführen. Wenn von außen keine Hilfestellung erfolgt, kann es zum Ausbleiben der Fuß- und Wundhygiene kommen.

12.1.4 Unbeweglichkeit

Unbeweglichkeit hat zur Folge, dass die Füße oft nicht gut erreicht werden können. Unbeweglichkeit kann verschiedene Ursachen haben. Viele Menschen sind im Alter durch ihre Unbeweglichkeit eingeschränkt und oft nicht mehr in der Lage, ihre Füße richtig zu pflegen, zu waschen oder gar abzutrocknen. Wenn dann noch regelmäßige Wundpflege am Nagel nötig ist, sind sie überfordert. Auch bei Menschen mit Übergewicht oder Rückenproblemen taucht das Problem auf. Aus diesem Grund werden die Nagelprobleme auf die lange Bank geschoben.

12.1.5 Soziale Probleme

In der Podologie werden viele Leistungen nicht immer von der Krankenkasse übernommen, sodass die Patienten die Kosten selbst tragen müssen. Für einige Patienten ist dies aus wirtschaftlichen Gründen nicht immer möglich. Wenn zur Behandlung Arzneimittel hinzukommen oder ein guter, atmungsaktiver Schuh eingesetzt werden soll, sind solche Patienten finanziell oft überfordert. Sie tragen dann meist die gewohnten Schuhe weiter, die Wunde wird oft nicht desinfiziert oder die gewohnten Kunststoffstrümpfe sorgen für ein sehr schlechtes Fußmilieu.

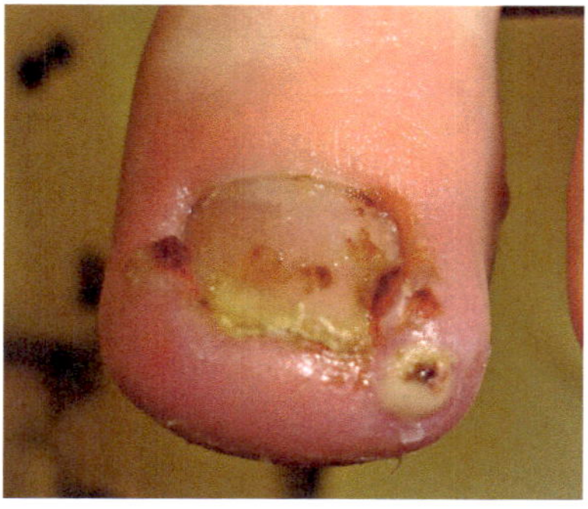
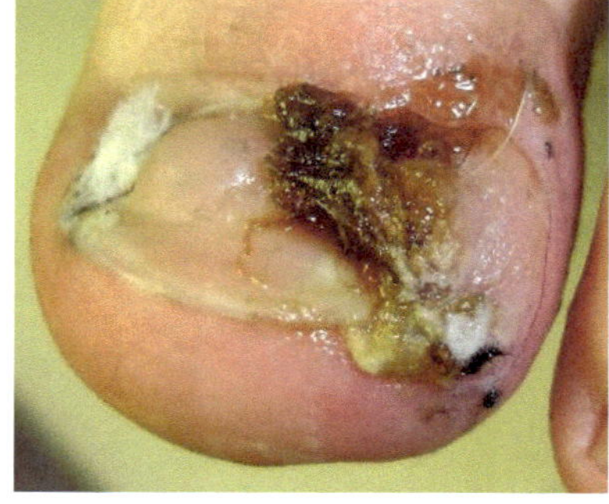

Abb. 12.1 und 12.2 Diese Zehen gehören zu Teenagern, die sich wiederholt nicht an die Absprache gehalten haben, Füße und Wunden zu reinigen

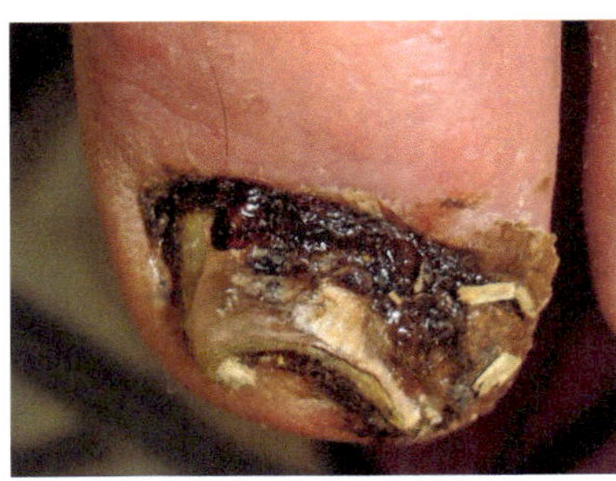

Abb. 12.3 Dieser 62-jährige männliche Patient lebt auf einem Bauernhof. Er geht immer wieder barfuß in Stiefeln und deckt die Wunde nicht ab. An der Wunde kleben daher immer wieder Haare und diverser Schmutz.

13 Nagelfalzbehandlung

13.1 Untersuchung des Falzes

Um herauszufinden, was die Probleme verursacht, ist es wichtig, den Nagelfalz zu untersuchen. Um ein besseres Ergebnis zu erzielen, wird ein Nagelweicher in den Falz eingebracht. Nach kurzer Einwirkzeit kann mit der Untersuchung begonnen werden. Die Arbeit am Nagelfalz ist eine schwierige Tätigkeit und erfordert viel Erfahrung und eine ruhige Hand. Schnelles, hektisches Arbeiten kann hier zu schweren Verletzungen führen. Ungeübte Arbeitsweisen mit Instrumenten und Unsicherheit sind Risikofaktoren.

13.2 Material zur Behandlung

13.2.1 Nagelweicher

Zum Erweichen des Nagelfalzes eignen sich handelsübliche Nagelweicher. Hier werden verschiedene Präparate angeboten. Man benetzt den Falz und wartet einige Zeit, dann stellen sich Verhornungen gut dar. Eine andere Möglichkeit ist, den Falz vor der Untersuchung durch eine Salicylsäure-Behandlung zu präparieren. Dazu wird 3–4 Tage vorher der Nagelfalz mit Salicylsäure (20–40 %) austamponiert und okklusiv verbunden. Nach der Wiederbestellzeit ist der Falz gut durchweicht und kann einfacher gereinigt werden.

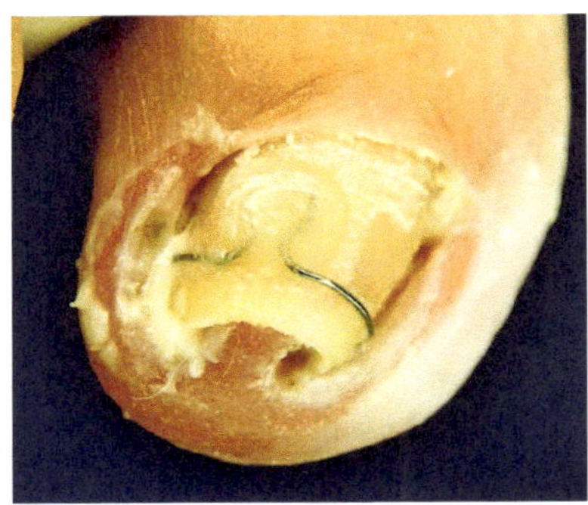

Abb. 13.1 Nagelfalz nach der Anwendung eines Salicylsäure-Okklusivverbandes

13.2.2 Tamponaden

Damit sich Platz im Falz bildet, können verschiedene Tamponaden als Materialien eingesetzt werden. Gut eignen sich dafür Vliesmaterialien oder inerte Salbenganzen (zum Beispiel Tampograss® von Hartmann).

13.2.3 Instrumente

Um den Nagelfalz möglichst schonend zu reinigen, werden speziell hierfür vorgesehene Instrumente eingesetzt.

Eckenheber

Der Eckenheber oder Exkavator (engl. excavator = Bagger) ist eine Doppelsonde und kommt ursprünglich aus der Zahnbehandlung: Mit ihr wurde und wird teilweise noch Karies entfernt. An beiden Enden besitzt der Eckenheber kleine, scharfe Löffelchen. Er hat den Vorteil, dass er schmal ist und somit wenig Druck auf den umliegenden Nagelwall ausübt. Das ist bei Entzündungen ein entscheidender Faktor.

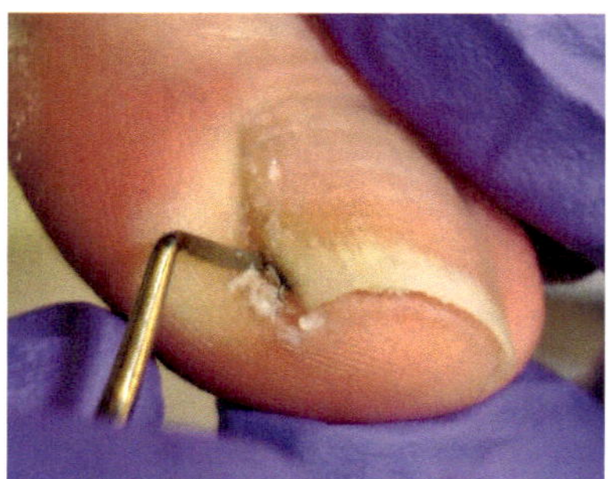

Abb. 13.2 Eckenheber (Doppelinstrument) …

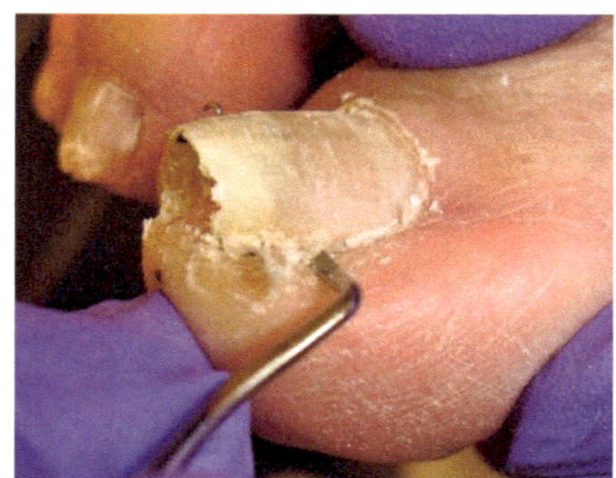

Abb. 13.3 … auch Exkavator genannt

Medi-Klinge

Wenn sich viel Hornmaterial im Sulkus befindet, eignen sich zur Entfernung Medi-Klingen. Die Medi-Klinge eignet sich sehr gut, um massiv vorhandene Hornhaut aus dem Falz zu entfernen. Allerdings ist bei dieser Arbeit besondere Vorsicht geboten, da die scharfe Skalpellklinge leicht in nicht verhorntes Gewebe einschneiden kann.

Fräser

Der Einsatz von Fräsern ist bei der Nagelfalzbehandlung sehr umstritten. Hier kommt es auf die Wahl des Fräsers an. Die stumpfen, modernen Ony Clean-Fräser haben den Vorteil, dass sie bei korrektem

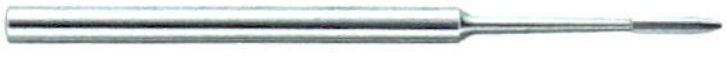

Abb. 13.4 Ony Clean[24]

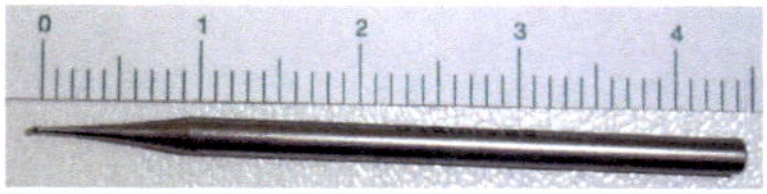

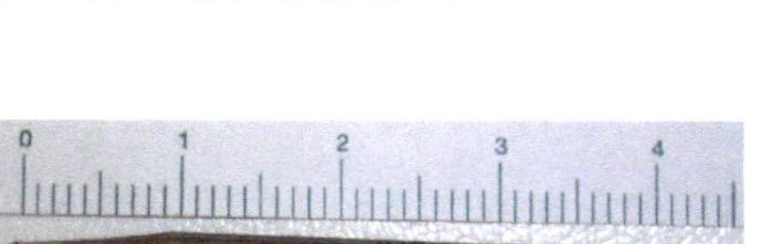

Abb. 13.5 Kleiner Rosenfräser

Einsatz ein geringes Verletzungsrisiko aufweisen. Ein scharfer Rosenfräser mit oder ohne Querhieb oder auch ein Fissurenfräser (Abb. 13.5) sollten nur von erfahrenden Behandlern verwendet werden. Das Verletzungsrisiko ist bei diesen Fräsern sehr hoch. Sie sollten nur in Ausnahmefällen zum Einsatz kommen.

13.3 Ursachen von Schmerzen

Um erfolgreich eine Behandlung abzuschließen, ist es wichtig zu wissen, warum der Patient Beschwerden hat. Nicht immer ist das auf den ersten Blick zu ermitteln. Eine ausführliche Anamnese ist oft entscheidend. Die Befragung über Beginn, Länge und Schmerzen der Beschwerden ist unerlässlich.

Ursachen können sein:

- ***Clavus im Falz***

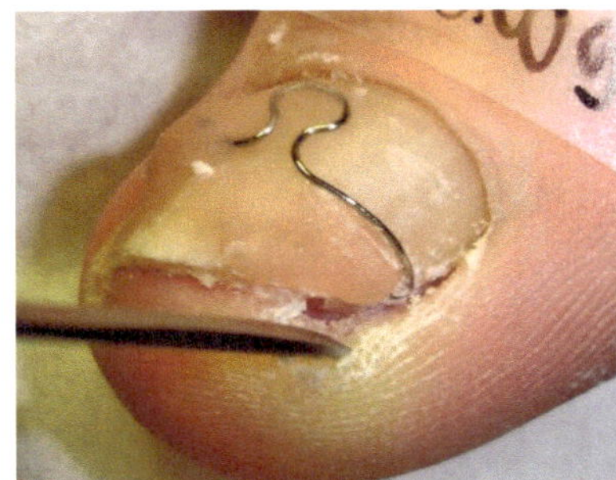

Abb. 13.6 Clavus im Nagelfalz

- ***Nageldorn im Falz***

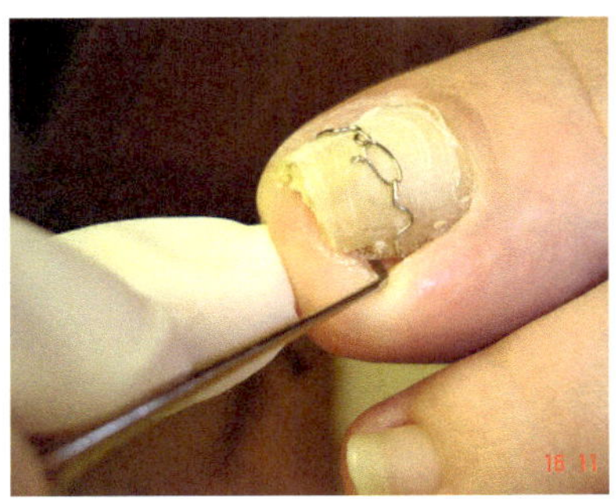

Abb. 13. 7 Nageldorn im Falz

- ***übermäßige Hornhautproduktion***
- ***Rollnagel***

13.4 Einen Nageldorn schonend entfernen

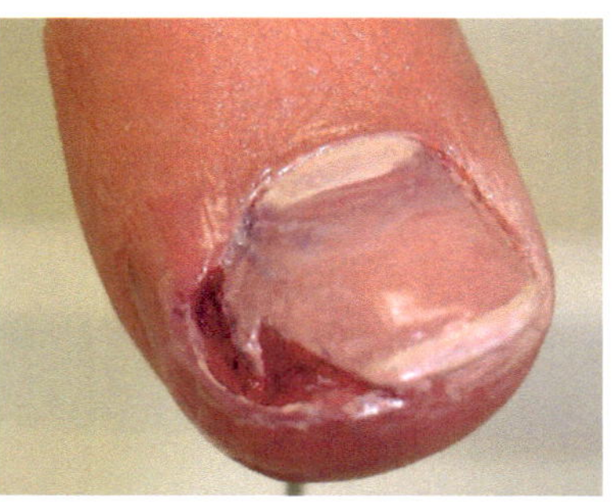

Abb. 13. 8 Modell eines falsch geschnittenen Nagels mit daraus entstandener Wunde

Die Ecke eines Nagels sollte nur dann gekürzt werden, wenn eine Indikation dafür vorliegt. Bei einem gesunden Nagel ist dies kontraindiziert!

Leider werden viel zu oft Nagelecken ohne erkennbaren Grund abgetrennt und lassen einen Nageldorn entstehen.

13.4.1 Entfernen mit einem Rosenfräser

Damit man den Nageldorn fachgerecht entfernen kann, muss vorher der Falz präpariert werden. Ein sehr schmerzarmes Verfahren ist das Abtrennen des Nageldorns mit einem sehr kleinen Rosenfräser. Dies ist allerdings ausschließlich für den geübten Therapeuten zu empfehlen.

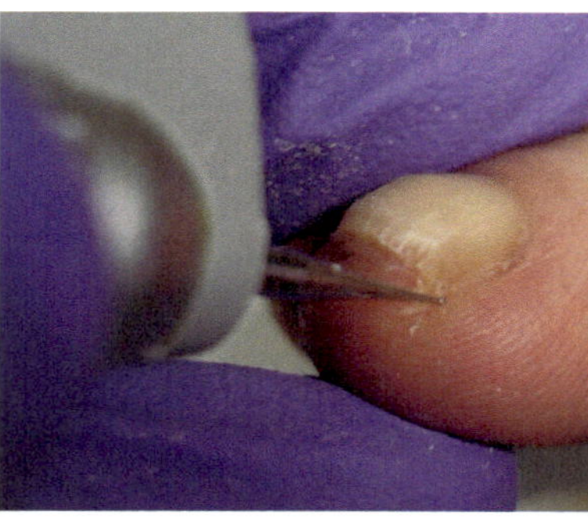

Abb. 13.9 Einkerben des Nagels mit dem Rosenfräser

Mit dem Rosenfräser wird der Nagel immer im Zugverfahren Stück für Stück von proximal nach distal eingekerbt (Abb. 13.9). Dazu stellt man das Gerät auf 40.000 U/min ein. Vorteilhaft ist es, hierfür die Nasstechnik einzusetzen, da hierdurch der Schmerz weiter gelindert wird. Der Druck sollte sehr sanft sein, um ein plötzliches Eintauchen in den Falz zu vermeiden.

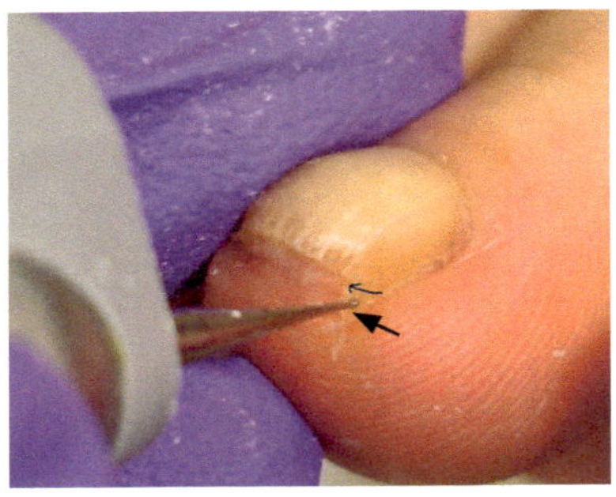

Abb. 13.10 Fräsrichtung (schwarzer Pfeil)

Der Fräser wird am hintersten Teil des Nageldorns angesetzt und vorsichtig nach vorn gezogen.

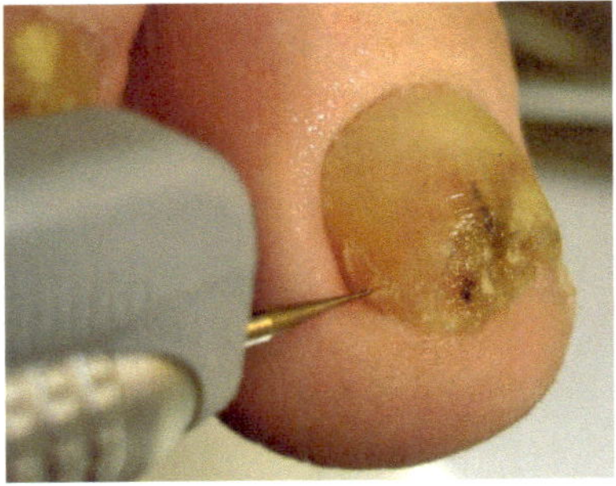

Abb. 13.11 Erst wird vorsichtig gefräst, …

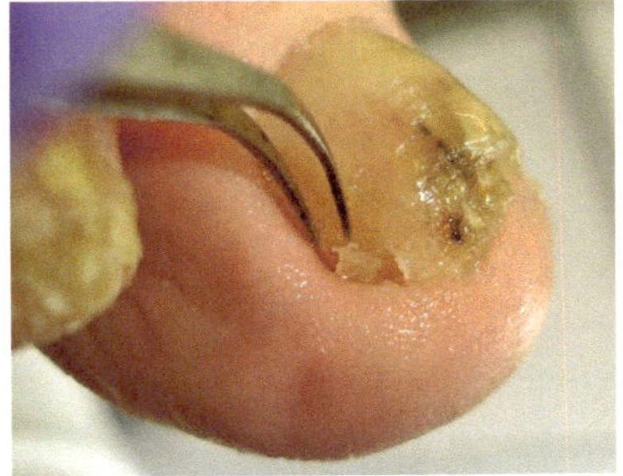

Abb. 13.12 … bis der Dorn ausgelöst ist …

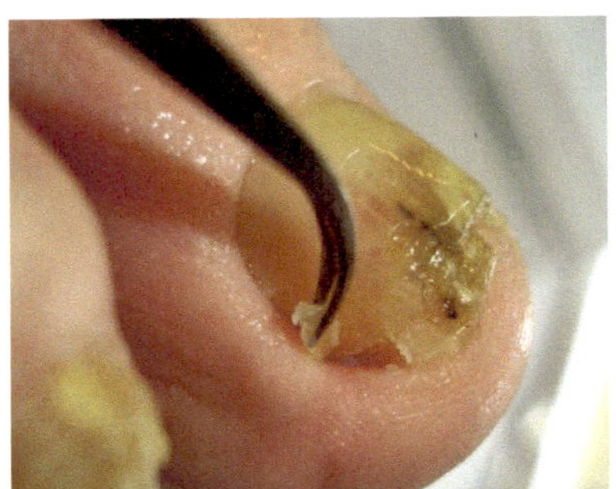

Abb. 13.13 … und mit einer spitzen Pinzette entfernt werden kann

Ist der Dorn ausgelöst (Abb. 13.12), liegt er locker im Falz und kann mit einer spitzen Pinzette herausgeholt werden (Abb. 13.13). Dieses Verfahren verursacht so gut wie keine Schmerzen und kann sehr gut bei stark entzündeten Zehen eingesetzt werden, da kein Druck auf den schmerzenden Nagelwall entsteht.

13.4.2 Entfernen mit einer Eckenzange

Eine weitere Möglichkeit ist das vorsichtige Abkneifen des Nageldorns mit einer langen, spitzen und dünnen Eckenzange. Hierbei ist auf die eventuelle Schmerzentwicklung hinzuweisen, die bei zu viel Druck auf den lateralen Nagelwall erfolgt.

13.5 Fall aus der Praxis

Wenn Patienten über Schmerzen klagen, hat das immer einen Grund, auch wenn man nicht immer die Ursache finden kann.

Frau M. kam zu uns in die Praxis mit Beschwerden an der Großzehe medial. Sie klagte über Druckschmerzen am medialen Nagelwall. Jeder Schuh tat ihr weh, selbst die Berührung mit der Bettdecke konnte sie nicht mehr aushalten. Seit Wochen nahm der Schmerz stetig zu. Eine familiäre Vorbelastung mit Rollnägeln verneinte die Patientin. Der Sichtbefund ergab, dass die Nagelplatte keine signifikante übermäßige Krümmung aufwies. Das spätere Sondieren des Nagelfalzes ergab keinen weiteren Befund. Der Falz war sauber, weder eine übermäßige Verhornung noch ein Clavus waren vorhanden. Das Sichten der restlichen Nägel ergab auch keinen Hinweis auf eventuelle Rollnägel. Die Schuhinspektion war ebenfalls negativ: Die Patientin trug Schuhe mit ausreichend Platz, als Hausschuhe trug sie offene Sandalen. Mit diesem Befund war nicht zu klären, woher die Schmerzen kamen.

Therapie: Zu Beginn wurde der Falz mit Weicher präpariert, dann sondiert. Im Anschluss wurde eine Heilsalbe mit einer Tamponade eingelegt. Nach 2 Wochen wurde die Patientin wieder vorstellig. Der Befund: Es gab eine 1- bis 2-tägige Entlastung nach der Behandlung, danach waren die Schmerzen wieder genauso stark wie vorher. Sie hatte auch das Gefühl, die Tamponade mache es noch schlimmer. Wieder wurde der Falz sondiert, das Wiederbestellintervall auf einmal die Woche verkürzt. Wir gaben ihr für zu Hause einen Weicher mit, den sie einmal täglich applizieren sollte. Auch dieses Verfahren zeitigte keinen nachhaltigen Erfolg. Beim Sondieren war der Falz immer frei und es war auch genug Platz vorhanden. Es gab immer wieder Versuche mit Tamponaden und Weicher.

Nachdem all diese Mittel gescheitert waren, habe ich mich entschlossen, ohne wirkliche Diagnose eine Orthonyxiespange zu setzen. Da der Nagel keine massive Krümmung aufwies, entschied ich mich für eine Klebespange. Diese brachte keinen Erfolg, die Beschwerden blieben. Anschließend habe ich eine Fraser-Spange (0,4 mm Drahtstärke) angefertigt. Der Erfolg blieb diesmal nicht lange aus: Nach drei Tagen rief die Patientin an und teilte mir mit, sie hätte so gut wie keine Schmerzen mehr. Selbst die Schuhe machten keine Schwierigkeiten mehr. Nach vier Wochen Wiederbestellzeit waren sämtliche Beschwerden verschwunden. Nach 6 Monaten und 6 Regulierungen haben wir die Spange entfernt. Nach dieser Behandlung war sie vier bis fünf Monate beschwerdefrei, dann fingen die Komplikationen wieder an. Die Patientin ist seitdem immer wieder einmal Spangenträgerin und kommt damit bestens zurecht.

Nicht immer kennt man die Ursache, aber behandelt trotzdem das Symptom, auch wenn es noch so abwegig ist.

14 Nagelfalztechniken

14.1 Tamponaden

Wenn in der Praxis einwachsende Nägel behandelt werden, ist es unumgänglich, sich mit Tamponaden auseinanderzusetzen. Sie sind wertvolle Helfer im Kampf gegen den Unguis incarnatus.
Tamponaden kommen in verschiedenen Formen zum Einsatz. In der Praxis ist auch die Bezeichnung Sulcusinlay geläufig.
Am häufigsten werden sie bei einwachsenden Nägeln und während der Spangentherapie gesetzt.
Sie dienen

- als Schutz vor Druck und Reibung bei scharfen Nagelkanten
- zum Trocknen bei Hypergranulationsgewebe
- zum Dehnen oder als Platzerhaltung zur Vorbereitung einer Behandlung
- der Stabilisierung der Nagelform
- mit einer Arznei getränkt zur Pflege des Falzes
- als Unterstützung zur Blutstillung
- als „Richtungsgeber", das heißt sie zeigen dem Nagel den Weg, den er entlangwachsen kann

14.2 Verschiedene Materialien

14.2.1 Copoline

Sehr bekannt ist die Copoline, die täglich in Praxen angewendet wird.

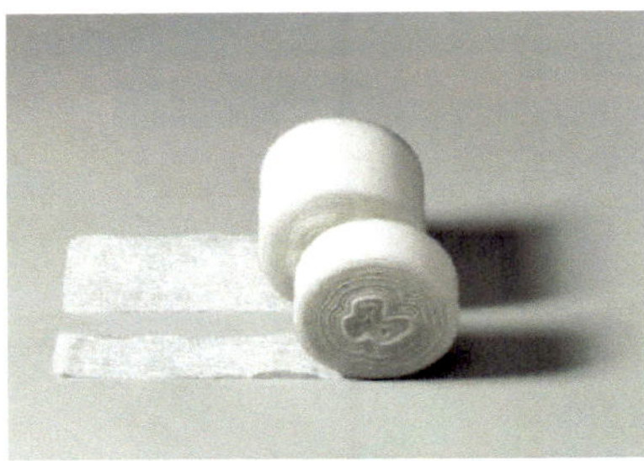

Abb. 14.1 Copoline[25]

Sie besteht aus einem Vlies/Zellstoff. Es gibt sie in verschiedenen Stärken auf Rollen. In der Praxis wird sie für die jeweilige Behandlung zurechtgeschnitten und eingesetzt.

14.2.2 LIGASANO®

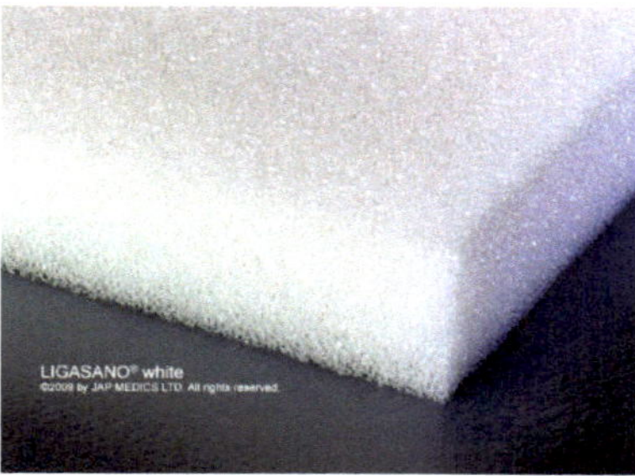

Abb. 14.2 LIGASANO® [26]

LIGASANO® weiß ist ein therapeutisch wirksamer PUR-Schaumstoff. Es wird in kleine Stücke oder längliche Streifen geschnitten und lässt sich so in den Falz einbringen.

14.2.3 Salbentamponaden

Tamponaden werden sehr häufig in Verbindung mit Salbe in den Falz eingelegt. Einige Firmen bieten dafür Fertigprodukte an.
Bekannt ist hier zum Beispiel Tampograss® von Hartmann. Es ist eine Tamponade mit einer indifferenten (wirkstofffreien) Salbenmasse.

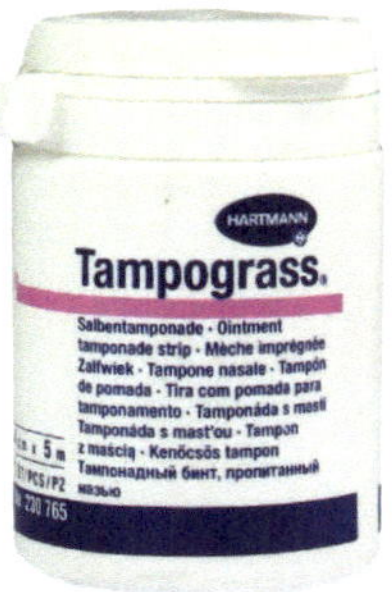

Abb. 14.3 Tampograss® [27]

In vielen Fällen kann man aber die Streifen mit verschiedenen Salben selbst herstellen. Dazu eignen sich Wundsalben, heilungsunterstützende Salben, antiseptische Salben (wobei hier von Jodverbindungen dringend abgeraten wird, weil sie aggressiv sind und mit octenisept® ausfallen) oder, auch ganz bekannt, Salicylsäure. Letztere dient dazu, starke Verhornungen im Falz kurzfristig besser zu lösen. (***Vorsicht:*** Bei Risikopatienten mit DFS oder pAVK ist Salicylsäure kontraindiziert!) Antiseptische Salben werden angewendet, wenn eine Wunde vorliegt oder eine Entzündung im Falz Beschwerden verursacht. Heilungsunterstützende Salben sind prima bei empfindlicher Falz.

14.3 Salben zur Falzpflege

Zur allgemeinen Falzpflege beim Tamponieren sind pflanzliche Salbengrundlagen sehr gut geeignet. Sie halten den Falz geschmeidig und unterstützen mit ihren Wirkstoffen die Haut. Hier eignen sich beispielsweise

- Airol® Creme 0,05 %, Wirkstoff Tretenoin
- Unguentum Zinci "Lexer" SR Salbe, Wirkstoff Zinkoxid
- Ringelblumensalbe
- Kamillosan® Salbe, Wirkstoff Kamillenblüten-Trockenextrakt
- diverse Wund- und Heilsalben mit Dexpanthenol als Wirkstoff

14.4 Unguentum leniens

Dies ist eine lindernde Salbe, die zur klassischen Hautpflege verwendet wird. Sie kann in Apotheken hergestellt werden, es gibt sie aber auch in verschiedenen Variationen als Fertigpräparate. Ein weiterer Name für die Salbe ist Coldcream, da sie nach dem Auftragen auf die Haut kühlt.

Struktur und Eigenschaften

Unguentum leniens ist eine weiche, schwach gelbliche Salbe. Sie soll dicht verschlossen und vor Licht geschützt gelagert werden. Je nach Vorschrift wird auch eine Lagerung im Kühlschrank empfohlen.

14.5 Watte

Wenn zum Tamponieren Watte eingesetzt wird, greifen viele Behandler zur blutstillenden Watte.
Als Produkte kommen hier u. a. infrage:

- DermaPlast® Blutstillende Watte
- FLAWA Blutstillende Watte
- Qualiphar Saugfähige Watte

Diese Watten sing gebrauchsfertig und sofort einsatzbereit.
Die blutstillende Watte* hilft zuverlässig bei oberflächlichen Blutungen. Blutstillende Watten bestehen aus Calciumalginat-Fasern. Diese fördern die Blutgerinnung oberflächlicher Wunden und gelieren mit Flüssigkeiten. Zeitweise kann man sie kurzfristig im Falz einsetzen, nicht aber zum langfristigen Austamponieren von entzündeten Zehen.

Klassische Watte zum Austamponieren ist generell ungeeignet. In Verbindung mit Feuchtigkeit rollt sie leicht und bei kleineren Wunden verkleben die Fasern mit dem Sekret. Dieses reizt beim Entfernen den Falz zusätzlich.

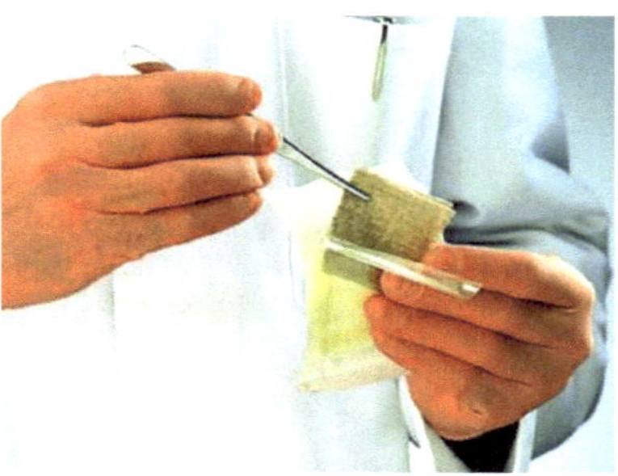

Abb. 14.4 Blutstillende Watte[28]

14.6 Alginate

Alginate kennt man aus der modernen Wundversorgung. Viele Firmen bieten hier eine Vielzahl von Produkten an.

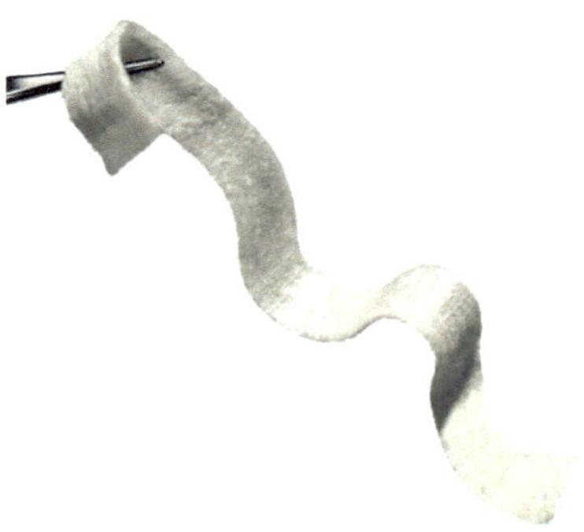

Abb. 14.5 Alginat[29]

14.6.1 Sorbalgon®

Eine Calciumalginat-Kompresse mit Tamponierbarkeit ist Sorbalgon®. Sorbalgon ist 5 x 5 cm groß, steril und einzeln versiegelt. Es besteht aus weichen, textilen Calciumalginat-Fasern, die sich im Kontakt mit Natriumsalzen, wie sie beispielsweise in Blut und Wundsekret vorhanden sind, in ein gelartiges Material umwandeln.

**Die bekannte blutstillende Watte Clauden® von Lohmann & Rauscher ist nicht mehr erhältlich.*

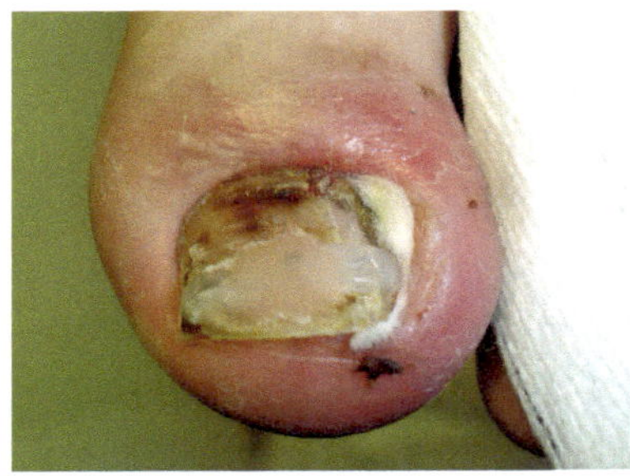

Abb. 14.6 Tamponade mit Sorbalgon®

Die Faser ist nicht gewebt, sondern stellt einen weichen Faserverbund dar, der sich hervorragend tamponieren lässt. Sie wird bei stark nässenden Granulationen in den Falz gebracht. Es gibt verschiedene Hersteller solcher tamponierbarer Kompressen..

14.7 Sulci-Protektoren

Sulci-Protektoren sind kleine Kunststoffschienen, die zum Abpolstern, Begradigen oder zur Ergänzung der Nagelkante dienen. Sie eignen sich ideal bei einem gereizten oder entzündeten Nagelwall.

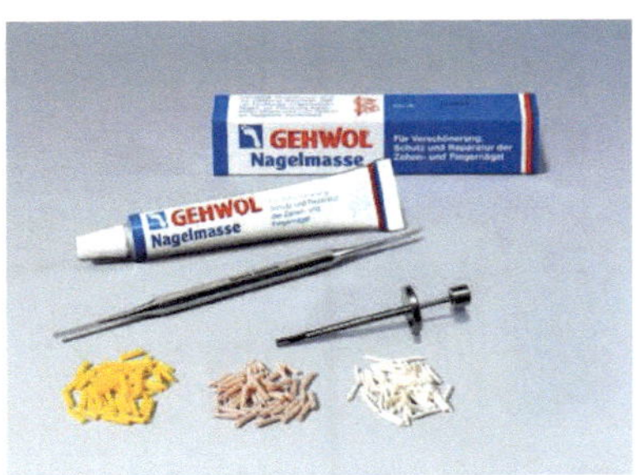

Abb. 14.7 Nagelmasse und verschiedene Sulci-Protektoren[30]

Durch die Verweildauer von bis zu acht Wochen gibt es durch die lange Haltbarkeit der Protektoren einen Vorteil gegenüber der Tamponade. Die Schiene bewirkt neben dem Polstern auch, dass der Nagel an seinem freien Rand die Form behält. Dies beugt Verformungen und Wachstumsstörungen vor. Sulci-Protektoren gibt es in drei verschiedenen Größen. Sie können mit einer Pinzette oder einem Sulci-Injektor angesetzt werden. Mit einem Nagelkleber kann man die Schienen fixieren.

Diese aufgeschlitzten Kunststoffröhrchen des Erfinders Ross Fraser wurden 1959 in England patentiert. Sie dienen zum Schutz vor dem erneuten Einwachsen oder zur Zusatzbehandlung bei Nagelfalzbeschwerden. Die Protektoren haben sich auch gut bei einem Unguis convolutus bewährt.

Ursprünglich wurde der Protektor für sehr dünne Nägel entwickeltund diente als Reibungsschutz. Denn durch die scharfen Kanten dünner Nägel kommt es immer wieder zu Reizungen im Falz.Der Protektor ist wasserunlöslich und kann somit längere Zeit im Falz verbleiben.

14.7.1 Material

Es gibt die Protektoren in drei unterschiedlichen Farben.

1. MK 1 Gelb
2. MK 2 Rosa
3. MK 3 Weiß

Der **MK 1 Gelb** ist ein Protektor aus weichem, dicken und anschmiegsamen Kunststoff. Er eignet sich gut zum Aus- und Abpolstern.

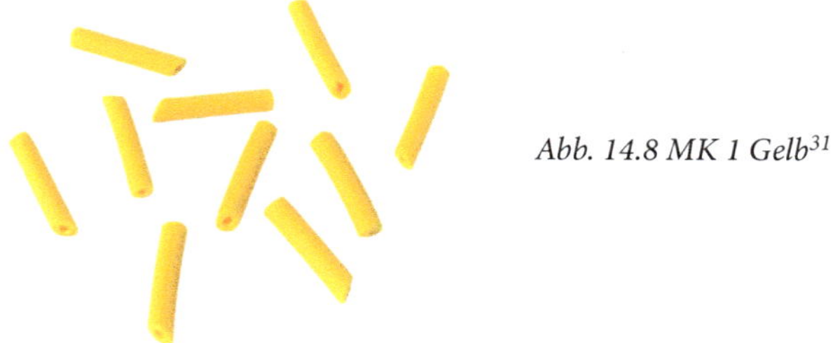

Abb. 14.8 MK 1 Gelb[31]

Der **MK 2 Rosa** ist mit seiner etwas dünneren Wand in der Lage, auch **dickere Nägel** gut zu umschließen. Dieser Protektor kann mit seiner festeren Struktur auch als **Nagelkantenverlängerung** dienen.

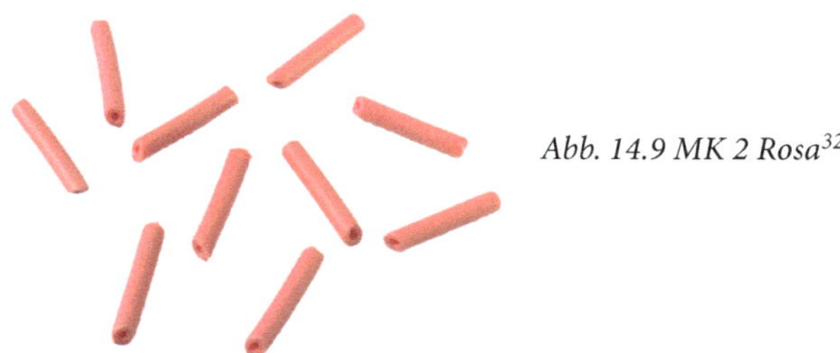

Abb. 14.9 MK 2 Rosa[32]

Der **MK 3 Weiß** ist der kleinste Protektor. Er hat einen kleinen Durchmesser und beansprucht damit wenig Platz. Er liegt gut im Falz und kann den Druck gut verteilen.

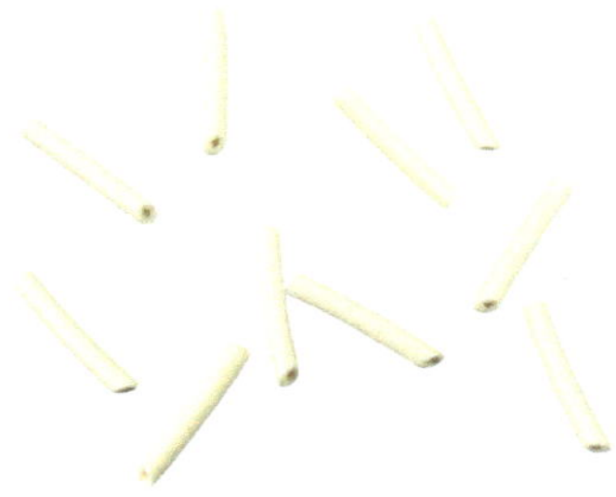

Abb. 14.10 MK 3 Weiß[33]

Eine sogenannte Applikationshilfe ist der Sulci Injector von Gehwol. Dieses Gerät erleichtert das Aufschieben der Röhrchen auf die Nagelkante.

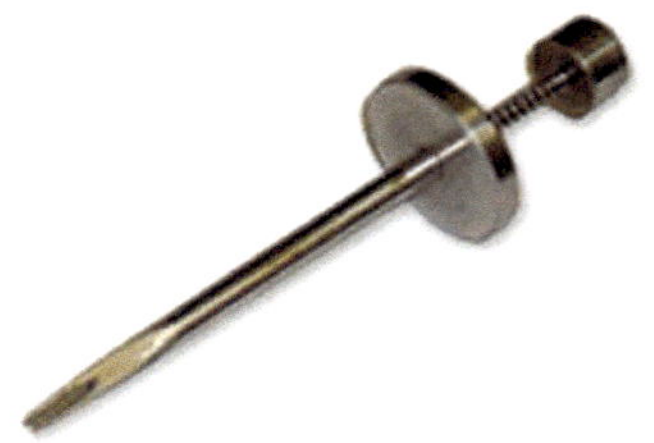

Abb. 14.11 Sulci Injector von Gehwol.[34]

14.7.2 Indikation

- Hornhaut im Sulcus
- Clavus im Sulcus
- dünne Nägel mit scharfer Kante
- Nagelfalzschutz beim Einsatz von Nagelkorrektur-Protektoren

14.7.3 Kontraindikation

- Vorsicht bei massivem Granulationsgewebe
- vereiterter Nagelfalz
- allergische Reaktion auf Kunststoff

Die Protektoren dienen nicht nur dem Schutz der Nagelkanten, sondern können auch als Nagelkantenverlängerung benutzt werden. Das ist sinnvoll, wenn der Nagel zu kurz geworden ist und eine „Schiene“ benötigt wird.

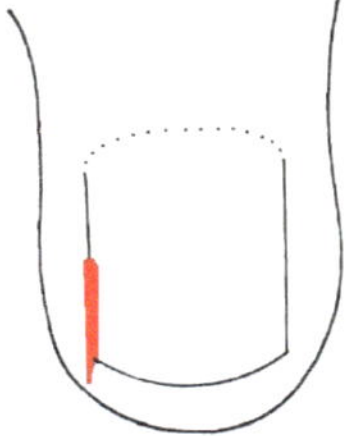

Abb. 14.12 Protektor als Nagelkantenverlängerung

14.8 Sulci-Protektor – Anwendung Schritt für Schritt

Um einen Protektor anzubringen, wird ein Applikator nicht unbedingt benötigt. Dieser erleichtert einem die Handhabung, aber mit ein bisschen Übung lassen sich die einzelnen Protektoren auch gut ohne den Applikator einführen.

Falz vorbereiten

Zu Beginn wird der Nagel desinfiziert und bei Bedarf mit Hornhautweicher im Nagelfalz behandelt. Damit der Protektor gut sitzt, ist es wichtig, den Nagelfalz von abgestorbenem Hornmaterial zu befreien. Dazu reinigt man den Falz mittels eines Exkavators oder einem dafür vorgesehenen Fräser.

Einschieben

Mit einer Pinzette greift man sich den Protektor und versucht ihn vorsichtig auf den freien Nagelrand zu schieben.

Dann markiert man mit einem Stift die Länge des Protektors und zieht ihn ein ganz kleines Stück (zirka 0,3–0,5 mm) wieder heraus. Mit einer Schere wird der Protektor gekürzt.

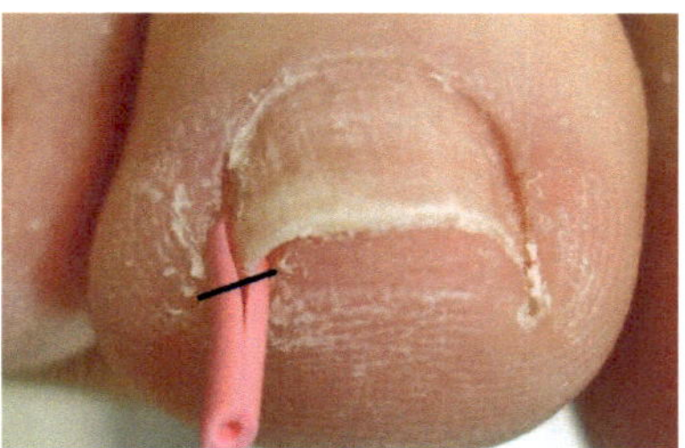

Abb. 14.13 Längenmarkierung

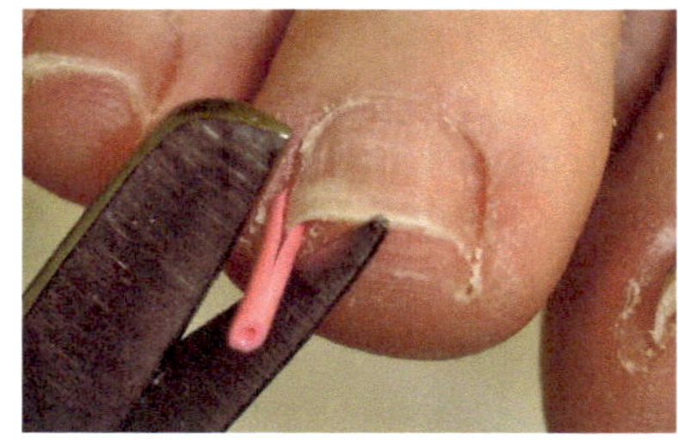

Abb. 14.14 Kürzen des Protektors

Einpassen

Damit der Protektor gut sitzt, wird er mit der Pinzette nun in die richtige Stellung gebracht. Dabei ist darauf zu achten, dass sich beim Aufschieben keine Schmerzen entwickeln. Ansonsten muss er wieder ein Stück herausgezogen werden.

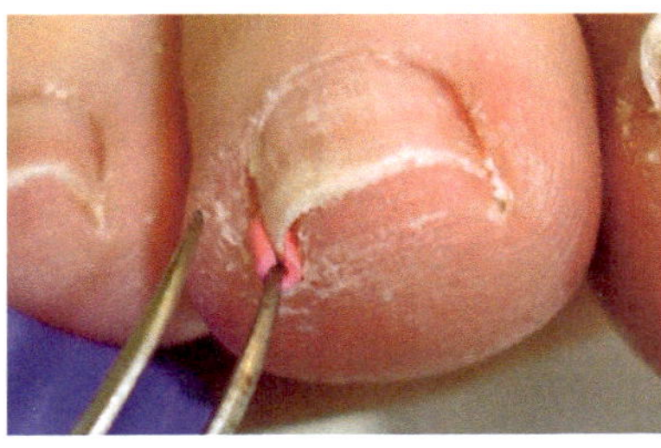

Abb. 14.15 Aufschieben des Protektors mit der Pinzette

Befestigen

Damit die Protektoren nicht verrutschen oder sich lösen, sollten diese nach der Behandlung fixiert werden. Zum Befestigen bieten sich mehrere Präparate an:

1. Nagelmasse von Gerlach
2. Sekundenkleber
3. Acrylatkleber
4. zusätzliches Fixieren mit einer externen Tamponade

Es ist auch möglich, den Protektor im Röhrchen dünn mit Kleber zu benetzen und ihn erst dann auf die Nagelkante zu schieben.

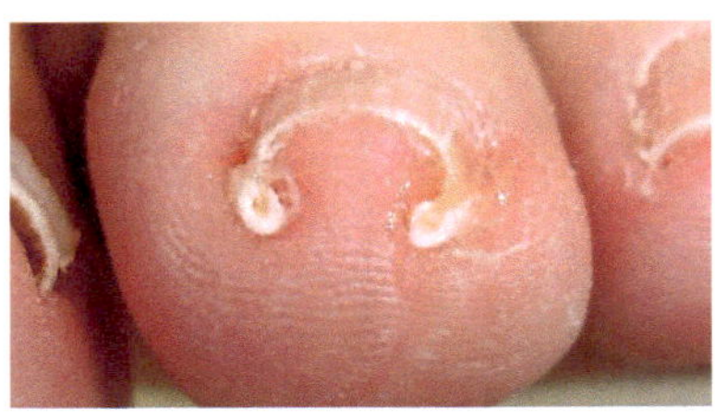

Abb. 14.16 Benetzen des Protektors innen mit Kleber

Behandlungsdauer

Der Protektor ist durchaus auch zur Dauertherapie geeignet. Er kann über vier bis zu acht Wochen im Falz verbleiben. Es kann jedoch vonnöten sein, ihn zwischendurch neu zu fixieren. Sollte er zwischenzeitlich Probleme bereiten, ist es dem Patienten möglich, diesen selbst zu entfernen.

14.9 Instrumente für das Einbringen von Tamponaden

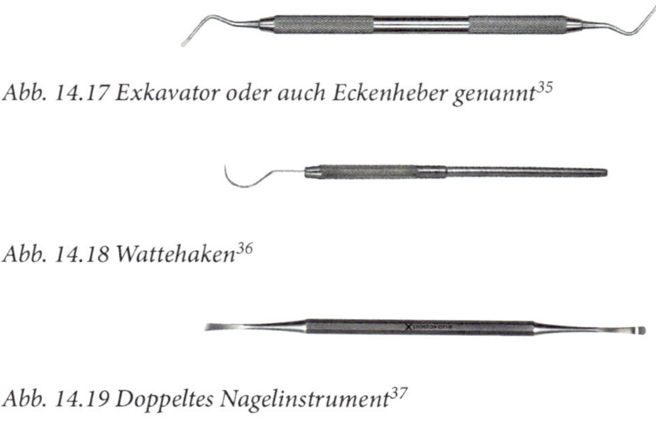

Abb. 14.17 Exkavator oder auch Eckenheber genannt[35]

Abb. 14.18 Wattehaken[36]

Abb. 14.19 Doppeltes Nagelinstrument[37]

Abb. 14.20 Stumpfes Festskalpell[38]

14.10 Arbeiten mit Tamponade

14.10.1 Verschiedene Tamponierarten

Es gibt viele Wege, um eine Tamponade in den Falz einzubringen.

In einem Stück einlegen

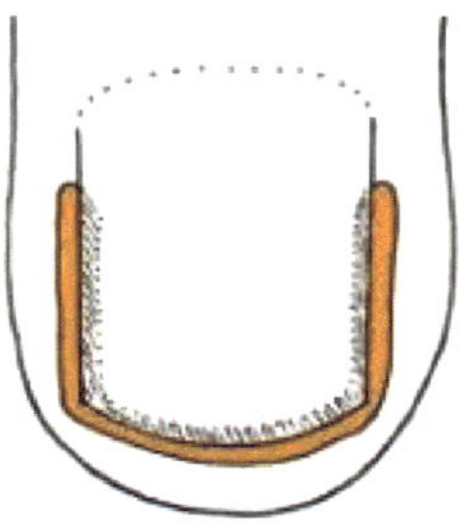

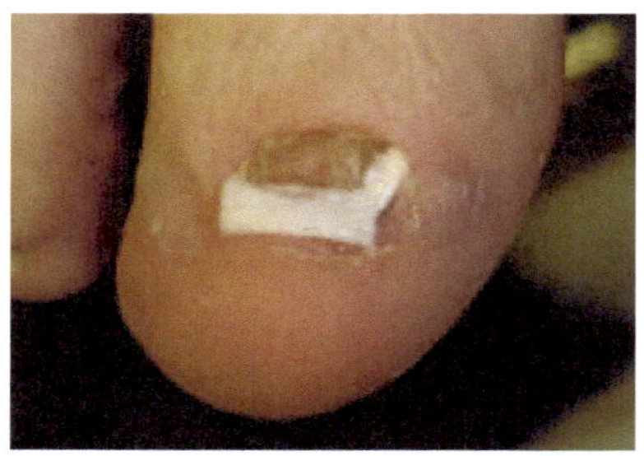

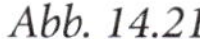

Abb. 14.21

Abb. 14.22 In einem Streifen einlegen

Stopfen

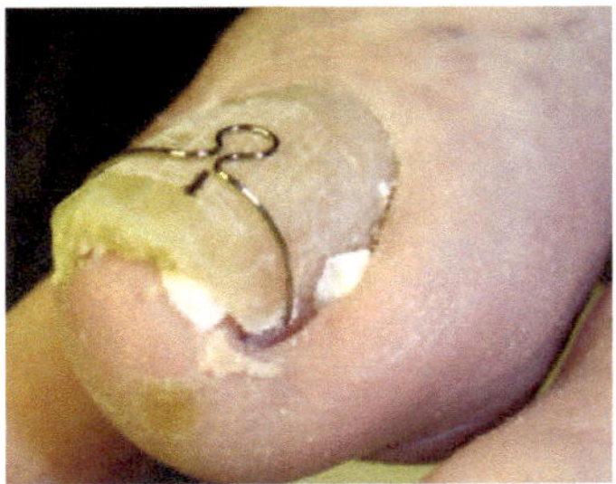

Abb. 14.23 Punktuell setzen

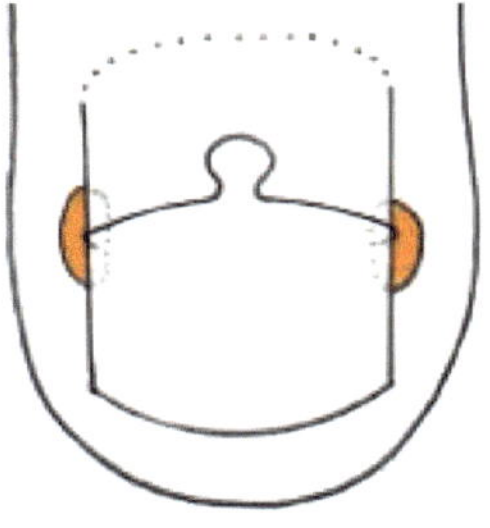

Abb. 14.24

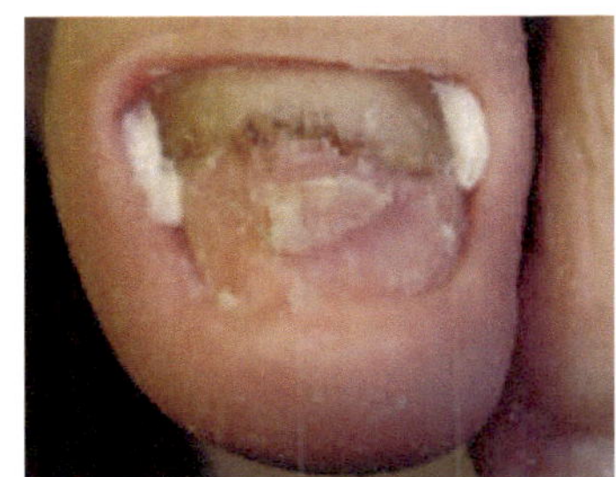

Abb. 14.25 Als Abstandhalter im oberen Nagelfalz platzieren

In Streifen einlegen

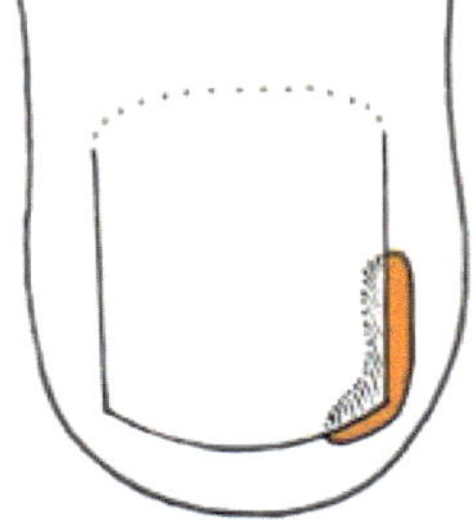

Abb. 14.26

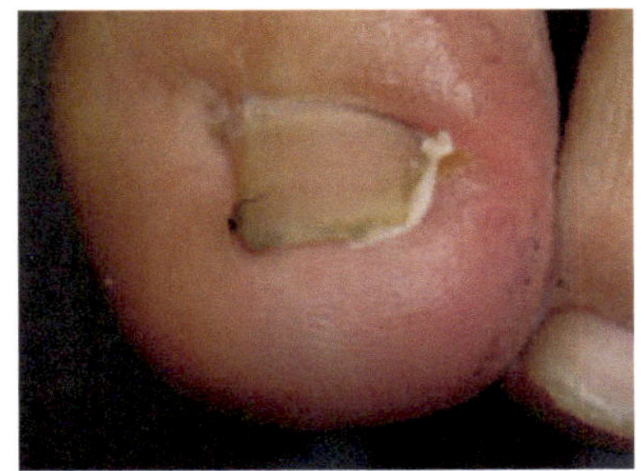

Abb. 14.27 In kleinen Streifen am Einsatzort platzieren

Je nach Einsatzgebiet bearbeite ich den Nagelfalz, um die Tamponade einzusetzen. Zunächst wird der Nagel desinfiziert. Anschließend wird wird der gesamte Falz vorsichtig mit einem Exkavator (Eckenheber) von Haut und Hornhaut gereinigt. Dabei ist genau darauf zu achten, keine Verletzung zu verursachen.

Die Nagelkante sollte entgratet werden, um scharfe Kanten zu vermeiden, die den Nagelwall später reizen könnten. Je nach Größe wird die Copoline zugeschnitten und langsam vom hinteren Teil des Nagels vorsichtig bis nach vorne in den Falz eingelegt. Im Anschluss muss die Tamponade mit dem Instrument unter die Nagelkante geschoben werden. Hierbei ist viel Vorsicht geboten, denn es kann dabei zu Schmerzen kommen. Der Patient sollte im Voraus darüber informiert werden. Im Anschluss wird noch mal geprüft, ob die Tamponade richtig sitzt. Zum Schluss kann man sie mit Nagelmasse befestigen, damit sie nicht herausfällt (u. a. von Gerlach, Abb. 14.28).

Sollte sich eine Entzündung im Falz befinden, darf die Nagelmasse nicht in den Falz gestrichen werden. Die Tamponade kann bis zum nächsten Termin im Falz verbleiben.

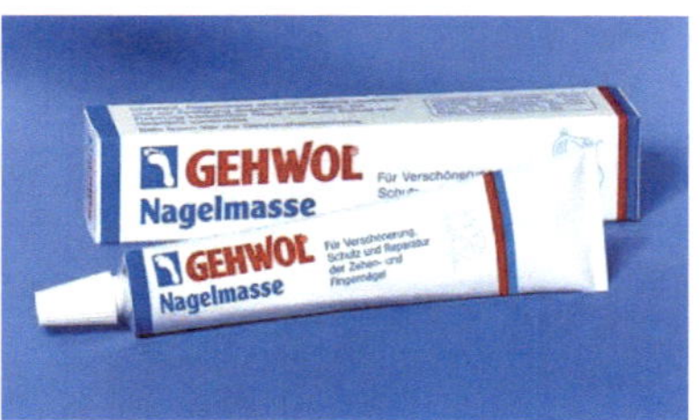

Abb. 14.28 Nagelmasse von Gerlach[39]

14.10.2 Tamponierverfahren nach Art der Beschwerden

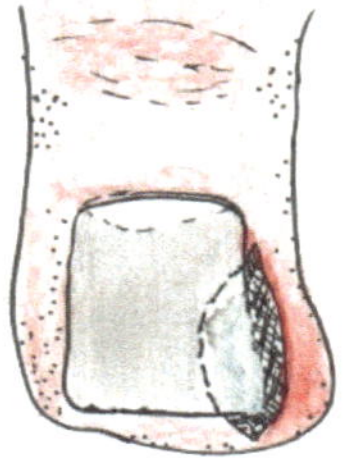

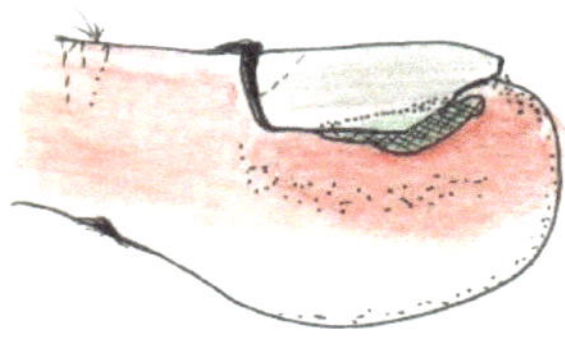

Abb. 14.29–Abb. 14.31 Dehnungstamponieren *Abb. 14.30*

Um Dehnung in den Falz zu bringen, erst einen kleinen Streifen anbringen, dann einen größeren, um das Volumen zu vergrößern (Abb. 14.29 bis 14.31).

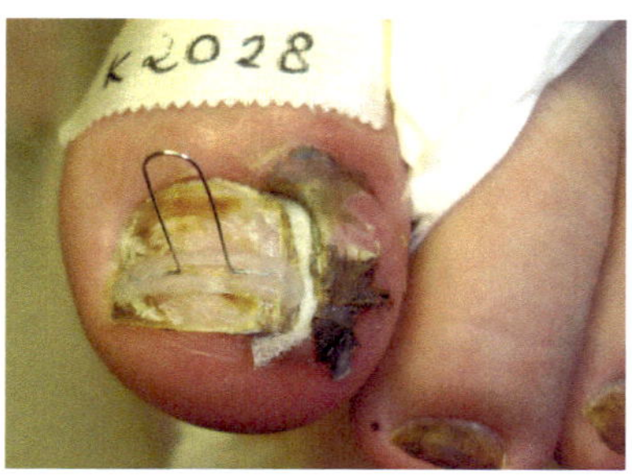

Abb. 14.31

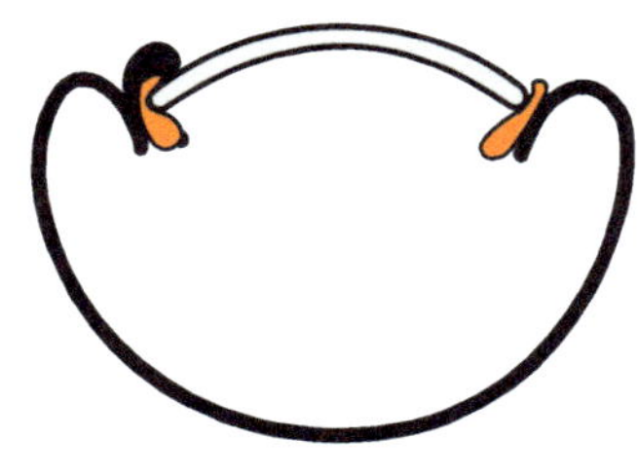

Abb. 14.32

Bei leichten Druckbeschwerden links und rechts einen kleinen Streifen Vlies einlegen (Abb. 14.32).

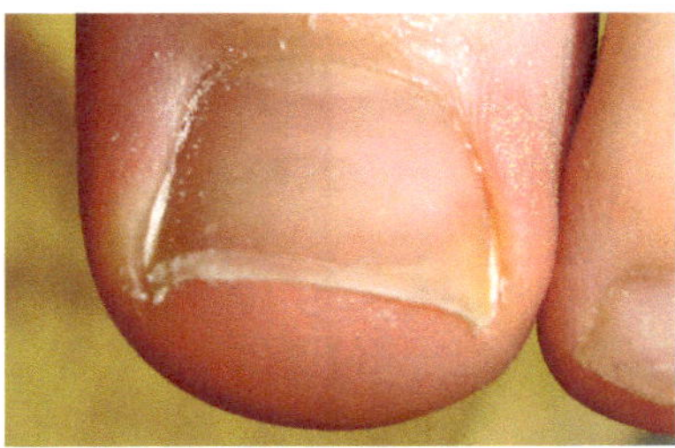

Abb. 14.33 Links und rechts je ein kleiner Streifen Vlies

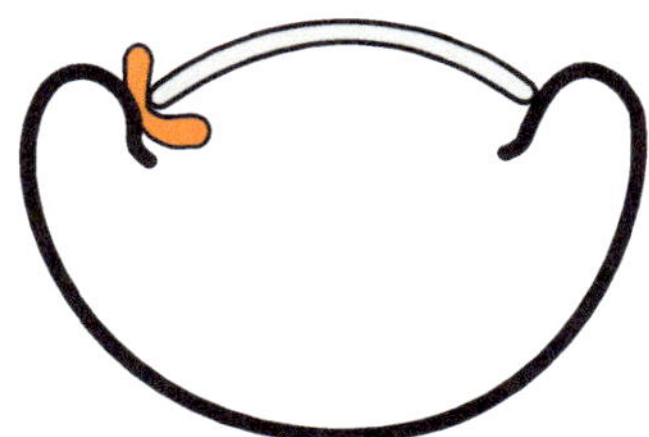

Abb. 14.34 Zweifache Tamponaden werden bei größeren Beschwerden benutzt

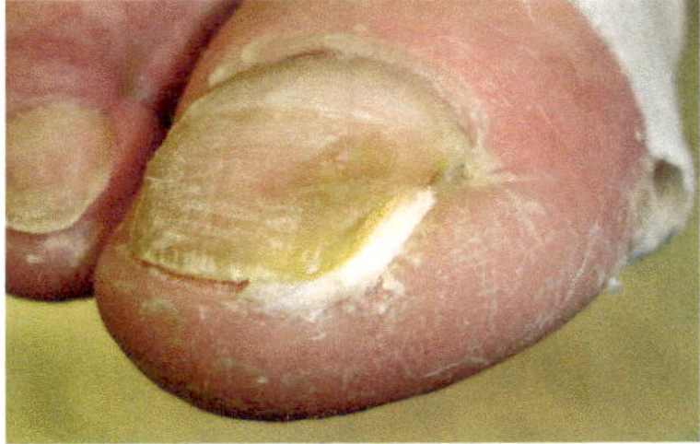

Abb. 14.35 Zweifache Tamponade

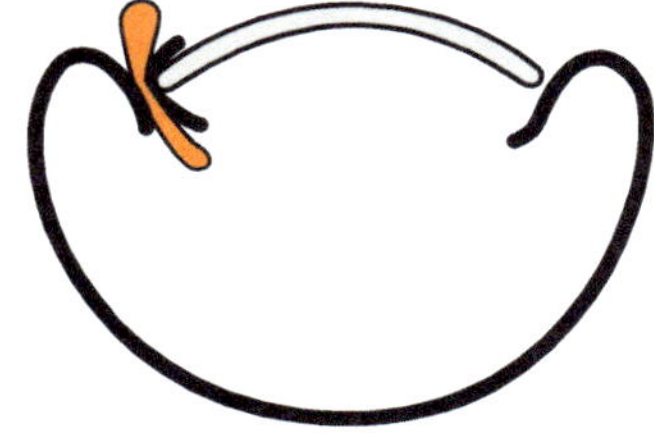

Abb. 14.36 Einfache Tamponade, zum Beispiel bei Spangentherapien

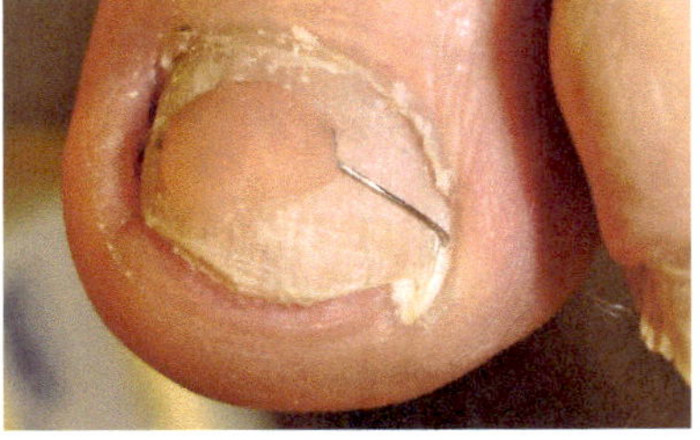

Abb. 14.37 Einfache Tamponade

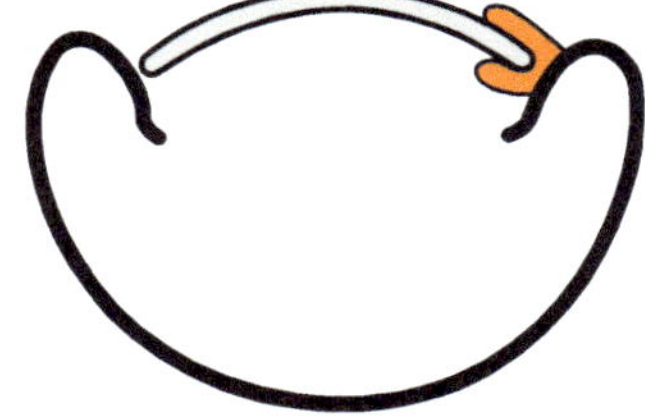

Abb. 14.38

Bei Entzündungen im Falz wird die Tamponade angelegt und ragt mit dem oberen Teil über den Nagel hinaus. In einigen Fällen kann man die Tamponade mit Nagelmasse vorsichtig fixieren, damit diese nicht so schnell herausrutscht (Abb. 14.38 und 14.39).

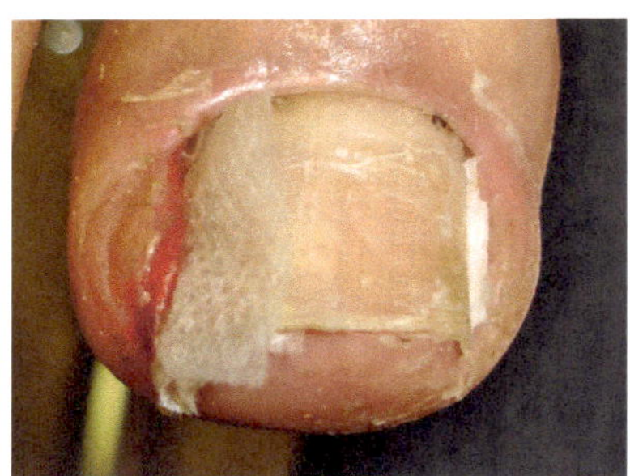

Abb. 14.39 Lange Streifen sind bei nässenden Wunden und engmaschigem Wechseln möglich, damit diese nicht so schnell herausrutschen

Durch sanftes Drücken auf den vorderen Teil des Nagels kann man kontrollieren, ob die Tamponade gut sitzt. Der Patient sollte Auskunft darüber geben, ob sich Schmerzen entwickeln oder ein Druckgefühl herrscht. Gegebenenfalls ist die Tamponade nachzuregulieren.

Vorsicht! Zu viel Tamponadenmaterial kann Schaden und sogar Verletzungen hervorrufen. Wenn der Patient nach der Behandlung über starken Druck klagt, muss die Tamponade erneuert werden. Es sollte dann weniger Material genommen werden.

In den allermeisten Fällen verspürt der Patient eine sofortige Erleichterung. Ein leichter Druck darf sein, muss sich aber binnen 1–2 Tagen regulieren. Ist dies nicht der Fall, sollte der Patient wiedereinbestellt werden.

Wenn es keine Beschwerden gibt, kann die Tamponade bis zum nächsten Termin im Falz verbleiben.

14.11 Tamponieren mit Copoline – Schritt für Schritt

Vorbereiten

Nach dem Reinigen und Desinfizieren wird ein Stück Copoline zurechtgeschnitten. Bei dem Patienten in Abbildung 14.40 war vorher klar, dass viel Material in den Falz geht, zur Veranschaulichung ist das Stück deutlich größer gewählt.

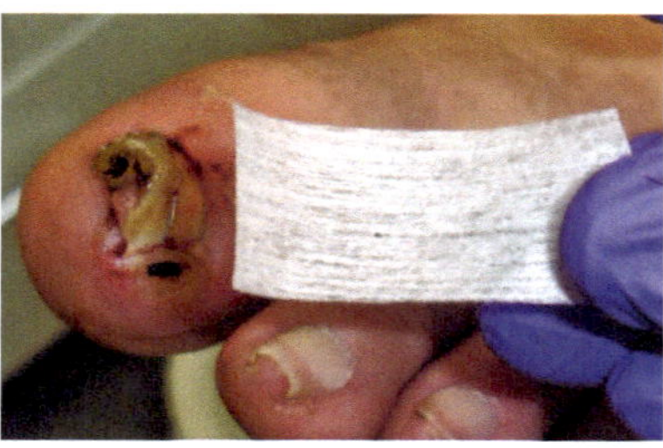

Abb. 14.40 Zurechtschneiden der Copoline nach der Größe des Falzes

Einlegen der Tamponade

Im nächsten Schritt wird die Tamponade auf den Nagel gelegt und vorsichtig mit dem Tamponieren begonnen. Dazu wird die Tamponade behutsam mit dem Exkavator (oder einem ähnlichen Instrument) Stück für Stück in den Falz geschoben (Abb. 14.41). Dabei sollte so vorsichtig wie möglich gearbeitet werden, da sich Schmerzen entwickeln können.

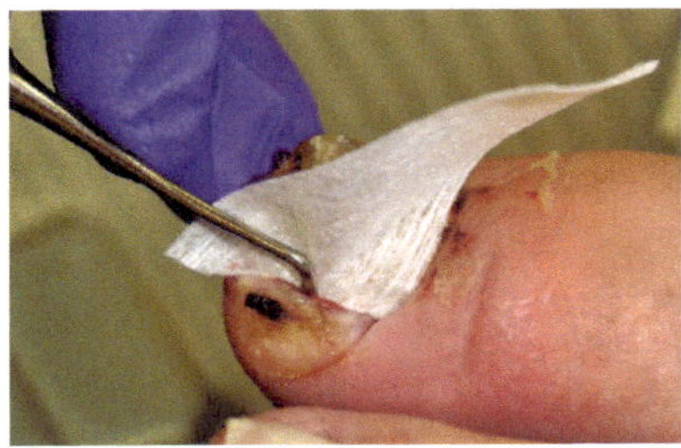

Abb. 14.41 Tamponade langsam in den Falz schieben

Wichtig beim Tamponieren ist, dass ein Finger der Hand (am besten der Ringfinger) am Zeh aufliegt, um die Arbeit zu stabilisieren (Abb. 14.42 und 14.43).

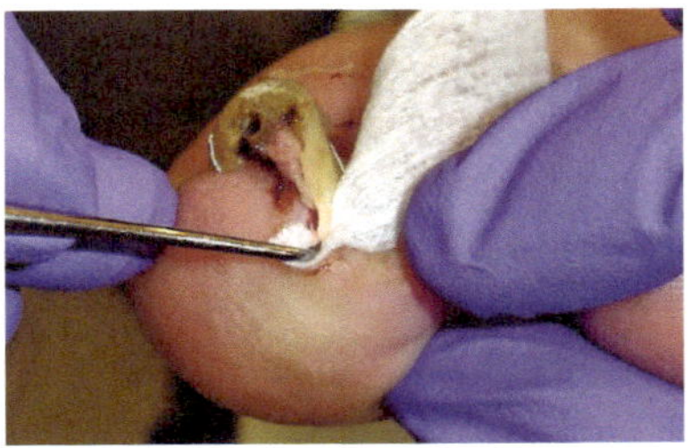

Abb. 14.42 Abstützen der Hand am Zeh ist wichtig, …

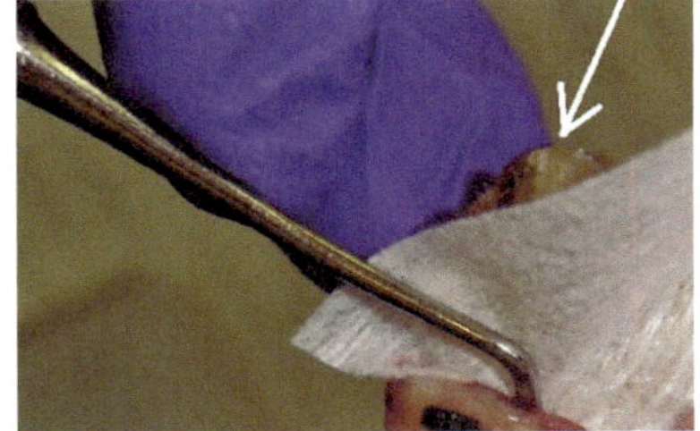

Abb. 14.43 … um eine ruhige Arbeit zu gewährleisten

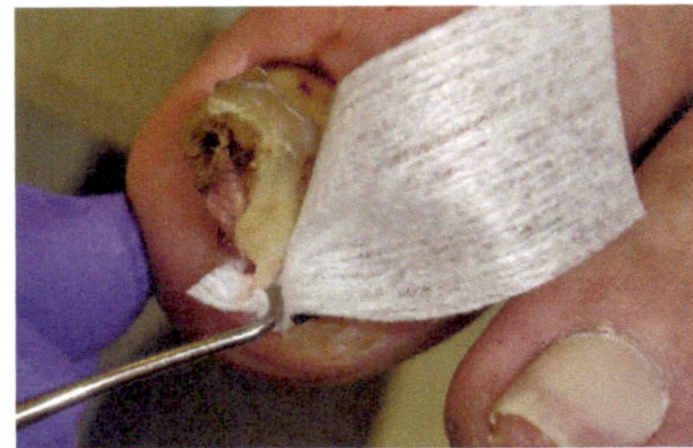

Abb. 14.44 Mit dem Eckenheber wird nun versucht, die Tamponade vorsichtig um die Ecke zu legen

Den gesamten Nagelfalz entlang sollte die Tamponade eingebracht werden, bis sich durch die Füllung ein leichter Druck einstellt (Abb. 14.45). Dabei ist darauf zu achten, dass sich anschließend beim Patienten keine Schmerzen entwickeln, ansonsten muss ein bisschen Tamponade wieder entfernt werden, bis die Schmerzen nachlassen.

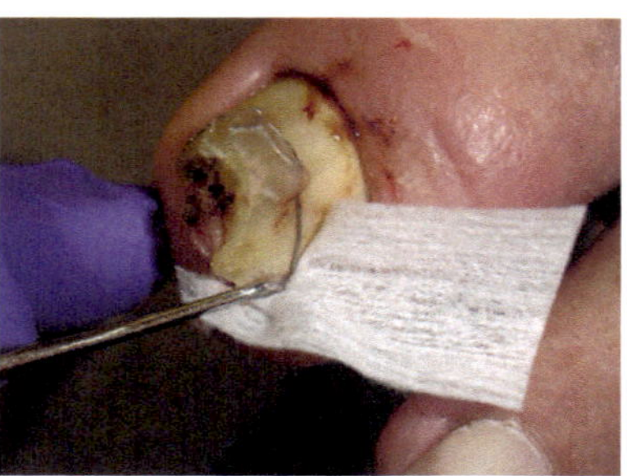

Abb. 14.45 Füllung entlang des gesamten Falzes

Tamponade kürzen

Sollte die Tamponade zu lang gewählt worden sein, zieht man ein kleines Stück wieder heraus und schneidet es ab (Abb. 14.46). Damit die Tamponade nicht zu weit herausschaut, wird das restliche Material vorsichtig in den Falz gedrückt (Abb. 14.47). Beim Abschätzen der Länge vor dem Abschneiden sollte dies berücksichtigt werden.

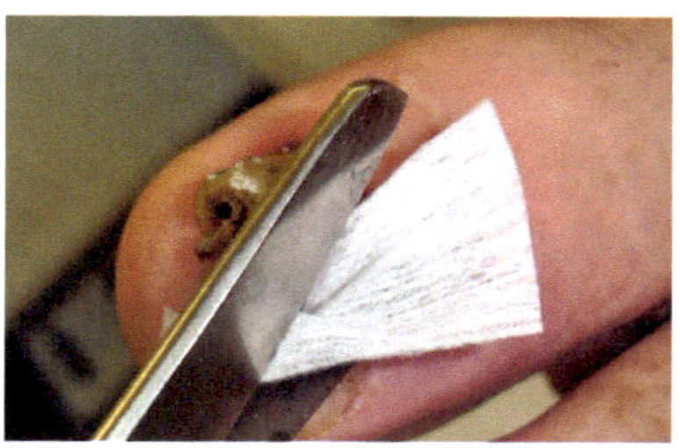

Abb. 14.46 Kürzen überschüssiger Tamponade

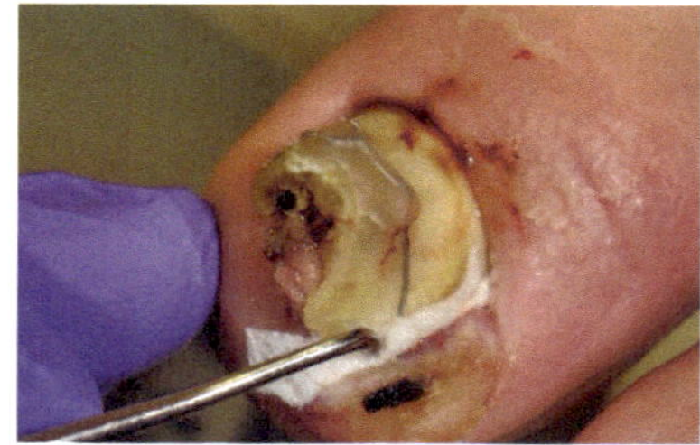

Abb. 14.47 Das restliche Material wird vorsichtig in den Falz gedrückt

14.12 Ziel des Sulcusinlay

Zu welchem Zweck eine Tamponade gesetzt wird, wird immer vom Behandler entschieden. Sie kann als Druckschutz dienen oder auch zur Vorbereitung einer Behandlung.

Sollte viel Hornhaut im Falz sein, kann die Tamponade mit Salicylsäure eingelegt und mit einem okklusiven Pflasterverband 3–4 Tage versorgt werden (siehe Kapitel 11 Kaustika). Anschließend lässt sich das gelöste Hornmaterial gut und schmerzarm entfernen.

Wenn eine Orthonyxiespange gesetzt werden soll, bietet es sich an, zirka 1 Woche vor dem Termin den Falz gut auszutamponieren und mit Nagelmasse zu fixieren. Danach ist genügend Platz, um die Spange zu setzen.

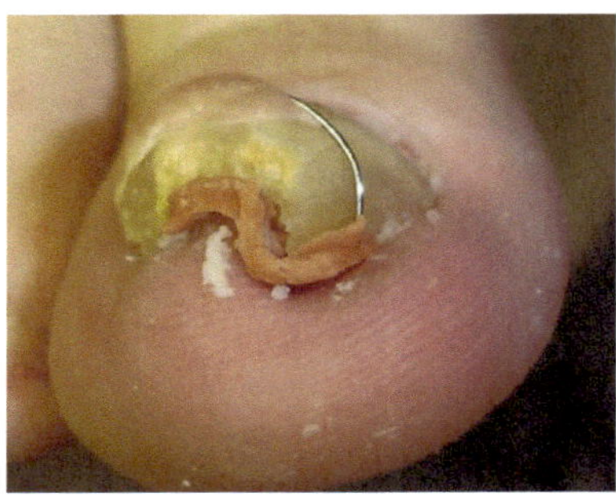

Abb. 14.48 Falz mit Silone

Aufgrund starker Hornhautentwicklung im Falz wurde nach dem Reinigen eine Füllung aus Silone in den Falz gebracht. Diese diente dazu, die Dehnung beizubehalten.

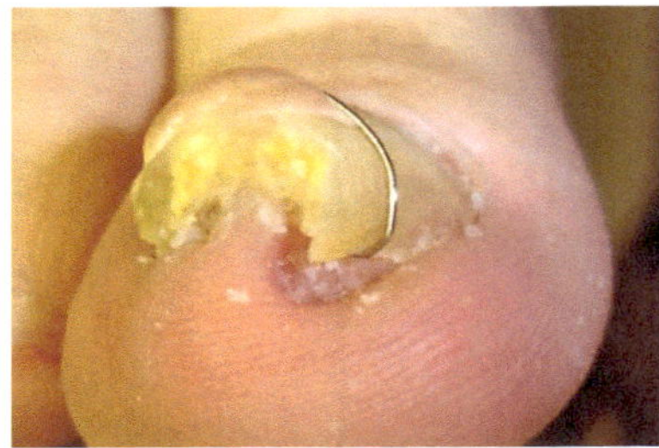

Abb. 14.49 Nach entfernter Silone

Nach 3 Wochen wurde die Spange reguliert, die Abformmasse vorher entfernt. Die Patientin hatte keine Schmerzen und der Falz konnte gut gereinigt werden. Danach wurden herkömmliche Tamponaden verwendet.

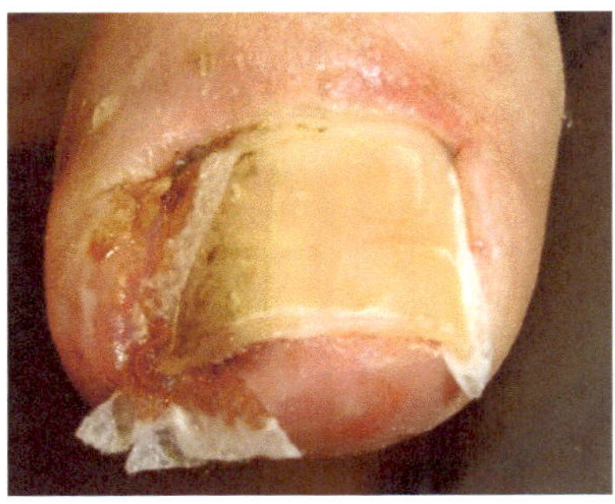

Abb. 14.50 Tamponade als Schutz gegen die scharfe Nagelkante

In Abb. 14.50 besteht ein Unguis incarnatus. Die Tamponade wird als Schutz gegen die Reizung der scharfen Nagelkante gesetzt und täglich vom Patienten gewechselt.

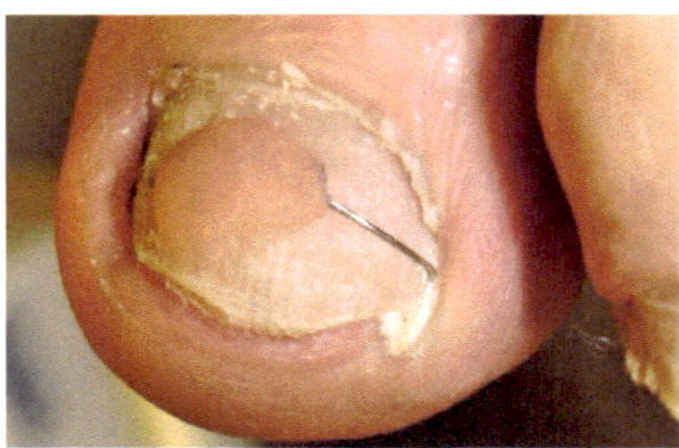

Abb. 14.51 Umtamponierter Nageldorn

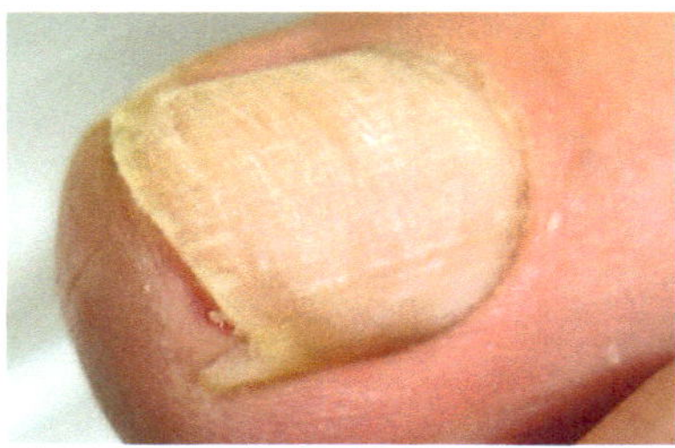

Abb. 14.52 Ohne Tamponade

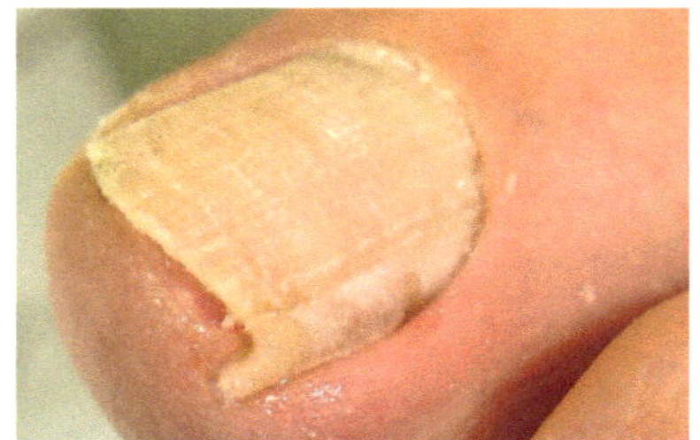

Abb. 14.53 Mit Tamponade

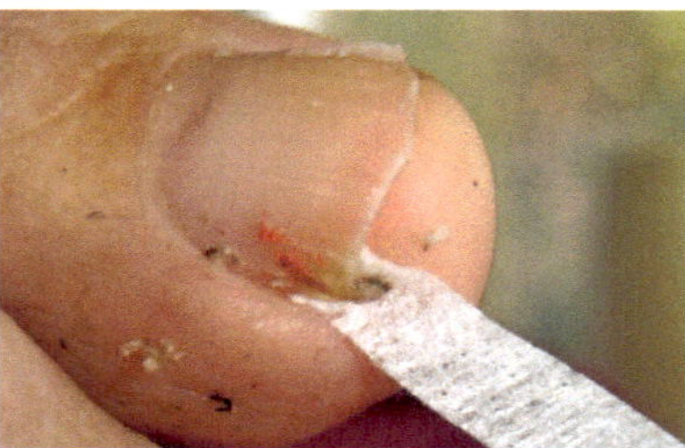

Abb. 14.54

Abb. 14.49–14.54 Zur Veranschaulichung wurden die Ecken der Tamponade sehr deutlich hervorstehen gelassen

Nach dem Setzen der Spange dient die Tamponade als Schutz. Man kann auf den Bildern oben deutlich erkennen, wie der Nagel umtamponiert wurde, damit die Spitze nicht in die Haut wächst. Der Nagelsporn wäre ohne Tamponade im Falz verschwunden. In vielen Fällen kann der Dorn auch bestehen bleiben, um als „Führungsschiene“ zu dienen.

14.13 Smig

Zu den Möglichkeiten des Tamponierens gehört auch das elastische Smig. Dies ist ein Kunststoff, der ursprünglich für Haftkissen bei Zahnprothesen verwendet wurde. Bei zirka 37 Grad Celsius wird das Material weich und elastisch. Sollte es nicht möglich sein, das Material zu erwärmen, ist Aceton ein geeignetes Lösungsmittel zum Erweichen.

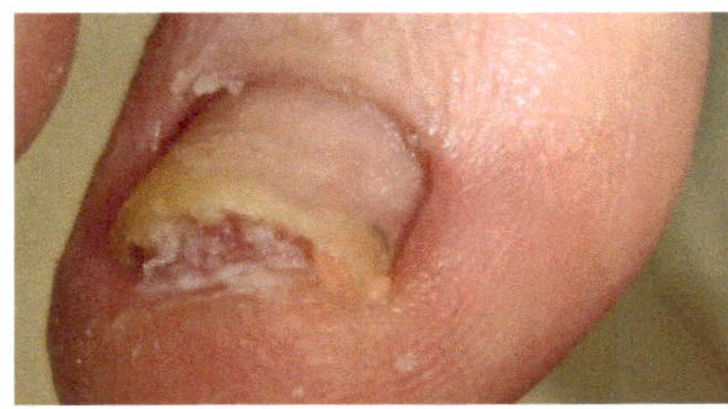

Abb. 14.55 Smig-Anwendung

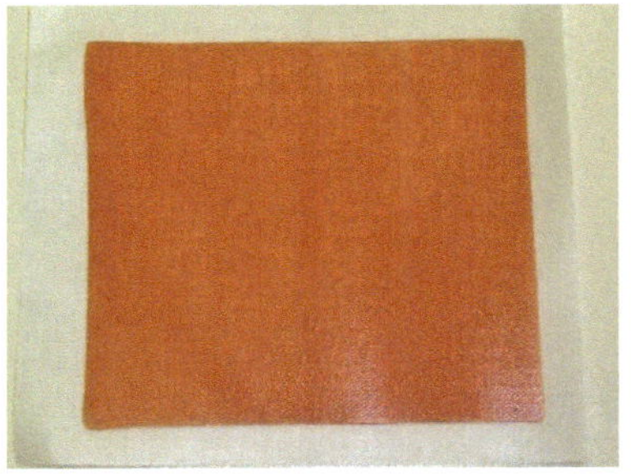

Abb. 14.56 Smig-Platte

Smig kann beim Tamponieren und als Platzhalter gut eingesetzt werden. Der Vorteil dieses Materials ist, dass es formbeständig und elastisch bleibt. In der Regel gibt es kaum Reizungen. Da Smig fester ist als Copoline, bietet es die Möglichkeit, den Falz auch zu dehnen, wenn zum Beispiel eine Spange appliziert werden soll und der Falz noch zu eng ist.

14.14 Smig – Anwendung Schritt für Schritt

Zuschneiden

Zuerst schneidet man die Smig-Platte so zu, dass nur ein kleines Stück anfällt, das gebraucht wird.

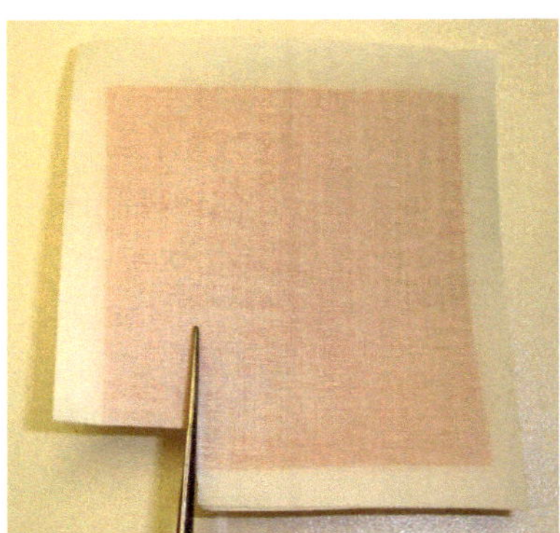

Abb. 14.57 Zuschneiden der Smig-Platte

Das Material wird von der Folie gezogen, dann mit Aceton oder Chlorophorm angelöst und damit weich gemacht.

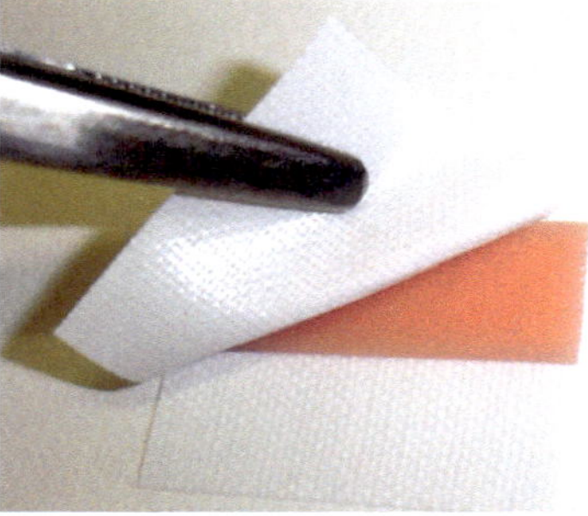

Abb. 14.58 Abziehen von der Folie

Nagel vorbereiten

Der Nagel wird vorher gereinigt, der Falz sondiert und desinfiziert.

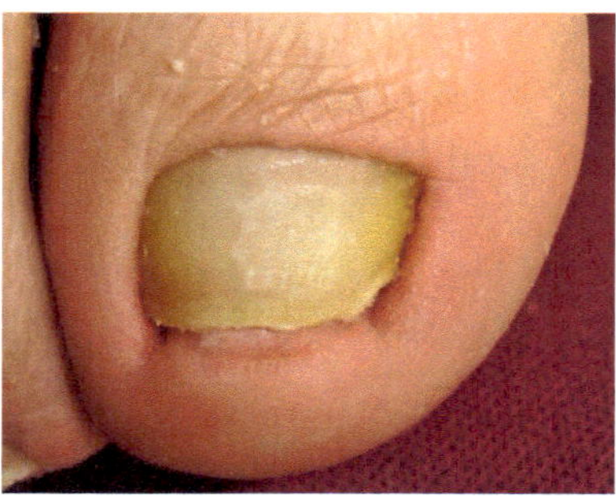

Abb. 14.59 Vorbereiteter Nagel

Zur Vorbereitung ist es möglich, den Falz mit einer Salbe geschmeidig zu machen (Abb. 14.60).

Smig einlegen

Der Smig wird vorsichtig in den Falz gedrückt und mit einem Exkavator oder Spatel angeformt.

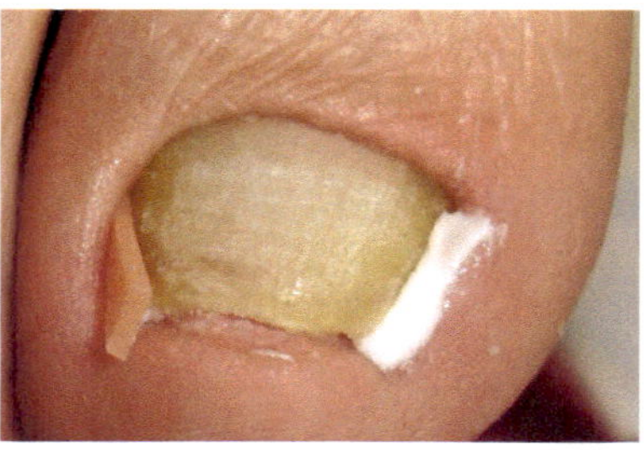

Abb. 14.60 Nagel mit Smig (links) und Salbe

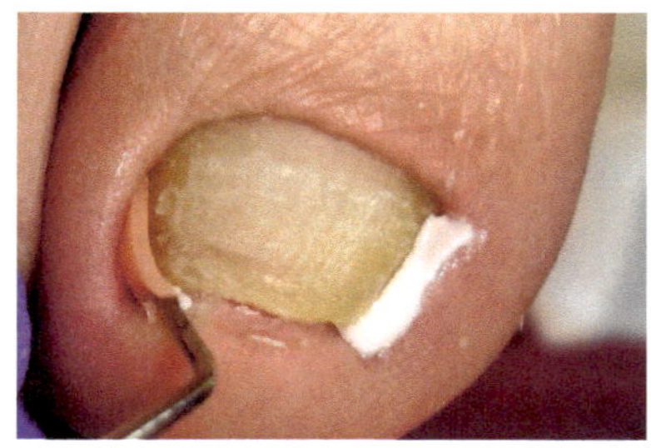

Abb. 14.61 Anformen der Smig-Platte

Fixieren

Wenn der Smig gut sitzt, ist es hilfreich, ihn mit Nagelmasse zu fixieren.

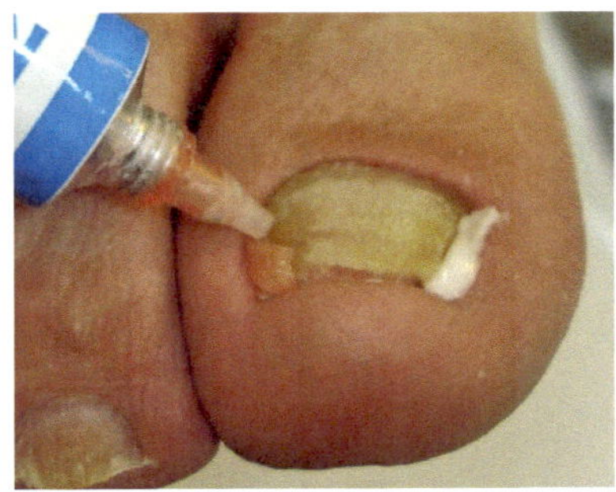

Abb. 14.62 Fixieren mit Nagelmasse

Eine Variante dazu ist, den Smig zusätzlich mit einer Tamponade zu umformen und dann zu verkleben.

14.15 Anwendungsbeispiel

Auf dem Bild ist die rechte Nagelseite stark eingedrückt und belastet dort den Nagelfalz (Abb. 14.63).

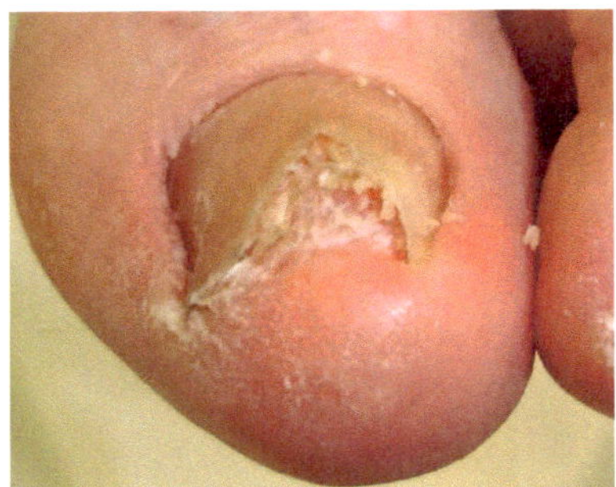

Abb. 14.63

Vorsichtig ist der Nagel mit dem Exkavator anzuheben und der Falz zu reinigen (Abb. 14.64).

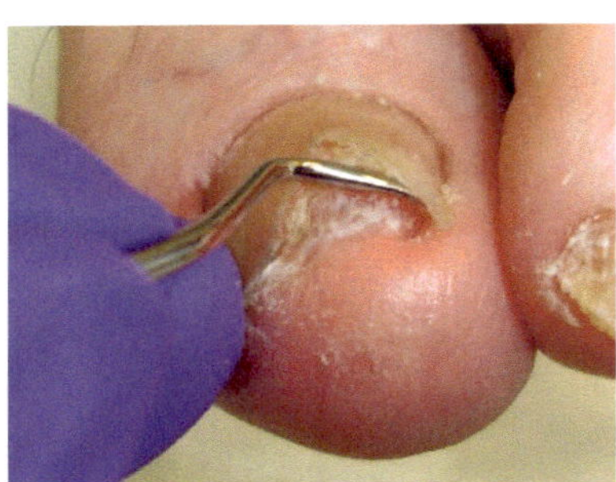

Abb. 14.64

Wenn das geschehen ist, fügt man vorsichtig den weichen Smig ein und tamponiert damit den Nagelfalz um den Nagel herum (Abb. 14.65).

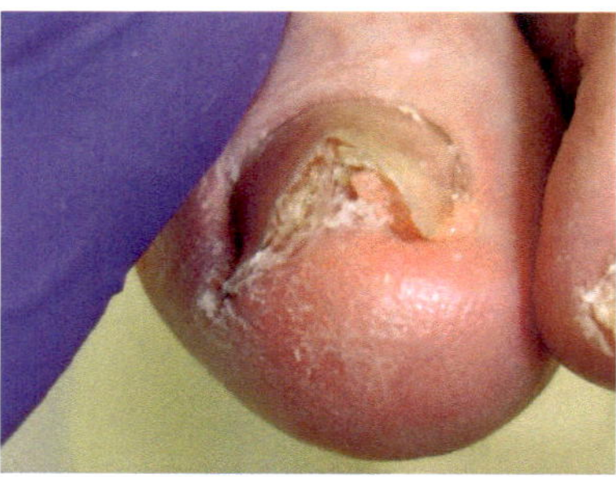

Abb. 14.65

Der Smig kann gegebenenfalls bis zur nächsten Behandlung im Nagelfalz verbleiben. Sollten Probleme auftreten, ist der Patient in der Lage, die Tamponade selbst zu entfernen.

15 Nagelprothetik

Nagelprothetiken sind kosmetisch sowie medizinisch sinnvoll und manchmal auch notwendig, sei es weil man sich an der Nagelplatte verletzt hat oder ein kosmetisches Defizit ausgleichen möchte.

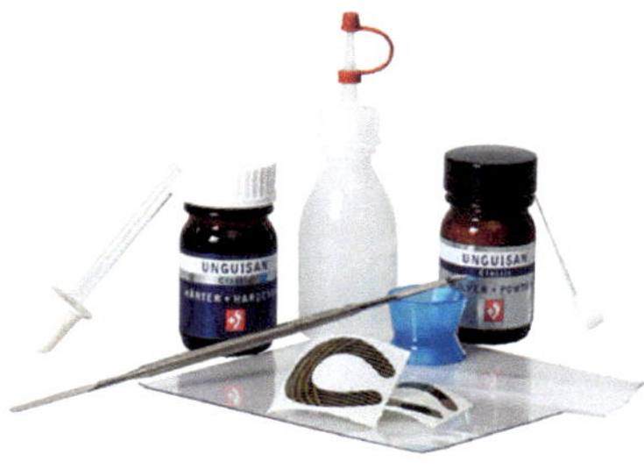

Abb. 15.1 Unguisan-Set[40]

Manchmal werden auch Prothetiken notwendig, wenn bestimmte Nagelerkrankungen wie Onychogrypose oder eine Onychomykose sowie Wachstumsstörungen vorliegen. Hier muss aber genau abgewogen werden, ob nicht eine Kontraindikation vorliegt.

Bei bestimmten Krankheitsbildern ist es angebracht, Teile des Nagels künstlich zu ergänzen. Nagelprothetiken dienen in erster Linie dem Schutz des Nagels. Auch soll eine Nagelplattenprothetik Druckbeschwerden lindern. Sie kann als Defektauffüllung bei Unguis incarnatus aufgesetzt werden oder nach Traumaverletzungen das Bett formen, um dem Nagel beim Wachsen die Form vorzugeben. Dabei kommt es nicht nur darauf an, eine bessere Optik zu erzielen, sondern auch auf den Schutz und die Formerhaltung des Nagelbettes. Zwischen dem künstlichen und einem gesunden Nagel ist kaum ein Unterschied sichtbar.

Es besteht in Einzelfällen die Möglichkeit, bei einer Onychomykose kurzzeitig eine Nagelprothetik anzubringen. Hier sollte allerdings in Betracht gezogen werden, dass eine Nagelprothetik eine Infektion auch verschlimmern kann. Eine Dauertherapie ist nicht zu empfehlen. In solchen Fällen ist immer die Absprache mit dem behandelnden Arzt nötig.

15.1 Unterschiedliche Verfahren zur Herstellung einer Nagelprothetik

Nagelprothetiken können auf unterschiedliche Art und aus unterschiedlichen Materialien gefertigt werden. Am besten ist es, sich verschiedene Verfahren anzuschauen und sich zu überlegen, mit welchem Verfahren man am besten in der Praxis zurechtkommt.

Auch der Mix kann manchmal viele Vorteile bringen.

Es gibt unter anderem

- UV-härtende Gele
- Kaltpolymerisat
- Nagelmasse (Gerlach)
- Tiefziehprothesen nach Eckle
- kalt formbare Kunststofffolien (Greppmayr)

15.2 UV-Gele (lichthärtende Polymerisationsharze)

UV-Gele werden von vielen Herstellern angeboten. Zu unterscheiden sind hierbei einphasige und mehrphasige Gele. Die einphasigen Gele sind nach dem Aushärten elastisch, was den Vorteil hat, dass diese sich am Fußnagel besser anpassen. Bei einer professionellen Nagelmodellage wird der künstliche Nagel schichtweise auf den natürlichen Nagel aufgebaut. Der natürliche Nagel kann ganz normal weiterwachsen und wird gleichzeitig vor äußeren Einwirkungen geschützt, da der Kunstnagel zirka 20-mal härter ist. Etwa alle vier Wochen sind Korrekturen nötig, da der wachsende Nagel die Kunstharzschicht langsam verdrängt.

Wenn diese Behandlungsform eingesetzt wird, empfiehlt es sich immer, eine Fotodokumentation zu erstellen. Sie ist fast unerlässlich. Auch dient sie der Kontrolle beim Verlauf von Erkrankungen.

Man braucht für diese Technik ein UV-Gerät, lichthärtende Gele, Haftvermittler sowie Zusatzmaterial. Viele Hersteller (zum Beispiel Ruck, Wilde, nd24.de) bieten Einstiegsangebote an, bei denen alles Material für den Einsatz enthalten ist.

Einsatz von UV-Gelen

- kurzzeitig zur Verbesserung der Nagelplattenoberfläche bei Nagelpilz; dies sollte sich aber nur über einen Zeitraum von max. vier Wochen erstrecken, da eine Verschlimmerung der Infektion nicht ausgeschlossen werden kann
- kleine Nagelabsplitterungen
- Rillenbildung der Nagelplatte
- brüchige und dünne Nägel, zum Stabilisieren

15.3 Acrylpulver (Kaltpolymerisat)

Ein Pulver und eine Härter-Flüssigkeit ergeben das Kaltpolymerisat. Dieses Zwei-Komponenten-Kunstharz zur Anfertigung eines Kunstnagels ist in wenigen Minuten ohne UV-Licht gebrauchsfertig. Ein Kaltpolymerisat härtet an der Luft, ist nach zwei Minuten schnell zu verarbeiten und lässt sich sehr gut nachmodellieren. Seine lange Haltbarkeit zeichnet es aus (zum Teil 6 bis 10 Wochen). Es ist beschleifbar, robust und löst sich nicht so leicht von der Nagelplatte. Allerdings muss zirka ein Drittel der Nagelplatte vorhanden sein, damit das Material Halt findet. Allein auf der Haut kann es nicht halten. Da es sehr fest ist, kommt es einer Nagelplatte fast identisch nahe, auch was den Schutz angeht. Es darf nicht verwendet werden, wenn es eine Wunde benetzen könnte.

Acrylpulver wird verwendet, um fehlende Nagelteile zu ersetzen, Orthonyxiespangen zu befestigen oder ganze Nagelplatten zu erneuern. Produkte sind zum Beispiel Unguisan®, Onycholit oder Paladur®.

15.3.1 Arbeiten mit Acrylpulver – Schritt für Schritt

Vorbereitung

Bevor das Material zusammengemischt wird, ist es wichtig, dass der Nagel vorbereitet ist.

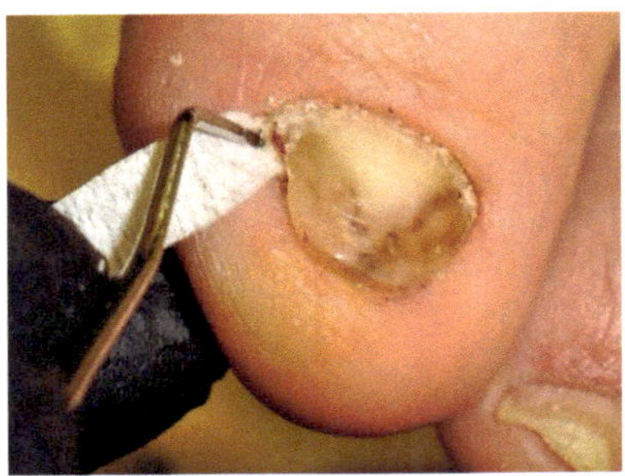

Abb. 15.2 Zu Beginn wird der Nagel beschliffen, gereinigt und desinfiziert. Soll der Falz geschont werden, ist eine Tamponade wichtig.

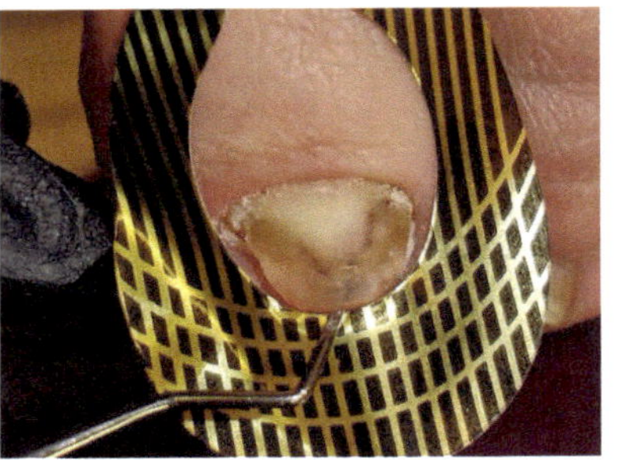

Abb. 15.3 Mithilfe sogenannter Schablonen können die Prothetiken einfacher geformt werden. Dazu schiebt man die Vorlage etwas unter die vorhandene Nagelplatte. Auch ist es wichtig, am Falzrand nicht zu viel „Luft" zu lassen, da sonst Masse einfließen kann.

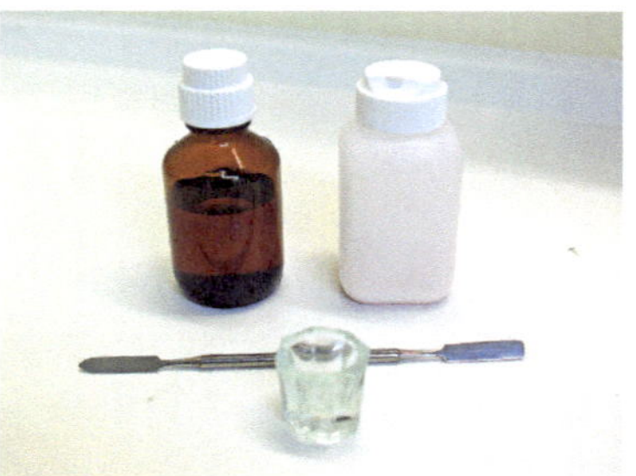

Abb. 15.4 zeigt die Vorbereitung des Materials. Pulver, Flüssigkeit, Dappenglas und Spatel werden benötigt.

Anmischen

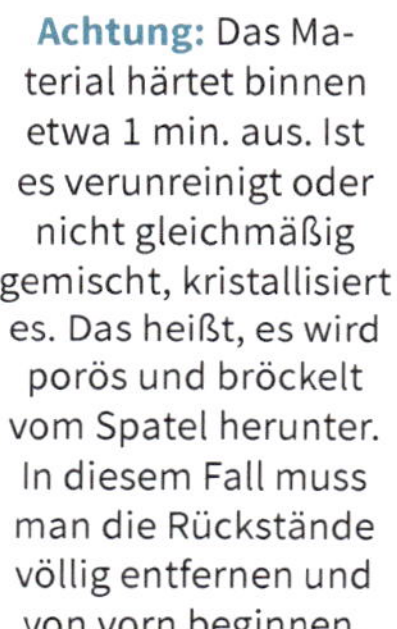

Achtung: Das Material härtet binnen etwa 1 min. aus. Ist es verunreinigt oder nicht gleichmäßig gemischt, kristallisiert es. Das heißt, es wird porös und bröckelt vom Spatel herunter. In diesem Fall muss man die Rückstände völlig entfernen und von vorn beginnen.

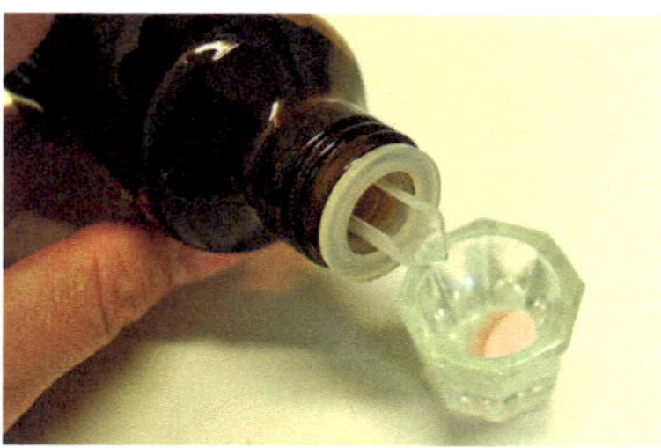

Abb. 15.5 Die nötige Menge Pulver wird in ein Dappenglas gefüllt (zirka 1 Spatelspitze Pulver für 1 Nagel). Danach träufelt man die Flüssigkeit dazu.

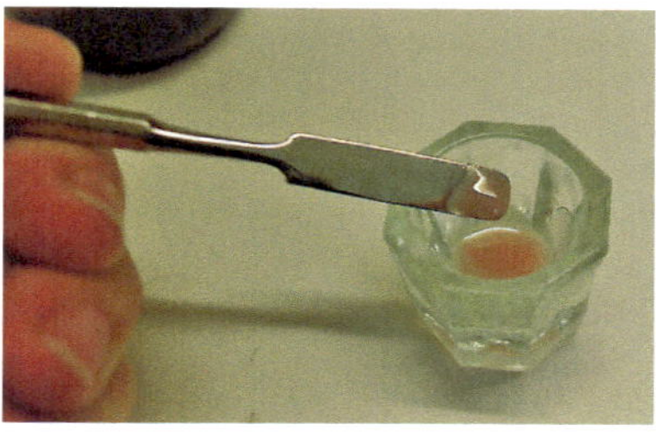

Abb. 15.6 Das Material ist gebrauchsfertig, wenn sich eine zähe Masse ergibt.

Masse auftragen

Mit dem Spatel wird die Acrylatmasse jetzt Stück für Stück auf den Nagel sowie die Schablone aufgetragen.

Nachmodellieren

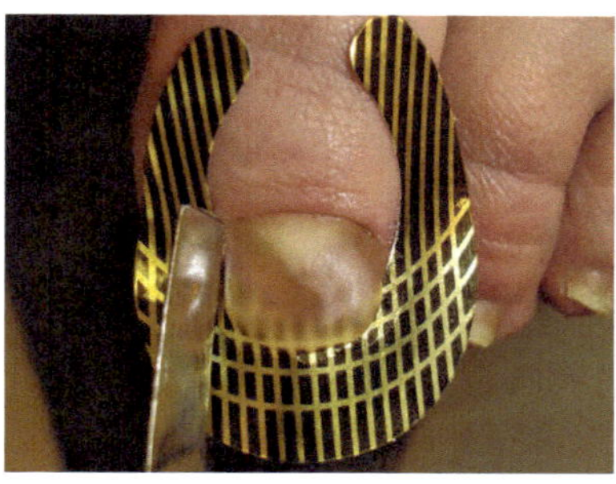

Abb. 15.7 Wenn die Acrylmasse noch nicht vollständig ausgehärtet ist, hat man mit dem Spatel die Möglichkeit, vorsichtig die Seiten und auch den Nagel vorne zu formen.

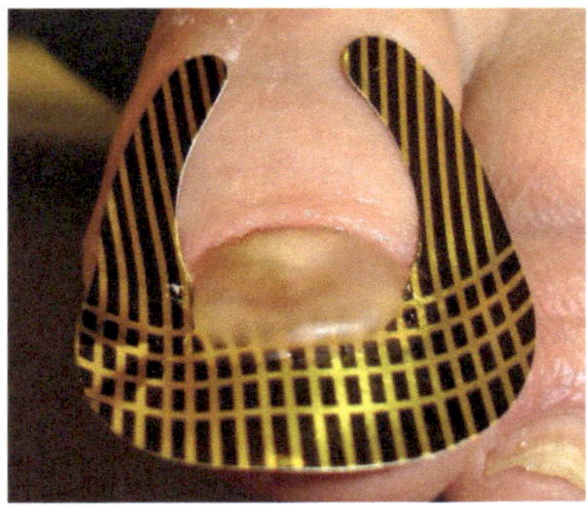

Abb. 15.8 Geformter Acrylnagel vor dem Abnehmen der Folie

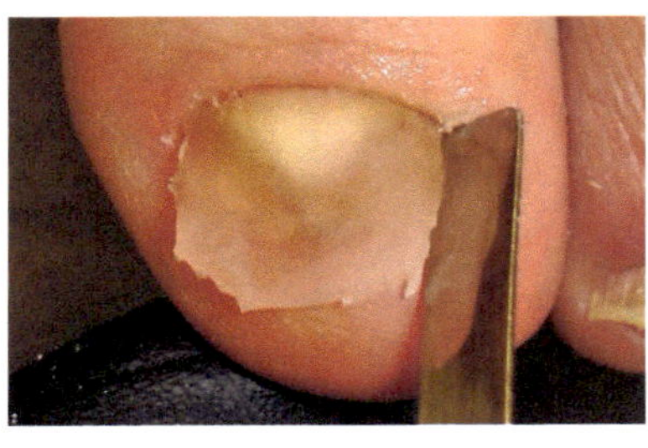

Abb. 15.9 Wenn die Masse noch zäh und formbar ist, wird die Folie abgenommen und zügig an die Nagelform angepasst. Nun lässt man sie aushärten.

Beschleifen/Entgraten

Sobald das Acrylat ausgehärtet ist (Klopftest), kann es beschliffen werden (Abb. 15.10 und 15.11).

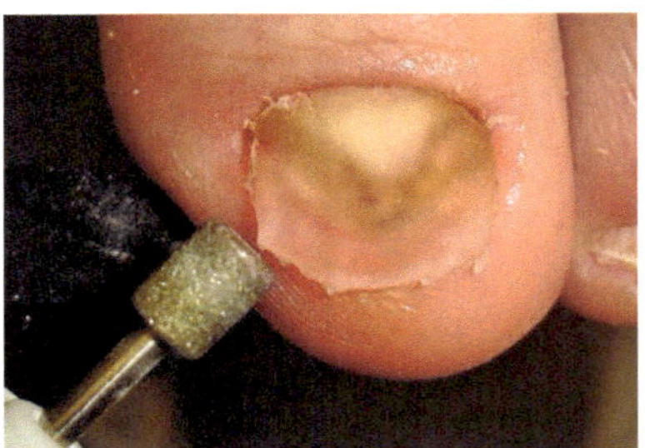

Abb. 15.10

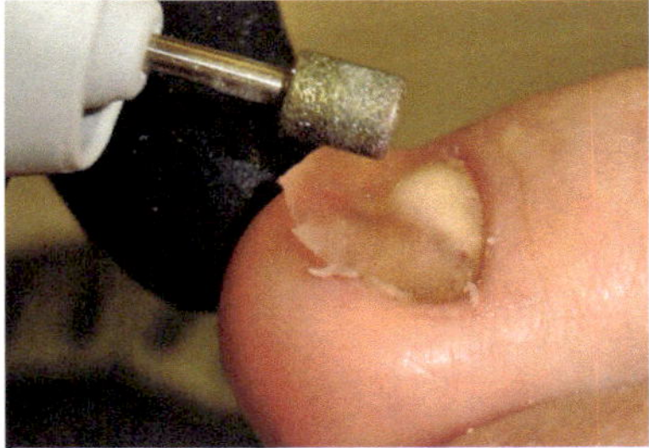

Abb. 15.11

Zum sauberen Beschleifen eigenen sich sehr gut Diamantschleifer. Sollten diese zu viel Material abnehmen, kann auf einen Korundschleifer gewechselt werden.

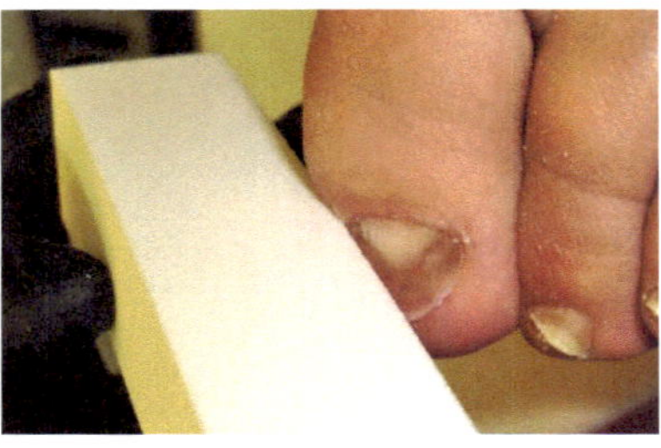

Abb. 15.12 Durch einen Polierblock kann der Nagel in seiner Oberfläche sehr gut geglättet werden

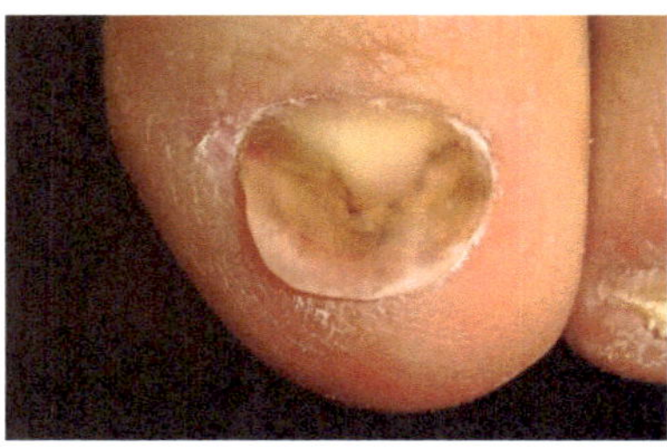

Abb. 15.13 Fertige Nagelprothetik

15.4 Teilprothetik

Der Patientin im folgenden Beispiel ist ein Teil des Nagels herausgebrochen.

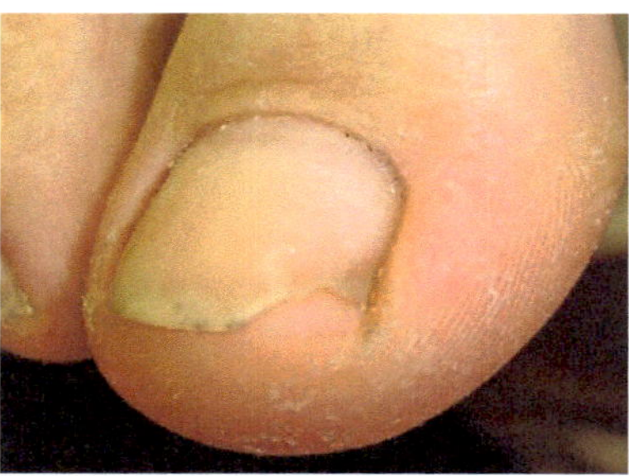

Abb. 15.14 Herausgebrochenes Nagelstück

Bevor die Nagelprothetik aufgesetzt wird, muss der Nagel gereinigt, von Nagelresten befreit und desinfiziert werden. Kein Nagelfragment darf stören.

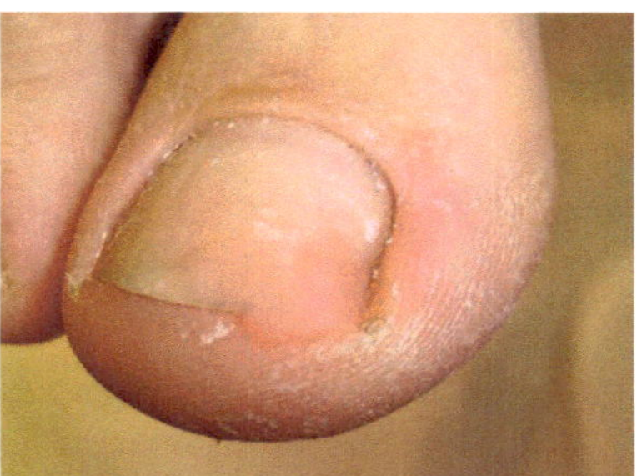

Abb. 15.15 Aufbringen und Glätten des Kunststoffs

Bei Bedarf kann der Falz tamponiert werden. Nun wird der Kunststoff auf die Fläche gebracht und mit dem Spatel leicht geglättet (Abb. 15.15). Sobald der Härtungsprozess beginnt, lässt man den Kunststoff trocknen (3–10 min, je nachdem wie viel Masse man aufträgt). Durch Klopfen auf den Kunststoff lässt sich feststellen, ob er ausgehärtet ist.

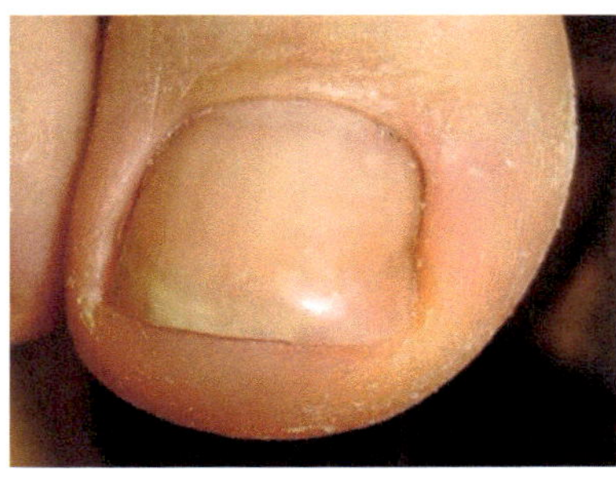

Abb. 15.16 Anmodellierte und geglättete Fläche

Nach dem Aushärten wird die Fläche geschliffen, anmodelliert und gegebenenfalls geglättet (Abb. 15.16). Dies kann mit rotierenden Schleifern (Korund, Diamant) oder auch mit Feilen (manuell) geschehen. Im Anschluss nimmt man einen weißen Schleifblock (Buffer) und glättet die Platte. Die Nagelprothetik ist nun fertiggestellt und kann je nach Bedarf weiterbearbeitet werden (lackieren, UV-Gel, auf Hochglanz polieren).

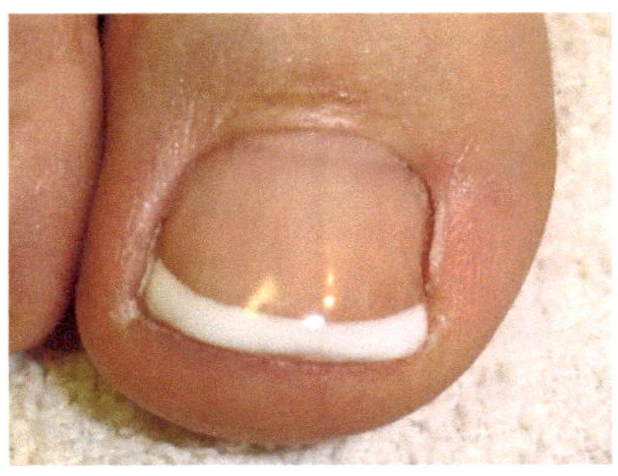

Abb. 15.17 Abschließendes Finish

Zum Abschluss wurde dieser Nagel mit einem French UV-Gel überzogen (Abb. 15.17). Die Haltbarkeit liegt in der Regel zwischen sechs und acht Wochen. In den meisten Fällen wachsen die Prothetiken heraus.

15.5 Nagelprothetik nach einer Emmert-Plastik

Nach einer Operation wurde bei einer Patientin ein Teilstück im Nagelbett belassen (Abb. 15.18). Dieses bereitete ihr seit Jahren Probleme. Sie versuchte immer wieder, das Stück selbst herauszuschneiden, was jedoch regelmäßig Entzündungen verursachte.

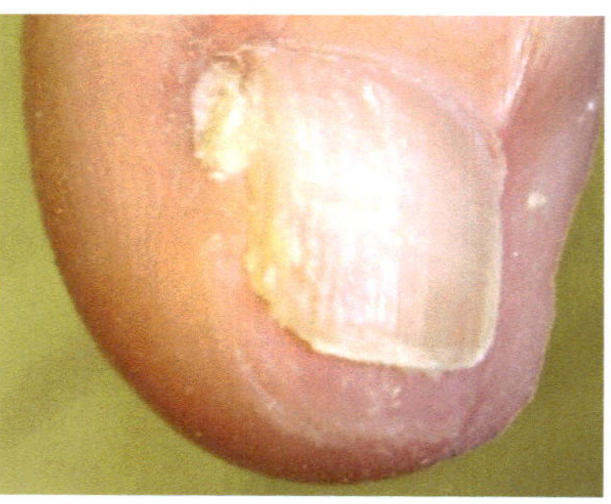

Abb. 15.18 Ein Nagelfragment wächst in den Falz ein

Vorbereiten

Damit das Nagelfragment nicht dauerhaft stört, wurde versucht, es unter Kontrolle herauswachsen zu lassen. Dazu wurde um den Dorn herum tamponiert, um keine Reizung im Bett zu verursachen (Abb. 15.19).

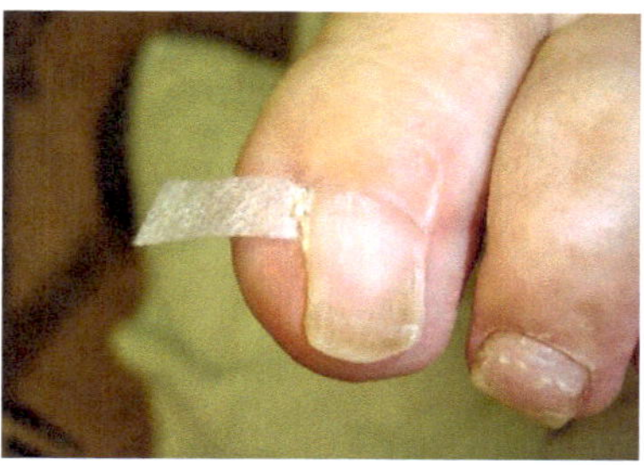

Abb. 15.19 Tamponierter Dorn

Nagelecke modellieren

Nach dem Tamponieren wurde mit der Modellation der Nagelecke begonnen. Das Nagelfragment störte nicht mehr, da von der Tamponade umschlossen. Die Prothetik schützte den Falz. Die störende Ecke wuchs nicht mehr unkontrolliert weiter. Die Platte wurde nur hinten bei Bedarf erneuert. Das Kürzen des Nagels erfolgte mittels eines Schleifers, da eine Zange die Platte abgesprengt hätte. Nach dem Anbringen der Nagelprothetik hat sich der Nagelfalz beruhigt. Die Patientin ist seitdem beschwerdefrei. Die Prothetik wird seit zirka 3 Jahren bei ihr angebracht (Abb. 15.20).

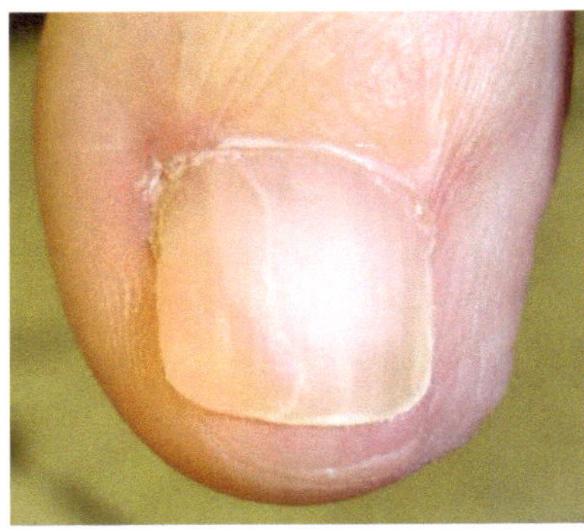

Abb. 15.20 Nach Abschluss der Modellation

15.6 Nagelmasse

Die Nagelmasse ist in ihrer Konsistenz eher nachgiebig. Sie wird wie Klebstoff angewendet. Nach zwei bis drei Minuten trocknet die Nagelmasse und hinterlässt einen elastischen Rückstand. Dieser eignet sich gut dafür, um kleine Rillen aufzufüllen oder Tamponaden im Nagelfalz anzukleben. Großflächig lässt das Material oft keine lange Haltbarkeit zu. Es löst sich schnell ab. Gegebenenfalls kann die Haltbarkeit verlängert werden, indem man einen Vliesstreifen auf dem Nagel anbringt und die Masse darauf verstreicht. Nagelmasse ist ein Produkt auf Grundlage eines Acrylatklebers. Es wird in einer Tube geliefert und ist transparent/rosé. Die Masse kann an der Luft aushärten und wird anschließend elastisch. Dem Produkt wird eine fungizide Eigenschaft zugesprochen. Die Nagelmasse ist bei Gerlach oder Ruck erhältlich. Bei leichten Pilzerkrankungen kann man das Material vorübergehend benutzen, um den Nagel damit zu glätten. Allerdings ist höchste Sorgfaltspflicht gefordert. Bei Pilzerkrankungen darf sie nur nach Absprache mit dem Arzt angewendet werden. Sie ist nicht beschleifbar, kann aber lackiert werden. Unter einem UV-Gel ist es nicht anzuwenden (Gel kann nicht haften)!

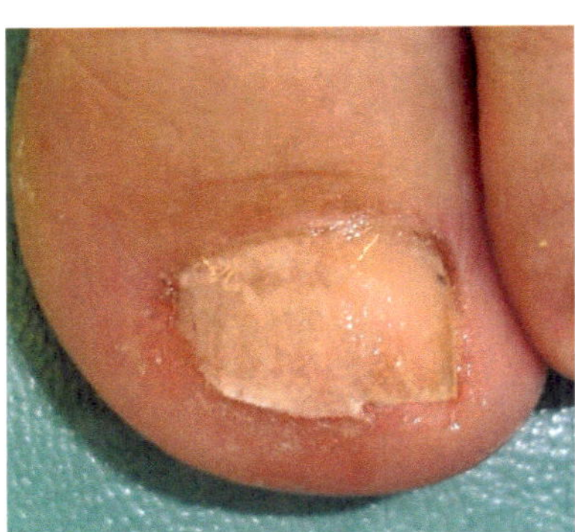

Abb. 15.21 Aufgetragene Nagelmasse

Nagelmasse wird wie folgt eingesetzt:

- nach der apparativen Behandlung von Nagelpilz
- zum Ersatz abgefräster Nagelpartien
- nach der Entfernung von Hühneraugen unter dem Nagel
- bei brüchigen, eingerissenen, scharfkantigen oder dünnen Nägeln
- bei zu kurzen oder verletzten Nägeln
- bei deformierten Nagelplatten

15.6.1 Indikation und Kontraindikation

Indikation

- nach traumatischem Verlust der Nagelplatte
- Onychorrhexis (Nagelbrüchigkeit in Längsrichtung)
- Onychoschisis (lamellenartiges Abblättern der dorsalen Nagelschicht)
- Onychogryposis (Krallennägel/Klauennägel)
- zur Vorbeugung eines einwachsenden Nagels
- kosmetische Gründe

Kontraindikation

- Entzündungen am Nagel oder unter der Platte
- pathologische Nagelerkrankungen
- „wildes Fleisch“ (Caro luxurians, Hypergranulationsgewebe)
- nässende Hohlräume
- bakterielle Infektion
- Onychomykose
- Malum perforans
- Diabetisches Fußsyndrom
- arterielle Durchblutungsstörungen

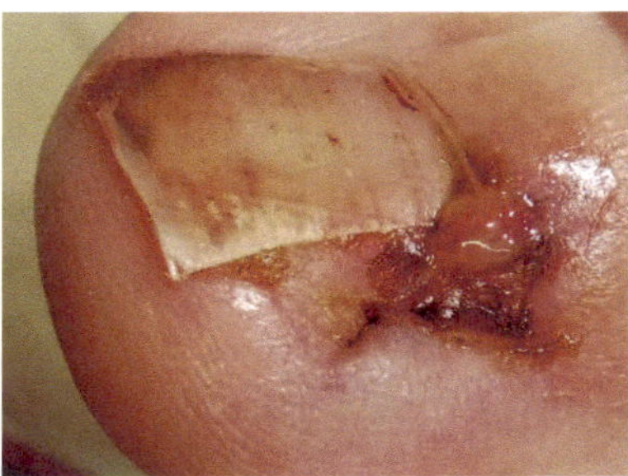

Abb. 15.22 Entzündung im Nagelbett

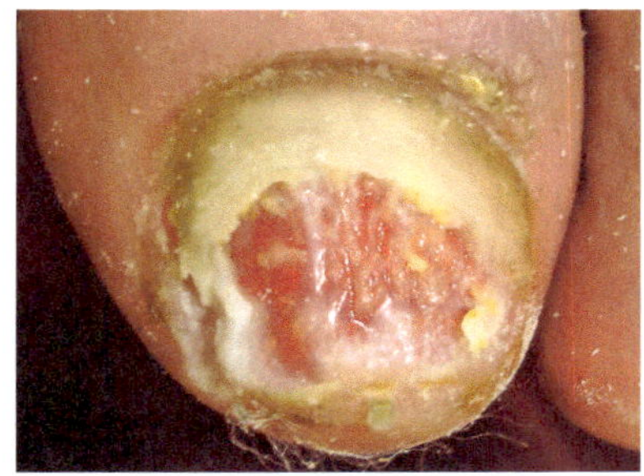

Abb. 15.23 Subunguales Granulationsgewebe

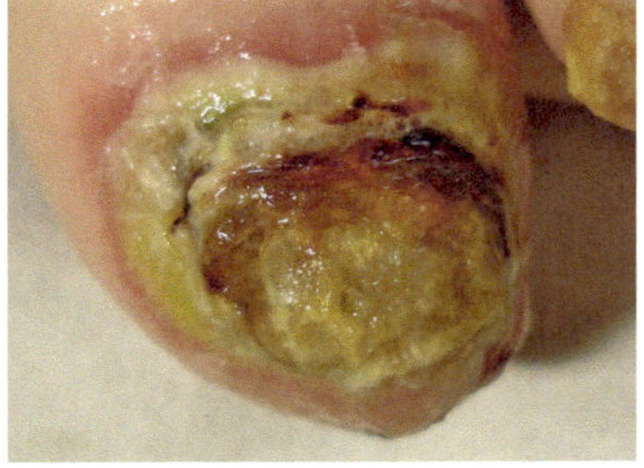

Abb. 15.24 Ulzeration, bedingt durch pAVK oder Neuropathie

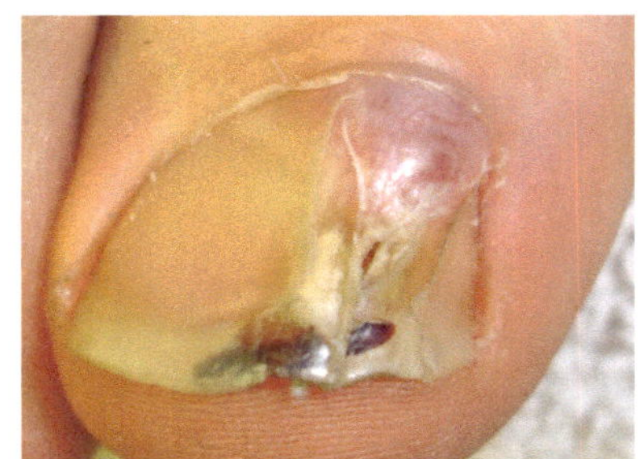

Abb. 15.25 Tumor

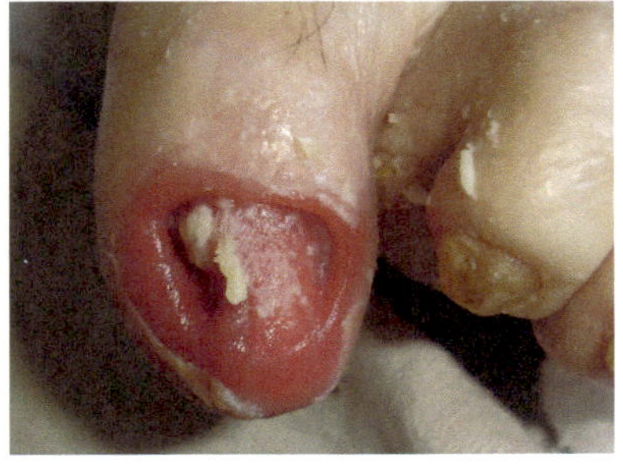

Abb. 15.26 Bakterielle Infektion

Vorteile von Nagelmasse

- Das Material ist schnell einsetzbar und bedarf keiner zusätzlichen elektrischen Geräte wie bei UV-Gelen. Es härtet an der Luft aus.
- Sie ist elastisch, leicht zu formen und atmungsaktiv – damit auch bei empfindlichen Patienten gut einsetzbar.
- Es wird ihm eine fungizide Eigenschaft zugesprochen.
- Für kleine Ausbesserungen am Nagel ist die Masse gut einsetzbar.

Nachteile von Nagelmasse

- Die Haltbarkeit lässt bei größeren Nagelprothetiken zu wünschen übrig.
- Wenn mehrere Schichten aufgebaut werden, muss eine längere Durchtrocknungszeit eingeplant werden (bis zu 30 min.). Ansonsten kann es passieren, dass sich die Prothetik im Schuh wieder löst.
- Die Oberfläche ist nicht sehr glatt und lässt sich mäßig gut beschleifen.
- **Wenn zu viel Masse auf einmal aufgetragen wurde, bildet sie unschöne Blasen.**
- Sie bietet keine gute Grundlage, wenn Patienten ihre Nägel danach lackieren möchten.

Arbeitsmaterial

- Nagelmasse (Abb. 15.27)
- Copoline (Vlies; Abb. 15.28)
- Spatel
- Schere

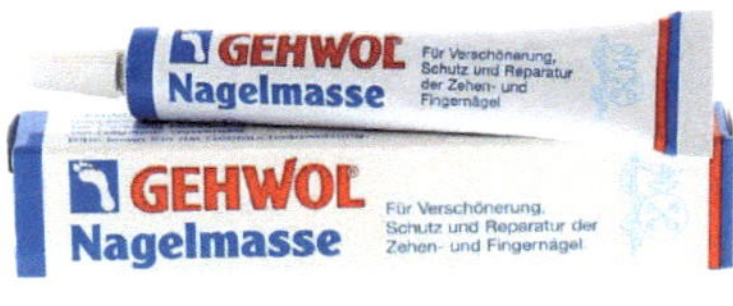

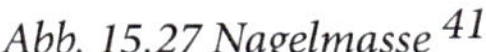

Abb. 15.27 Nagelmasse [41]

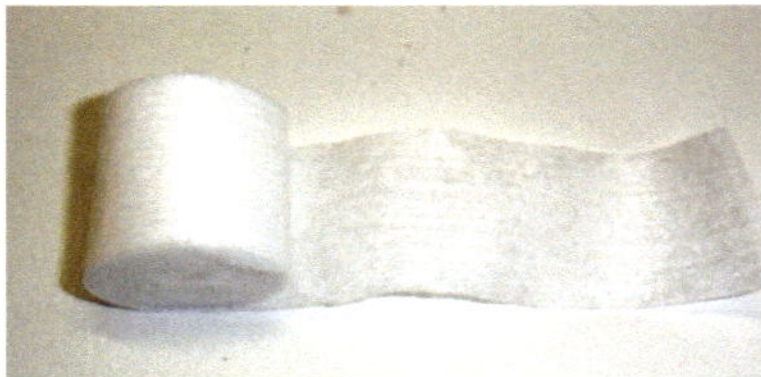

Abb. 15.28 Copoline

15.6.2 Anwendung Schritt für Schritt

Bei der Behandlung zur vollflächigen Verklebung der Nagelplatte wird es mit hoher Wahrscheinlichkeit dazu kommen, dass die Platte keinen Halt findet. Das ist bei Nagelvollextraktionen oder Nagelplatten-Totalverlust der Fall.

Vorbereitung

Der Nagel wird beschliffen, gereinigt und desinfiziert (Abb. 15.29). Alle abgestorbenen Teilchen werden entfernt.

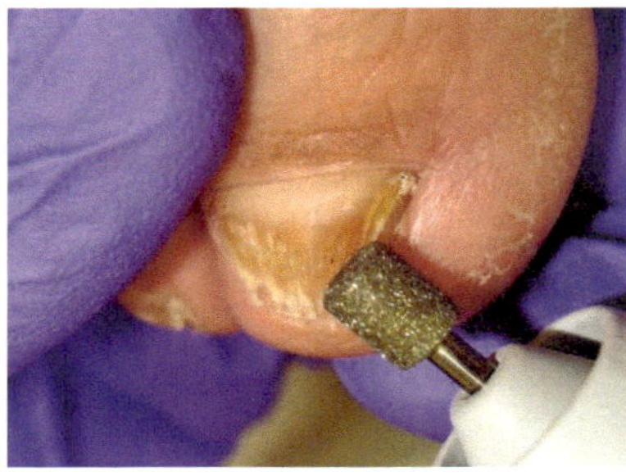

Abb. 15.29 Beschleifen des Nagels

Nagelmasse auftragen

Die Masse wird aus der Tube direkt auf den vorbereiteten Nagel aufgetragen (Abb. 15.30).

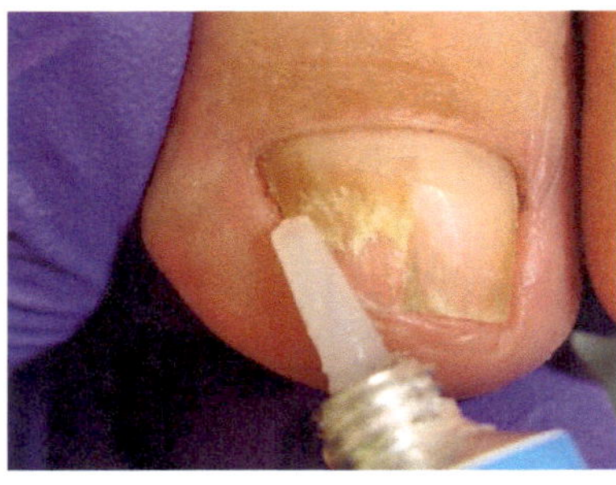

Abb. 15.30 Auftragen der Masse

Vlies auflegen

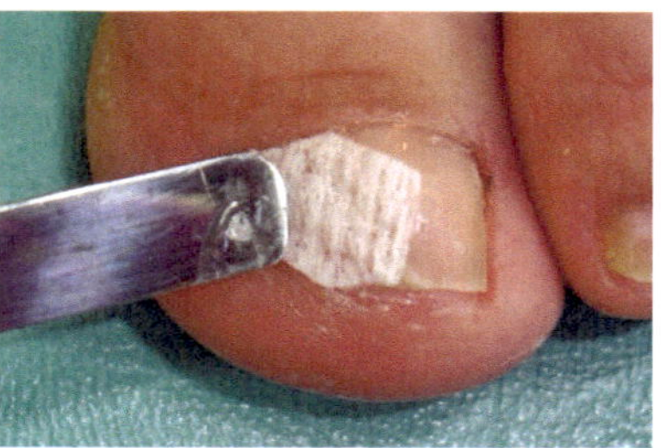

Abb. 15.31 In die noch feuchte Masse wird mithilfe des Spatels das Vlies eingedrückt und geglättet. Die Trocknungszeit beträgt 5 Minuten.

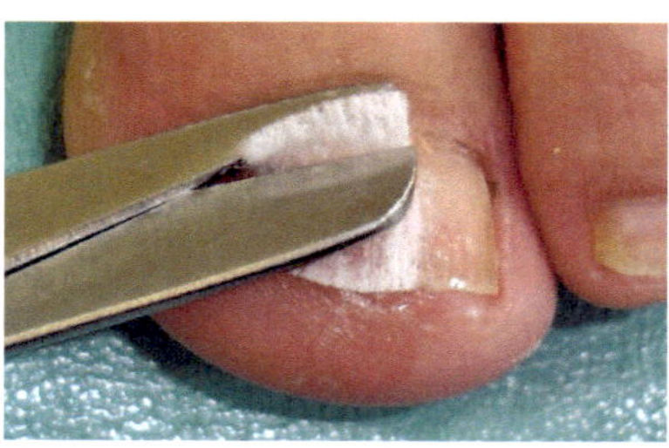

Abb. 15.32 Überschüssiges Vlies wird abgeschnitten

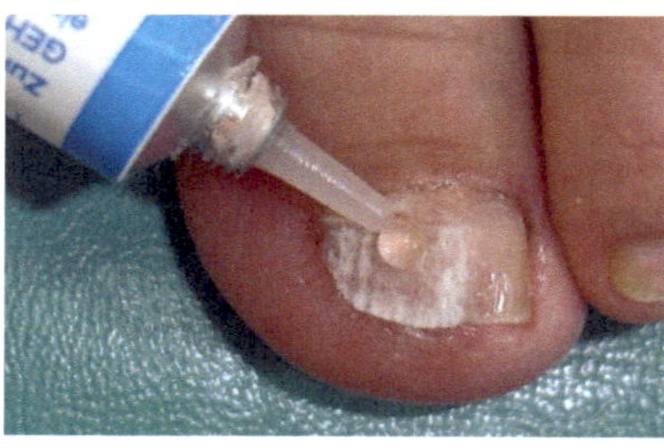

Abb. 15.33 Der Vorgang kann bis zu 3-mal wiederholt werden

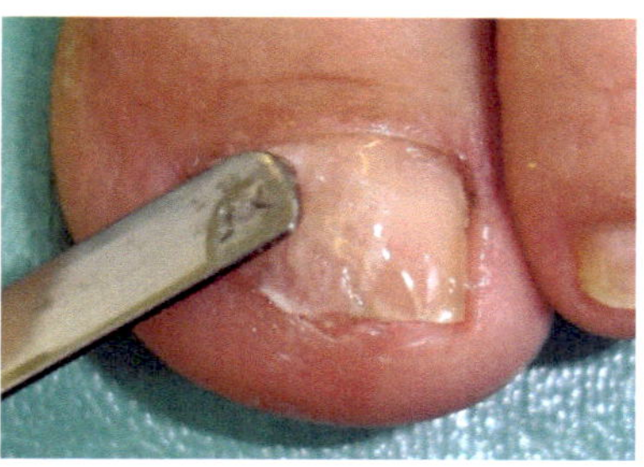

Abb. 15.34 Am Ende wird eine abschließende Schicht aufgetragen und geglättet. Danach sollte der Nagel noch 30 Minuten trocknen, um Beschädigungen der Nagelprothetik zu vermeiden.

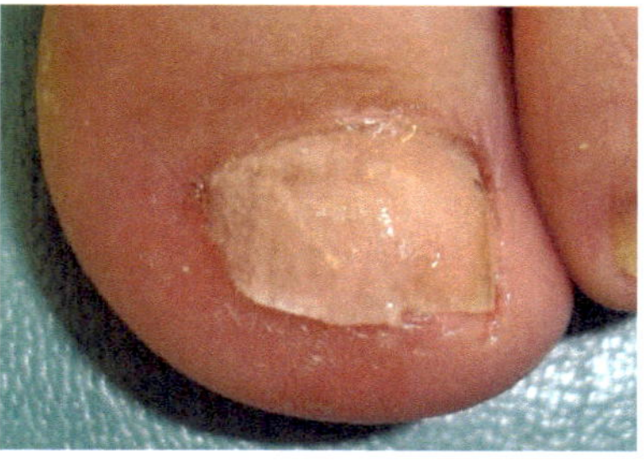

Abb. 15.35 Nach dem Aushärten ist es möglich, den Nagel zu beschleifen. Mit einer Zange kann das Material gekürzt werden.

16 Fiberglas

Die Nagelprothetiken aus Fiberglas sind sehr hilfreich bei Defekten der Nagelplatte. Sie können bei einem Teilersatz der Nagelplatte eingesetzt werden. Das Material schmiegt sich besser an den Nagel an und haftet somit besser als eine sehr harte Acrylplatte aus Zwei-Komponenten-Kleber. Auch zur Verstärkung von dünnen Nagelplatten kann Fiberglas verwendet werden. Es ist eine echte Alternative bei fettigen oder feuchten Nägeln. Fiberglas ist mit UV-Gel oder Pulverflüssigkeit kombinierbar. Das Material ist gut beschleifbar. Der Aktivator sowie das Resin entwickeln sehr starke Dämpfe, daher ist es bei der Arbeit wichtig, für genügend Be- und Entlüftung zu sorgen. Es ist darauf zu achten, die Dämpfe nicht einzuatmen.

16.1 Indikation und Kontraindikation

Indikation

- Prothetik bei Teilersatz
- Vollprothetik
- gut einsetzbar, wenn wenig Nagelplatte vorhanden ist, da es auch auf der Haut fixiert werden kann
- subungualer Clavus

Kontraindikation

- Granulationsgewebe
- Wunden am Nagel
- Onychomykose (bedingte Kontraindikation)
- subunguale Granulationen
- Panaritium
- allergische Reaktionen
- Ekzembildung
- Verrucae-Infektion am Nagel
- bakterielle Infektion

Material
Das Material für die Fiberglastechnik (Abb. 16.1) besteht aus

1. Fiberglasgewebe in Streifen
2. Resin Cyanoacrylatkleber
3. Aktivator
4. Rosenholzstäbchen (Pferdefuß)
5. Feile
6. Polierblock (Buffer)

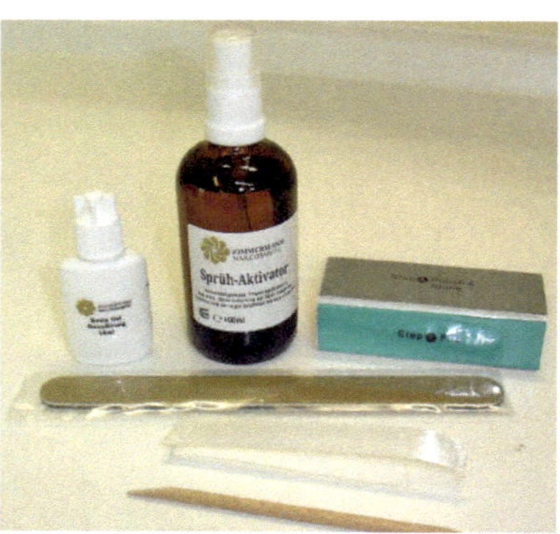

Abb. 16.1 Material für die Fiberglasprothetik [42]

Der Resin Cyanoacylatkleber kommt aus der Medizin und wird als Hautkleber bei Wunden und Verletzungen verwendet. Somit kann er auch bei einem Bruch des Nagelbettes eingesetzt werden.

16.2 Anwendung Schritt für Schritt

Der Nagel wird wie auch bei anderen Prothetiken erst einmal vorbereitet. Nagellackreste sind zu entfernen. Dann wird der Nagel beschliffen, in Form gebracht, gereinigt und desinfiziert. Im Anschluss ist die Oberfläche zu entfetten. Die Nagelhaut sollte vorsichtig zurückgedrängt werden, da es sonst zum Ablösen einzelner Bereiche des Fiberglases kommen kann.[43] Um die Ecken zu schonen und zu verhindern, dass der Nagel in den Falz wächst, sollte dieser vorher tamponiert werden (Abb. 16.2).

Die obere Schicht des Naturnagels glänzt. Diese Schicht muss vorsichtig entfernt werden. Wichtig ist, den Nagel nicht dünner zu schleifen. Am besten ist es, mit einer Feile (180/240) oder einem Schleifer mit ganz geringer Körnung (Korundschleifer) zu schleifen. Danach ist der Staub zu entfernen. Der Nagel muss noch einmal kurz desinfiziert werden.

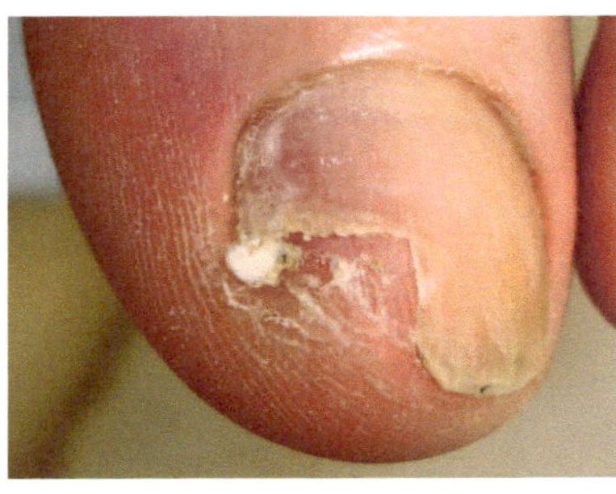

Abb. 16.2 Tamponierter Nagel

Grundschicht: Überzug des Nagels mit Resin

Der Nagel wird als Vorbereitung als erstes mit dem Resinkleber dünn überzogen (Abb. 16.3). Dabei darf der Kleber nicht in den Falz geraten. Nicht zu dick auftragen.

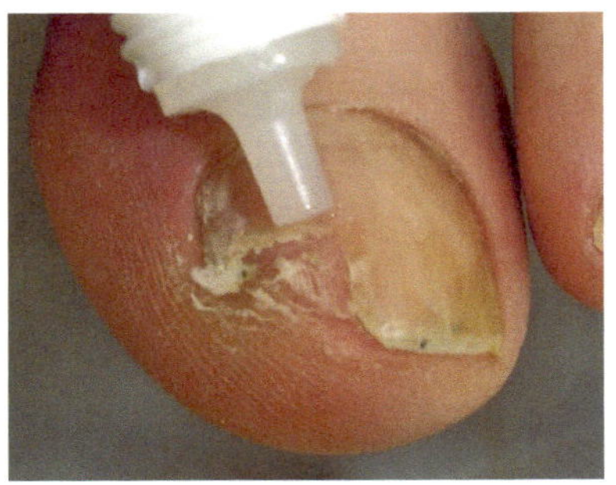

Abb. 16.3 Überziehen des Nagels mit Resin

Aktivator

Um den Kleber zu aktivieren, wird ein Sprüh-Aktivator benutzt (Abb. 16.4). Dieser wird mit einem Abstand von zirka 30 cm angewendet. ***Wenn er zu weit an den Kleber gehalten wird, kann es zu einer übermäßigen Hitzeentwicklung kommen.*** Die Folge kann sein, dass die Oberfläche dann kleine Vertiefungen aufweist.

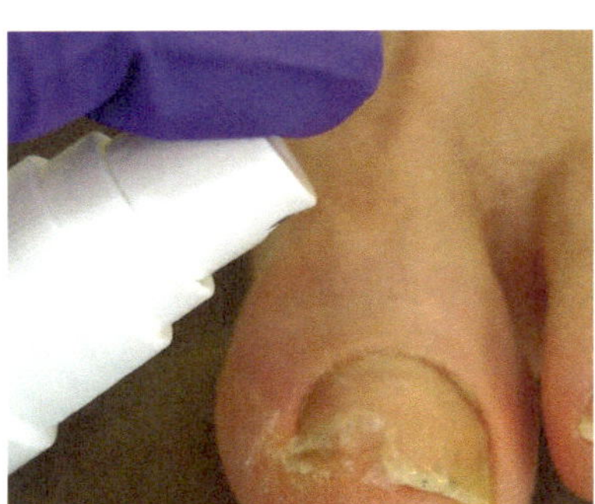

Abb. 16.4 Anwendung von Sprüh-Aktivator

Anpassen der Fiberglasmatte

Für ein optimales Ergebnis und einen nicht zu großen Verlust von Material ist es wichtig, die Fiberglasmatte grob zurechtzuschneiden (Abb. 16.5).

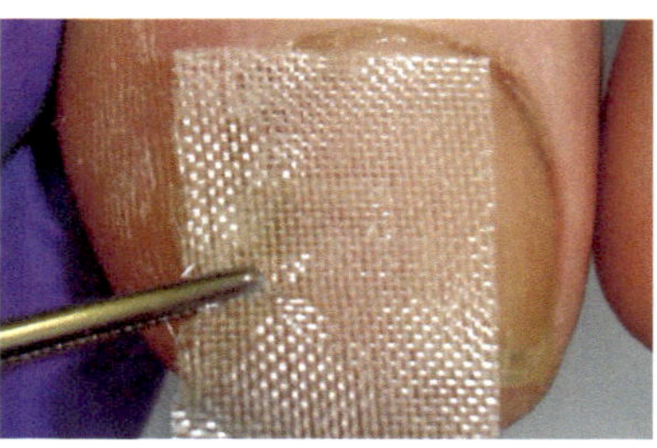

Abb. 16.5 Anpassen der Fiberglasmatte

Erste Schicht: Überzug des Nagels

Nachdem die Fiberglasmatte auf dem Nagel angehaftet ist, wird diese ein weiteres Mal mit Resin getränkt (Abb. 16.6). Dabei ist wieder darauf zu achten, dass der Kleber nicht in den Falz gelangt. Danach ist das Resin erneut mit dem Spray zu aktivieren.

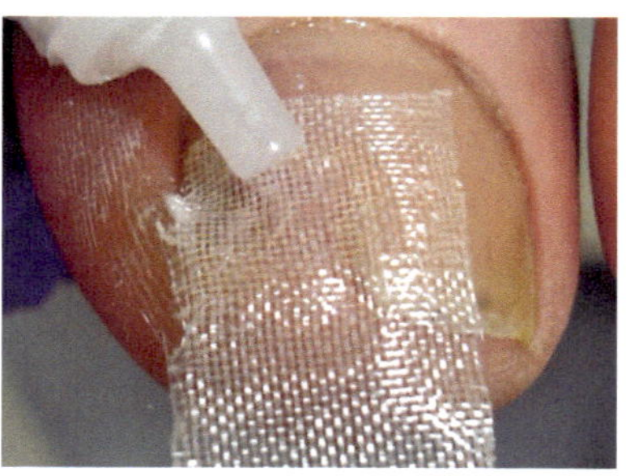

Abb. 16.6 Tränken der Fiberglasmatte mit Resin

Zurechtschneiden des Fiberglases

Das überstehende Fiberglas wird nun mittels einer Schere abgeschnitten und angeglichen (Abb. 16.7).

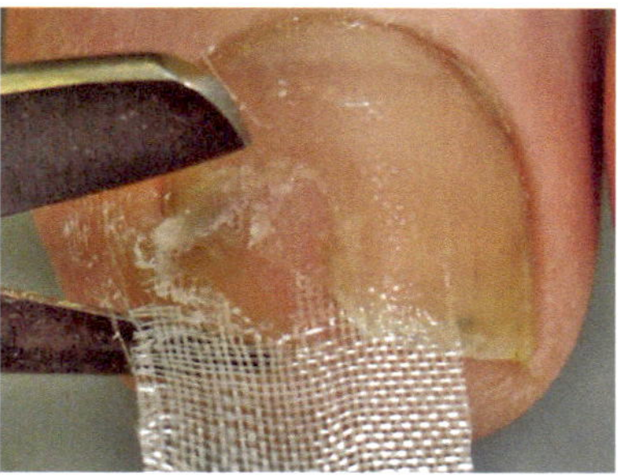

Abb. 16.7 Abschneiden des überschüssigen Fiberglases

Weiterer Schichtaufbau

Damit der Nagel fest und stabil wird, soll nun der Schritt dreimal wiederholt werden.

1. Fiberglas anpassen
2. mit Resin tränken
3. Aktivator aufsprühen
4. überschüssige Überstände entfernen

Zum Ende der letzten Schicht kann noch mal mit Resin und Aktivator eine Versiegelungsschicht aufgebracht werden. Diese verhindert, dass der Nagel sich rau und uneben anfühlt.

Abschluss

Überstehende Enden oder Fransen vom Abschneiden können jetzt mit einem Diamant- oder Korundschleifer entfernt und geglättet werden. Damit der Nagel eine genauso gute Oberfläche bekommt wie bei der Anwendung anderer Methoden, muss er zum Abschluss mit einem Polierblock oder einem vergleichbaren Schleifer poliert und geglättet werden (Abb. 16.8).

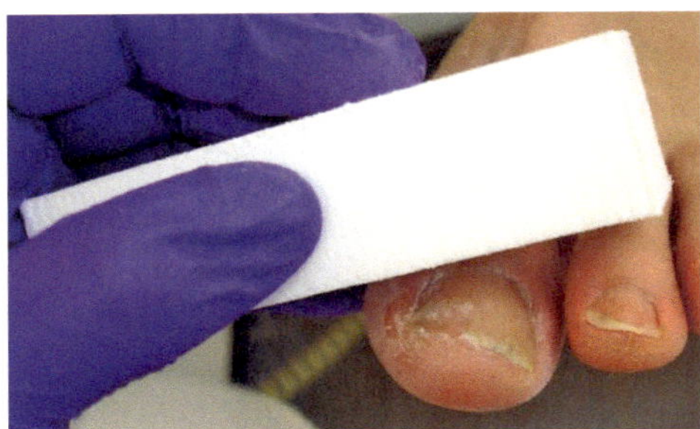

Abb. 16.8 Polieren und glätten mit dem Polierblock

Weiterbehandlung

Nachdem der Nagel geglättet und poliert ist, können weitere Verfahren angewendet werden. Eventuell kann der Nagelfalz austamponiert werden oder die Nagelplatte noch mit einer Gelschicht überzogen werden. Der Nagel kann nun wie gewohnt gepflegt und auch lackiert werden.

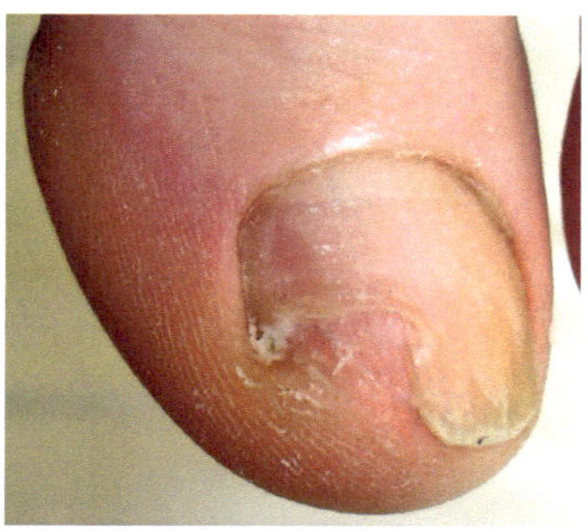

Abb. 16.9 Nagel vor der Fiberglasprothetik

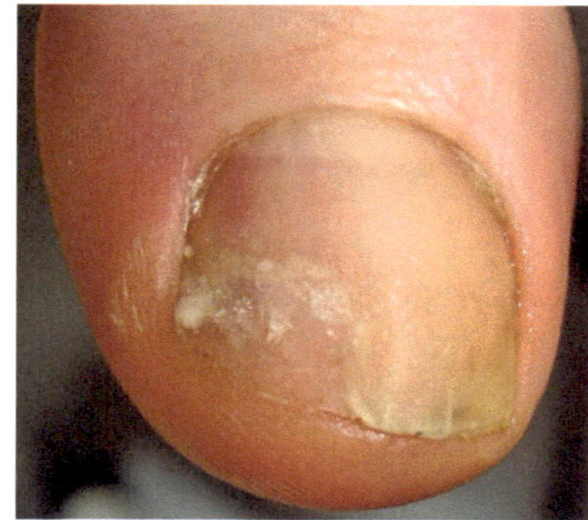

Abb. 16.10 Nagel mit Fiberglasprothetik

17 Unguis convolutus trotz Operationsverfahren

Wenn Patienten an einem Unguis convolutus erkrankt sind, besteht häufig das Problem, dass diese Nagelerkrankung nicht ursächlich behandelt werden kann. Es ist bis dato medizinisch nicht näher erforscht, wodurch diese Nagelveränderungen entstehen. Mediziner behandeln den Unguis convolutus heute immer noch mithilfe von Operationsverfahren. Mit solchen Verfahren behandelt man allerdings nur sehr kurzfristig die Symptome, die Erkrankung bleibt bestehen. Die Folgen der Behandlung sind für betroffene Patienten oft niederschmetternd. Schon kurz nach den Behandlungen durch eine Operation fangen nun die verschmälerten Bereiche an, sich wieder einzukrümmen. Wiederholte OPs machen den Verlauf nur noch schlimmer.

Die einzig erfolgreiche Operationsmethode wäre eine Nagelvollextraktion. Das Ergebnis sollte eine völlig entfernte Nagelplatte ***mit fehlender Nagelmatrix*** sein. Der Nagel hätte dann in abgeheiltem Zustand eine vernarbte Nagelplatte.

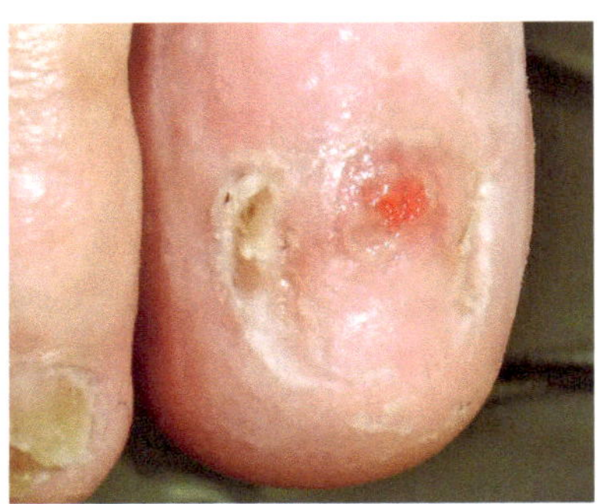

Abb. 17.1 Nagelvollextraktion mit fehlender Nagelmatrix

Zu diesem Verfahren ist anzumerken, dass der Erfolg nicht immer mit einer einzigen Operation zu erzielen ist. Oft müssen die Nägel zwei- bis dreimal operiert werden, um auch den nachwachsenden Rest der Nagelmatrix zu entfernen. Ansonsten besteht die Gefahr, dass sogenannte Nagelsporne aus dem Bett wachsen und wie Dornen nach oben stehen.

17.1 Fallbeispiele

Die nachfolgenden Fallbeispiele sind keine Einzelfälle. Es kommen regelmäßig Patienten in die Praxis, die nach einer solchen Operation Probleme bekommen. Sehr häufig sind es Nageldornen, die in den Falz wachsen. Auch Patienten, die sich wegen ihrer Rollnägel operieren lassen haben, sind mit den gleichen Problemen in der Praxis vorstellig geworden.

Fall A – Emmert-Plastik beidseitig

Eine Patientin wurde in der Praxis vorstellig, weil ihr die Nagelecken immer wieder starke Beschwerden machten. Sie hatte diese entfernt, obwohl ihr der behandelnde Arzt vier Jahre zuvor gesagt hatte, dass sie nach der erfolgten Emmert-Plastik nie wieder Probleme haben würde.

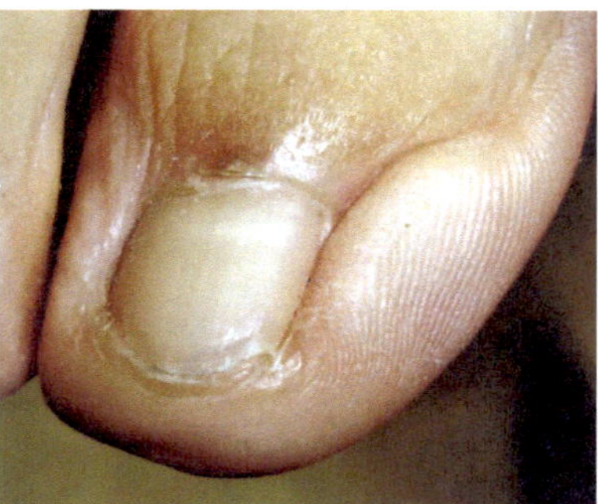

Abb. 17.2 Schmerzende Nagelecke

In der Praxis wurde der Nagel nach kurzer Zeit mit einer dreiteiligen Orthonyxiespange versorgt.

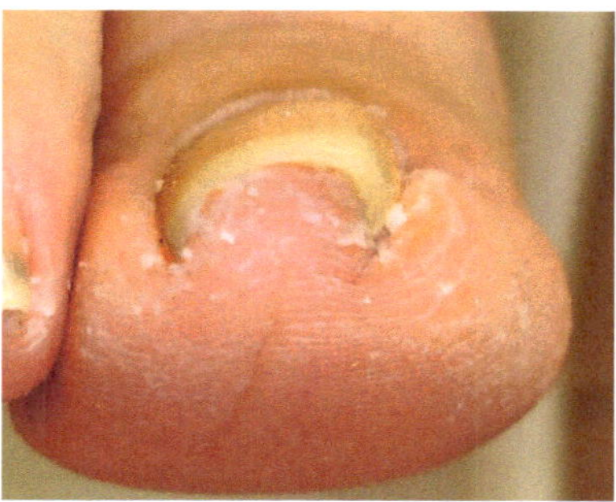

Abb. 17.3 Die Ecken sind nun wieder herausgewachsen. Wie zu sehen ist, rollt der Nagel sich wieder.

Fall B – Emmert-Plastik beidseitig

Die Patientin im Fall B hatte zum Zeitpunkt der Aufnahme sechs Operationsverfahren hinter sich gebracht. Wie in Abbildung 17.4 am linken Rand zu sehen ist, bildet sich immer wieder ein Nageldorn, der aus dem Nagelbett wächst. Auch bei der siebten Operation konnte er nicht erfolgreich entfernt werden. Es ist anzumerken, dass bei diesen insgesamt sieben Operationen fünf verschiedene Ärzte versucht haben, den Nagel zu behandeln.

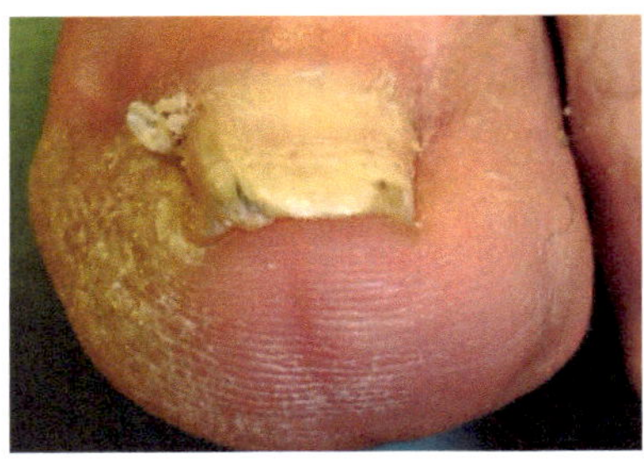

Abb. 17.4 Sieben Operationen und kein Ende …

Abbildung 17.4 zeigt den Zustand nach der siebten Operation. Das Ziel des Operateurs war eine Vollextraktion des gesamten Nagels unter Mitnahme der Nagelmatrix. Dabei wurde der Patientin versichert, dass der Nageldornrest nun endlich verschwindet. Nachdem die Abheilung beendet war, bildete sich jedoch erneut ein Dorn, der nun unter der Haut wächst und regelmäßig herausgeschnitten werden muss (Abb. 17.5 und 17.6). Die Nagelplatte hat sich zum Teil neu gebildet.

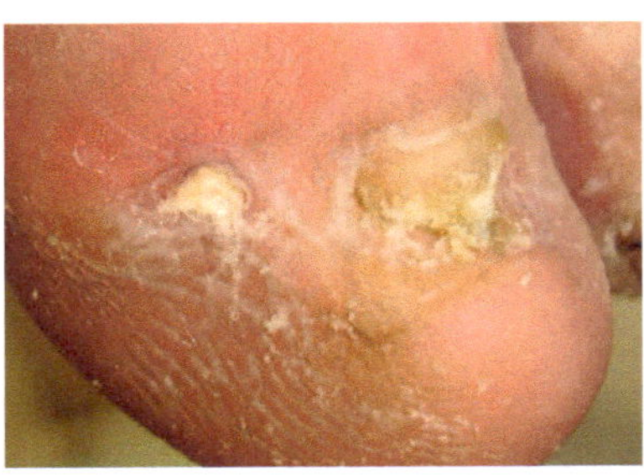

Abb. 17.5 Der Nageldorn wächst unter der Haut …

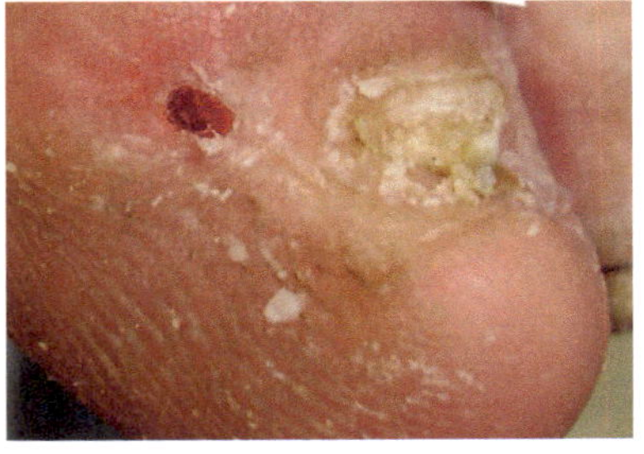

Abb. 17.6 … und muss immer wieder herausgeschnitten werden

Die Patientin leidet noch heute unter sehr starken Schmerzen, da sich der Dorn immer wieder nachbildet. Keine der Operationen hat den Zustand verbessert.

Fall C – Emmert-Plastik beidseitig

Bei diesem Patienten wurde vor mehr als 20 Jahren beidseitig eine Emmert-Plastik durchgeführt. Er wurde anschließend in der Praxis vorstellig, weil die Schmerzen beidseitig im Nagelfalz unverträglich wurden. Er trägt seitdem eine Fraser-Spange und ist beschwerdefrei.

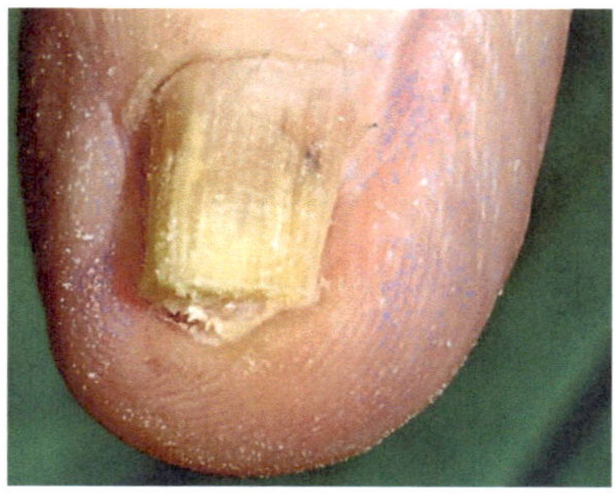

Abb. 17.7 Unguis convolutus ohne …

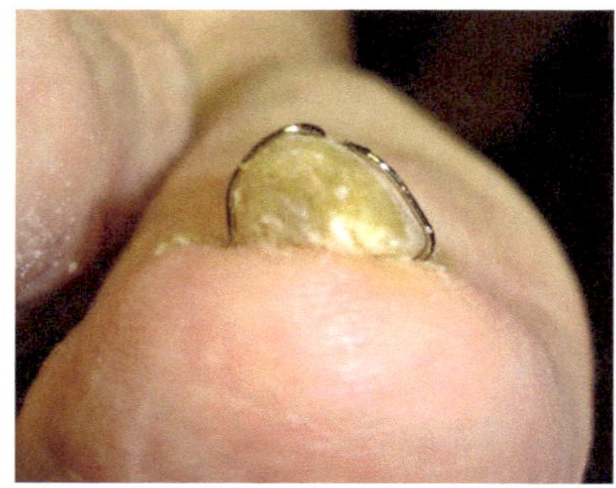

Abb. 17.8 … und mit Fraser-Spange

Fall D – Emmert-Plastik rechts

Als diese Patientin in die Praxis kam, hatte sie wiederholt Ärger mit einem Nageldorn, der nach der OP rechts immer wieder in eine Nageltasche wuchs. Leichte Druckprobleme auf dem Nagelfalz waren ab und zu vorhanden.

Mit bloßem Auge war der Dorn nicht zu lokalisieren.

Erst durch das Sondieren mit einem Exkavator konnte man diesen herausarbeiten.

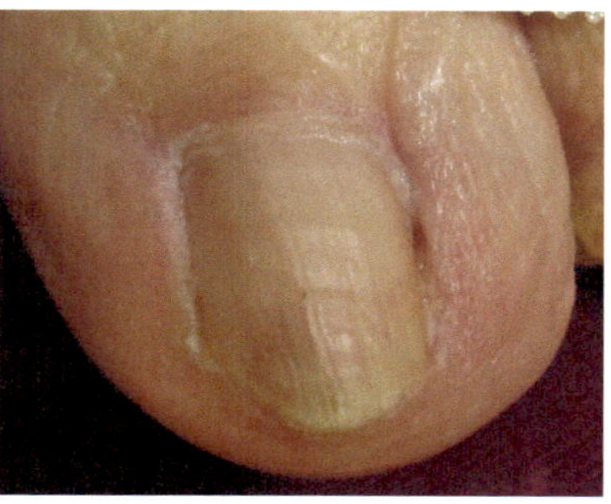

Abb. 17.9 Den schmerzhaften Dorn …

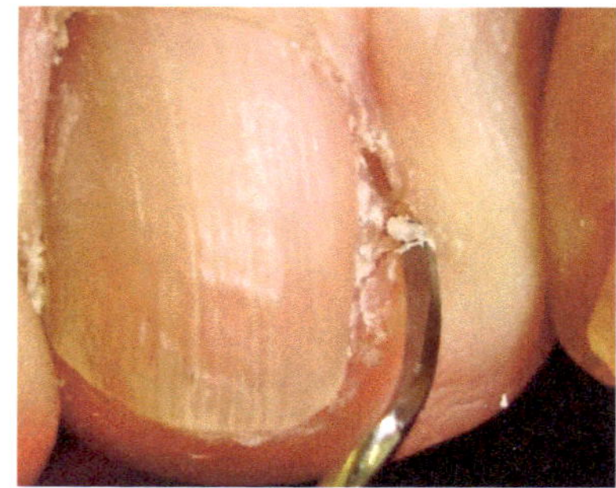

Abb. 17.10 … macht erst die Anwendung des Exkavators sichtbar

Im gesamten Therapieverlauf wurde der Nageldorn tamponiert und durch eine Nagelprothetik angehaftet. Mit der Nagelprothetik wurde gleich das Nagelbett verbreitert, damit der nachwachsende Nagel

Platz hat. Nach einem Jahr war die Behandlung abgeschlossen, der Nageldorn hat sich wieder angehaftet. Mit leichter Unterstützung durch Fixieren kann der Nagel so erhalten bleiben.

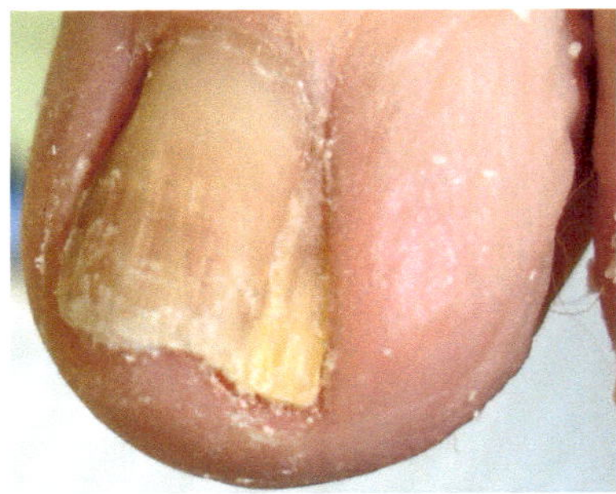

Abb. 17.11 Im Laufe des Nagelwachstums zeigte sich, dass der Nagel sich rollt

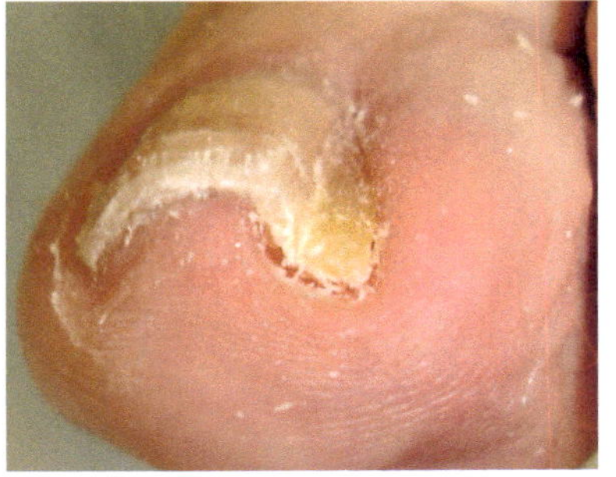

Abb. 17.12 In diesem Fall bereitet der Rollnagel keine Probleme. Der nachwachsende Nageldorn wird alle vier bis sechs Monate kontrolliert.

Fall E – Emmert-Plastik beidseitig

Wegen ihrer starken Rollnägel hatte sich die Patientin operieren lassen. Ihr wurde zugesichert, dass sie danach keinerlei Probleme mehr haben würde. Für die erste Zeit nach dem Herauswachsen des Nagels traf dies zu. Als aber der Nagel vollständig nachgewachsen war, bekam sie Schmerzen im Nagelfalz. Immer wieder entzündete sich der Falz und sie hatte eine ausgeprägte Paronychie beidseitig. Die Folge war, dass sie die Ecken manipulierte, um „Luft“ zu bekommen.

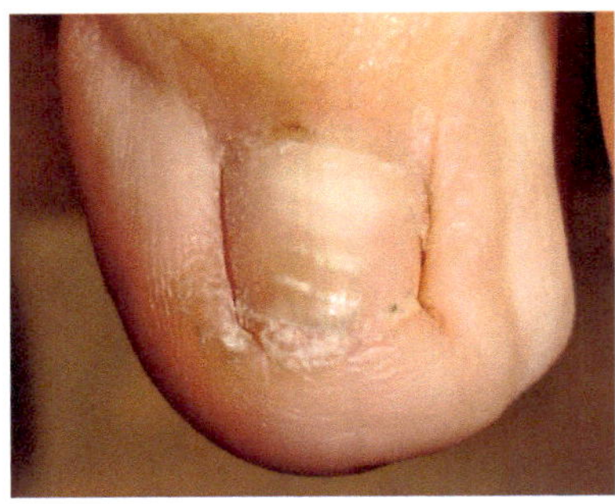

Abb. 17.13 In der Praxis wurde die Patientin mit verschiedenen Spangen behandelt. Nach zirka zwei Jahren konnte man deutlich sehen, dass der Rollnagel wieder ausgeprägt war.

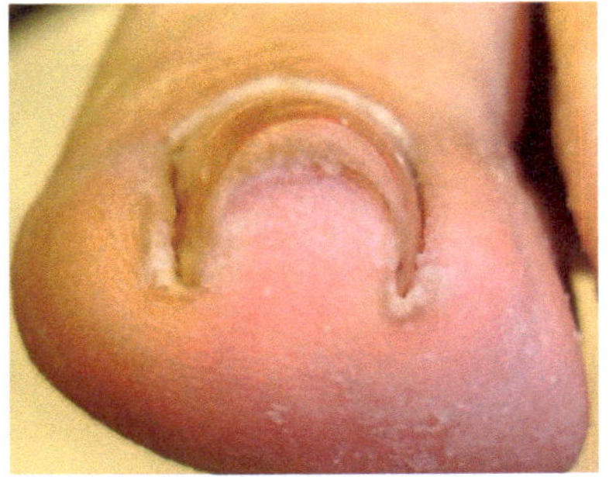

Abb. 17.14 Sie wird seitdem mit einer Fraser-Spange (0,4) dauerhaft versorgt und ist beschwerdefrei

18 Physikalische Kräfte in der Spangentherapie

In der Spangentherapie werden Spangen mit unterschiedlichen Wirkungsmechanismen verwendet. Im Verlauf mehrerer Jahrzehnte wurden unterschiedlichste Spangenmodelle entwickelt, die je nach Modell zwei verschiedenen physikalische Gesetzen folgen: der Hebelkraft (auch Federkraft oder Rückstellkraft genannt) oder der Zugkraft. Mit diesen beiden Verfahren sind alle Spangenmodelle unterschiedlich entwickelt worden.

18.1 Das Prinzip der Hebelkraft

Die Hebelkraft ergibt sich aus der Länge der Strecke, die man mit Druck biegen möchte. Ist die Strecke lang, so ist der zum Biegen benötigte Druck geringer, als wenn ich eine kurze Strecke biegen möchte. Die mathematische Gleichung dafür ist

$$L_1 x B_1 = L_2 x B_2$$

L_1/L_2 Länge der Kraftarme x B_1/B_2 Belastung [44]

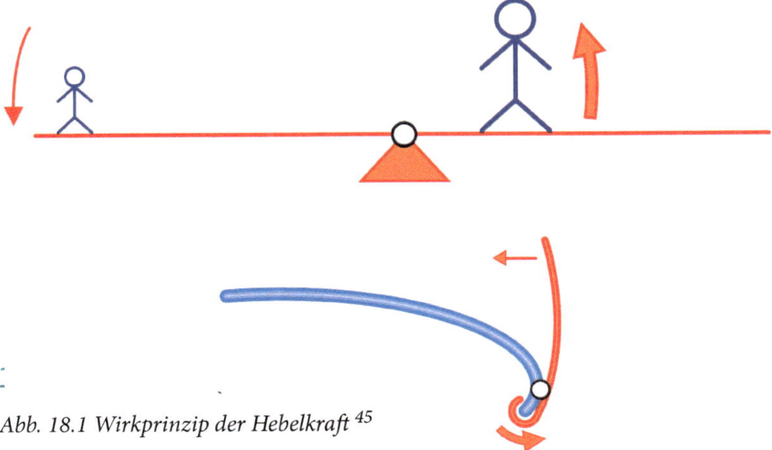

Abb. 18.1 Wirkprinzip der Hebelkraft [45]

18.1.1 Elastizität/Federkraft

Spangen aus einem federharten Material haben das Bestreben zu federn, wenn man diese unter Spannung setzt. Die Spangenkraft wird mit zunehmender Verbiegung erhöht und ist am stärksten Punkt der

Krümmung am höchsten. Wenn man versucht, ein Stück Federdraht unter Druck zu biegen und es dann loslässt, wird es sich automatisch wieder in seine ursprüngliche Form bringen. Wenn dieser Draht nun an einer Ecke mit dem Nagel fixiert wird, wird der Nagel über die Federkraft mitgezogen. Daraus resultiert die Korrektur. Da diese Kraft kontinuierlich auf den Nagel wirkt, wird dieser über die ganze Zeit reguliert. Eine Ausnahme ist, wenn der Draht über seine Elastizitätsgrenze gebogen wird. Dann verformt er sich. Bei Spangen, die mit Hebelkraft arbeiten, kommt es je nach Modell zu unterschiedlich starken Wirkungen. Ein starker Draht oder eine starke Kunststoffplatte kann eine stärkere Rückstellkraft entwickeln als ein(e) dünnere(r). Deswegen ist es in der Therapie auch wichtig, den Einsatz solcher Spangen genau zu überprüfen. Falsch eingeschätzt, können diese Spangen Beschädigungen hervorrufen.

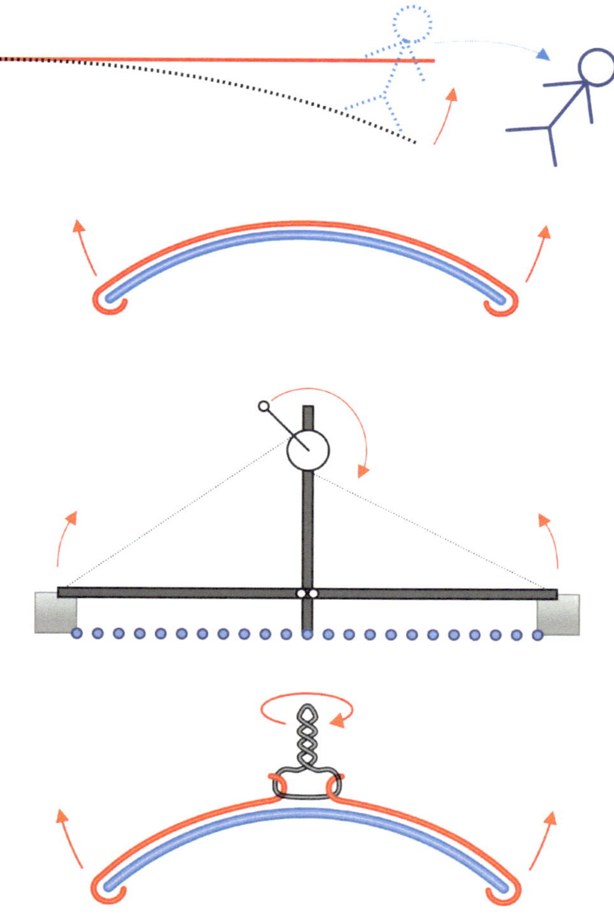

Abb. 18.2 Wirkprinzipien von Feder- und Zugkraft

18.1.2 Zugkraft

Wenn Spangen (bilateral) mit Zugkraft eingesetzt werden, dann herrschen immer die gleichen Kräfte an beiden Nagelenden.

Abb. 18.3 Außermittige Zugkraft

Der Erfolg liegt darin, dass durch sogenannte Schenkel die Nagelränder mithilfe von Häkchen fixiert werden. Um nun diese Zugkraft einzusetzen, werden die beiden Schenkel in der Mitte mittels einer Schlaufe zusammengefügt und verdrillt.

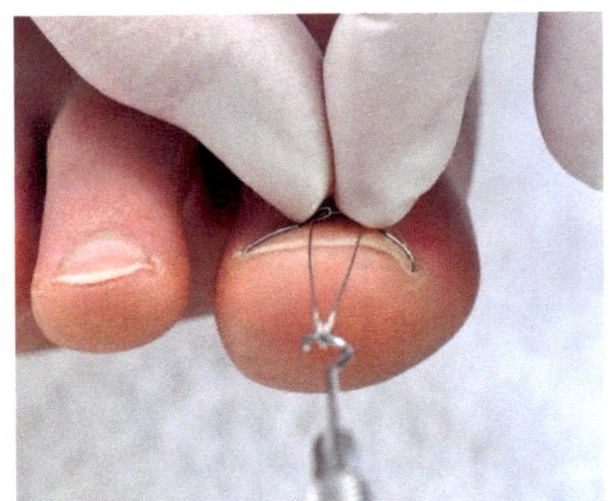

Abb. 18.4 Verbinden und Verdrillen der beiden Spangenschenkel mit einer Schlaufe

Ähnliche Spangen wie Erki-Technik oder Podofix bedienen sich auch der Zugkraft, aber durch eine andere Technik.

19 Geschichte der Orthonyxie

Schon vor mehr als einem Jahrhundert haben sich Menschen mit dem Problem des einwachsenden Nagels beschäftigt. **1873** hat Edward E. Stedman (Ohio, USA) eine einteilige Spange entwickelt und sich patentieren lassen. In der Folgezeit wurden immer wieder neue Spangen entwickelt. Manche von ihnen waren teilweise fragwürdig, doch einige haben es bis in die heutige Zeit geschafft. Ein Pionier der Orthonyxieversorgung war der schottische Fußpfleger Ross Fraser. Der Begriff Orthonyxie wurde von ihm definiert: Ortho = gerade, Onyx = Nagel.[46]

1960 griff Fraser die Idee von Dr. Scholl wieder auf, die damals aus Sterling-Silberfederdraht geformte Spange zu revolutionieren. Fraser hat daraus eine Spange entwickelt, die noch heute als Maßstab für die moderne Spangenversorgung gilt. Sein Spangenmodell ist der Grundstein für heutige Krankenkassenmodelle.

1964 stellte der deutsche Fußpfleger Joseph Greppmayr (München) auf einem Kongress die Spange von Ross Fraser vor. Seitdem ist diese Orthonyxiespange aus der medizinischen Fußpflege nicht mehr wegzudenken. 1974 wurde die Spange als Korrekturhilfsmittel anerkannt. In der Ausbildung zum Podologen ist dieses Spangenverfahren standardisiert.

Die heutigen Spangenverfahren bieten eine Vielfalt von Anwendungsmöglichkeiten. International beteiligen sich Therapeuten an der Weiterentwicklung dieser Techniken. Dies ist ein deutliches Zeichen dafür, dass reine Operationsverfahren nicht mehr als alleiniger Standard gelten.

19.1 Die Entwickler

Edward E. Stedman
1873 wurde erstmals eine Spange dokumentiert. Der Erfinder Edward E. Stedman entwickelte eine einteilige Spange. Das Mittelteil hatte er als umgekehrtes Omega in M-Form gestaltet. Die seitlichen Schenkel waren aus 0,6 mm starkem Draht, der flachgeklopft und poliert war. Diese Spange hat eine Ähnlichkeit mit der heutigen Naspan-Spange.

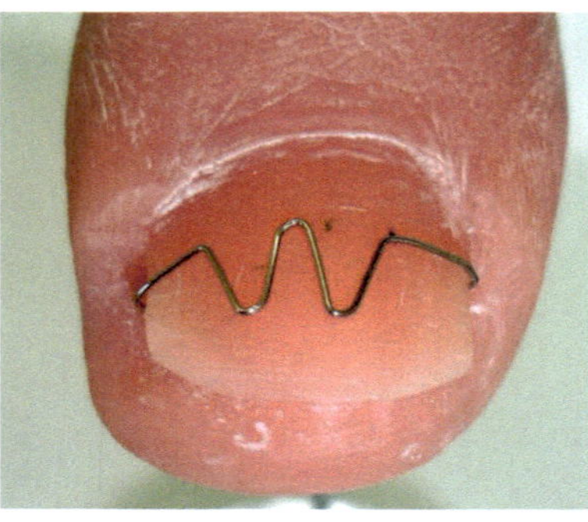

Abb. 19.1 Stedman-Spange

Dr. Scholl

1946 entwickelte Dr. William M. Scholl aus Illinois (USA) eine Spange aus Sterling-Silberfeder, die einige Jahre später eine revolutionäre Geschichte entfaltete. Sie wurde damals konfektioniert in drei Größen angeboten. Scholl hatte bereits 1912 das Illinois College of Chiropody and Orthopedics (Institut für medizinische Fußpflege und Orthopädie in Illinois) gegründet, das in diesem Bereich bald zur wichtigsten Lehranstalt in den Vereinigten Staaten wurde.

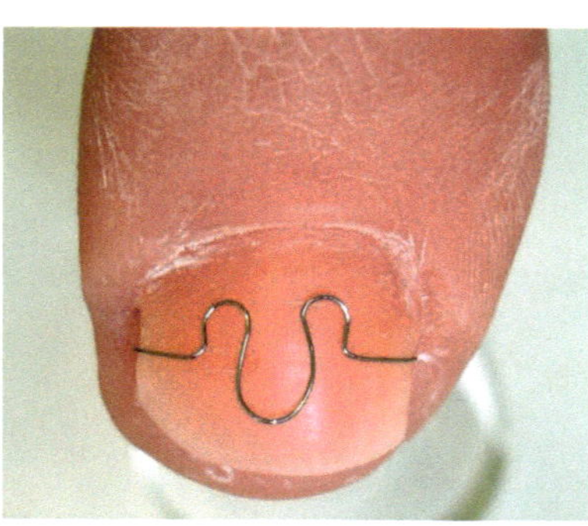

Abb. 19.2 Spange von Dr. Scholl

H. Rosenstein

1950 konzipierte der Engländer mittels eines starken chirurgischen Catgut-Faden (Abb. 19.3) eine Spangenmethode. Er bohrte vier Löcher an den seitlichen Rand des Nagels und führte den Faden mithilfe einer gebogenen Nadel über Kreuz durch die Löcher (Abb. 19.4): von oben durch Loch L 1, dann von unten zu L 2, von oben zu L 3, von unten zu L 4.

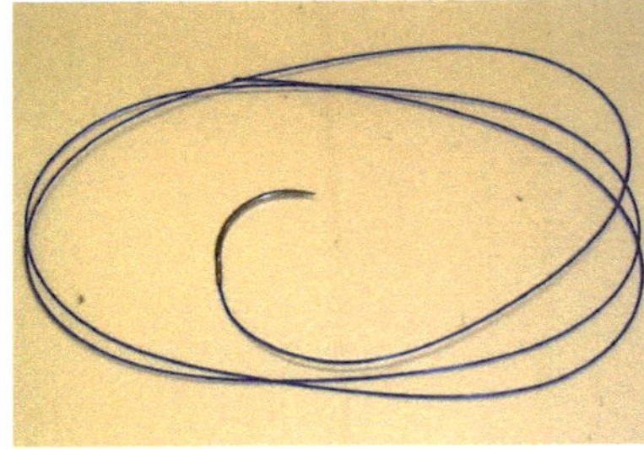

Abb. 19.3 Catgut-Faden

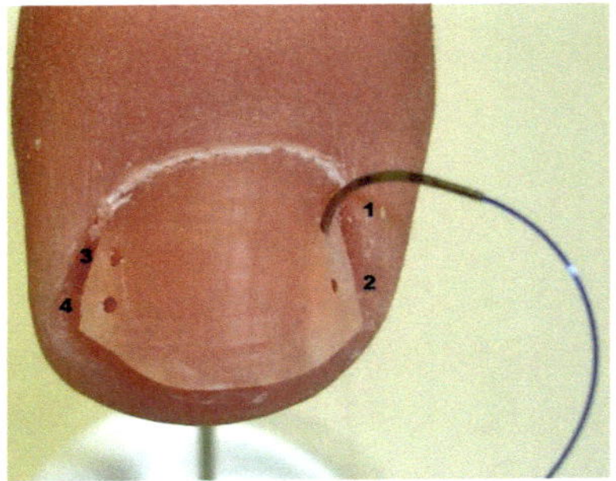

Abb. 19.4 Methode Rosenstein – Einfädeln des Catgut-Fadens

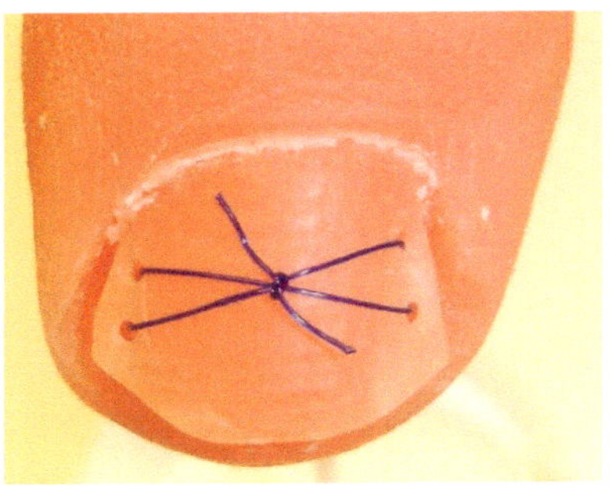

Abb. 19.5 Methode Rosenstein – fertige Verknüpfung des Fadens

In der Mitte wurden die Fäden dann fixiert. Die Korrektur erfolgte durch Zug auf die Fäden. Hat sich die Fixierung gelockert oder ging sie auf, blieb der Erfolg aus. Diese Methode hat sich nicht dauerhaft durchgesetzt. Die Beschädigung des Nagels war nicht von Vorteil, auch konnte nur eine ungenaue Zugkraft ausgeübt werden.

Dr. Södergard

1954 hatr Dr. Södergard aus Dänemark versucht, einen Rollnagel mit Heftpflaster zu korrigieren. Dazu benutzte er ein zirka acht Zentimeter langes Heftpflaster, das er mittig falzte. Dieses klebte er unter Zug unter den distalen freien Nagelrand und die Nagelecken. Er wollte damit eine Barrierefunktion erzielen. Damit das Pflaster gut hielt, fixierte er es zusätzlich mit einem Ankerpflaster.

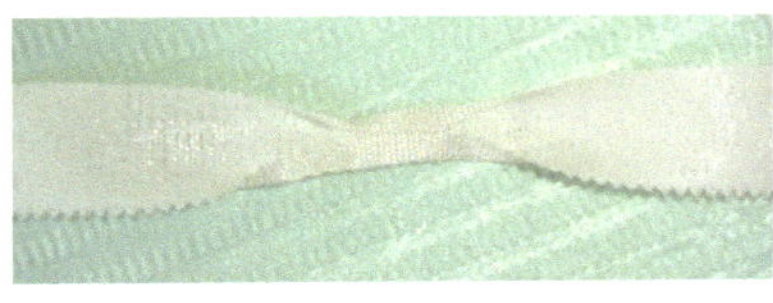

Abb. 19.6 Heftpflaster, in der Mitte gefalzt

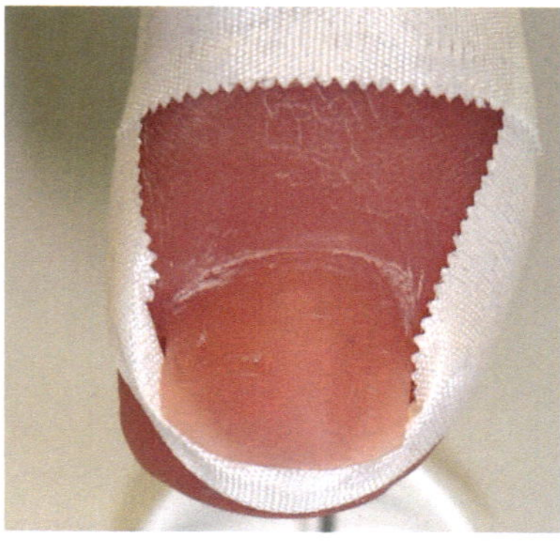

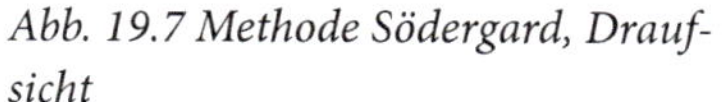

Abb. 19.7 Methode Södergard, Draufsicht

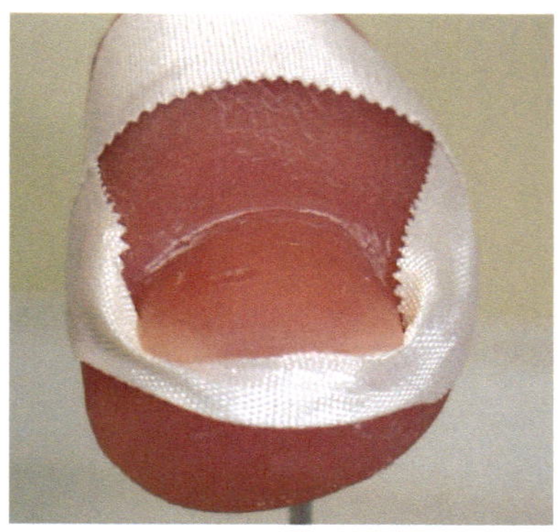

Abb. 19.8 Södergard, Ansicht von vorn

Ross Fraser

1960 entwickelte Ross Fraser die Silber-Federspange von Dr. Scholl weiter. Die Orthonyxiespange (bilateral und unilateral) besteht aus federhartem Chrom-Nickel-Stahldraht. Mit diesem Modell ist es möglich, eine exakte Dosierung der Hebelkraft vorzunehmen. So kann man in kleinen Schritten jeden Nagel wieder entrollen. Sie ist auch als bilaterale Spange durchaus nur unilateral einsetzbar. Wenn eine Seite nicht mehr bewegt werden soll, wird der jeweilige Schenkel passiv aufgesetzt.

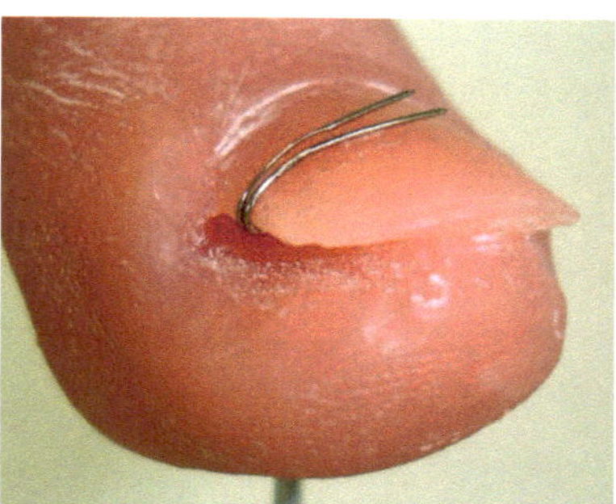

Abb. 19.9 Unilaterale Spange

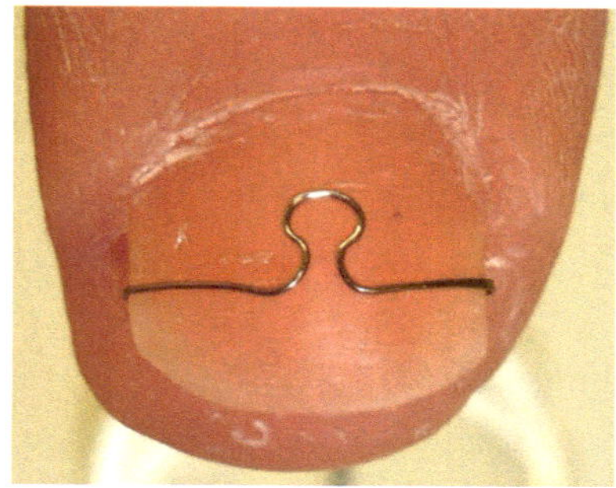

Abb. 19.10 Bilaterale Spange

Gifford

Zeitgleich mit Fraser erstellte ***1960*** Gifford in Texas, USA, einen Dreiteiler mit zwei breiten, 0,15 mm flachen Endschlaufen. Die variable Mittelfeder wurde aus 0,4 mm starkem Draht erstellt.

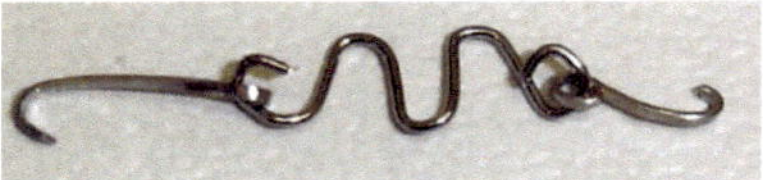

Abb. 19.11 Spange nach Gifford

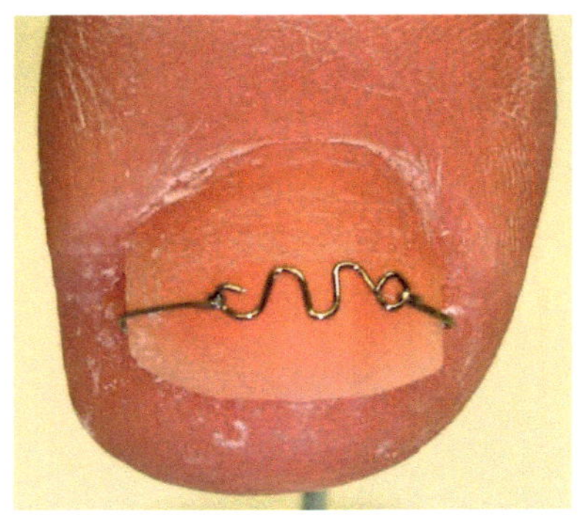

Abb. 19.12 Gifford-Spange in der Anwendung

Waldmann

In den Niederlanden fertigte Waldmann ***1964*** eine Spange aus 0,3 mm federhartem Chrom-Stahldrah. Er stellte daraus eine gewellte und eine ungewellte Drahtspange her. Diese waren nur mithilfe eines Nagelkorrektors aufzusetzen. Waldmann hat diese Spange auch als Plastikspange entwickelt, die ebenfalls mithilfe des Nagelkorrektors aufgesetzt werden musste.

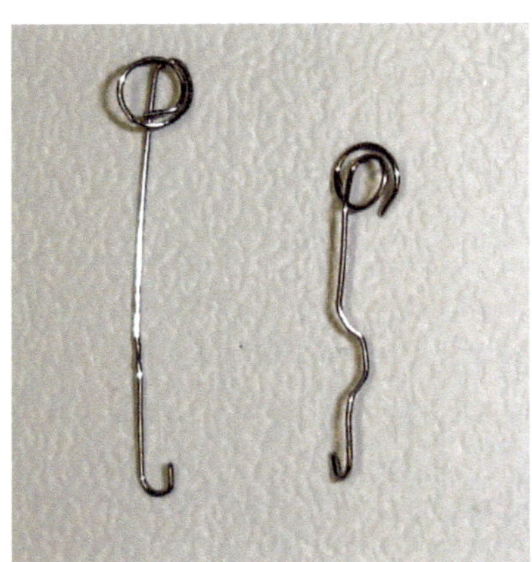

Abb. 19.13 Waldmann-Spange

Rading

1968 kam aus Schweden eine Spange, die mittels einer Stufenzange hergestellt werden konnte. Diese ähnelt der Fraser-Spange sehr. Rading stellte seine Spange direkt am Patienten her. Ein aufwendiges Abdrucknehmen entfiel. Zur Vereinfachung nahm er die von ihm entwickelte „Rading-Zange“, mit der er zügig eine Schlaufe in den Draht stanzen konnte.

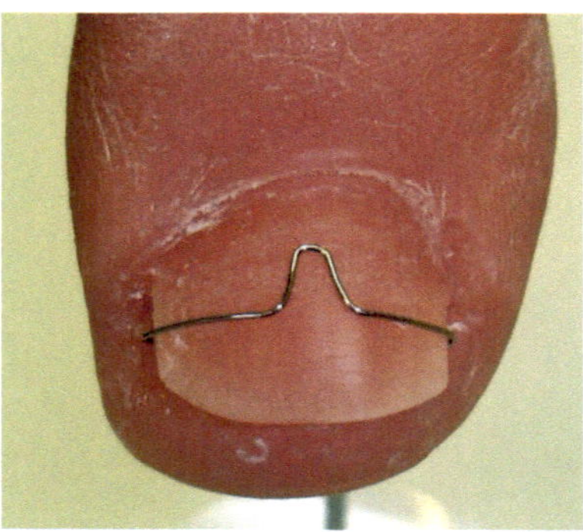

Abb. 19.14 Rading-Spange am Modell

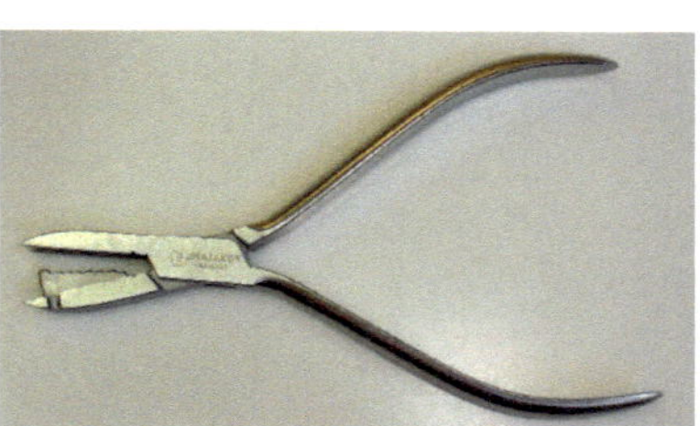

Abb. 19.15 Rading-Zange
Abb. 19.16 Rading-Spange

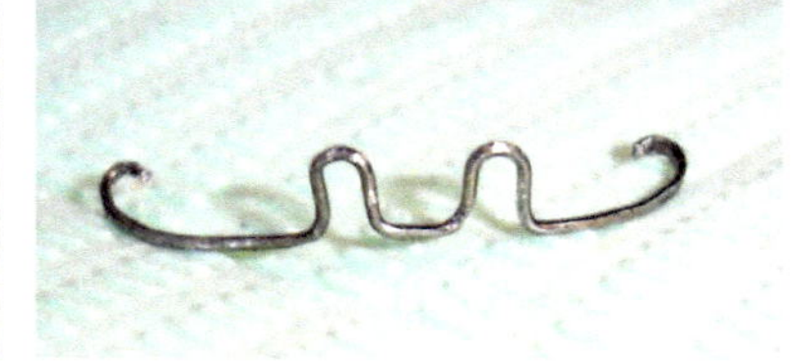

Die Schlaufen konnten für eine Drahtstärke von 0,3 bis 0,7 mm hergestellt werden.

Die Abbildungen 19.17 bis 19.19 zeigen, wie der Draht mit der Rading-Zange eingestanzt wird. Die einzelnen Zacken auf dem Zangenschenkel dienen dazu, die Größe des Stanzmusters zu verändern.

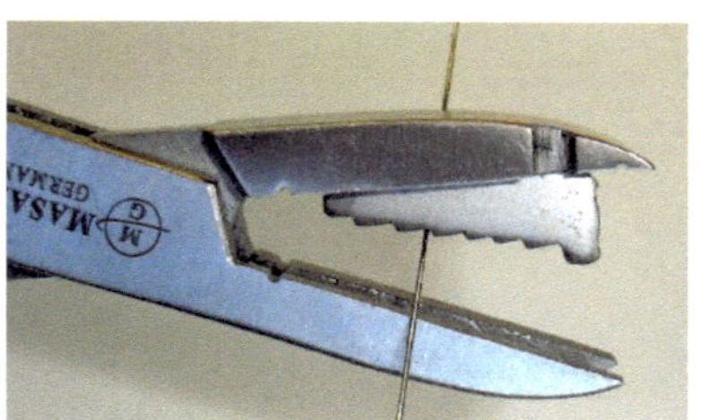

Abb. 19.17

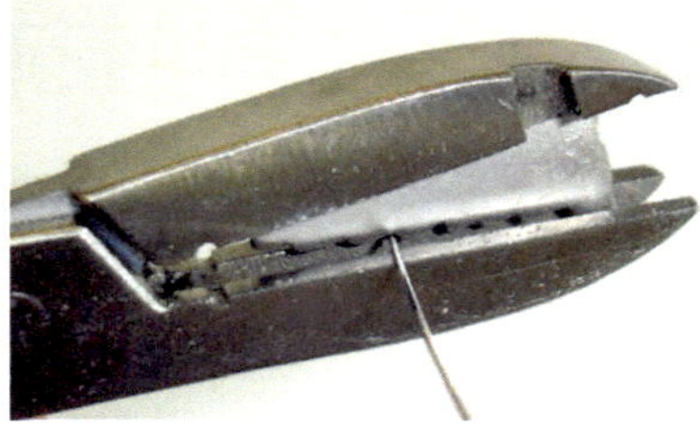

Abb. 19.18

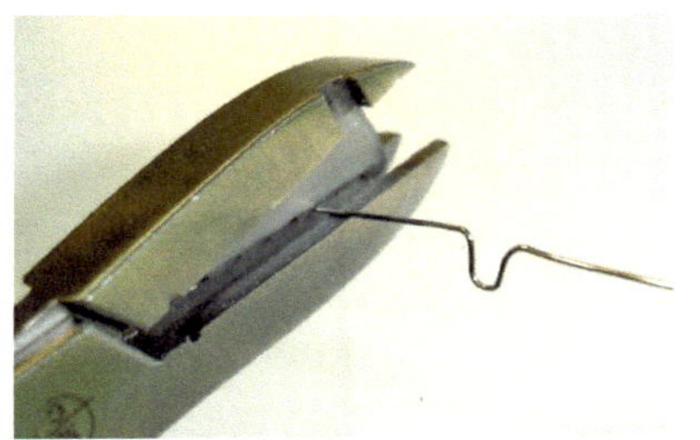

Abb. 19.19

Kitzka

1969 wollte Kitzka in Deutschland eine ähnliche Spange wie diejenige von Ross Fraser populär machen. Seine Idee war es, eine fast fertige Spange in der Hand zu haben, die eine sofortige Anwendung ermöglichte. Er bot 20 Spangen verschiedener Größe an, die vom Therapeuten nach dem Maßnehmen angebracht werden konnte. Jedoch verursachte die Spange Schädigungen der Nagelplatte, wenn nicht zusätzliches Werkzeug zur Anpassung der Spange an die Konvexität des Nagels verwendet wurde.

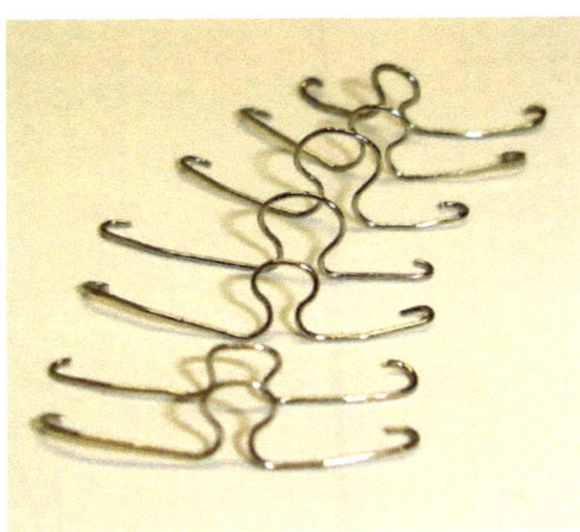

Abb. 19.20 Kitzka-Spangen

Gorkiewicz

Der Österreicher Gorkiewicz erfand ***1978*** eine durchgehende Spange ohne Omega. Stattdessen benutzte er ein Stahlband, das 0,4 mm breit und 0,2 mm stark war. Seine Idee waren eine einseitige Halbspange und eine Ganzspange, die über den gesamten Nagel geführt wurde.

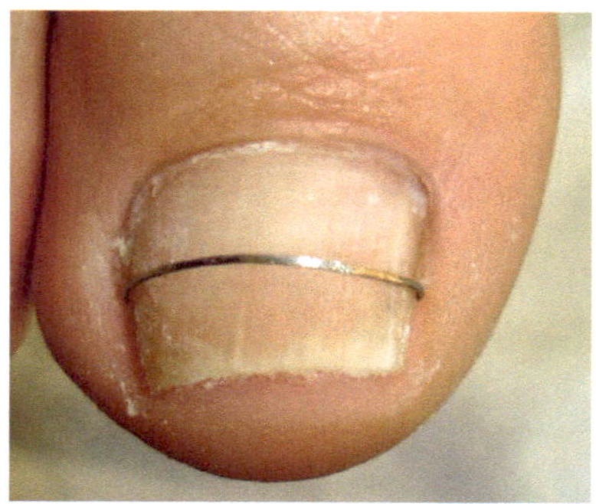

Abb. 19.21 Federspange bilateral

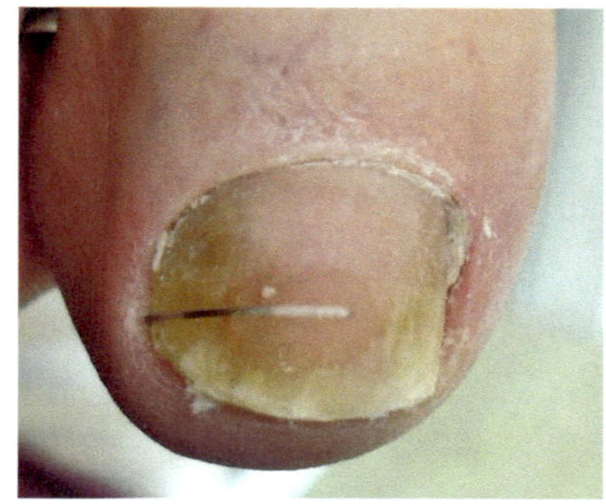

Abb. 19.22 Federspange unilateral

Plouchart

Dieses Spangenmodell des Entwicklers Plouchart aus dem Jahr ***1980*** unterscheidet sich von seiner Art deutlich von den herkömmlichen Spangen. Er versuchte, mittels eines 0,2 bis 0,3 mm starken federharten Stahldrahtes eine sehr flexible und variable Spange zu erzeugen. Sie sollte ihren Erfolg durch Zugwirkung erzielen.

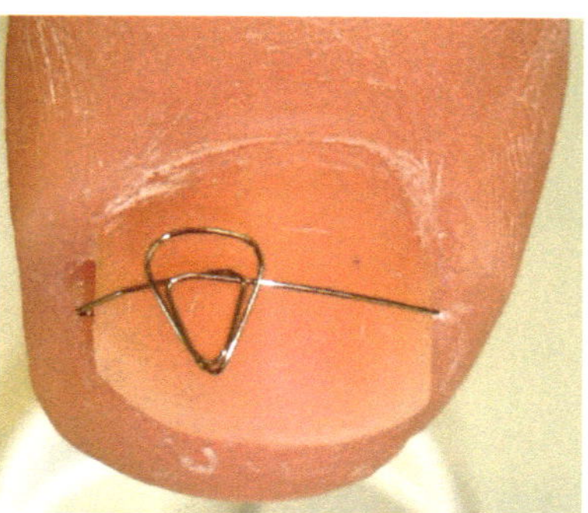

Abb. 19.23 Plouchart-Spange passiv

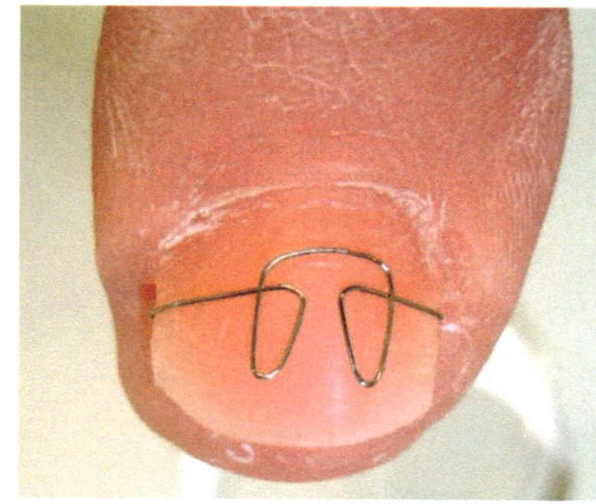

Abb. 19.24 Plouchart-Spange aktiv

Link

Eine völlig andere Spange wurde ***1982*** von Link in Deutschland entwickelt. Dazu wurde eine sogenannte Nagelklammer hergestellt. Diese besteht aus einem U-förmigen Metallbügel. Damit diese Spange angewendet werden kann, müssen die Nagelränder massiv aufgeweicht werden. Dann werden kleine, an der Klammer befestigte Metallhäkchen lateral und medial unter den Nagelrand geschoben. Der U-förmige Bogen wird mit dem Daumen auf dem Nagel fixiert. Die lateral an der Klammer befindliche Stellschraube wird nun so lange gedreht, bis die Drahthaken ihren Abstand vergrößert haben.

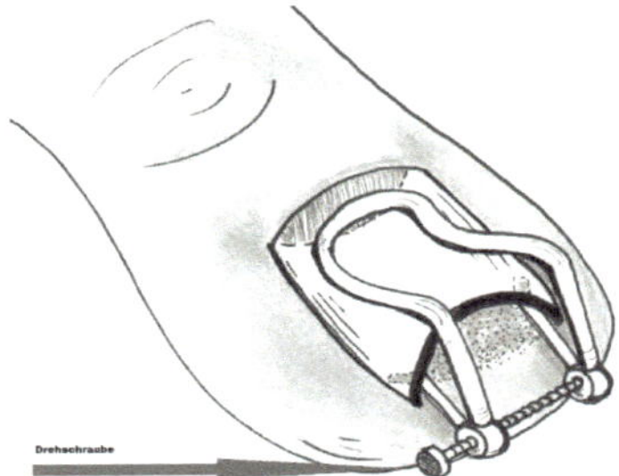

Abb. 19.25 Link-Spange

In dieser Stellung wird der Zeh nun 15 min. gebadet. Im Anschluss an das Bad werden die Drahthaken noch ein kleines bisschen weiter gedreht. Danach trocknet der Nagel wieder aus, erst dann wird diese Klammer entfernt.

Bernd Stolz

1987 revolutionierte Bernd Stolz mit seinem Patent für eine einteilige Klebespange die Korrekturhilfen. Die Klebespange besteht aus einem glasfaserverstärkten Duroplast. Es gibt sie in verschiedenen Größen. Mittels eines speziellen Klebers wird die Spange unter Druck auf den Nagel geklebt. Das Bestreben der Spange, sich wieder gerade zu biegen, verursacht die Korrektur.

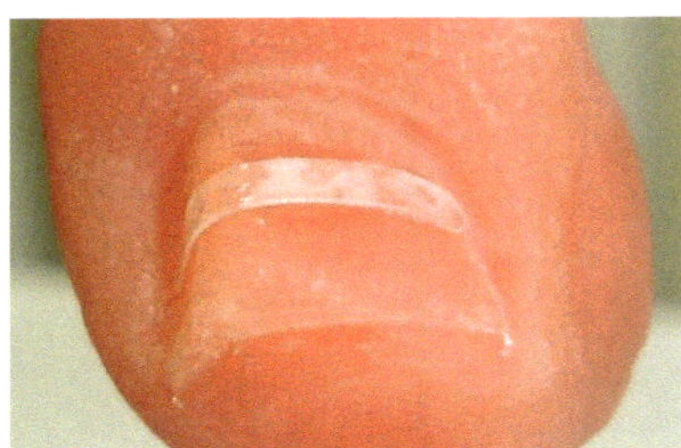

Abb. 19.26 Klebespange Bernd Stolz

Godefroy

Denis Godefroy hat ***1989*** ein Set zum Patent angemeldet, in dem vorgefertigte Spangen angeboten wurden. Die Spangen bestanden aus federhartem Stahldraht. Das Set wurde angeboten mit den Spangen, Werkzeug zum Biegen der Häkchen und einem Messinstrument (Schublehre). Die Spange ähnelte der Fraser-Spange.

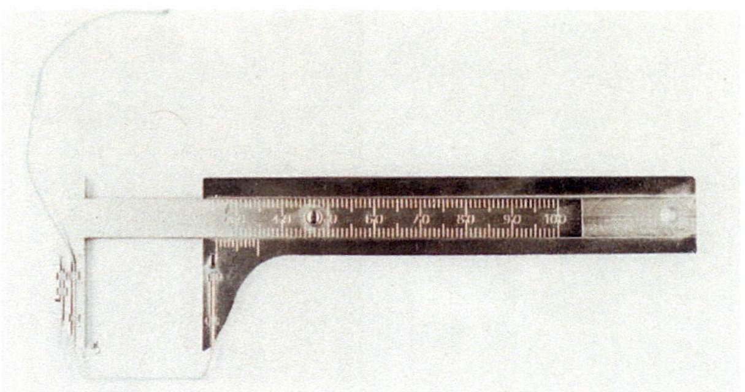

Abb. 19.27 Schieblehre nach Godefroy

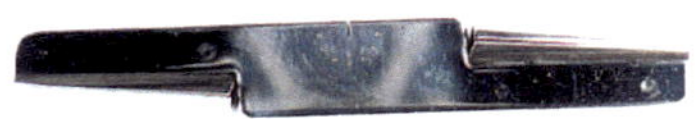

Abb. 19.28 Rundungsinstrument nach Godefroy

Robert A. van Lith

Van Lith hat eine einseitige Spange aus 0,2 bis 0,3 mm starkem federharten Stahldraht entwickelt. Der sogenannte T-Teil wird als Erstes am seitlichen Nagelrand mittels eines Akrylklebers fixiert. Nach dem Aushärten wird der lange Schenkel auf den Nagel gelegt und auch mit Akrylkleber fixiert.

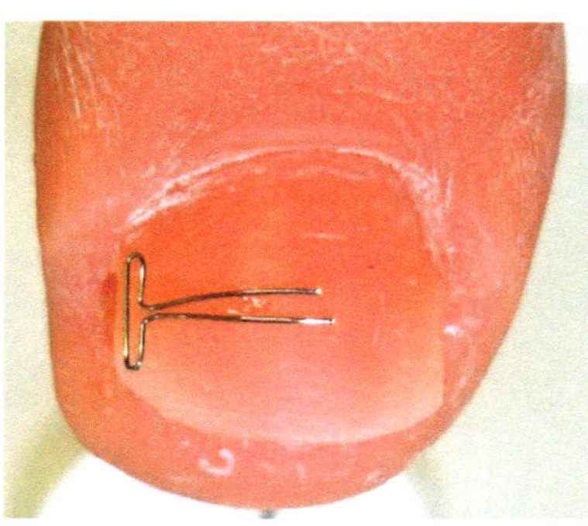

Abb. 19.29 Unilaterale Spange nach van Lith

GOLDSTADT

Eine ähnliche Wirkungsweise wie Onyclip besitzt die GOLDSTADT-Spange von der Firma Ruck. ***1990*** entwickelten Ruck/Knörzer dieses Modell, das als Klebespange bzw. mit Haken versehen auch als Haltevariante genutzt werden kann. Der weiche Golddraht ist für eine sanfte Korrekturwirkung sehr empfehlenswert.

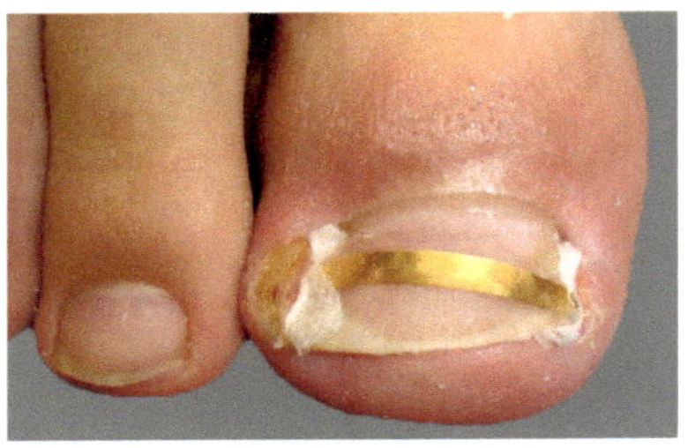

Abb. 19.30 GOLDSTADT-Spange

Erki-Technik

Die Firma Erkodent entwickelte ***1982*** eine Spange mit zwei Kunststoffhäkchen und einem Gummiring. Beide Häkchen werden am seitlichen Rand des Nagels fixiert. Der Gummiring wird beidseitig eingehakt und wirkt durch seinen Zug. Dies ist ein dreiteiliges Spangenverfahren als Klebespange und war damals einzigartig. Erkodent hatte damit zwei Vorteile vereint. Als Erstes erzeugt die Klebetechnik keine wesentlichen Druckschmerzen beim Patienten, da die Klebepads mit geringem Druck aufgesetzt werden. Der zweite Vorteil ist, dass diese Spange auch bei dünnen, sehr weichen Nägeln und Granulationsgewebe eingesetzt werden kann. Im Laufe der späteren Entwicklungszeit stellte sich heraus, dass Erki auch mit neueren Spangentechniken gemischt werden kann.

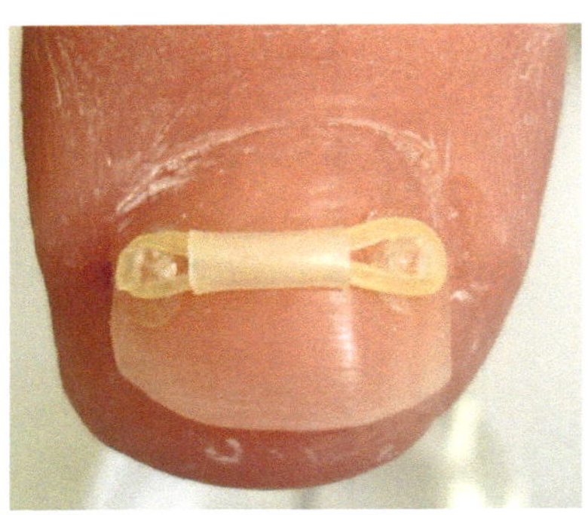

Abb. 19.31 Erki-Technik

Onyclip

Eine weitere Spange der Firma Erkodent ist die Onyclip, eine Spange, die seit ***1980*** angeboten wird. Dies ist ein Metallplättchen, das mit Kunststoff beschichtet ist. Die Dicke liegt bei 1,0 mm oder 1,5 mm. Diese Spange kann entweder mit einem Haken versehen werden, oder ohne einen Haken als Klebespange Verwendung finden.

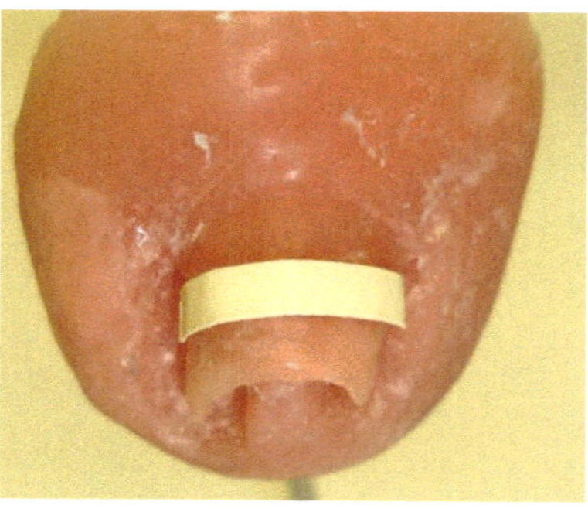

Abb. 19.32 Onyclip

Osthold VHO/3TO

Elvira Osthold hatte sich ***1988*** zum Ziel gesetzt, eine Spange als Alternative zu einer Nageloperation zu entwickeln. Hierzu erfand sie eine dreiteilige Orthonyxiespange, deren Wirkung auf Zugkraft basiert. Eine vorgefertigte Spange aus 0,4 und 0,5 mm starkem Runddraht wird mittels Schenkel am Nagel angepasst. Es wird ein Häkchen gebogen. Sind beide Seiten eingehakt, werden diese in der Mitte mittels einer Drahtschlaufe verzwirbelt.

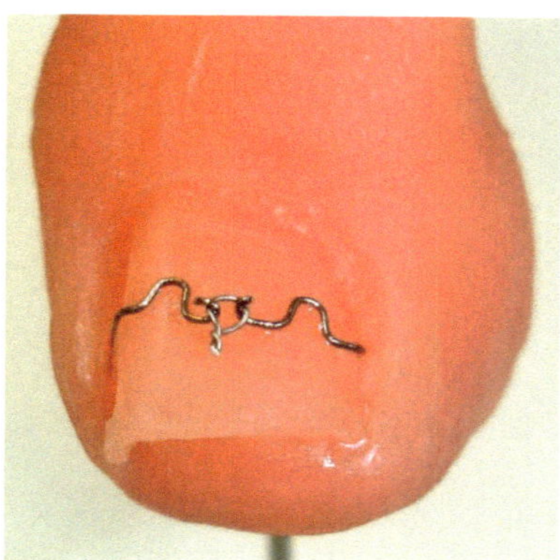

Abb. 19.33 VHO-Spange

ORa-Spange Brigitte Rathenow

Die ORa-Spange (ORa bedeutet: O = Orthonyxie und Ra = Rathenow) hat die Podologin Brigitte Rathenow ***2006*** patentieren lassen. Es ist eine zweiteilige Spange aus federhartem Edelstahldraht. Die Spangen gibt es in rechter und linker Ausführung, in 0,3 mm und 0,4 mm feinem Draht. Die ORa-Spange wird wie auch die 3TO-Spange vorgefertigt geliefert.
Diese Spange kann unter anderem auch unilateral verwendet werden.

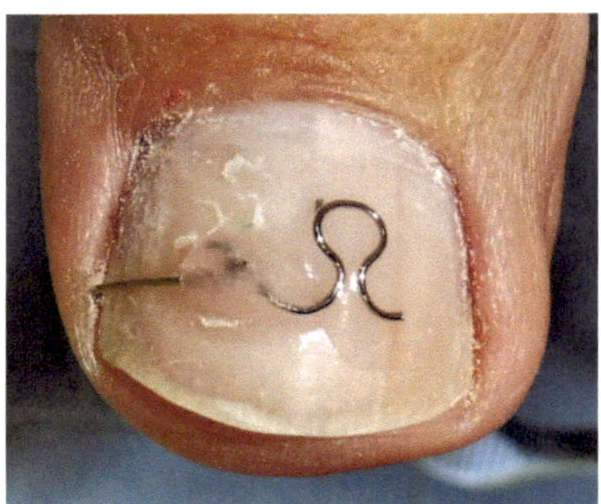

Abb. 19.34 ORa-Spange (Rathenow)

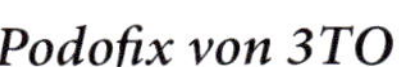

Abb. 19.35 Spangenschenkel ORa-Spange

Podofix von 3TO

3TO entwickelte ***2007*** dieses Modell, um es auch erfolgreich bei Granulationsgewebe einzusetzen. Der Vorteil dieser Spange ist, dass sie aufgeklebt werden kann, dabei aber keinen Druckschmerz verursacht. Sie besteht aus einem elastischen Kunststoffpad, das auf den Nagel aufgeklebt wird, und einem Aktivierungsdraht, der die Spange nach dem Aufkleben spannt. Nach dem Anbringen liegt der Draht in der Aussparung des Kunststoffpads und kann glatt versiegelt werden.

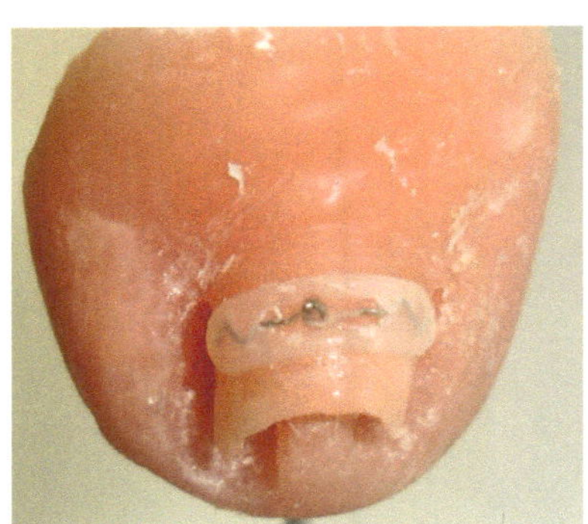

Abb. 19.36 Podofix Aktiv-Klebespange

Corectio Titan

Diese zweiteilige Drahtspange wurde ***2010*** von der Firma Reflepo in Japan entwickelt und ist seit 2012 in Deutschland erhältlich. Sie basiert ähnlich wie die dreiteiligen Spangen auf den Zugprinzipen. Es werden vorgefertigte Spangenschenkel mit schon fertigen Häkchen geliefert, die am anderen Ende eine Schlaufe aufweisen, die am Schluss mit einem Windehaken verzwirbelt wird. Ein Metallplättchen dient als Auflagepunkt.

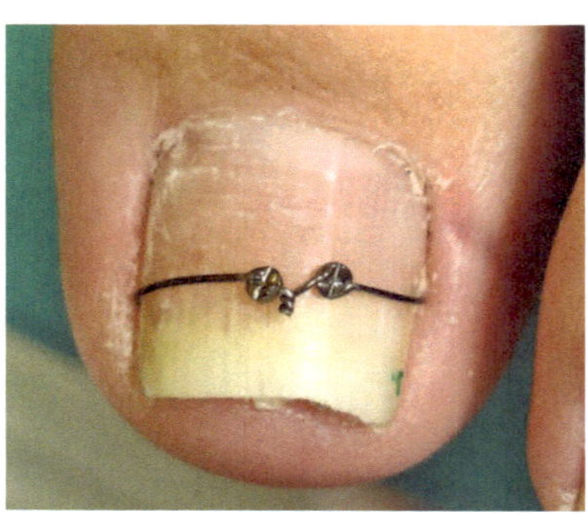

Abb. 19.37 Corectio Titan (Japan)

Abb. 19.38 Spangenschenkel

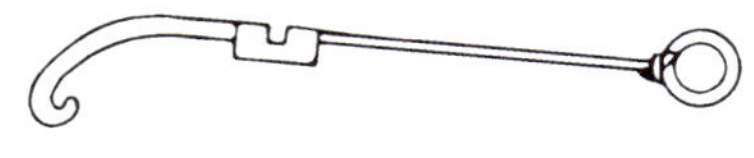

3TO COMBIped

Die COMBIped-Spange (***2011*** eingeführt) macht sich das Wirkungsprinzip der Hebelkraft zunutze. Sie kann als Schnelleinsatzspange dienen. Der Vorteil dieser Spange ist, dass sie unilateral wirken kann. Eine Zugkraft kann mit dieser Spange nicht aufgebaut werden. Je stärker der Nagel gekrümmt ist, desto höher ist die Kraft der Spange.

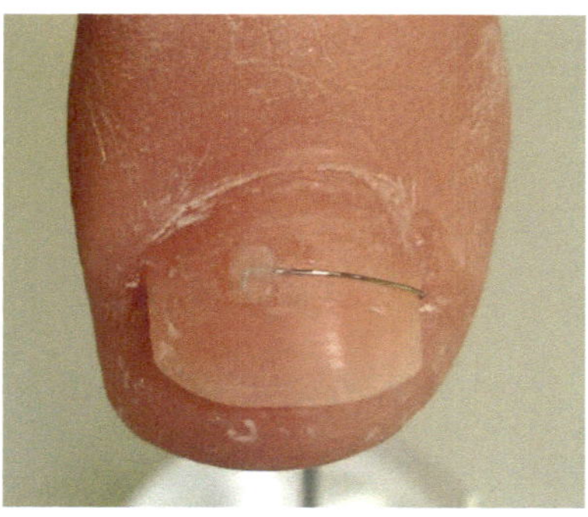

Abb. 19.39 3TO COMBIped-Spange unilateral

Podostripe® von 3TO

2016 hat 3TO ein reines Klebespangenmodell herausgebracht. Die Podostripe® wird an den beiden äußeren Enden verklebt. Im mittleren Teil wirkt sie wie ein elastisches Gummi. Die Spange wird mit Zug aktiviert.

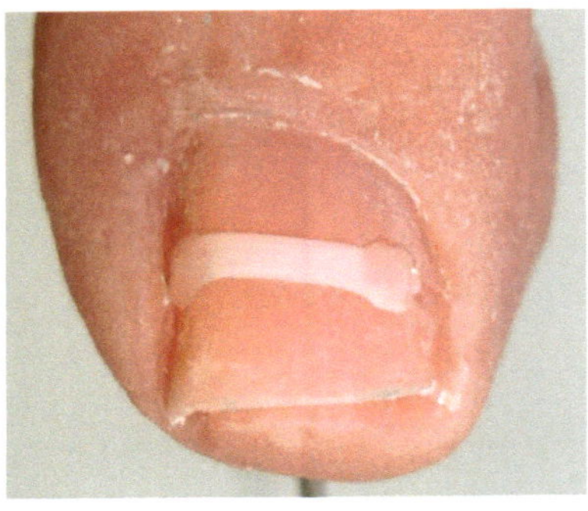

Abb. 19.40 3TO-Klebespange Podostripe®

ORTOGRIP von Ruck

Ebenfalls ***2016*** hat Ruck zusammen mit Elvira Osthold die dreiteilige Orthonyxiespange verbessert und perfektioniert. Die Spange wurde mit einem Haltegriff für Anwender praktikabler gemacht. Eine weitere Veränderung ist, dass die Häkchen schon vorgefertigt sind. Der Hersteller bietet die Spangen als konfektionierte Modelle in verschiedenen Größen an.

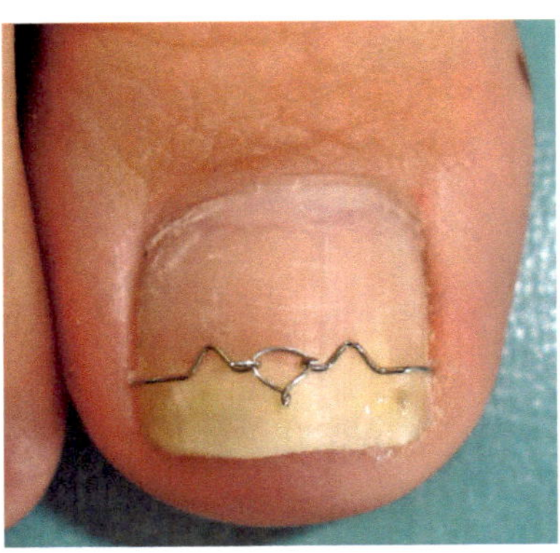

Abb. 19.41 Applizierte ORTOGRIP-Spange

Abb. 19.42 ORTOGRIP-Spange mit Haltegriff und Schlaufe

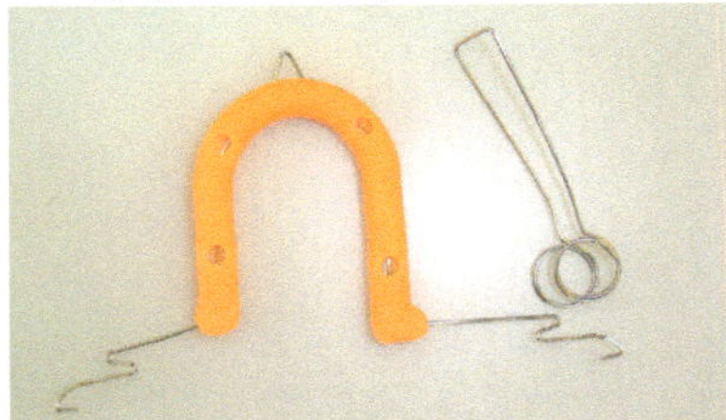

Naspan-Platinium-Nagelkorrektursystem

Die Podologen Inge Radojicic und Norbert Cohrs aus Hannover entwickelten die Spange über mehrere Jahre gemeinsam mit dem Unternehmer Hermann Bürtlmair aus Österreich. Angeboten wird die Spange seit ***2016*** von Gerlach Technik. Die einteilige Spange ist wie eine Sinuskurve geformt. Sie wird konfektioniert in verschiedenen Drahtstärken angeboten. Das Nachkorrigieren entfällt. Die Spangenwirkung basiert auf Zug- sowie Hebelkraft. Sie reguliert sich nach dem Anbringen selbst.

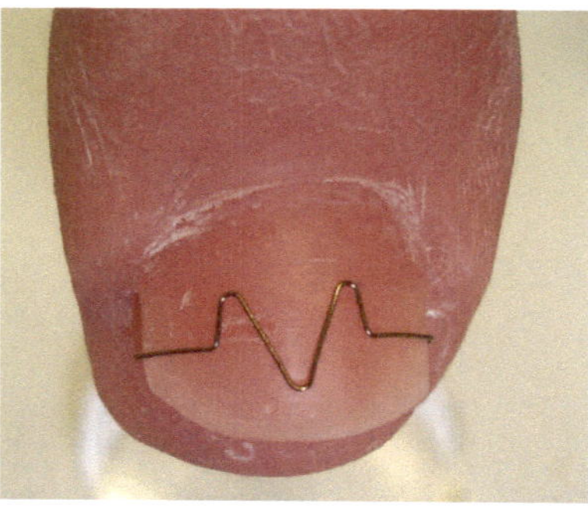

Abb. 19.43 Naspan-Platinium-Nagelkorrektursystem

3TO PLUS+

3TO hat ***2017*** die Weiterentwicklung ihrer „klassischen" Spange vorgestellt. Die Spange 3TO PLUS+ erzeugt durch Rückstellkraft des Federdrahtes eine konstante Biegewirkung auf den Nagel. Je stärker der Nagel gekrümmt ist, desto höher ist die Kraft der Spange. Durch dieses Spangenmodell kann ein sofortiges Anheben des einwachsenden Nagels erfolgen. Spontane Schmerzlinderung setzt ein.

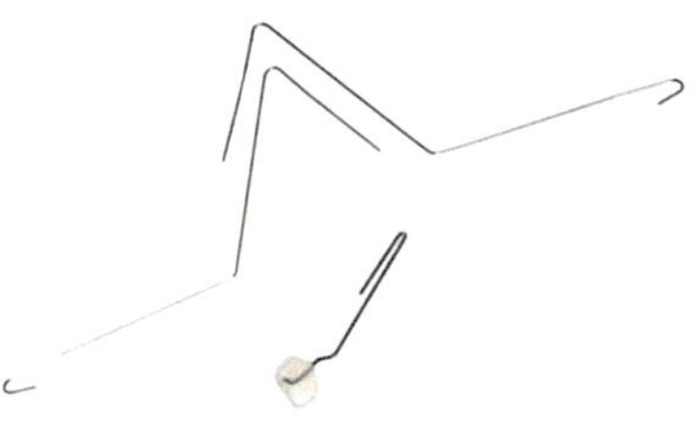

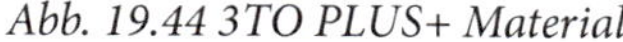

Abb. 19.44 3TO PLUS+ Material

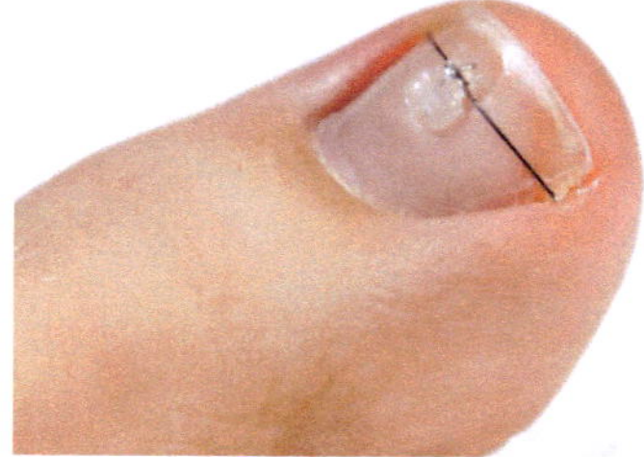

Abb. 19.45 3TO PLUS+

Onyfix Nagelkorrektursystem

2018 hat neubourg skin care das Nagelkorrektursystem Onyfix auf den Markt gebracht. Sein Prinzip besteht darin, dass ein eingerollter bzw. eingewachsener Nagel nach mehr oder weniger proximaler Fixierung des Nagelkorrektursystems mithilfe eines ausgehärteten Composites spannungs- und schmerzfrei durch normales Wachstum in eine natürliche Nagelform geführt wird. Auf diese Weise wirkt das Nagelkorrektursystem wie eine handelsübliche Nagelspange. Dabei verursacht es aber weder Schmerzen durch das Unterhaken von Metalldrähten in den Nagelfalzen, noch baut es eine Spannung durch Zug auf. Das ausgehärtete Korrektursystem hält den Nagel beim Wachstum in seiner proximalen Ausgangsform, sodass die eingerollten bzw. eingewachsenen Nagelanteile mit dem Wachstum und mit der Zeit aus den Nagelfalzen „herausgedreht“ werden.

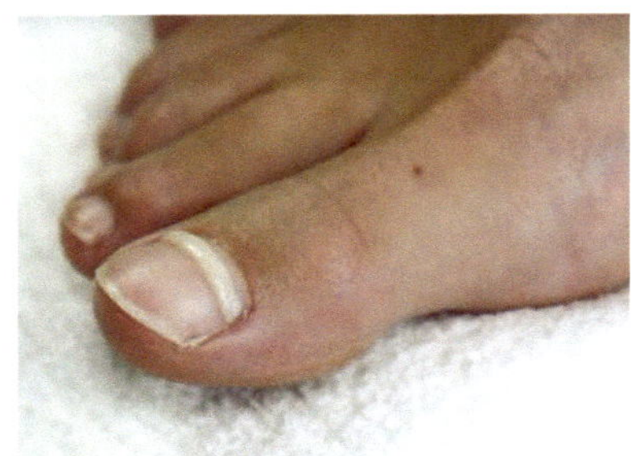

Abb. 19.46 Onyfix Nagelkorrektursystem

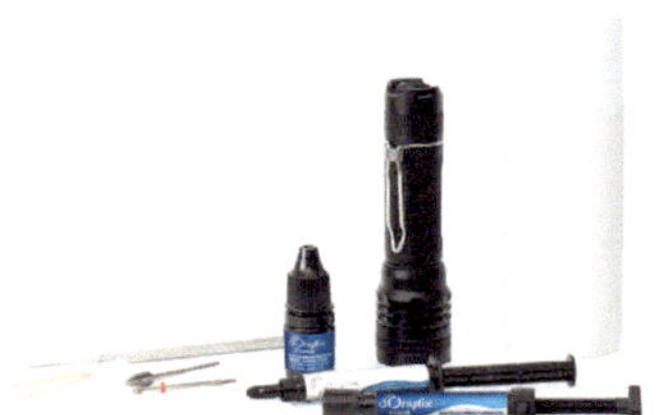

Abb. 19.47 Benötigte Materialien

Weitere Spangenmodelle aus Asien

Wann und von wem diese beiden Spangen erfunden wurden, ist nicht ermittelbar. Sie stammen aus Asien, vermutlich aus China. Beide Techniken bedienen sich der Zugkraft und sind selbstregulierend. Es sind konfektionierte Spangen, die in verschiedenen Größen angeboten werden.

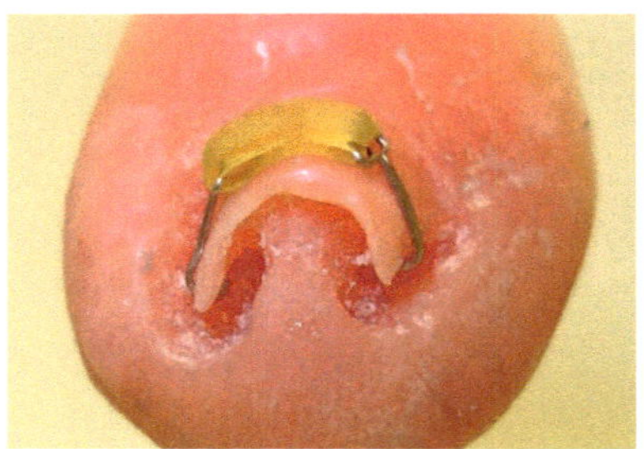

Abb. 19.48 Gummierte Spange

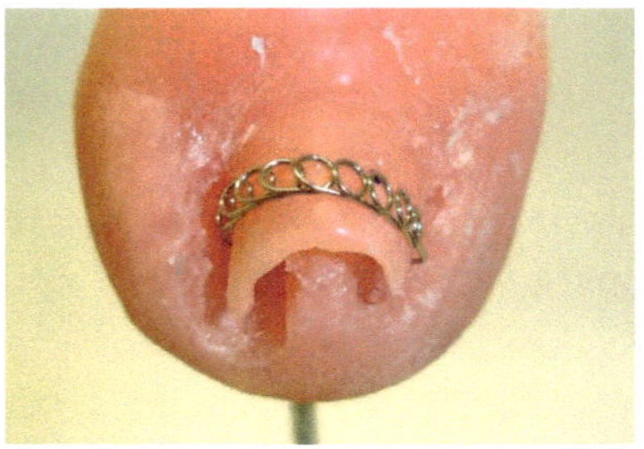

Abb. 19.49 Spiralen-Spange

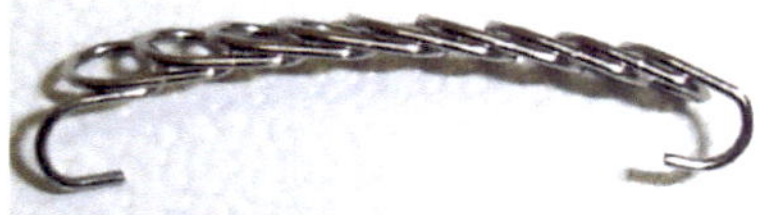

Abb. 19.50 Spiralen-Spange

20 Zugkraft ohne Spange

In einigen Fällen einer Behandlung von eingewachsenen Nägeln ist es nicht möglich, eine Spange zu setzen, oder der Nagel ist noch nicht so weit eingewachsen, dass eine Spange nötig ist. Auch können sich manche Patienten eine Spangentherapie nicht leisten. Für solche Fälle bietet sich eine Behandlung des Nagels mit Zwei-Komponenten-Kleber und Tamponieren mit Wattepellets an.

Die Wirkung liegt in der Zugkraft. Die Nagelecken werden vorsichtig angehoben und durch Fixierung zum Halten gebracht. Der Nagel wird am Rollvorgang gehindert, bis sich der Kleber ablöst oder der Nagel zu weit nach vorne herausgewachsen ist. ***Diese Methode ist nicht bei empfindlichen Patienten oder entzündeten Nägeln anzuwenden.*** Bei der Behandlung können durchaus leichte Druckschmerzen entstehen. Hier ist es wichtig, vorher mit dem Patienten zu sprechen, ihn darüber aufzuklären und den Behandlungsprozess gegebenenfalls abzubrechen, wenn die Schmerzen zu belastend werden.

20.1 Indikation und Kontraindikation

Indikation

- Rollnägel, wenn sie nicht zu dick sind
- Pincer Nail/Zangennagel
- übermäßige Hornhautbildung im Nagelfalz

Kontraindikation

- Mykosen
- entzündeter Nagelfalz
- pAVK
- Neuropathie
- zu weiche Nägel
- Onycholysen
- Onychorrhexis
- Onychgrypose
- Panaritium

Verdickte Nägel können leicht ausgedünnt werden. Dabei muss darauf geachtet werden, dass die Platte auf keinen Fall zu dünn geschliffen wird, ansonsten kann sie in Längsrichtung brechen.

Vorteil

Bei dieser Technik sind kaum Kosten für den Patienten zu erwarten.

Nachteil

Diese Technik hat den Nachteil, dass es sehr schnell zu einer Überdehnung der Platte kommen kann.

Diese Methode muss regelmäßig überwacht werden, weil das Risiko größer ist, dass sich eine Onychomykose entwickelt. Sollten Patienten bereits eine Onycholyse oder eine Onychomykose haben, ist die Methode kontraindiziert, da es zur Verschlimmerung der Problematik kommen kann.

Diese Methode birgt die große Gefahr, dass sich bei zu viel Zugkraft am Rand des Nagelfalzes Onycholysen bilden können.

20.2 Spangenlose Therapie Schritt für Schritt

Vorbereitung des Nagels

Zu Beginn wird der gesamte Nagel gründlich gereinigt und desinfiziert. Dann sollte der Nagel von der Platte her vorsichtig ein wenig ausgedünnt werden. ***Der Nagel darf nicht zu flach geschliffen werden!***

Mit einem Exkavator oder einem Spatel wird der Nagel dann behutsam und vorsichtig am Falz angehoben.

Sollten sich Schmerzen entwickeln, muss die Behandlung sofort beendet werden.

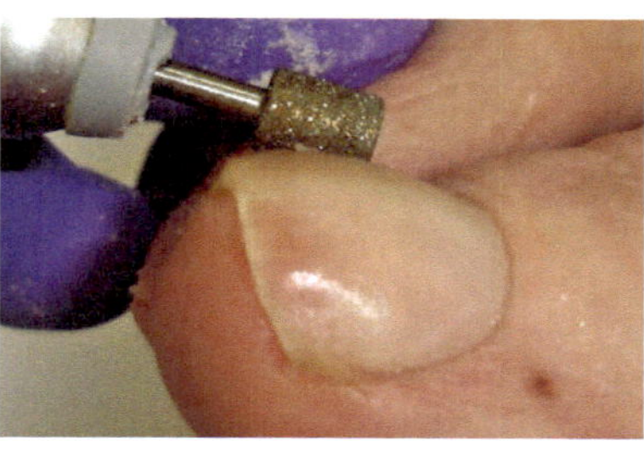

Abb. 20.1 Ausdünnen des Nagels

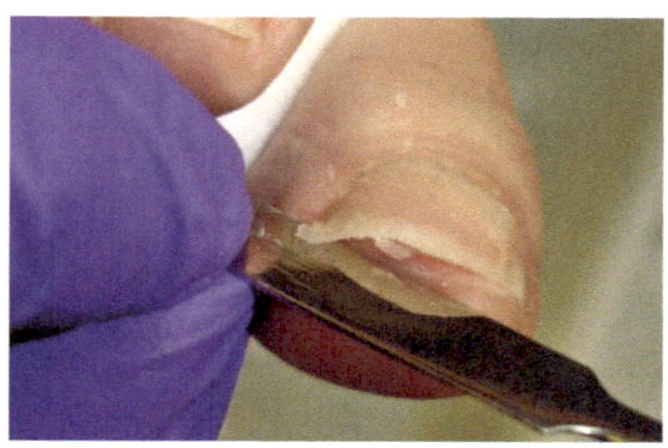

Abb. 20.2 Anheben des Nagels am Falz

Nagelfalz unterfüttern
Jetzt ist es möglich, kleine Wattepellets in den Falz zu stecken, um den Nagel anzuheben.

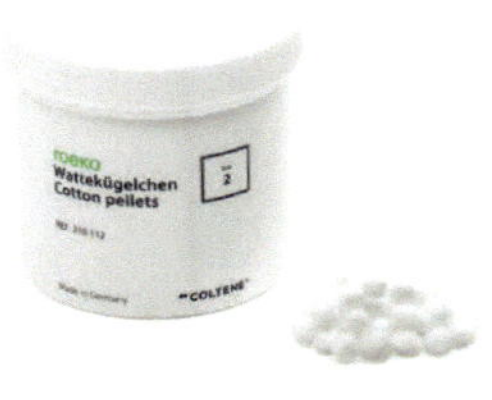

Abb. 20.3 So sehen die Wattekügelchen aus, ...[47]

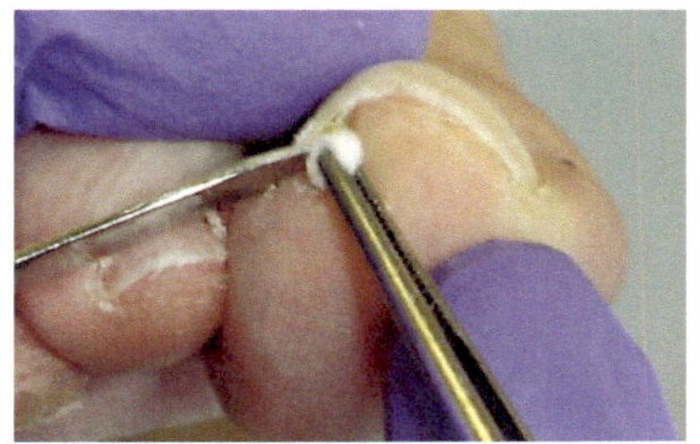

Abb. 20.4 ... die in den Falz gesteckt werden

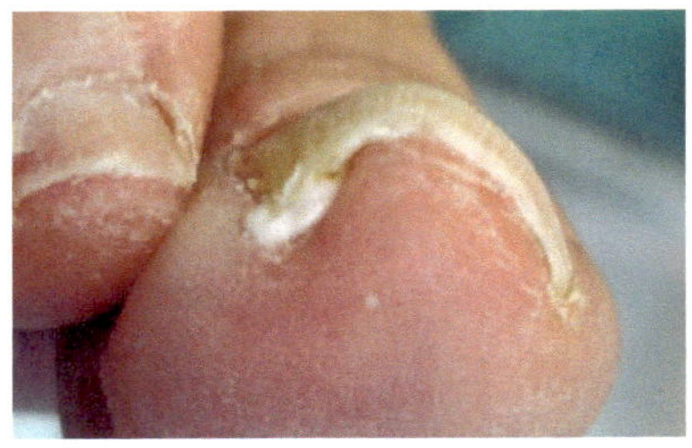

Abb. 20.5 Nagelfalz mit eingeschobenem Pellet

Entfetten und Kleber auftragen
Die Oberfläche des Nagels wird gründlich entfettet. Im Nächsten Schritt wird nun zügig der Zwei-Komponenten-Kleber (Acrylkleber) über den gesamten Nagel aufgetragen.

Nachdem der Kleber getrocknet ist, kann er beschliffen werden. Nun wird der Nagelfalz noch austamponiert.

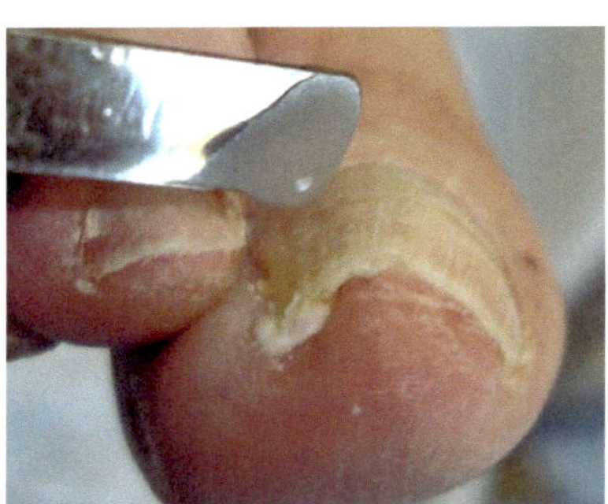

Abb. 20.6 Auftragen des Klebers

20.3 Therapieverläufe

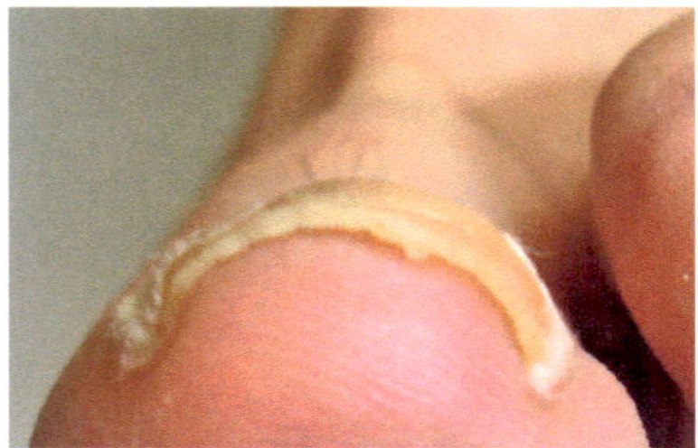

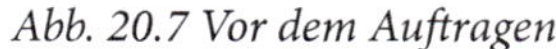

Abb. 20.7 Vor dem Auftragen

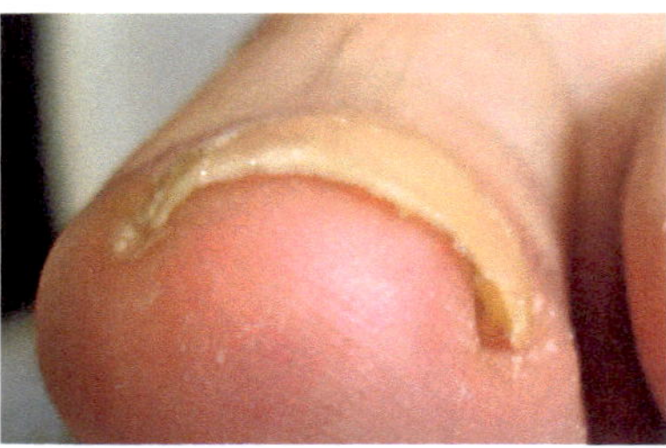

Abb. 20.8 Nach dem Auftragen

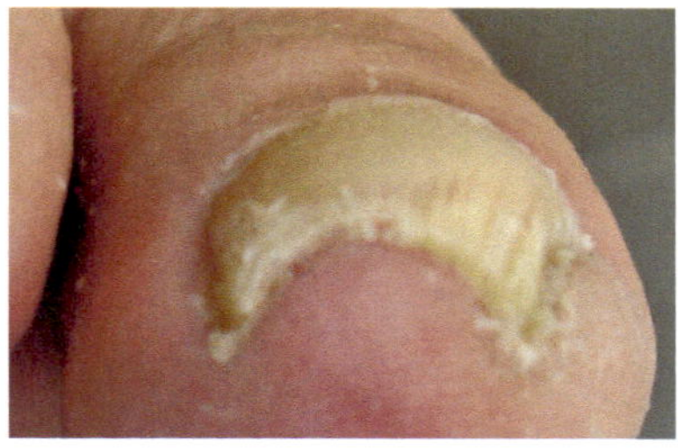

Abb. 20.9 Vor dem Auftragen

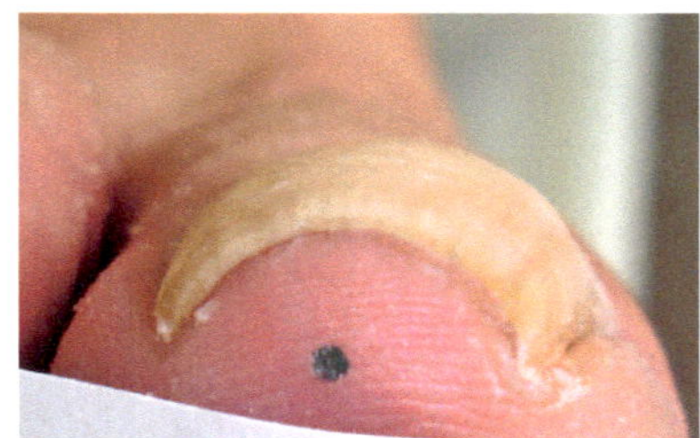

Abb. 20.10 4 Wochen nach dem Auftragen

20.3.1 Fall aus der Praxis

Der Patient hatte die Nägel viel zu kurz geschnitten, die Ecken fielen immer wieder in den Nagelfalz hinein.
Mithilfe eines Exkavators wurde die Ecke vorsichtig sondiert und aus dem Falz gehoben.

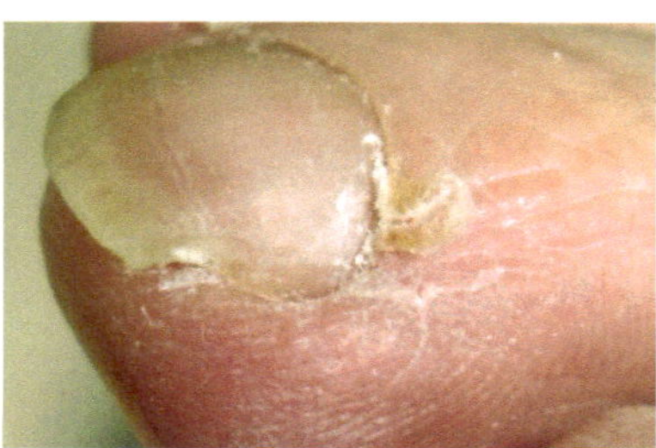

Abb. 20.11

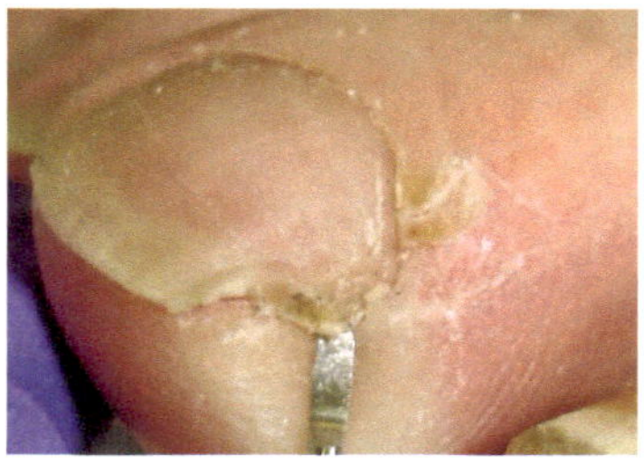

Abb. 20.12

Wenn der Patient über Schmerzen klagt, darf diese Behandlungsmethode nicht angewendet werden!

Damit der Nagel für die Behandlung nicht wieder in den Falz zurück rutscht, ist es sinnvoll, ihn anzuheben. Dies geschieht zum Beispiel mit Wattepellets, einem Spatel (dann braucht man eine dritte Hand) oder – wie in Abbildung 20.13 – mit einem Folienaufkleber für Nägel (aus der Beauty-Industrie). Vorsichtig wurde der Aufkleber unter den angehobenen Nagel geklebt und anschließend zügig gearbeitet.

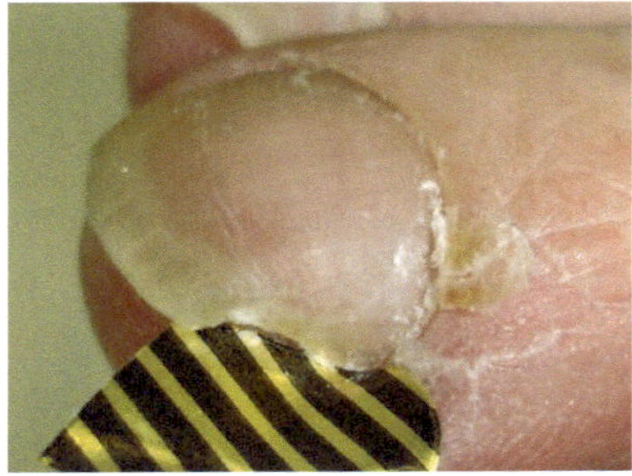

Abb. 20.13

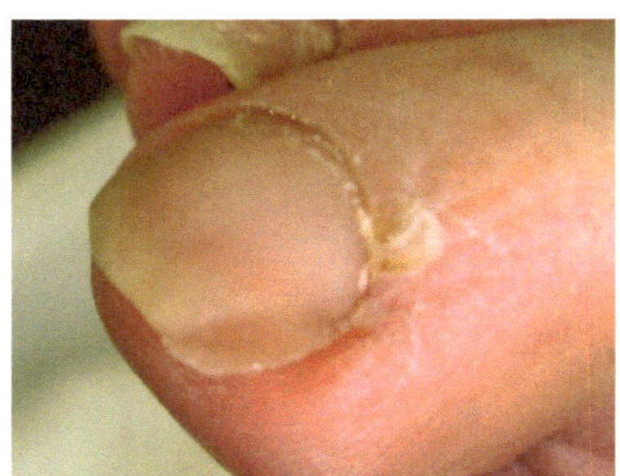

Abb. 20.14

Im letzten Schritt wurde ein Zwei-Komponenten-Acrylkleber aufgetragen. Als dieser ausgehärtet war, wurde die Folie entfernt und der Falz tamponiert.

20.4 Regulierungshilfen

Ein Hilfsmittel aus Asien ist das sogenannte Regulierungswerkzeug. Es sieht auf den ersten Blick etwas befremdlich aus. Für diesen Artikel gibt es keinen gesonderten Namen. Es wird als Regulierungswerkzeug geführt. Ich möchte hier anmerken, dass ich diesen Therapieansatz sehr fragwürdig finde. Es sollten andere Möglichkeiten der Therapie gewählt werden.

Das Wirkungsprinzip beruht auf der Hebelkraft der Kleberplatte, aber um zu diesem Ergebnis zu kommen, muss zunächst eine Zugkraft durch das Regulierungswerkzeug erfolgen. Es ist absolut wichtig, dass – wenn überhaupt – mit diesem Werkzeug sehr vorsichtig umgegangen werden muss. Unerfahrene Therapeuten können leicht den Nagel überregulieren und durch noch nicht ausreichend entwickeltes Gefühl für den Zug eine spontane Nagelplattenablösung provozieren. Das Drehen der Stellschraube erfolgt zwar langsam, aber es steckt sehr viel „Kraft“ dahinter, die auf keinen Fall unterschätzt werden darf. Ich weiß aus Erfahrung, dass dieses Werkzeug für dünnere Nägel gar nicht geeignet ist. Auch kann es zu spontanen Beschwerden beim

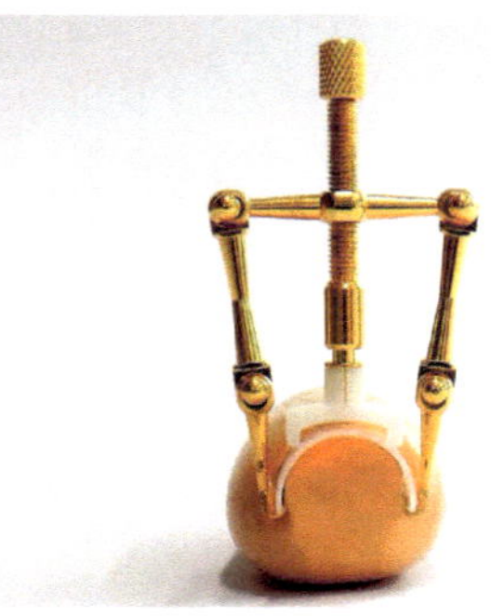

Abb. 20.15 Makizume Robo Nagelregulierungshilfe[48]

Drehen kommen. Dann ist es wichtig, dass der Behandler mit geübten Griffen die Zange schnell vom Nagel abnehmen kann. Ungünstig ist auch, dass das Werkzeug bei bestimmten Nagelkrümmungen gar nicht eingesetzt werden kann. Auch bei zu dicken Nägeln rutschen die Haken ab, sodass diese beim Ansetzen des Zuges abrutschen und den Patienten verletzen könnten.

Der Therapieerfolg dieser Behandlung ist nicht dauerhaft gegeben. Sobald die Acrylplatte entfernt wird, rollt sich der Nagel wieder ein. Zudem ist das Risiko sehr hoch, damit eine Onycholyse zu provozieren. Ungeübte Therapeuten können damit schnell irreparable Verletzungen hervorrufen.

Nur bei akuter Empfindlichkeit des Falzes ist dieses Verfahren eventuell einsetzbar. Eine Spange wäre sicher erfolgreicher und mit weniger Risiko behaftet.

21 Auswahl passender Spangen

Für eine erfolgreiche Therapie ist es wichtig, die richtige Spange auszuwählen. Es stehen viele verschiedene Spangen zur Verfügung. Es folgt eine Auswahl im Überblick.

21.1 Spangen nach Art, Einsatz und Wirkungsweise

Bilaterale Spangen

- Fraser
- Federspange nach Gorkiewicz
- GOLDSTADT
- Onyclip
- Rading-Spange
- Naspan-Spange

Unilaterale Spangen

- Federspange nach Gorkiewicz
- ORa-Spange
- Fraser unilateral
- verschiedene Klebespangen können durch kleinere Größe oder Verkleinerung auch unilateral gesetzt werden
- COMBIped 3TO

Dreiteilige Orthonyxiespangen

- 3TO Classic
- 3TO Plus
- Corectio Titan
- VHO-Osthold
- ORTOGRIP Ruck

Zweiteilige Spange

- ORa-Spange

Klebespangen

- Podofix 3TO
- BS-Spange
- Erki-Technik
- GOLDSTADT
- Onyclip
- Podostripe 3TO
- Onyfix

Wirkung durch Hebelkraft

- 3TO Classic
- Fraser
- Naspan
- COMBIped

Wirkung durch Federkraft

- 3TO Plus
- BS-Spange
- GOLDSTADT
- Onyclip
- ORa (kann Federkraft wie Zugkraft)
- ORTOGRIP Ruck

Wirkung durch Zugkraft

- 3TO Classic
- Corectio Titan
- Erki-Technik
- Naspan
- ORa
- ORTOGRIP
- Podofix 3TO
- Podostripe

21.2 Indikationswahl

Welche Spange eingesetzt wird, entscheidet sich nach der Indikation.[49]

21.2.1 Einseitig einwachsender Nagel

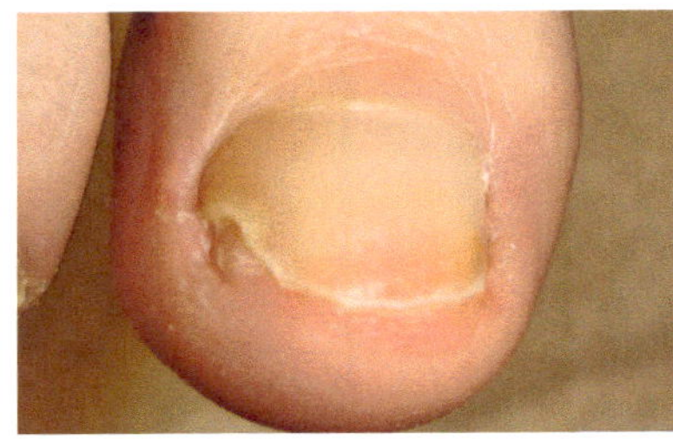

Abb. 21.1 Einseitig einwachsender Nagel

- **Federspange nach Gorkiewicz**
- **ORa** unilateral
- **Fraser** unilateral
- **Fraser** bilateral, nur einseitig aktiviert
- **Podofix**
- **COMBIped**
- Onyclip (Kleben oder Hebelkraft)
- GOLDSTADT (Kleben oder Hebelkraft)
- BS
- Podostripe
- Erki-Technik
- 3TO bedingt einsetzbar, arbeiten beidseitig nach dem Prinzip der Zugkraft
- 3TO PLUS bedingt einsetzbar, arbeiten beidseitig nach dem Prinzip der Zugkraft
- ORTOGRIP bedingt einsetzbar, arbeiten beidseitig nach dem Prinzip der Zugkraft
- Naspan

21.2.2 Einseitig einrollender Nagel

Bei einem einseitigen Rollnagel ist es manchmal sehr schwer, am Anfang gleich eine durchgehende Spange anzufertigen. Oft müssen zu Beginn Zwischenlösungen gefunden werden. Hier bieten sich Drahtspangen wie Klebespangen gleichermaßen an. Eine Klebespange würde weiter proximal gesetzt, um zunächst den neu wachsenden Nagel im Falz zu entlasten.

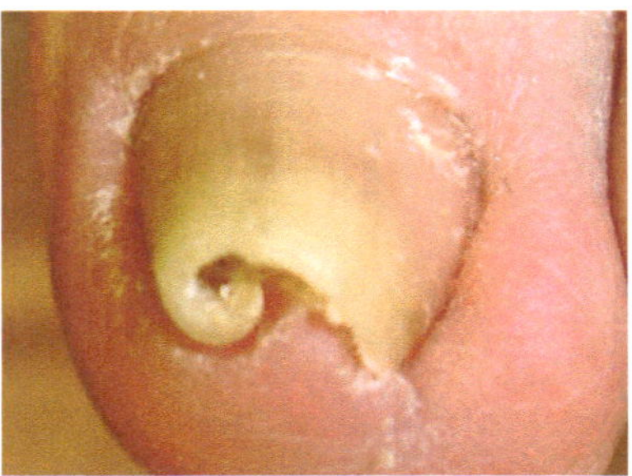
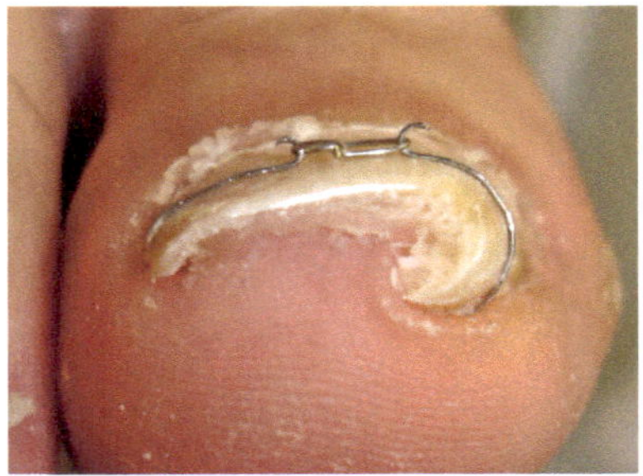

Abb. 21.2 und Abb. 21.3 Unilateraler Rollnagel

Nach mehreren Behandlungen mit einer Zwischenlösung (GOLDSTADT) konnte in diesem Fall (Abb. 21.3) eine Fraser-Spange gesetzt werden.

- **ORTOGRIP**
- **3TO**
- **ORa**
- **Onyclip** passt sich gut an (Kleben)
- **GOLDSTADT** passt sich gut an (Kleben)
- Fraser erst, wenn der Falz gut einsehbar ist
- BS bedingt einsetzbar, kommt auf die Krümmung an
- Podostripe bedingt einsetzbar, kommt auf die Krümmung an
- Podofix bedingt einsetzbar, kommt auf die Krümmung an

21.2.3 Paronychie (lat.: Panaritium)

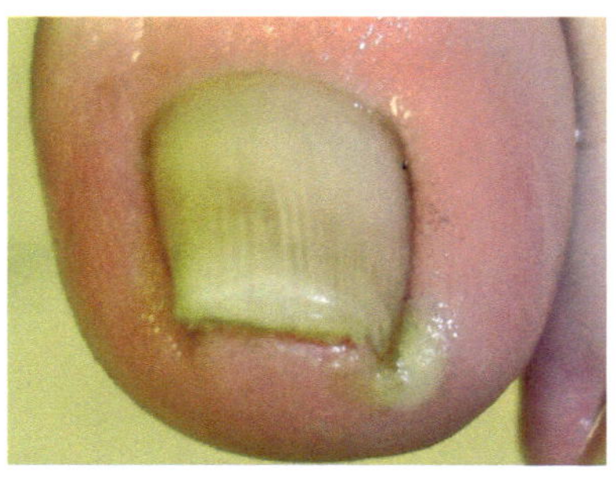
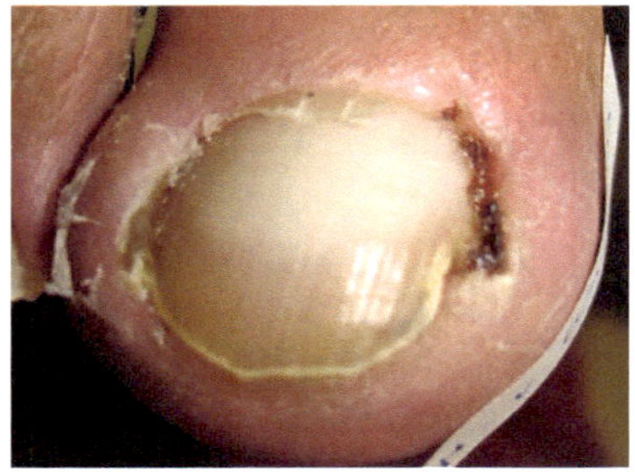

Abb. 21.4 und Abb. 21.5 Panaritium

- **3TO**
- **ORTOGRIP**
- **ORa**
- **Podofix**

- **COMBIped** bei unilateralen Beschwerden
- Onyclip (Kleben oder mit Häkchen)
- GOLDSTADT (Kleben oder mit Häkchen)
- BS bedingt einsetzbar wegen Schmerzentwicklung beim Druck
- Podostripe bedingt einsetzbar wegen Schmerzentwicklung beim Druck
- Podofix

21.2.4 Granulationsgewebe

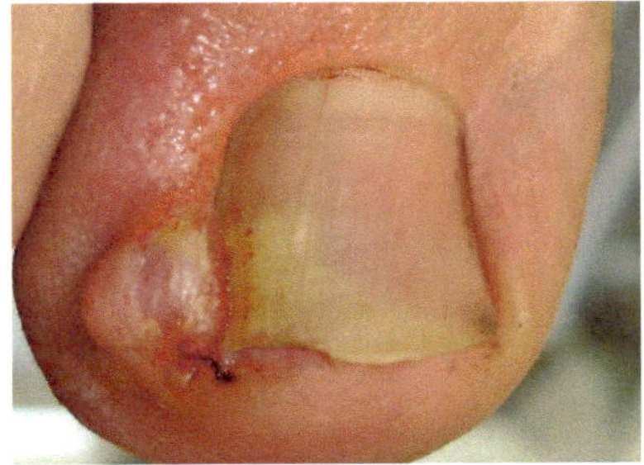

Abb. 21.6 Unilaterales Hypergranulationsgewebe

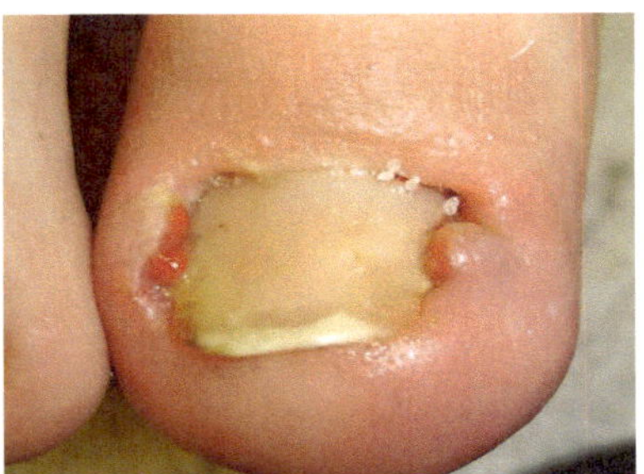

Abb. 21.7 Bilaterales Hypergranulationsgewebe

Das Granulationsgewebe bereitet den Therapeuten in der Regel die meisten Schwierigkeiten. Hier ist die Nagelplatte meistens stark durchweicht. Außerdem kann der Behandler durch das Caro luxurians meistens nicht sehen, wie weit der Nagel in den Falz abfällt. Sinnvolle Spangen sind hier Klebespangen, die ohne Druck fixiert werden können. Dreiteilige Spangen mit Zugkraft sind zum Teil nicht empfehlenswert, da der Draht sich in den weichen Nagel ziehen kann.

- **Podofix**
- **COMBIped**
- **Erki-Technik**
- GOLDSTADT (Kleben)
- Onyclip (Kleben)
- BS bedingt einsetzbar wegen Schmerzentwicklung beim Druck
- Podostripe bedingt einsetzbar wegen Schmerzentwicklung beim Druck

21.2.5 Beidseitig einwachsender Nagel

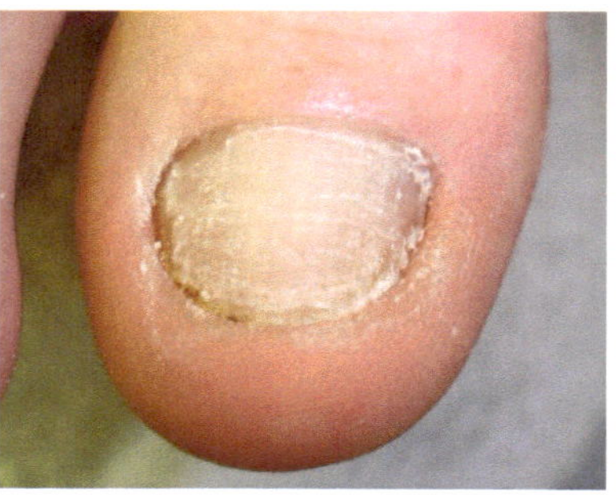

Abb. 21.8 Bilateral einwachsender Nagel

Bei Nägeln, die beidseitig eingewachsen sind, ist oft zu Anfang eine Zwischenlösung notwendig. Bei solchen Nagelformen ist zum Beispiel eine Fraser-Spange zwar prinzipiell einsetzbar, aber nicht die erste Wahl. Hier sind dreiteilige Spangen die optimale Lösung. Wenn die Ecken nicht entzündet sind oder schmerzen, können auch Klebespangen zum Einsatz kommen.

- **3TO**
- **ORa-Spange**
- **ORTOGRIP**
- **3TO PLUS**
- **Podofi**x
- Erki-Technik
- GOLDSTADT (Kleben, wenn der Nagelfalz noch nicht sichtbar ist)
- Onyclip (Kleben, wenn der Nagelfalz noch nicht sichtbar ist)
- BS-Spange
- Podostripe
- Onyfix

21.2.6 Beidseitig einrollender Nagel

Egal ob es sich um einen einseitigen oder beidseitigen Rollnagel handelt, die Therapie ist in der Regel immer gleich. Die einteiligen Spangen sind am Anfang immer etwas schwierig einzusetzen. Der Nachteil ist oft, dass der Abdruck nicht sauber genommen werden kann. Die Folge ist, dass die Spange dann zu kurz wird. Auch das Aufsetzen ist am Anfang mit einer einteiligen Spange nicht so vorteilhaft. Der Nagel rollt in den Falz, dort ist kaum Spielraum. Das

Aufschieben der Spange verursacht dann Schmerzen. Eine gute Lösung ist es, zuerst eine dreiteilige Spange zu setzen und im späteren Behandlungsverlauf auf eine einteilige Spange zu wechseln.

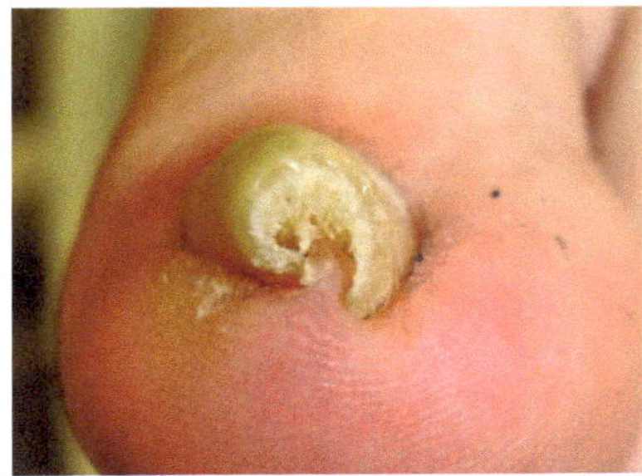

Abb. 21.9 Bilateraler Rollnagel

- **ORTOGRIP**
- **3TO**
- **ORa**
- **Onyclip** passt sich gut an (Kleben, später auch mit Häkchen)
- **GOLDSTADT** passt sich gut an (Kleben, später auch mit Häkchen)
- Fraser erst, wenn der Falz gut einsehbar ist
- BS
- Podostripe
- Podofix
- Onyfix

In der Tabelle 23.1 auf Seite 228 werden die Auswirkungen von unsachgemäßen Behandlungen nochmals im Überblick dargestellt.

22 Fraser-Spange

Um eine Spange an einem Zeh anzubringen, bedarf es einiges an Fachwissen über den Nagel, die mechanische Wirkung der Spange und die Anbringungsform. Es gibt ein Spangenmodell, deren Herstellung und Anwendung ausschließlich in der Podologie-Ausbildung gelehrt wird: die Fraser-Spange.

Diese Spange ist eine der bekanntesten Orthonyxiespangen. Sie hat sich in so vielen Fällen bewährt, dass auch die Krankenkassen sie als Methode zur Nagelbehandlung anerkannt haben.

Die Fraser-Spange wird anhand eines Negativmodells des Patiennagels gefertigt. Für die Herstellung verwendet man Chrom-Nickel-Stahldraht (gibt es auch nickelfrei).

Anhand des Negativs fertigt der Therapeut die Spange an und setzt sie dem Patienten im Anschluss auf den Nagel. Durch die Zugkräfte der Spange tritt die Korrektur ein. Die Elastizität des Drahtes bewirkt, dass sich der seitliche Nagelrand anhebt.

Da hier ein Abdruck aus Silikon gefertigt werden muss, ist diese Spange für die Behandlung akuter Fälle, oft mit Entzündungen, nicht sonderlich gut geeignet. Hierfür wäre zum Beispiel eine 3TO-Spange zu empfehlen, da diese ohne Abdruck angebracht werden kann.

Die Behandlung mit der Fraser-Spange darf nur in Absprache mit einem Mediziner erfolgen und sollte unter keinen Umständen von ungeübten Therapeuten ausgeführt werden.

22.1 Wirkungsprinzip

Die Fraser-Spange bietet die Möglichkeit, dass sowohl die Hebelkraft wie auch die Federkraft zum Einsatz kommen. Bei anderen Spangenmodellen werden unter anderem Zugkräfte eingesetzt (3TO-Spange zum Beispiel).

Hebelkraft, Zugkraft und Federkraft können je nach Bedarf und Indikation unterschiedlich eingesetzt werden.

Zugkraft

Spangen mit ***Zugkraft*** werden in der Podologie oft im Notfall angewendet. Diese Spangenmodelle können auch bei akuten Granulationen im Gewebe zum Einsatz kommen. Schnell nehmen Sie den Druck vom Nagel.

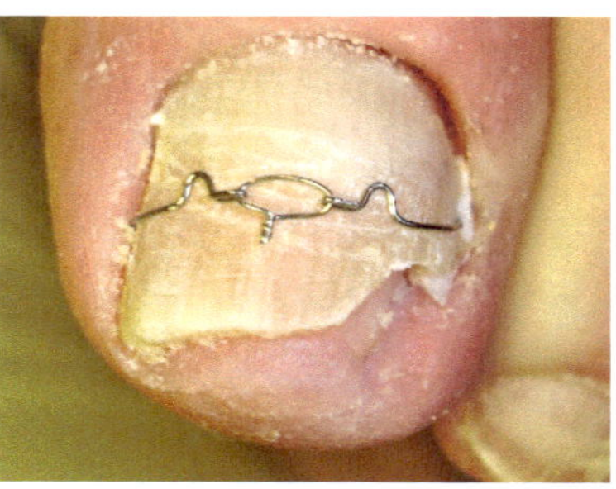

Abb. 22.1 Spange mit Zugkraft

Federkraft

Das physikalische Gesetz bei der ***Federkraft*** ist die Elastizität. Durch die Aktivierung entsteht eine Rückstellkraft des federharten Drahtes. Die Federkraft wird häufig eingesetzt, wenn Nägel beispielsweise eine gleichmäßige Krümmung haben oder auch wenn sich Clavi oder zu viel Hornhaut im Falz befinden.

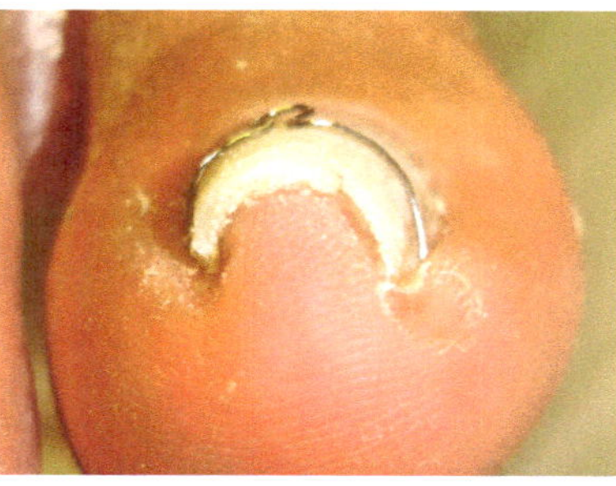

Abb. 22.2 Spange mit Federkraft

Hebelkraft

Bei der Hebelkraft wird die Kraftwirkung durch die Länge der Schenkel verursacht. Die Wahl des Auflagepunktes des Omegas ermöglicht die Veränderung der Schenkellänge und damit ein anderes Kraftverhältnis. Mit der Hebelkraft kann man schwere Fälle von Unguis convolutus langsam und systematisch Punkt für Punkt entrollen, zum Beispiel wenn es sich um einseitige Rollnägel handelt.

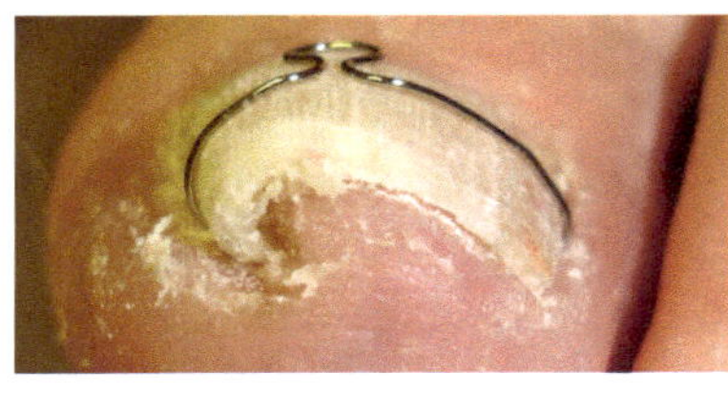

Abb. 22.3 Spange mit Hebelkraft

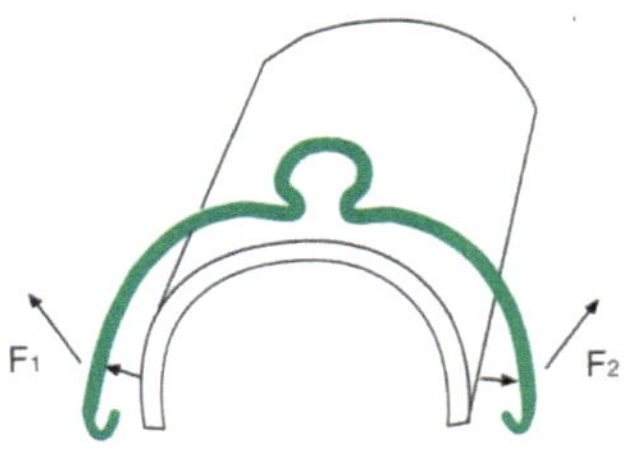

Abb. 22.4 Wirkung der Federkraft auf den Nagel

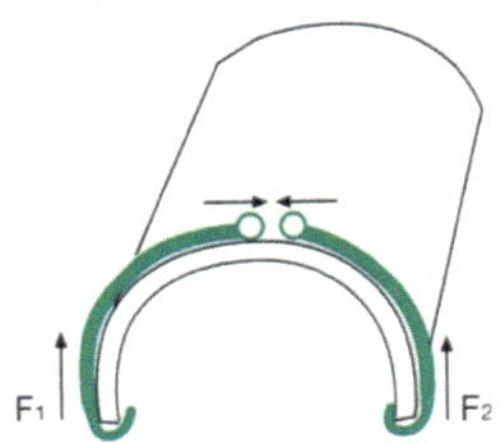

Abb. 22.5 Wirkung der Zugkraft auf den Nagel[50]

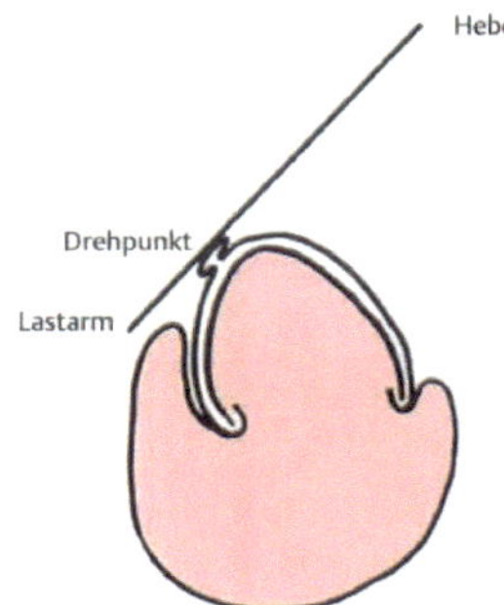

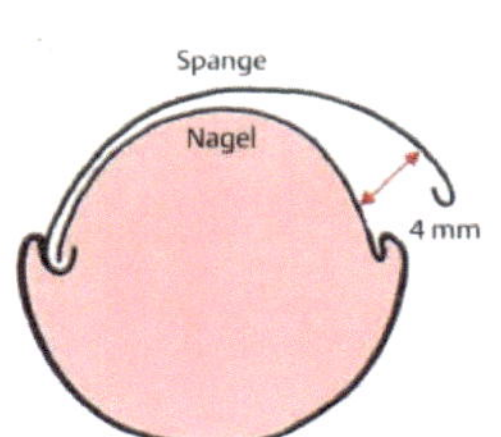

Abb. 22.6 Wirkprinzipien von Hebel- und Federspangen[51]
***Hebelspangen:** Die Mittelschlaufe oder das Gelenk zwischen zwei Spangenteilen bilden den Drehpunkt, das längere Spangenteil ist der Hebelarm.*
***Federspangen:** Zurückfedern in die Ausgangslage bei elastischer Formveränderung. Bei mehr als 5 mm Abstand zwischen Nagel und Spangenende besteht die Gefahr der Nagelplattenablösung.*

Die Vorteile einer Fraser-Spange:

- deckt ein breites Anwendungsgebiet ab
- wird maßgefertigt
- ist beim Aufsetzen nicht schmerzhaft
- ist wiederverwendbar
- befreit nach der ersten Anwendung von Schmerzen
- eignet sich gut für kleinere Nagelplatten
- ist wiedereinsetzbar
- lässt alles an sportlichen Aktivitäten und Freizeitsport zu

- ist auf Wunsch nicht sichtbar durch Gelüberzüge (zum Beispiel für den Urlaub oder im Sommer), sollte allerdings keine Dauerlösung sein, da die Wirkung etwas beeinträchtigt wird
- es wirken genau dosierte Hebelkräfte auf den Nagel
- es ist möglich, die elastischen Kräfte unilateral einzusetzen, also den Nagel einseitig zu entrollen

22.2 Indikation und Kontraindikation

Indikation

- chronische Deformitäten
- Unguis incarnatus
- Unguis convolutus
- Pincer Nail (Zangennagel), Tütennagel
- einwachsende Nagelspitzen
- Druckstellen oder Verhornungen unter der Nagelkante
- Clavi im Sulcus
- Verengungen des Nagelfalzes

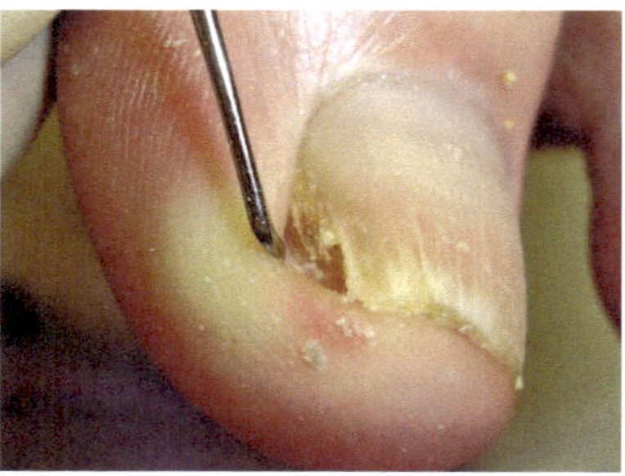

Abb. 22.7 Unguis incarnatus

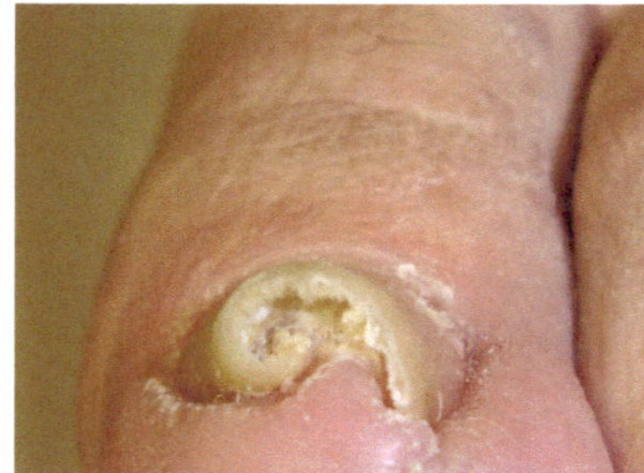

Abb. 22.8 Rollnagel

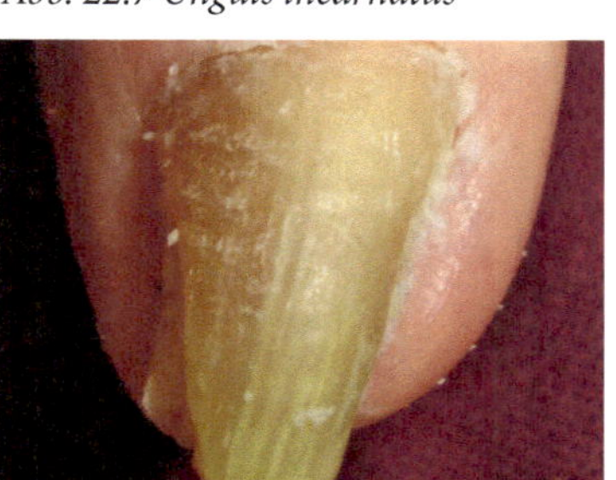

Abb. 22.9 Tütennagel

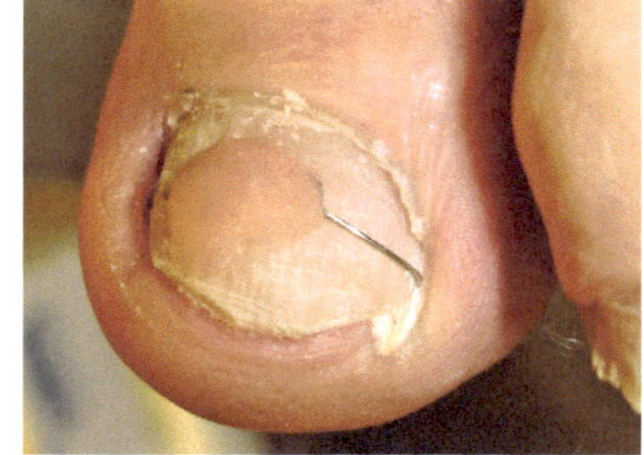

Abb. 22.10 Nageldorn

Kontraindikation

- Diabetisches Fußsyndrom
- periphere arterielle Durchblutungsstörungen (pAVK)
- Nagelwachstumsstillstand
- neurologische Störungen
- Wundheilungsstörungen
- Onychomykose (wenn nicht mehr als ein Fünftel der Platte befallen ist und die Haken nicht ins mykotische Gewebe reichen)

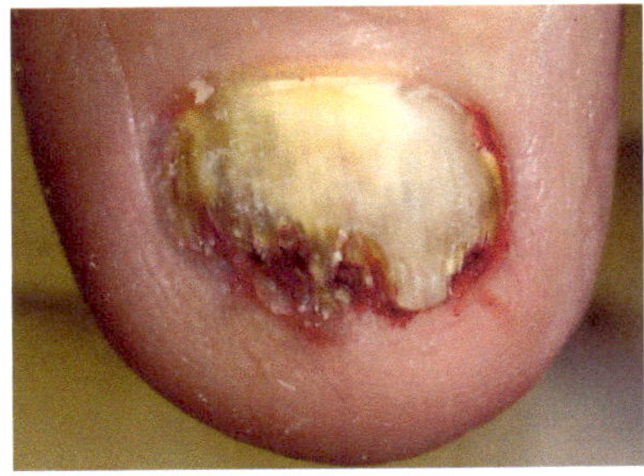

Abb. 22.11 Onychomykose

- Onycholyse (gegebenenfalls bei kleinen Onycholysen nach Besprechung)

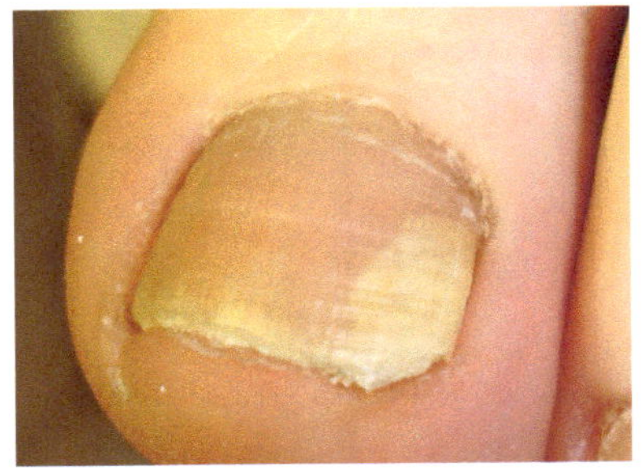

Abb. 22.12 Onycholyse

- subunguales Hämatom

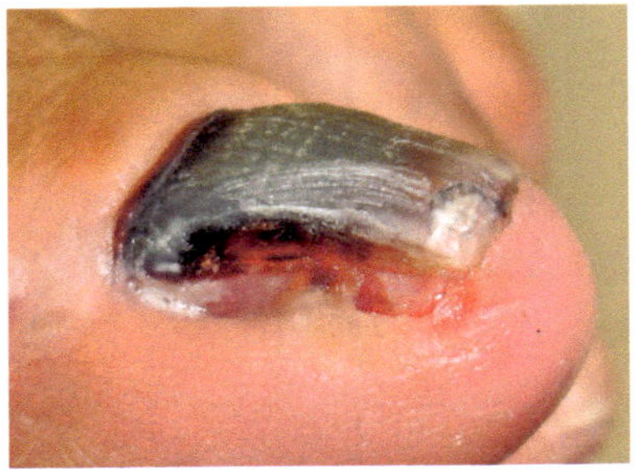

Abb. 22.13 Subunguales Hämatom

- subunguales Granulationsgewebe

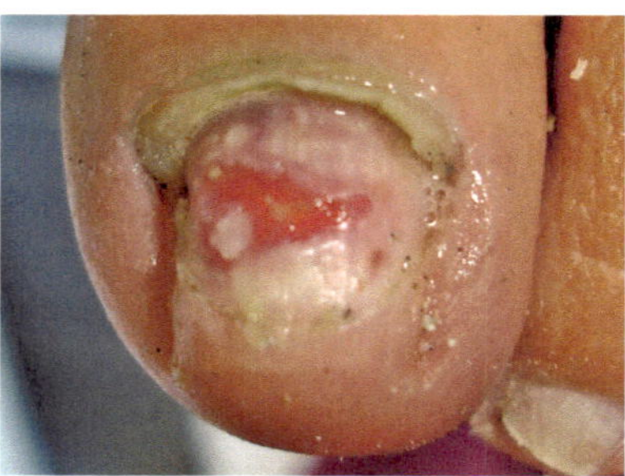

Abb. 22.14 Subunguales Granulationsgewebe

- verschiedene Nageldeformitäten
- akute Wunde oder überschießendes Granulationsgewebe, da in dem Fall kein Silikonabdruck genommen werden kann, erst nach Abheilung anwendbar

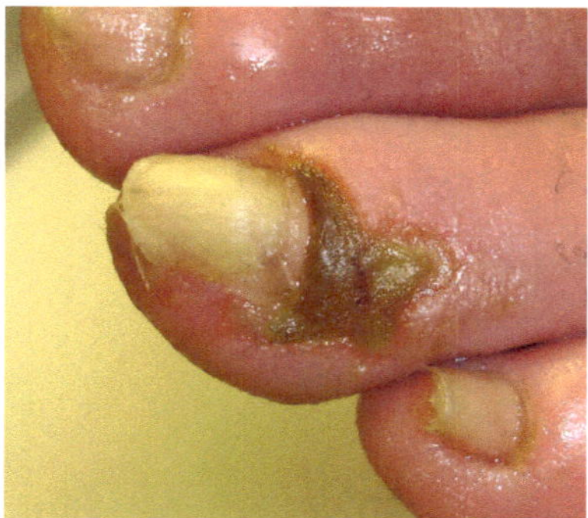

Abb. 22.15 Akute Wunde

22.3 Das Ziel der Behandlung

Die transversale Krümmung ändert sich, die Nägel werden flacher, Verhornungen unter der Platte können verschwinden, Beschwerden hören auf. Das Nagelbett verbreitert sich, der Nagel wächst in seiner ursprünglichen Form wieder heraus. Verhornungen und Clavi im Nagelfalz verschwinden. Die Wundheilung bei Granulationen im Falz wird beschleunigt.

22.4 Instrumente zur Herstellung der Spange

Die Herstellung der Orthonyxiespangen ist mit herkömmlichen Instrumenten für die Behandlung nicht möglich. Es ist dafür spezielles Instrumentarium nötig. Dazu zählen unter anderem verschiedene Zangen, Amboss, Hammer und Spatel.

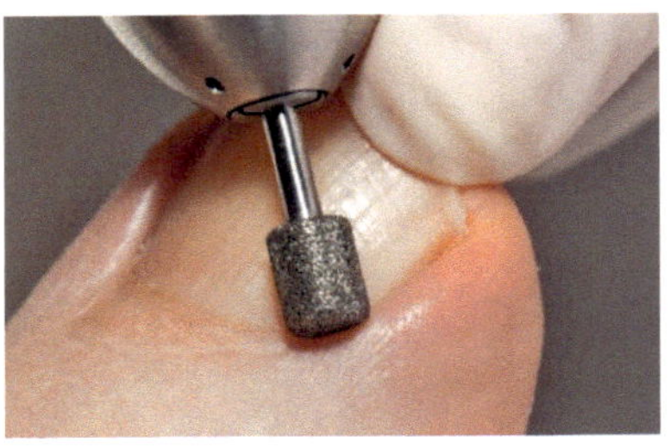

Abb. 22.16 Diamantschleifer

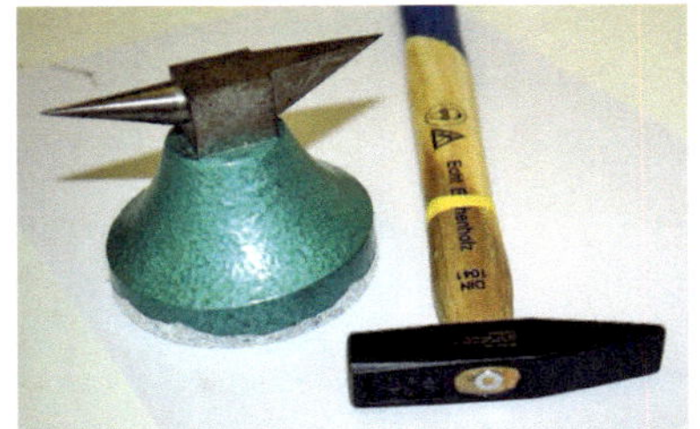

Abb. 22.17 Hammer und Amboss

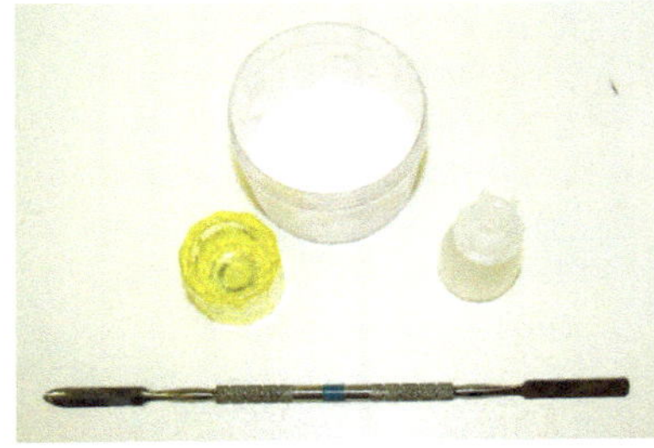

Abb. 22.18 Acrylatkleber mit Härter-Flüssigkeit, Dappenglas und Spatel zum Anmischen

Federharten Stahldraht gibt es von der Rolle. Folgende Stärken sind für die Fußbehandlung erhältlich:

0,3 mm
0,4 mm
0,5 mm

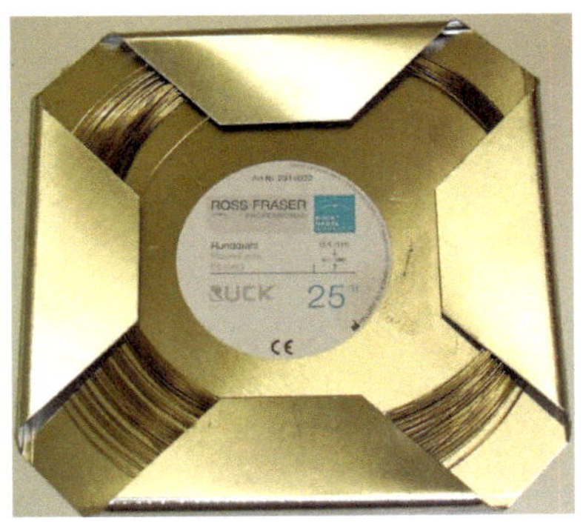

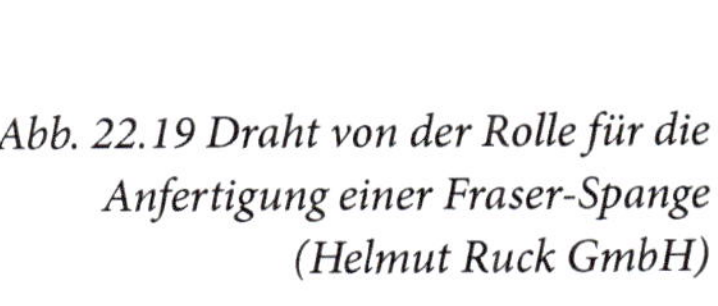

Abb. 22.19 Draht von der Rolle für die Anfertigung einer Fraser-Spange (Helmut Ruck GmbH)

22.4.1 Zangen

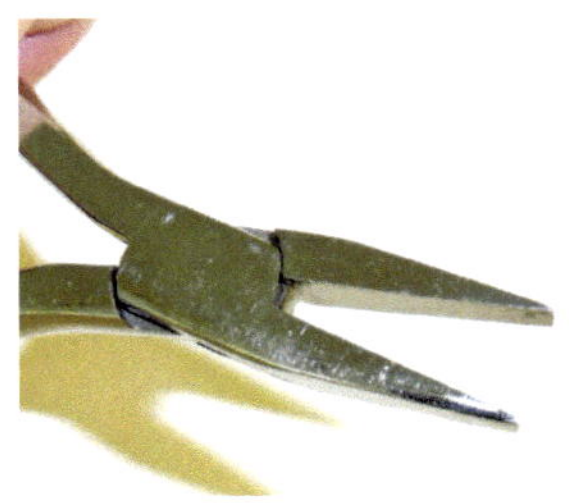

Abb. 22.20 Flachzange

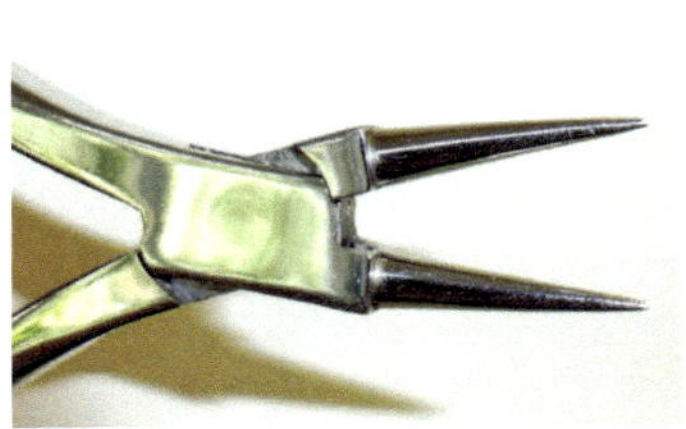

Abb. 22.21 Rundzange

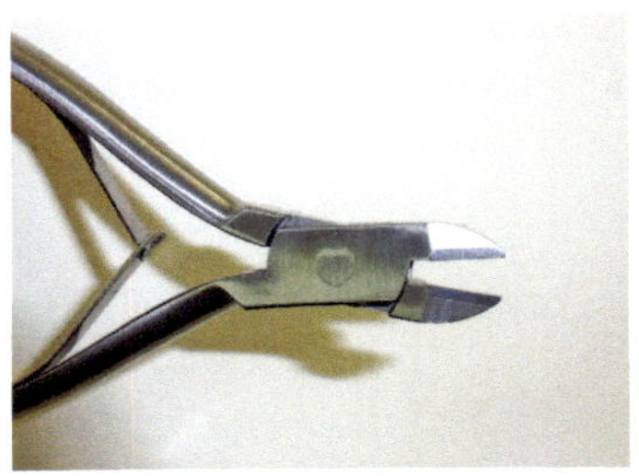

Abb. 22.22 Seitenschneider

22.5 Spangenherstellung mit der Rading-Zange

Die Rading-Stufenzange ermöglicht es, auch ohne Herstellung eines Omegas eine Schlaufe in den Draht zu setzen.

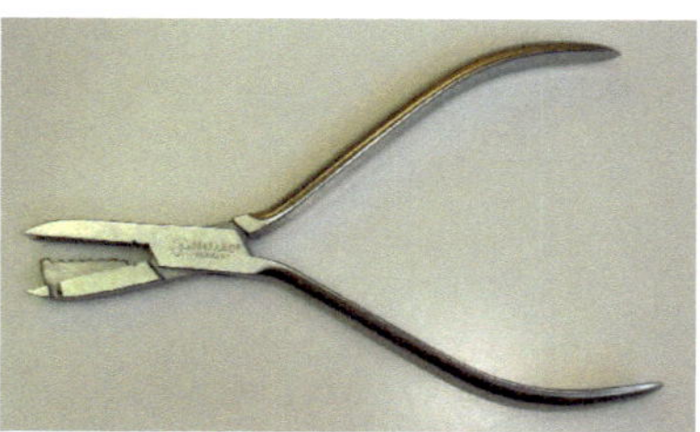

Abb. 22.23 Rading-Stufenzange

Draht anpassen

Der Draht wird auf die gewünschte Länge gekürzt. Dabei muss man die Kerben der Stanzzange berücksichtigen: Eine Kerbe, die eine große Schlaufe erzeugt, verkürzt die Drahtschenkel stärker.

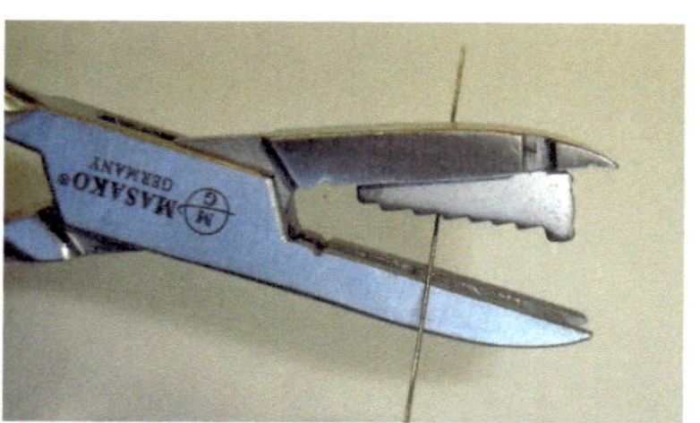

Abb. 22.24 Auswahl der Kerbe

Schlaufenstärke auswählen

Nachdem die Länge ausgewählt wurde, wird der Draht in diejenige Kerbe gelegt, welche die gewünschte Schlaufengröße ergibt.

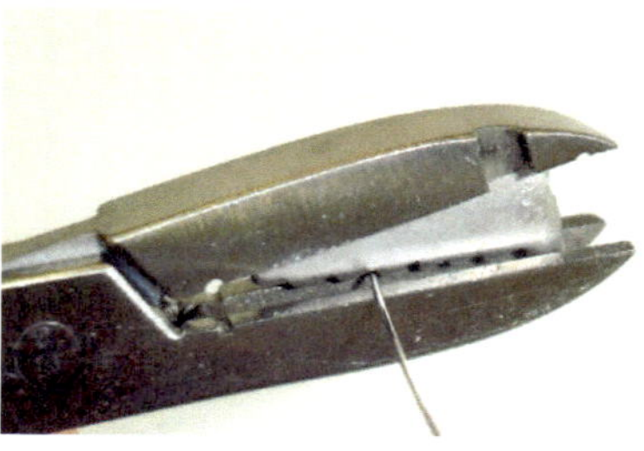

Abb. 22.25 Stanzen des Drahtes

Stanzen

Dann wird der Draht mit der Zange gestanzt – fertig ist die Schlaufe.

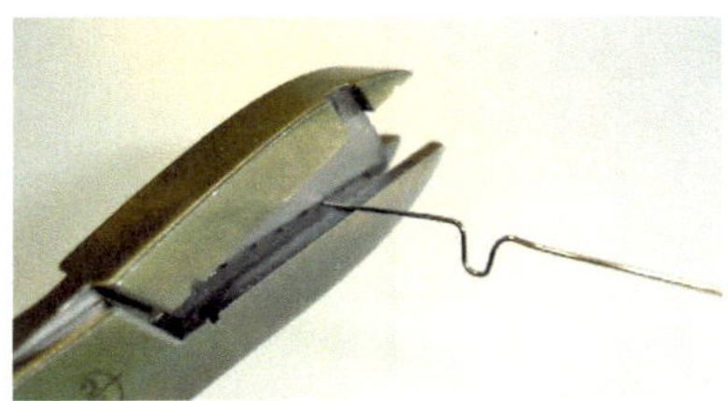

Abb. 22.26 Fertige Schlaufe

22.6 Arbeitsschritte zur Herstellung der Fraser-Spange

Um die Spange herzustellen, muss man einen Negativabdruck des Nagels anfertigen.

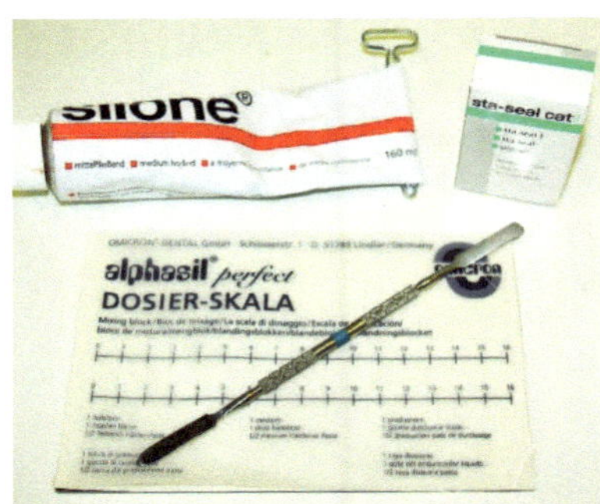

Abb. 22.27 Material zur Herstellung des Negativabdrucks

Abdruck

- Herstellung mit einem Silikonkautschuk (mittelviskos), zum Beispiel Silone. Dieses Material wird mit einem Härter angerührt.

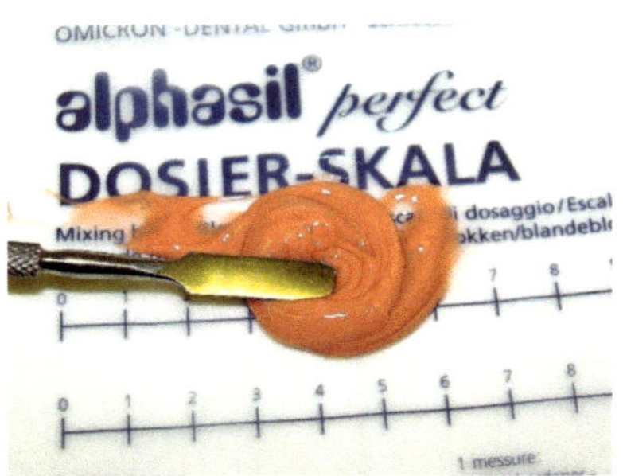

Abb. 22.28 Anrühren des Silikonkautschuks

- Der Nagel wird vorher gereinigt. Damit sich das Negativ besser lösen lässt, kann der Nagel jetzt mit etwas Seifenlösung bestrichen werden. Das Silikon lässt sich gut mit einem Spatel auftragen. Wichtig ist, es gut in den Falz zu drücken. Nicht in Wundgewebe oder auf gereizte Haut auftragen! Der Nagel und die Kuppen sollten ganz mit Silikon benetzt werden.

- Nachdem das Material ausgehärtet ist, nimmt man es zur Weiterverarbeitung vom Nagel ab.

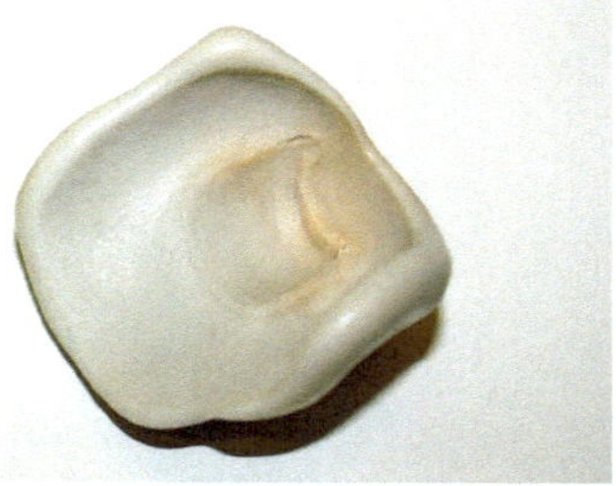

Abb. 22.29 Nagelnegativ

Herstellung des Nagelpositivs

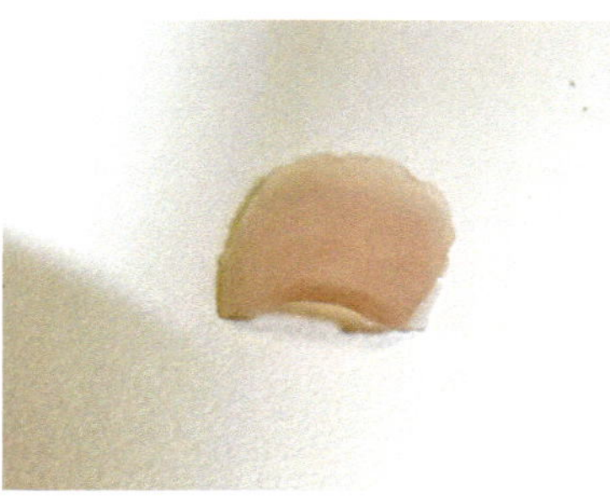

Abb. 22.30 Nagelpositiv für die Spange

- Das Negativ des Abdrucks wird so stabilisiert, dass es beim Bearbeiten nicht verrutschen kann.
- Zum Anfertigen des Nagelpositivs benötigt man Zwei-Komponenten-Acrylate, die aus Pulver und Härter-Flüssigkeit bestehen (zum Beispiel Paladur® oder Unguisan®).

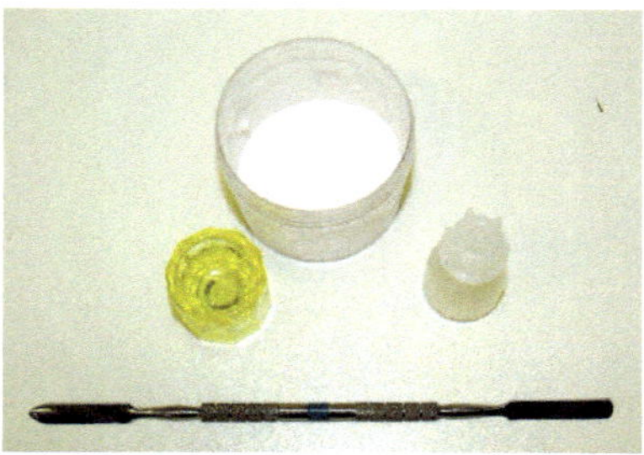

Abb. 22.31 Material für das Nagelpositiv

- Das Pulver wird zusammen mit der Härter-Flüssigkeit in einem Dappenglas zu einer breiigen Masse gemischt.
- Mit einem Spatel benetzt man nun Schritt für Schritt das Innere des Silikonnegativs. Man muss darauf achten, dass der Nagelfalz nicht völlig mit Acrylat benetzt wird.

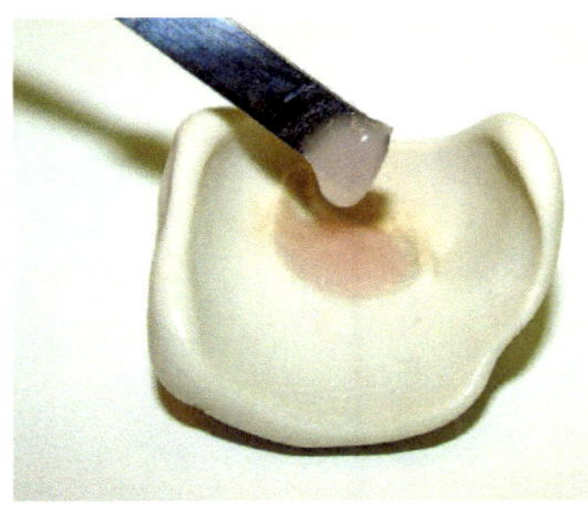

Abb. 22.32 Benetzen des Negativs mit Acrylat

- Ist das Acrylat ausgehärtet, entfernt man es aus dem Abdruck und notiert den vorderen Nagelrand sowie den Nullpunkt, an dem das Omega aufsetzen soll.

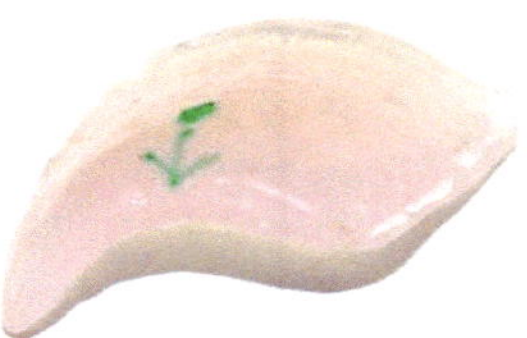

Abb. 22.33 Der Pfeil markiert den Nullpunkt für das Omega

Anpassen des Drahtes an den Nullpunkt

Das Omega muss vor Herstellung der Spange genau platziert werden. Dazu ist es wichtig, den sogenannten Nullpunkt zu bestimmen. Hier wirken physikalische Gesetze, die für den Erfolg der Korrekturmaßnahme wichtig sind. Werden diese falsch angewendet, kann es zum Nichterfolg oder im schlimmeren Fall zu Verletzungen kommen. Optimal wird das Omega am höchsten Punkt der Krümmung platziert, sodass der kürzere Schenkel auf der gekrümmten Seite verbleibt.

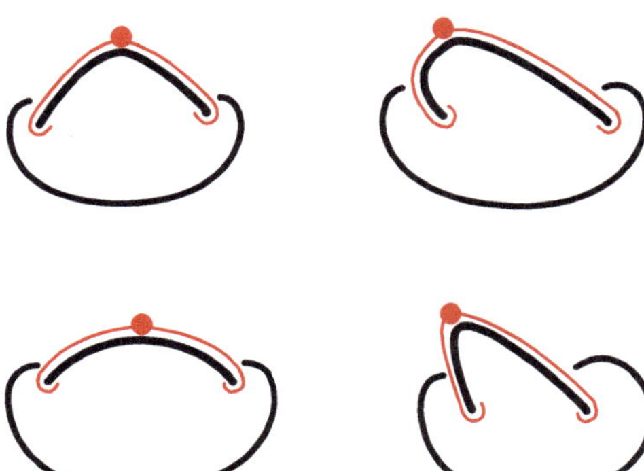

Abb. 22.34 Nullpunktbestimmung bei verschiedenen Nagelformen

Formen des Drahtes am Negativ

- Zuerst schneidet man den entsprechenden Draht in der Länge zurecht.

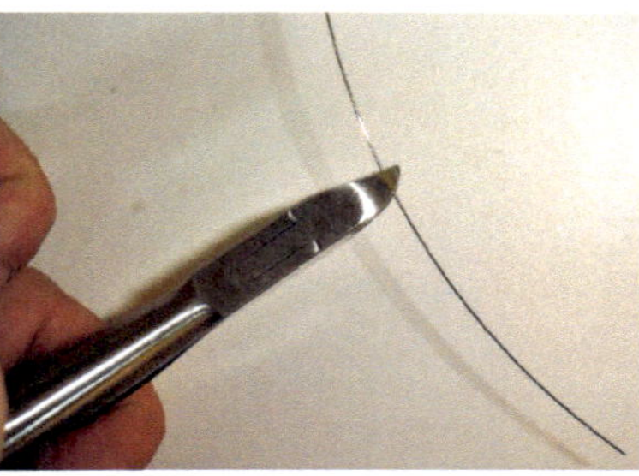

Abb. 22.35 Schneiden des Drahtes

- Als nächstes wird das Omega geformt. Dies ist wichtig, um weitere Schritte korrekt durchzuführen und damit den Nullpunkt zu setzen.
- Die Größe des Omegas richtet sich nach der Nagelgröße. Die Schlaufe sollte nicht zu groß sein und nicht an den oberen Rand stoßen. Eine zu kleine Schlaufe auf einem großem Nagel bietet andererseits nicht viel Spielraum, wenn die Spange „verlängert" werden soll. Eine größere Schlaufe erleichtert einem das Aufsetzen. Sie lässt sich zu einem gewissen Grad dehnen, was dem Behandler mehr Spielraum bietet.
- Um das Omega nun anzufertigen, benötigt man eine Rundzange. Die folgenden Schritte müssen exakt eingehalten werden, da die Schlaufe sonst nicht gelingt. Auch das genaue Biegen ist wichtig, damit später nicht viel korrigiert werden muss.
- Der erste Schritt ist, den Draht zu parallelen Schenkeln zu biegen.

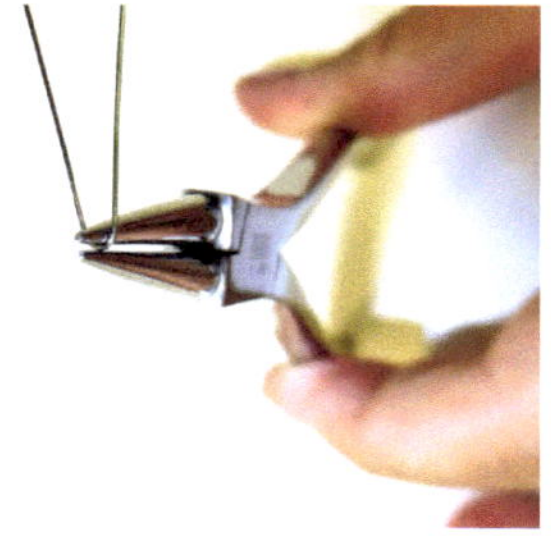

Abb. 22.36 Biegen des Drahtes zu parallelen Schenkeln

- Im zweiten Schritt wird der rechte Schenkel vor den linken gebogen.

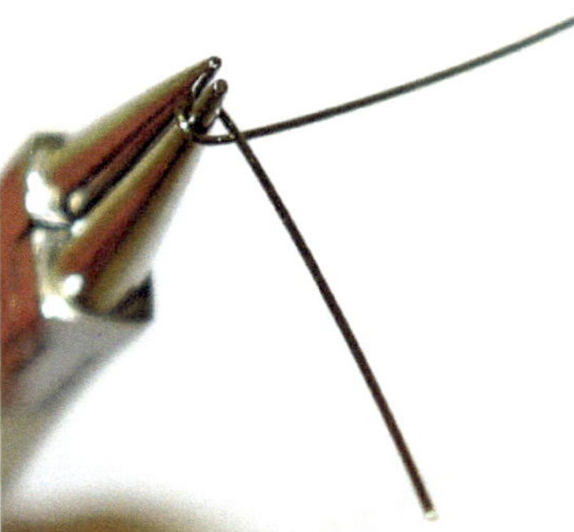

*Abb. 22.37 Rechter Schenkel **vor** dem linken*

- Es wird so lange gebogen, bis die Schenkel des Drahts wieder eine waagerechte Linie bilden.

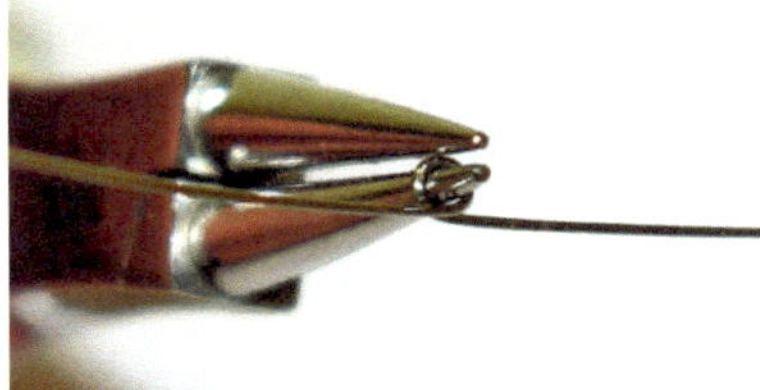

Abb. 22.38 Waagerechte Schenkel

- Als nächstes muss das Omega umgesetzt werden, dabei darf der Draht nicht gedreht werden. Der rechte Schenkel muss immer noch vor dem linken sein.

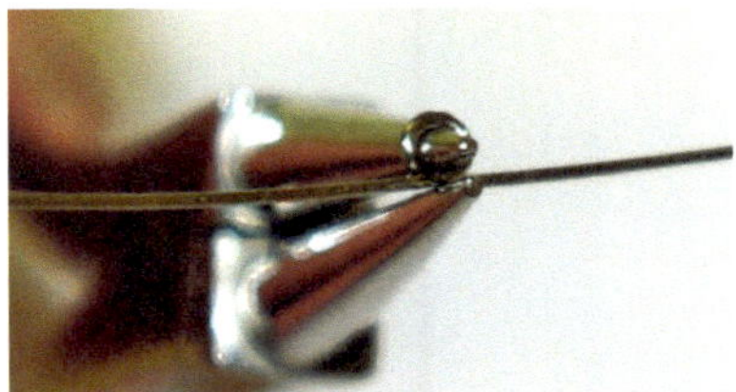

Abb. 22.39 Umsetzen des Omegas

- Nun werden der rechte Schenkel nach links und der linke Schenkel vor den rechten Schenkel nach rechts gebogen. Wird das verwechselt, kann man die Schlaufe nicht auseinanderbiegen!

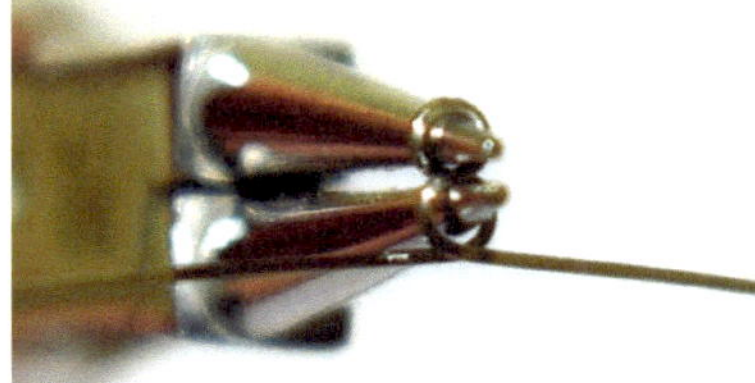

Abb. 22.40 Entstandene Schlaufe auf der Zange …

Jetzt wird der Draht von der Rundzange entfernt.

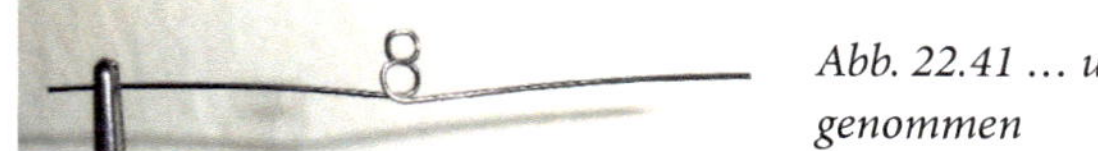

Abb. 22.41 … und von der Zange genommen

- Ist dieser Schritt erledigt, wird eine zweite Zange benötigt, um das Omega so weit auseinanderzuziehen, bis in der Mitte ein kleiner Spalt von etwa 0,6 mm zu sehen ist.

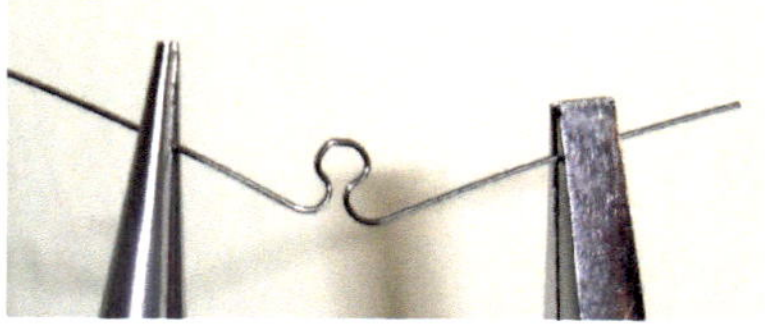

Abb. 22.42 Auseinanderziehen des Omegas

- Der nächste Schritt ist die abschließende Korrektur. Dafür wird Fingerspitzengefühl und Übung benötigt.

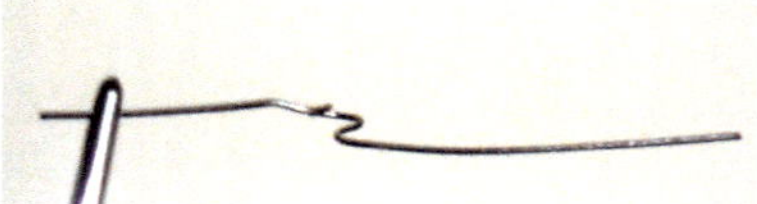

Abb. 22.43 Hier sind die Schenkel noch nicht korrigiert, das Omega ist schief

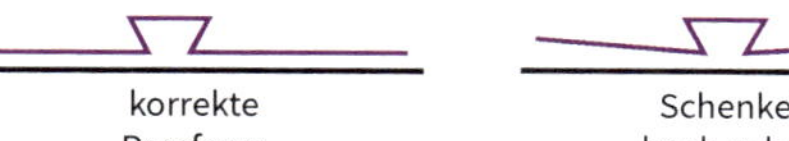

Abb.22.44 Drei Beispiele für fehlerhafte Korrekturen

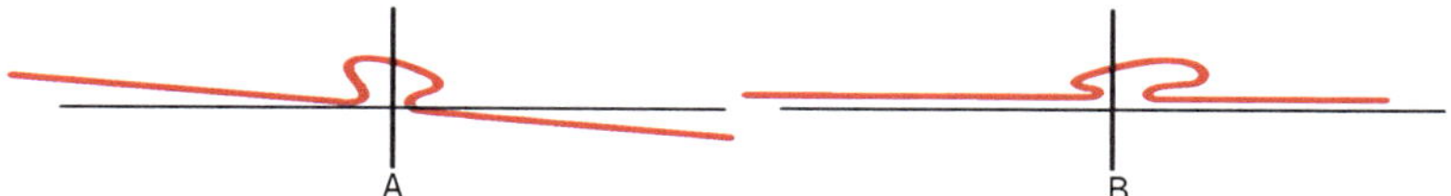

Abb. 22.45 A= Schenkel sind nicht synchron, B= das Omega ist nicht im rechten Winkel angepasst

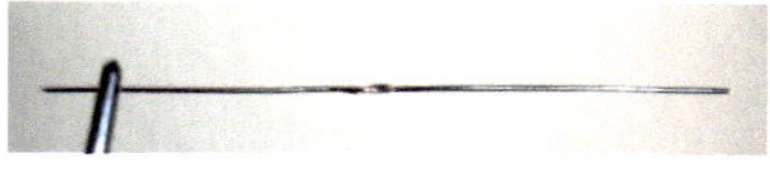

Abb. 22.46 Korrekte Ausrichtung der Schlaufe sowie der Schenkel

- Wichtig ist die Endkontrolle der Spange. Die Schenkel müssen exakt gerade sein, sodass das Omega im rechten Winkel zu den Schlaufen steht. Als Korrekturhilfe kann man ein Kreuz im rechten Winkel fertigen, an das die Spange zur Kontrolle gelegt wird.

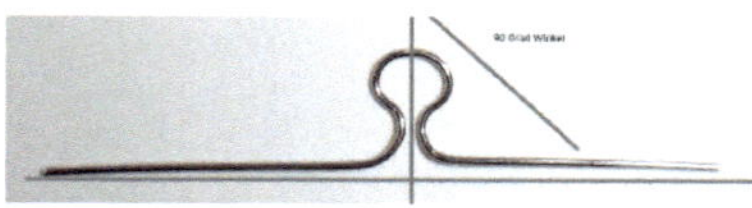

Abb. 22.47 Kreuz mit korrekt geformtem Omega

- Die Spange kann jetzt mithilfe des Omegas am Nullpunkt angelegt werden.

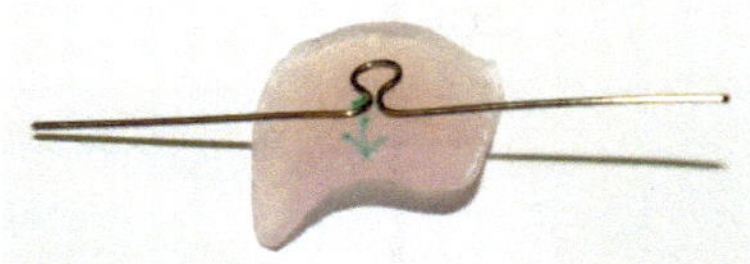

Abb. 22.48 Anlegen der Spange am vorher markierten Nullpunkt

- Der Draht wird am Negativ langsam vom Omega aus gebogen. Wichtig ist dabei, die Krümmung dem Negativ gut anzupassen, sodass der Draht später direkt am Nagel anliegt.

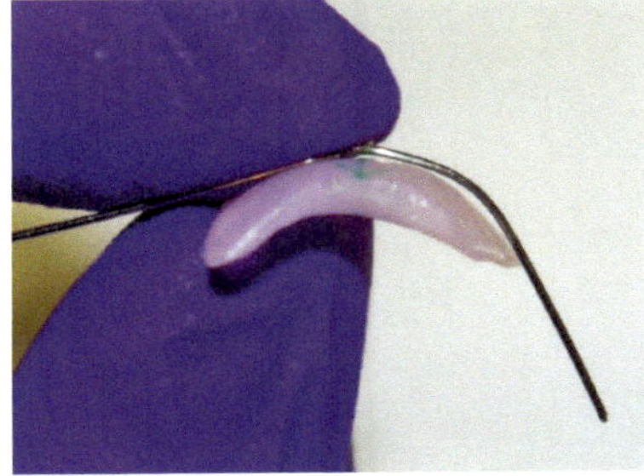

Abb. 22.49 Anpassen des Drahtes an den Nagel

- Am Ende wird abgeschätzt, wie weit der Draht gekürzt werden muss, um den Haken zu biegen.

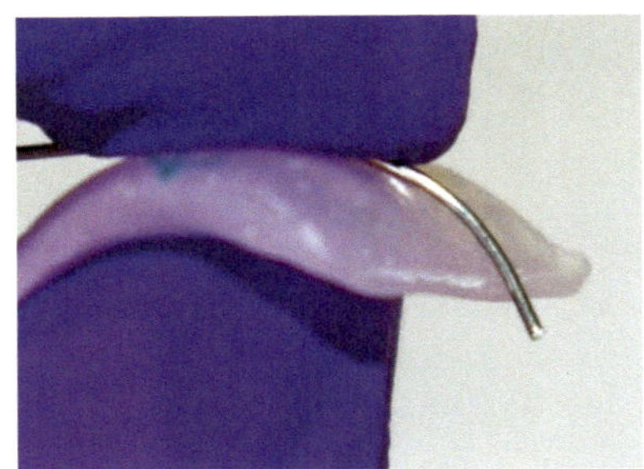

Abb. 22.50 Gekürzter Draht

- Der abgeschnittene Draht wird am Ende auf dem Amboss so weit flach geklopft, wie der Haken gebogen werden soll. ***Das Ende des Drahtes wird noch mit einem Diamantschleifer entgratet,*** damit keine Verletzung entsteht.

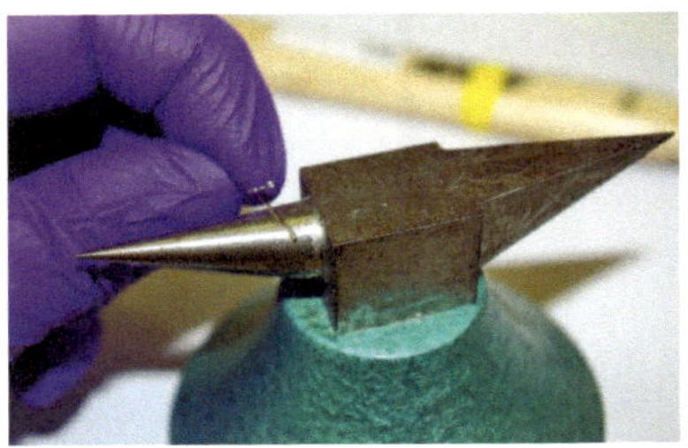

Abb. 22.51 Flachklopfen des Drahtes

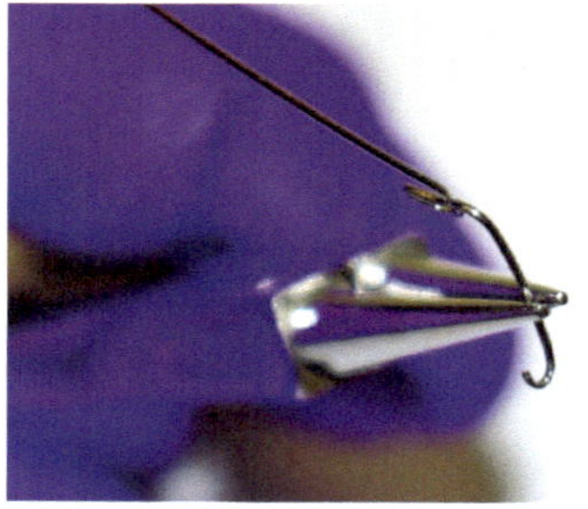

Abb. 22.52 Passgenaue Anfertigung des Hakens

- Mit der Rundzange ist es jetzt möglich, den Haken passgenau anzufertigen. Es ist unerlässlich, dass der Haken sich genau dem Nagel anpasst, sonst können Entzündungen entstehen.

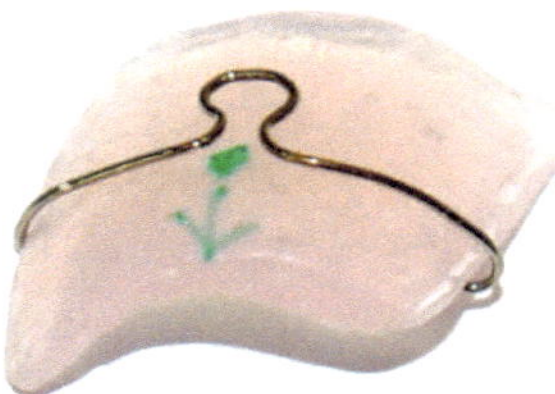

Abb. 22.53 Auf das Negativ geschobene Spange

- Die Anpassung muss passiv erfolgen, das heißt, der Draht muss sich ohne Schwierigkeiten auf das Negativ schieben lassen.

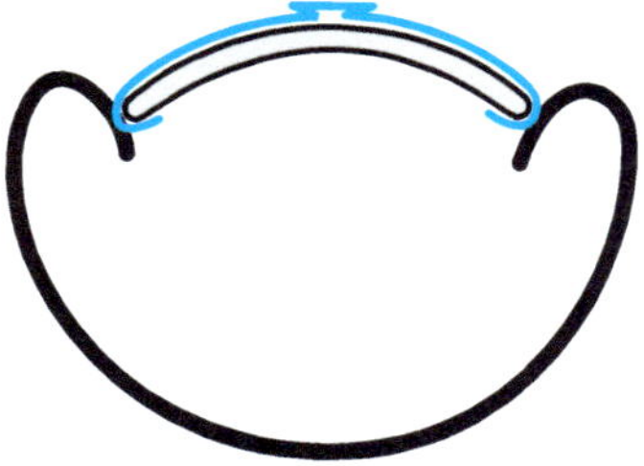

Abb. 22.54 Spangenschenkel sind korrekt angepasst

22.6.1 Negativbeispiele der Spangenanpassung

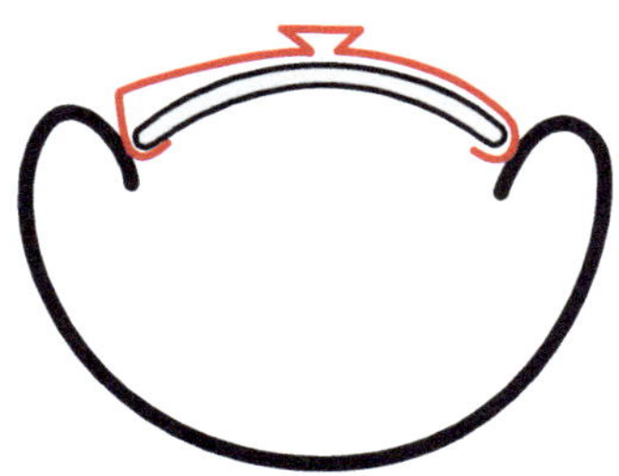

Abb. 22.55 Der Spangenschenkel ist oberhalb viel zu hoch gebogen, es würde zu massivem Druck im Falz kommen

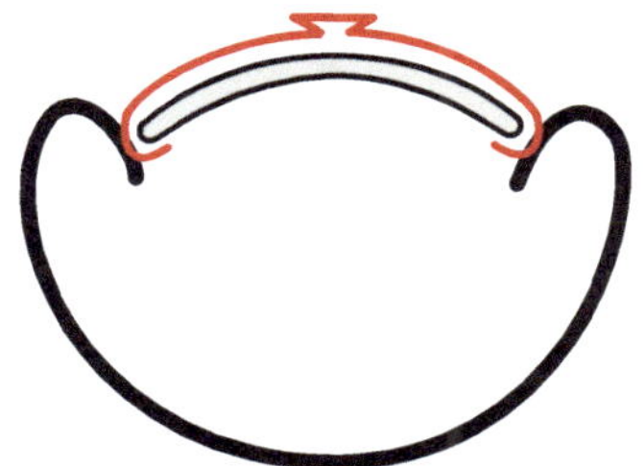

Abb. 22.56 Die Spange insgesamt ist zu lang und wird dadurch hochgedrückt. Die Schenkel müssten weiter gekürzt und angepasst werden. Zwischen Nagelplatte und Schenkel darf keine "Luft" sein.

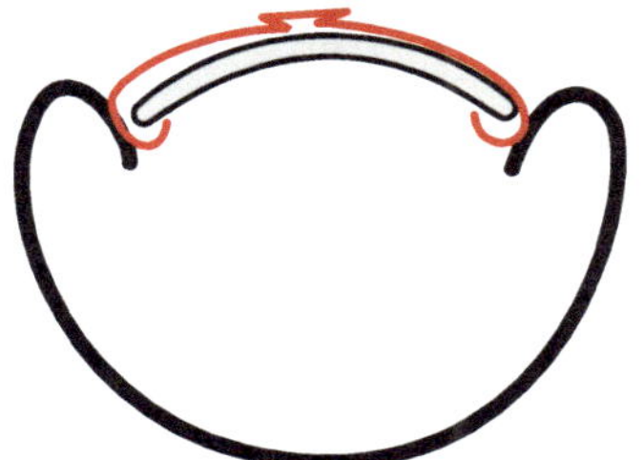

Abb. 22.57 Die Haken sind viel zu groß gebogen. Sie drücken ins Fleisch und verursachen Entzündungen und starke Schmerzen.

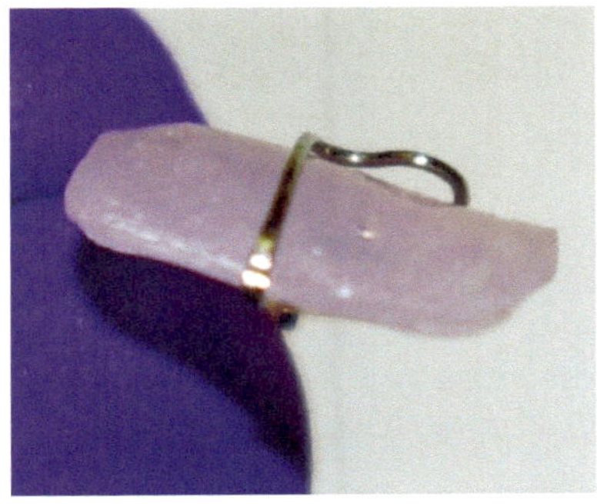

Abb. 22.58
Achtung, Fehler! Das Omega liegt nicht sauber auf, dadurch kann es zu Reizungen bis hin zu Entzündungen im Falz kommen.

Aufsetzen der Spange

- Die Spange muss am Nagelmodell gleichmäßig aufliegen.
- Die Spange sollte im ersten Drittel der Nagelplatte aufgesetzt werden.
- ***Bei konisch geformten Nägeln (Tütennägel) wird die Spange passiv aufgesetzt.*** Sie wird so weit hinaufgeschoben, bis sich das Omega leicht auseinanderzubiegen beginnt. Hier handelt es sich um die Besonderheit, dass sich die passive Spange dem Einrollen entgegenstellt und damit „aktiv“ ist, je weiter der Nagel nach vorne wächst.

Aktivieren der Spange

Ein Nachstellen der Spangen und neues Aktivieren erfolgt alle vier bis sechs Wochen.

Um eine Spange zu aktivieren, setzt man eine Flachzange am ***untersten Punkt der stärksten Krümmung*** an und drückt die Zange ganz leicht zusammen. Dadurch wird der Schenkel an der Stelle „ein bisschen" gerader. Je nach Indikation des Nagels wird dies auf der gegenüberliegenden Seite auch so vorgenommen.

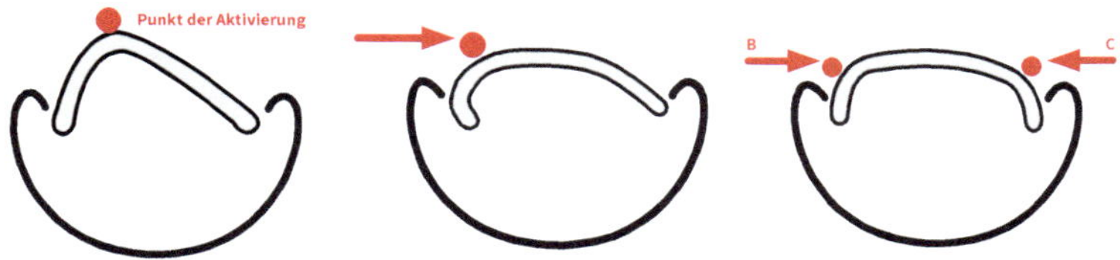

Abb. 22.59 Beispiele für Aktivierungspunkte

Die Stärke der Aktivierung darf nicht überschritten werden, da es sonst zu Verletzungen oder sogar Onycholysen kommen kann. Die Aktivierungsstärke beträgt in der Regel ein bis zwei Hakenbreiten.

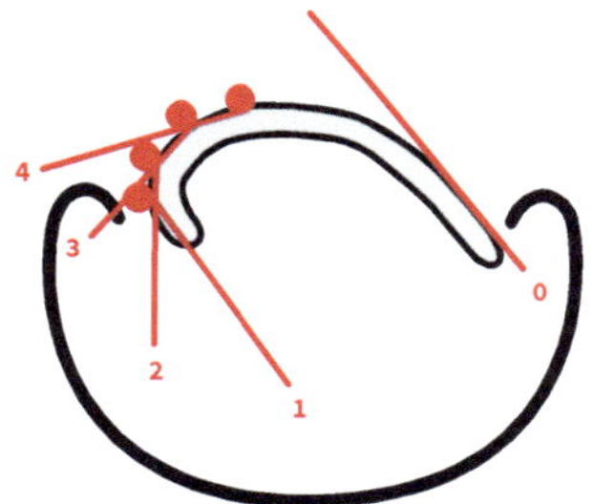

Abb. 22.60 Prinzip eines Verlaufs mit den Aktivierungspunkten im gesamten Therapieverfahren

0 – Hier soll dargestellt werden, dass die Seite passiv bleibt und die Platte auf der Seite seine natürliche Krümmung hat.

1 – Dies ist bei der Regulierung der erste Aktvierungspunkt. Hat sich der Nagel an der Stelle im Laufe der Therapie „entrollt", folgen im weiteren Behandlungsverlauf die Aktivierungspunkte 2–4.

Nach erfolgreicher Beendigung der Therapie sollten beide Seiten in der Stellung 0 sein. Im Anschluss an die Aktivierung sollte der Nagelfalz austamponiert werden.

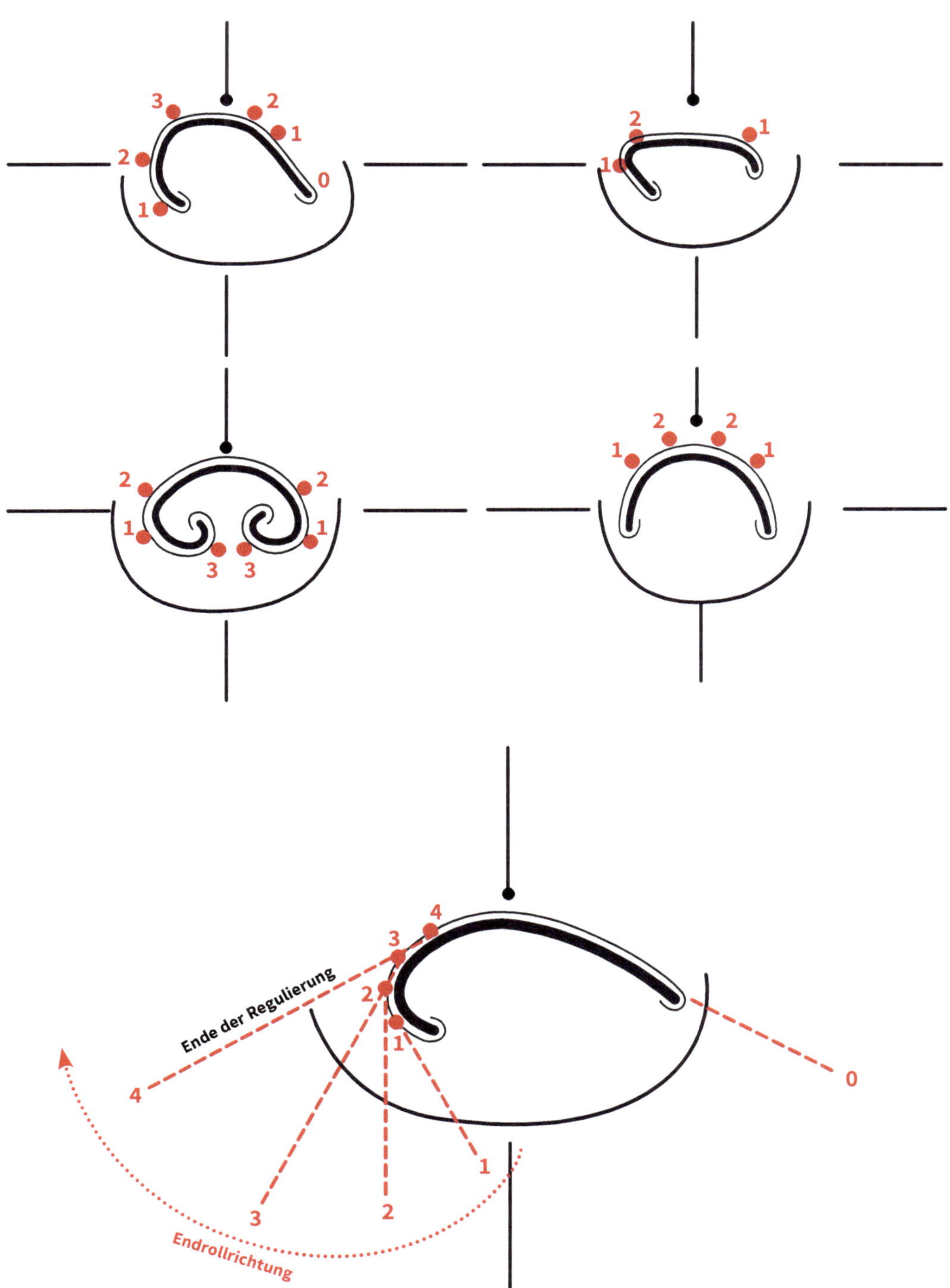

Abb. 22.61 oben: Beispiele eines Aktivierungsverlaufs; unten: So sollten Aktivierungsverläufe geplant werden

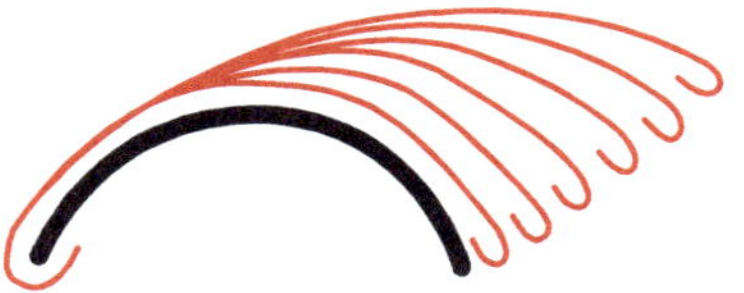

Abb. 22.62 Verlauf des „Entrollens" einer Nagelplatte im Laufe der Therapie

Fixieren der Spange

Die Spange sitzt zwar durch ihre Aktivierung zum Teil sehr fest auf dem Nagel, lockert sich aber im Laufe der Zeit, weil der Nagel dem Draht nachgibt. Deswegen ist es wichtig, die Orthonyxiespange zusätzlich zu fixieren. Die Fixierung dient auch dazu, dass der Patient nicht versehentlich mit der Spange an Strümpfen oder Gegenständen hängenbleibt und die Spange dadurch gegebenenfalls abreißt.

Der Nagel wird entfettet und mit einem Zwei-Komponenten-Kleber im Bereich des Omegas festgeklebt. Sollte der Patient wünschen, dass die gesamte Nagelplatte inklusive der Spange mit einem Kunststoffkleber überzogen wird, haben sich sogenannte UV-Gele dafür gut bewährt. Dazu ist allerdings anzumerken, dass dies keine gute Dauerlösung ist. Sie sollte nur für kurzzeitige Fixierungen (im Sommer oder im Urlaub etc.) genutzt werden. Das Versiegeln der gesamten Spange hat zur Folge, dass die ***Federkräfte*** sich in dem Moment nur so weit spannen, wie es der Nagel beim Aufsetzen zulässt. Das bedeutet zwar nicht, dass die Aktivierung aussetzt, doch es kann sein, dass sich der Behandlungszeitrum dadurch verlängert.

Entfernung der Spange

Durch den Kunststoff haftet die Spange in der Regel sehr gut. Ein Entfernen ist manchmal nicht so leicht. Eine gute Methode ist, den Kleber vorsichtig um die Spange herum abzuschleifen, sodass nur noch das Omega im Kleber eingebettet ist. Dann nimmt man den Seitenschneider und fasst vorsichtig vom hinteren Nagelende aus das Omega und kneift sozusagen unter dem Omega den Seitenschneider zusammen.

Somit löst sich der Kleber und die Spange wird „abgesprengt". Jetzt ist es möglich, zum Beispiel mit einem Eckenheber die Spange vorsichtig nach vorne zu ziehen. Der Rest des Klebers ist gut mit dem Seitenschneider von der Spange abzukratzen.

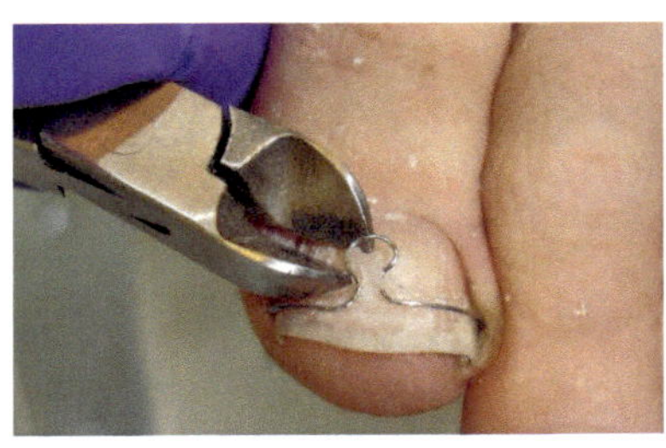

Abb. 22.63 Ansetzen des Seitenschneiders am Omega

Eine andere Möglichkeit ist, mit einem Schleifer entsprechender Größe den Kunststoffrest abzuschleifen. Dabei darf der Draht nicht beschädigt werden.

Es ist wichtig, dass man zum „Absprengen“ der Spange auf keinen Fall eine Nagelzange oder einen Kopfschneider benutzt. Diese sind viel zu scharf und können bei versehentlichem Abrutschen in die Nagelplatte kneifen. Das kann zu erheblichen Verletzungen führen.

23 Fehler bei einer Spangenbehandlung

Eine Spange kann nur gut wirken, wenn sie korrekt angewendet wurde. Die falsche Wahl eines Spangenmodells kann schnell zum Misserfolg führen. Wichtig ist auch, eine Spange sauber zu arbeiten und sehr genau anzupassen.

23.1 Wahl der falschen Spange

Nicht jeder Problemnagel kann mit jeder Spange behandelt werden. Es ist wichtig, genau abzuwägen, mit welchem Spangenmodell welche Wirkungen erzielt werden können. Auch ist es wichtig dabei zu berücksichtigen, dass einige Spangen bei bestimmten Problemen nicht eingesetzt werden können. Bevor eine Behandlung beginnt, ist abzuklären, welche physikalische Wirkung jeweils gebraucht wird: Zugkraft oder Hebelkraft. Danach richtet sich die Wahl des Modelles (siehe Kapitel 21).

23.2 Verschlimmerung des Granulationsgewebes

Bei Granulationsgewebe ist es nicht ratsam, eine einteilige Spange, zum Beispiel Fraser-Spange oder Federspange, aufzusetzen. Erstens kann kein Abdruck genommen werden. Zweitens kann die Spange aufgrund des Caro luxurians nicht aufgeschoben werden, es kommt daher zu erheblicher Schmerzentwicklung. Eine Verschlimmerung der Granulation wäre zu erwarten.

Alternative

Eine gute Wahl wäre hier eine Klebespange, die mit wenig Druck aufgesetzt werden kann.

23.3 Drahtspange reißt weiche Nägel ein

Bei dünnen, weichen Nägeln sind Drahtspangen auf dem Wirkungsprinzip der Zugkraft in der Regel nicht indiziert. Durch das Verzwirbeln des Drahtes ist nicht genug Kontrolle vorhanden. Schnell kann es passieren, dass der Draht beim Aktivieren in den Nagel schneidet.

Alternative

Besser sind hier Klebespangen oder einteilige Spangen, die ganz fein im Hebeldruck zu regulieren sind.

23.4 Haken nicht passgenau

Es kommt immer wieder vor, dass sich Entzündungen im Nagelfalz bilden, obwohl eine Orthonyxiespange gesetzt wurde. In einigen Fällen kann der Grund dafür sein, dass die Häkchen zu groß oder zu lang geformt wurden. Das Häkchen kann auch in den Falz drücken und dann sogar Clavi provozieren. Wenn die Häkchen zu lang sind, können diese unter dem Nagel ins Nagelbett „pieksen". Die Betroffenen klagen dann über Schmerzen beim Laufen und über leichten Druck. Bei zu großen Haken können die Häkchen ab- bzw. herausrutschen.

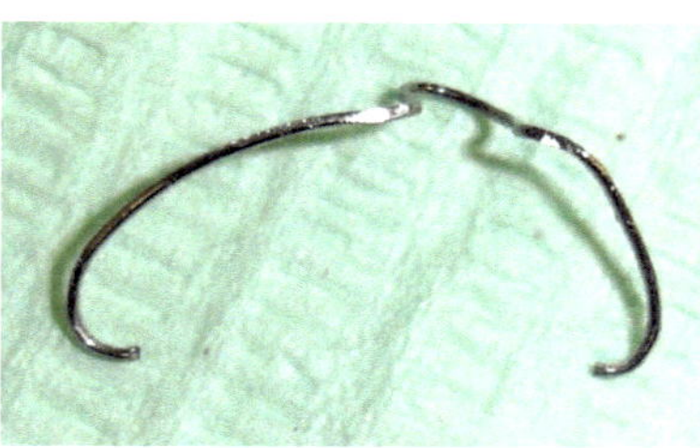

Abb. 23.1 Die Haken sind viel zu groß, die Nagelplatte des Patienten war deutlich dünner. Auch umschließen sie nicht ausreichend die Nagelkante.

23.5 Der Falz entzündet sich

Wenn sich der Nagelfalz entzündet, kann die Ursache beispielsweise darin liegen, dass der Haken ins Nagelbett sticht. Manchmal sind die Schenkel auch nicht parallel geformt. Wenn die Haken dann auch nicht an die Nagelform angepasst sind, kommt es zu Entzündungen.

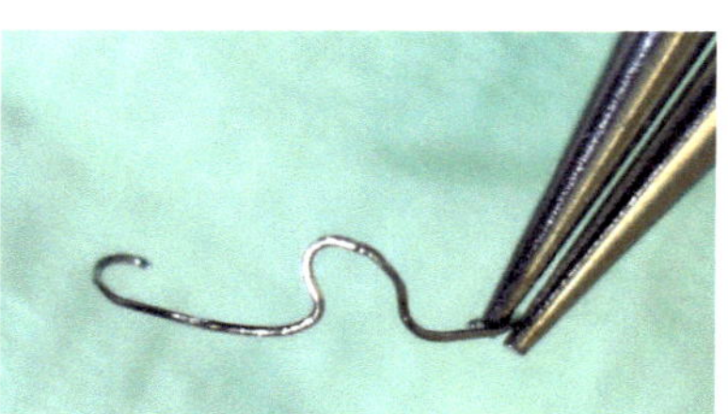

*Abb. 23.2 **Achtung, Fehler:** Die Haken sind viel zu breit, passen nicht um die Nagelkante herum. Die Haken wurden nicht geplättet und entgratet. Das Omega ist nicht im rechten Winkel und steht vorne ab.*

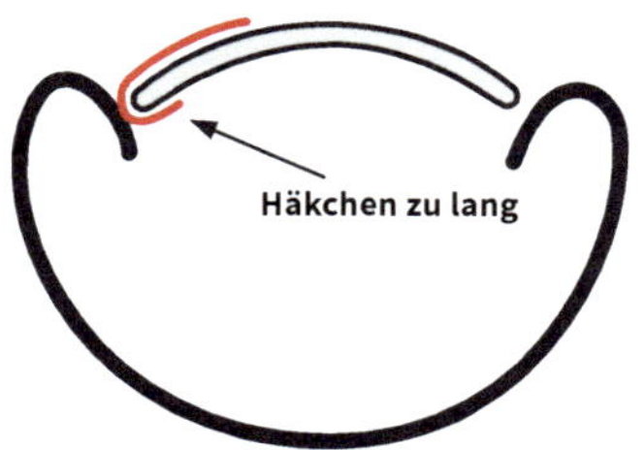

Abb. 23.3 Ein zu langes Häkchen sticht ins Nagelbett

Fehlerbehebung

1. Die Spange abnehmen und den Haken entsprechend kürzen. Zwischendurch durch leichtes Drücken den Patienten fragen, ob sich der Schmerz schon verringert. Die Spange kann erst wieder neu aufreguliert werden, wenn der Patient keine Schmerzen mehr verspürt.
2. Die Häkchen der Größe der Nagelkante entsprechend neu anpassen.

23.6 Es bildet sich Hornhaut oder ein Clavus im Falz

Mögliche Gründe hierfür sind:

1. Die Haken stehen im Falz über oder die gesamte Spange ist zu groß und drückt von oben den Schenkel in den Falz.
2. Die Spange ist nicht genügend aktiviert.
3. Wenn die Spangen sich nicht auf den Nagel aufregulieren lassen oder immer wieder herausspringen, kann es sein, dass die Häkchen zu klein angefertigt worden sind. Die Spange muss dann wieder abgenommen und der Haken nachträglich korrigiert werden. Mit der Rundzange biegt man den Haken etwas auf. Ein Tipp wäre hier, gleich nach der Biegung des Hakens eine verstärkte Krümmung einzusetzen.

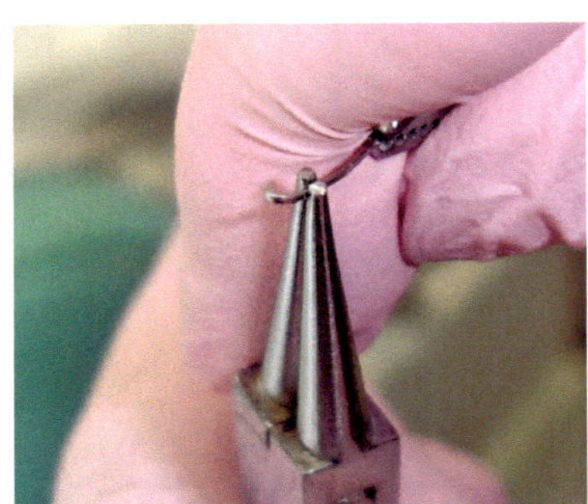

Abb. 23.4 Der Haken wird mit der Rundzange aufgebogen

23.7 Überaktivierung der Spange

Es gibt Fälle, bei denen es während der Spangenbehandlung zu Onycholysen kommt. Der Grund dafür muss nicht gleich ein Nagelpilz sein. Wahrscheinlicher ist es, dass sich der Nagel durch die Überaktivierung der Spange löst. Ein Grund dafür kann sein, dass bei Spangen mit Hebelkraft die Aktivierung zu stark eingestellt wurde. Bei Spangen mit Zugkraft wurde möglicherweise die falsche Schlaufenstärke gewählt (zu stark).

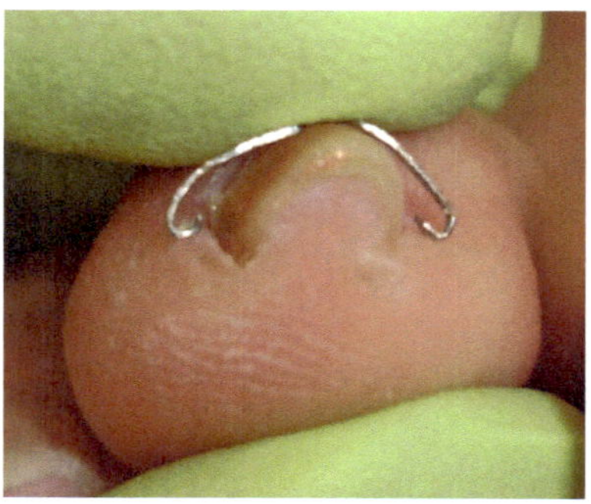

Abb. 23.5 Auf dem Bild ist deutlich die Überaktivierung zu erkennen

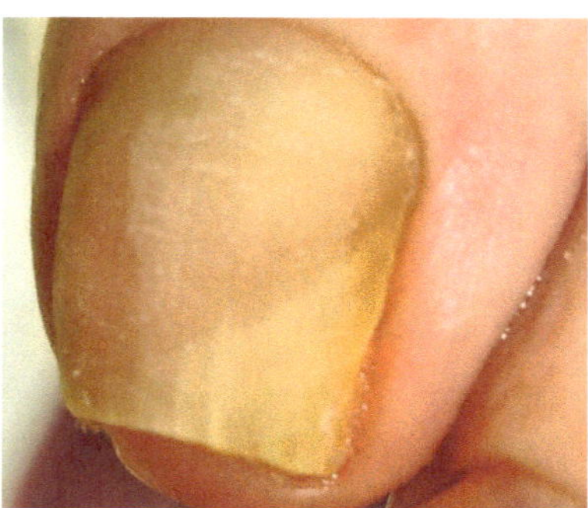

Abb. 23.6 Onycholyse durch eine überaktivierte Spange

Fehlerbehebung

Bei einteiligen Spangen mit Hebelkraft ist die Aktivierung anzupassen. Wenn es sich um eine dreiteilige Spange handelt, sollte eine schwächere Schlaufenstärke gewählt werden.

23.8 Der Nagel reagiert nicht auf die Therapie

Seit Monaten wird eine Spangentherapie verfolgt, aber der Nagel reagiert nicht (mehr) auf die Therapie. Es kann sein, dass die Aktivierung nicht ausreicht. Eine andere Ursache kann sein, dass die Abstände von einem Regulierungstermin zum anderen zu lang waren (mehr als zehn Wochen). Auch kommt es vor, dass die gewählte Drahtstärke nicht ausreicht, gerade wenn der Nagel recht dick ist.

Fehlerbehebung

1. Das Regulierungsintervall sollte bei zirka vier Wochen liegen.
2. Die Aktivierung sollte etwas stärker sein.
3. Die Drahtstärke ist anders zu wählen.

4. Die Schlaufenstärke sollte zur nächst größeren Stärke gewechselt werden.
5. In ganz schwierigen Fällen kann es manchmal hilfreich sein, zwei Spangen auf den Nagel zu applizieren.

23.9 Spange ist nicht richtig eingehakt

Eine Ursache für Schmerzen im Falz kann sein, dass die Spange nicht richtig eingehakt ist, oder diese ist während des Therapieverlaufes herausgesprungen.

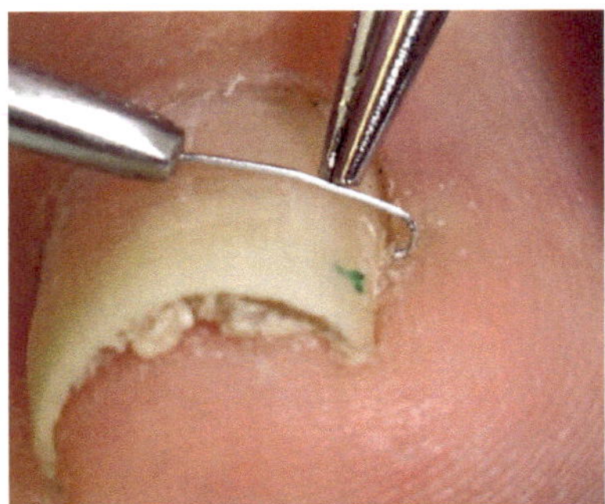

Abb. 23.7 Ausgehakte Spange

Fehlerbehebung

Die Spange muss abreguliert werden. Anschließend sollten Falz und Nagelkante auf die Ursache hin kontrolliert werden.

1. Der Haken hat die falsche Größe.
2. Die Aktivierung wurde am Knick zu stark vorgenommen.

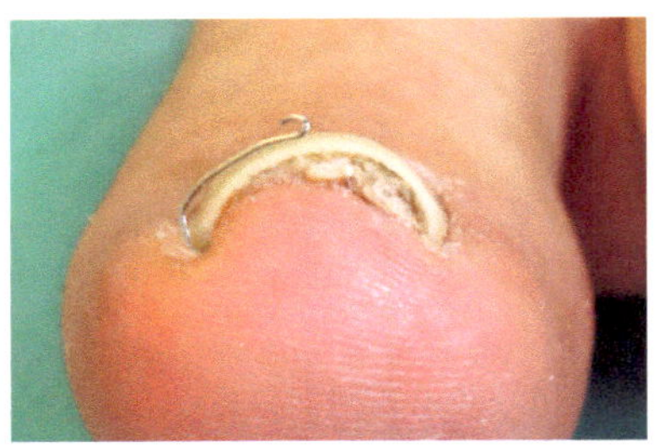

Abb. 23.8 Der Knick ist zu stark ausgeprägt

3. Die Spange ist nicht genug an die transversale Krümmung angepasst (zu gerade).

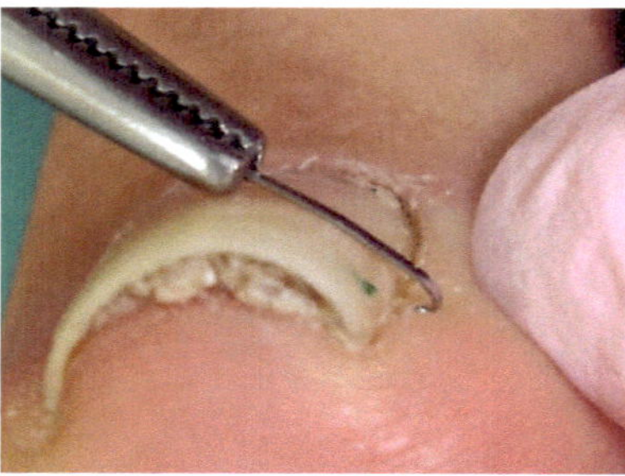

Abb. 23.9 Spange ist zu gerade

4. Eventuell muss die Spange mithilfe einer kleinen Kerbe weiter oben am Nagel platziert werden, die in den Nagel gebohrt wird, um die Spange dort einzuhängen.

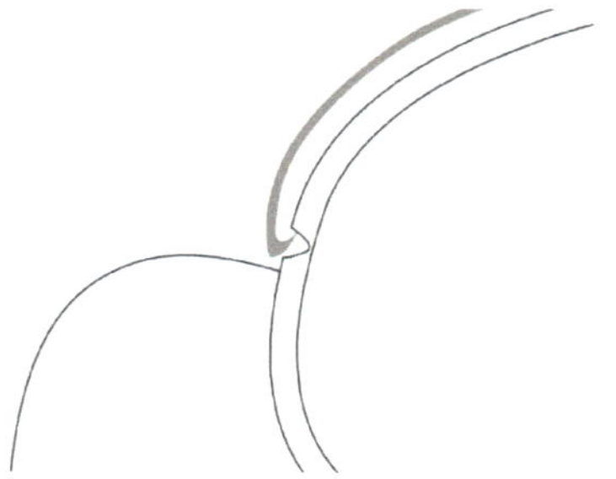

Abb. 23.10 Eine Kerbe als Einhakhilfe

5. Für einige Zeit muss eventuell das Spangenmodell gewechselt werden, zum Beispiel wählt man eine Klebespange.

23.10 Die Klebespange hält nicht

Es passiert häufiger, dass sich Klebespangen sehr schnell wieder vom Nagel lösen oder schon bei der Verarbeitung nicht halten.

Fehlerbehebung

1. Der Nagel wurde vor der Behandlung nicht gut vorbereitet. Er sollte abgeschliffen und entstaubt werden.
2. Der Nagel ist zu fettig oder zu weich. Es dürfen vor der Behandlung keine Fußbäder vorgenommen oder mit Nagelweicher gearbeitet werden. Es darf nur kurz desinfiziert werden.
3. Der Kleber muss genau nach Gebrauchsanweisung angewendet werden.
4. Zu viel Kleber ist oft die Ursache dafür, dass die Spange nicht hält. Man sollte daher den Kleber am Flaschenrand gut abstreifen.

5. Auch die Spange muss gründlich entfettet werden.
6. Die Krümmung des Nagels ist zu stark für die ausgewählte Spange. Dann sollte ein anderes Modell gewählt werden.
7. Das Haltbarkeitsdatum des Klebers ist überschritten.

23.11 Spange steht hoch bzw. ab

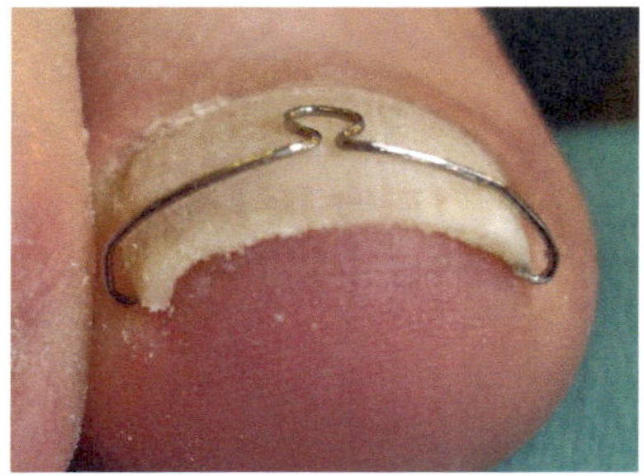

Abb. 23.11 Abstehende Spangenenden

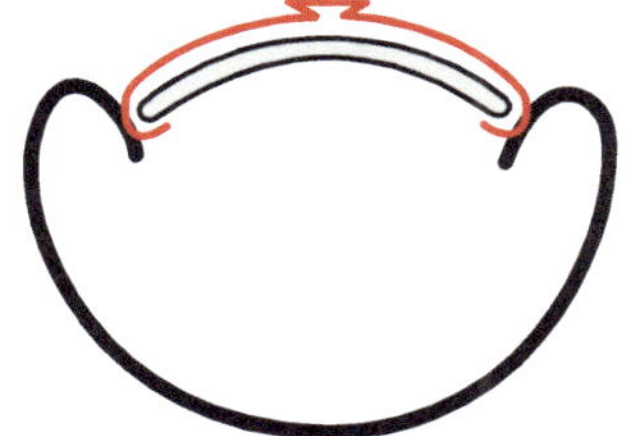

Abb. 23.12 Hochstehende Spange

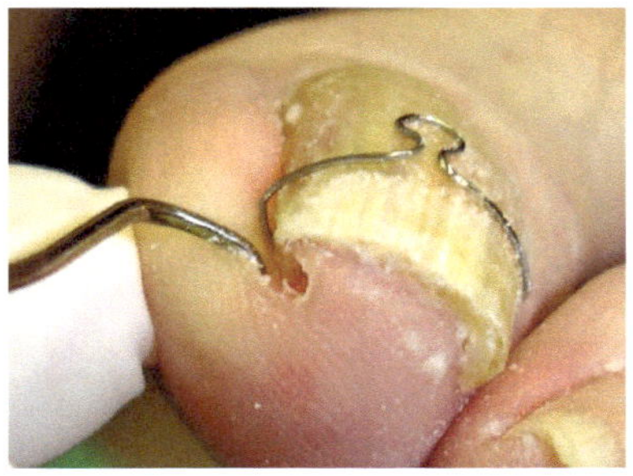

Abb. 23.13 Abstehende Spange

Wenn die Nägel an Krümmung verlieren, ist es normal, dass die Spangen „zu groß" werden. Wenn der Behandler um dieses Phänomen nicht weiß, kann es dazu kommen, dass es massive Beschwerden im Nagelfalz gibt. Durch das Hochstehen der Spange kommt es zu einem Druck von oben, der Schenkel wird dann verstärkt in den Falz gedrückt. Dort verursacht er Entzündungen oder begünstigt sogar die Clavusbildung.

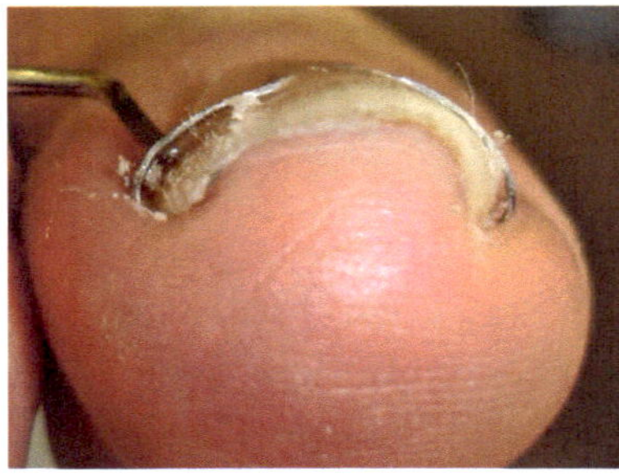

Abb. 23.14 Hochstehende Spange

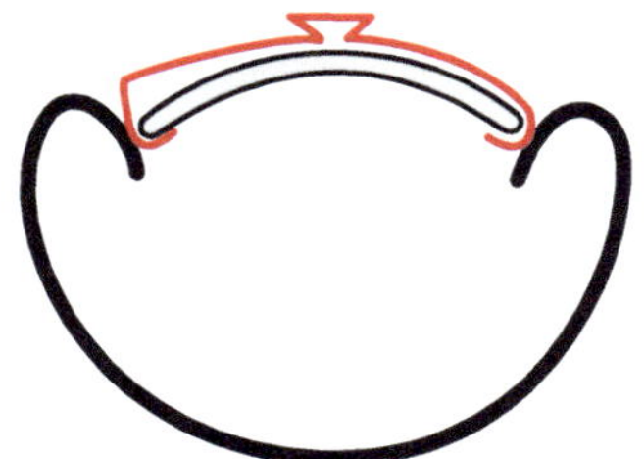

Abb. 23.15 Hochstehende Spange

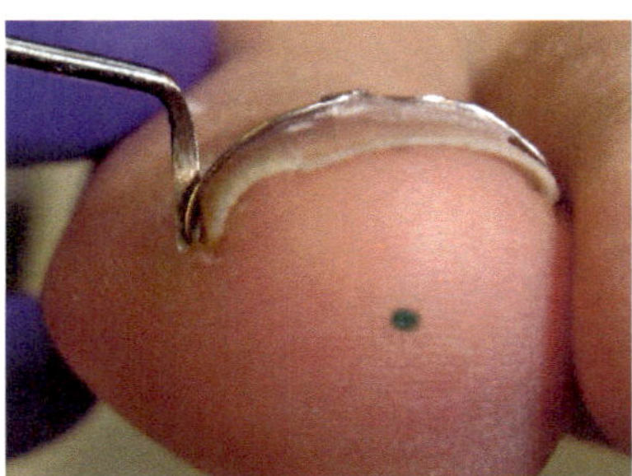

Abb. 23.16 Abstehende Spange

Fehlerbehebung

Die Orthonyxiespange muss korrigiert werden. Dazu ist es möglich,

1. das Omega eventuell etwas einzudrücken, um die Distanz zu verkürzen,

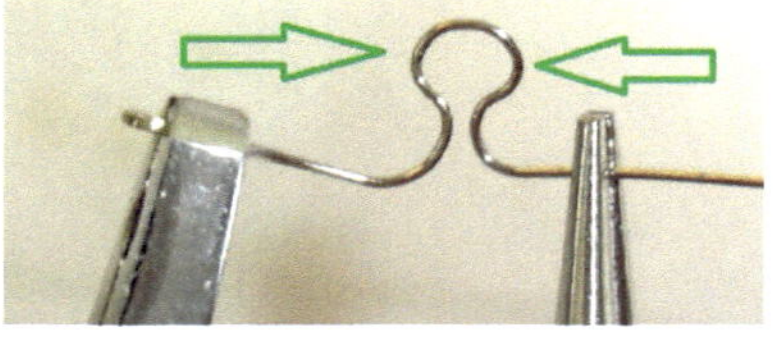

Abb. 23.17 Das Omega leicht zusammendrücken

2. ein Häkchen der Schenkel abzutrennen und am untersten Rand neu zu biegen. Vorsicht! Das sollte unbedingt in Ruhe durchgeführt werden. Ein gutes Augenmaß und Erfahrung sind hier wichtig.

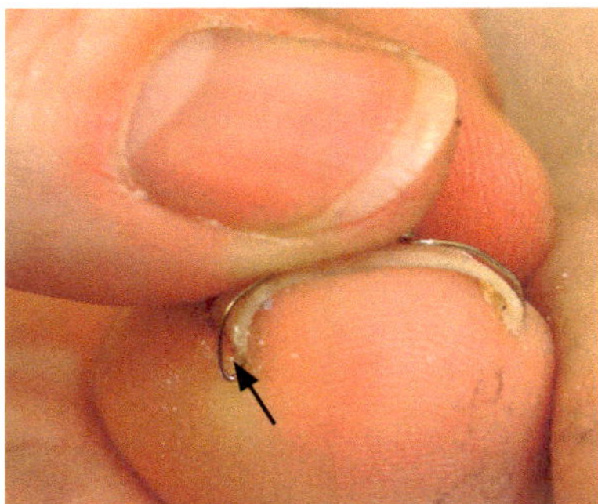

Abb. 23.18 Hier wird gezeigt, an welcher Stelle der Haken eventuell gekürzt werden kann

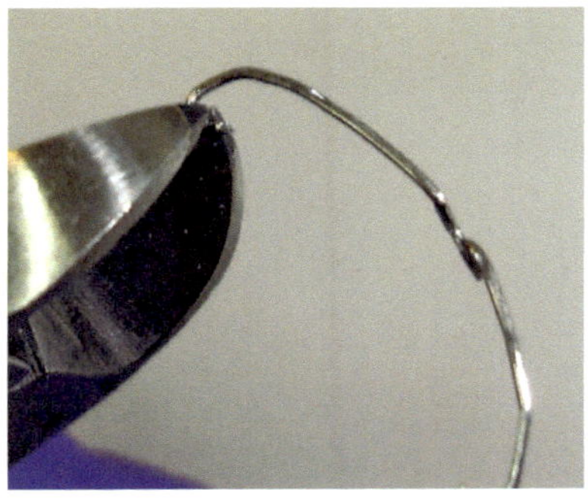

Abb. 23.19 Kürzen des Häkchens

3. eine neue Spange anzupassen.

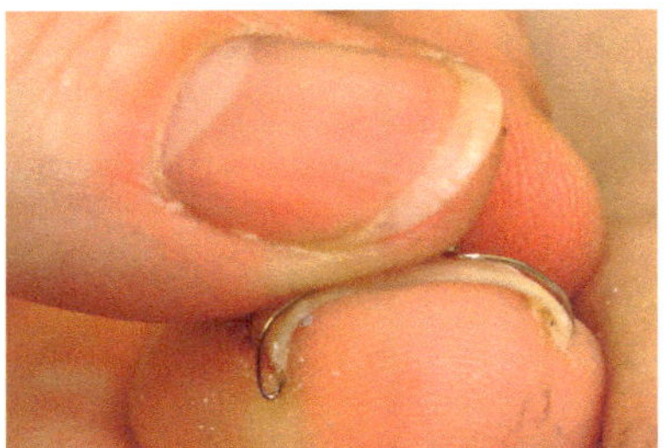

Abb. 23.20 Vor der Korrektur. Man sieht sehr deutlich, wie lang der Schenkel geworden ist.

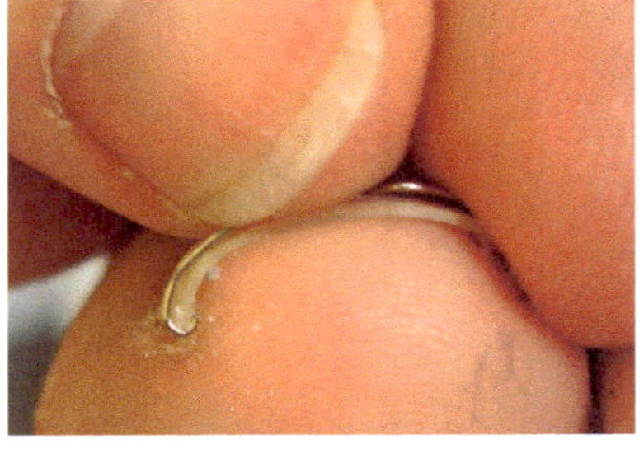

Abb. 23.21 Nach der Korrektur ist die Spange wieder passgenau

23.12 Die Strümpfe werden beschädigt

Eine häufige Ursache dafür, dass Strümpfe beschädigt werden, ist, dass der Kleber zu dick aufgetragen wurde. Eine andere Möglichkeit ist, dass die Spange durch den Kleber hindurchsticht und somit die Strümpfe beschädigt.

Fehlerbehebung

1. Den Kleber deutlich dünner auftragen.
2. Den Mittelpunkt eventuell etwas mehr nach medial oder lateral versetzen, damit der höchste Punkt nicht mehr scheuert.
3. Den Draht überprüfen, vielleicht piekst etwas heraus. Den Draht neu versiegeln.
4. Einen anderen Kleber wählen: UV-Gel oder Zwei-Komponenten-Kleber.

23.13 Spange rutscht immer wieder herunter

Dass die Spange abrutscht, hat oft damit zu tun, dass sie nicht genau sitzt. Entweder ist sie zu klein, oder der Nagel ist vorne viel zu schräg gekürzt.

Fehlerbehebung

1. Wenn die Spange abrutscht, weil der Nagel viel zu schräg gekürzt wurde, kann man vorsichtig eine kleine Kerbe in die Schräge fräsen und die Spange dort einhängen. Danach muss die Stelle gut mit Kleber fixiert werden, da auch auf solche Art angebrachte Spangen zum Weiterrutschen neigen.

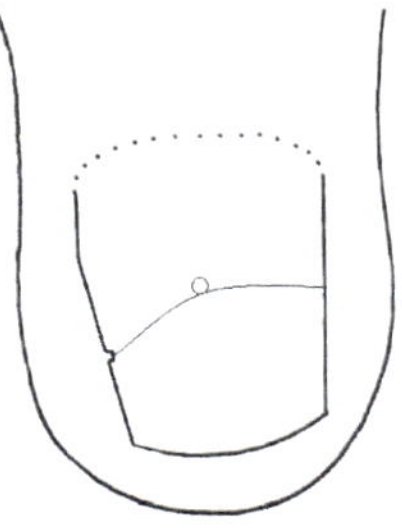

Abb. 23.22 Kleine Einkerbung am Nagelrand

2. Wenn die Spange zu klein gewählt wurde, kann es sein, dass sie immer wieder nach vorne rutscht. Das passiert sehr häufig bei Rollnägeln. Eventuell sollte die Spange neu gefertigt werden, oder sie muss weit vorne angebracht und festgehalten werden, während die Fixierung trocknet. Das wird in der Regel besser, wenn der Nagel anfängt, sich der Spange anzupassen.

23.14 Kein Korrekturerfolg durch die Spange

Wenn sich keine Korrektur durch die Spange einstellt, kann das folgende Gründe haben:

1. Die Spange wurde zu wenig aktiviert.
2. Die Spange hat durch Beschädigung (zu häufiges Beschleifen) nicht mehr genug Federkraft.
3. Die Nagelerkrankung kann nicht therapiert werden (falscher Befund).
4. Eine Spange allein reicht nicht; der Nagel rollt zu stark.
5. Die Spange wird durch den Therapieerfolg zu „groß“ (Abb. 23.23 und 23.24).

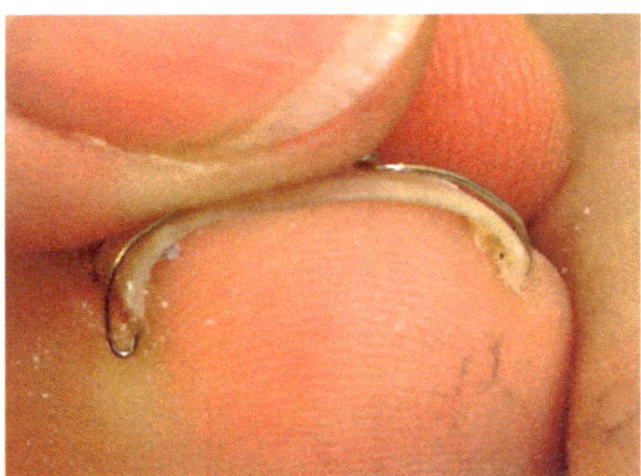

Abb. 23.23 Die Spange ist im Verlauf der Genesung immer größer geworden. Sie wird auf einer Seite um eine halbe Schenkelbreite gekürzt und damit insgesamt „verkürzt“.

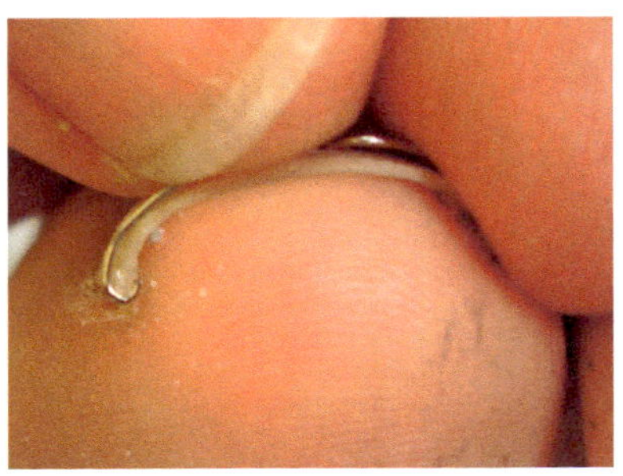

Abb. 23.24 Nach dem Kürzen passt die Spange wieder genau

Fehlerbehebung

Folgende Schritte müssen berücksichtigt werden und je nach Lage wahlweise erfolgen.

1. Es muss stärker aktiviert werden.
2. Die Federkraft der Spange muss vergrößert werden.
3. Eventuell muss man die Drahtstärke wechseln (stärkerer Draht).
4. Der Befund muss überprüft und ggf. korrigiert werden.
5. Ein anderes Spangenmodell muss gewählt werden.

23.15 Die Spange lässt sich nicht mehr auf den Nagel schieben

Der Nagel ist durch das Entrollen breiter, die Spange dadurch zu kurz geworden. Es kann sein, dass im Nagelfalz zu viel Hornmaterial vorhanden ist. Auch Fremdmaterial kann stören. Vielleicht wird der Nagel noch breiter, was vorher nicht zu sehen war.

Fehlerbehebung

1. Eine neue Spange anpassen, die etwas größer/kleiner ist.
2. Den Falz gründlich sondieren, ggf. mit Salicylsäure weich machen.
3. Den Nagelfalz darauf kontrollieren, ob sich ein Nageldorn gebildet hat.

23.16 Es bildet sich eine Onychomykose

Immer wieder kommt es vor, dass sich während der Spangentherapie eine Mykose bildet. Eine Möglichkeit ist, dass diese schon vor Beginn vorhanden war, aber übersehen wurde. Wenn nicht hygienisch einwandfrei gearbeitet wird, können sich Mykosen bilden. Sollte die Spange überaktiviert sein, ist das eine häufige Ursache dafür, dass ein Nagelpilz aktiv wird.

Fehlerbehebung

1. Die Spange ggf. nach Absprache abregulieren.
2. Die Hygiene beim Arbeitsvorgang überprüfen.
3. Medikamentöse Therapie empfehlen.
4. Hygieneempfehlung für zu Hause geben.
5. In schweren Fällen die Spangentherapie unterbrechen.

23.17 Der Nagel löst sich seitlich ab

1. Die Spange ist überaktiviert.
2. Der zweite Zeh drückt auf den Nagel (zu enge Schuhe, Hallux valgus ...).
3. Der Patient hat ein Drucktrauma.

Fehlerbehebung

1. Die Aktivierung der Spange verringern.
2. Den Druck vom zweiten Zeh kontrollieren, evtl. einen Keil zwischen D1 und D2 setzen.

23.18 Behandlungsdauer mit einer Fraser-Spange

Die Therapiedauer ist ganz unterschiedlich. Sie kann von einigen Wochen bis zu mehreren Jahren dauern. Ein durchschnittlicher Zeitraum ist zirka zwölf bis vierzehn Monate. Bei einer durchschnittlichen Wachstumszeit des Nagels von etwa einem Millimeter pro Monat kann der Therapeut ungefähr einschätzen, wie lange der Nagel für die Korrektur brauchen wird.

Bei einem Unguis incarnatus durch unsachgemäße Entfernung der Ecken (meistens ist eine Ecke zirka zwei bis drei Millimeter herausgeschnitten) ist eine Therapiedauer von vier bis fünf Monaten realistisch.

Der Zeitraum zur Regulierung eines Unguis convolutus wird in der Regel zwölf bis achtzehn Monate betragen, bei einem ***Regulierungsabstand von vier bis sechs Wochen***. Bei einigen Patienten kann es auch zu einer Dauertherapie werden.

In der Tabelle auf der folgenden Seite werden die Auswirkungen von unsachgemäßen Behandlungen nochmals im Überblick dargestellt.

Tabelle 23.1 Behandlungsfehler bei Spangen

Problem	Fehler in der Behandlung	Problembehebung
Entzündung im Nagelfalz, Clavibildung im Falz	Haken falsch gebogen	abnehmen und ggf. die Haken anpassen
Spange ist zu groß, der Haken nicht passgenau, Überaktivierung der Spange, falsche Spangenwahl	Verschlimmerung des Granulationsgewebes	den Sitz der Spange überprüfen, evtl. andere Spange wählen
Onycholysen, Entzündungen, Einrisse in die Nagelplatte, kein Therapieerfolg	falsche Wahl der physikalischen Kräfte (Überaktivierung, falsche Spangenwahl)	Therapieziel überprüfen und andere Spange wählen
Entzündung im Nagelfalz, Clavibildung im Falz, Paronychie, Spange hält nicht, Verletzung im Nagelbett	die Spange ist zu groß, Haken zu lang	abnehmen und ggf. die Haken anpassen
die Aktivierung wird verstärkt (bei Rollnägeln aktiviert sich die Spange eigenständig , wenn sie stärker auf den Nagel geschoben wird)	die Spange rutscht ab	den Nagel an der Seite leicht einkerben, um die Spange dort einzuhaken
die Spange hält nicht, es findet keine Regulierung statt, Verletzungsgefahr im Nagelfalz	nicht richtig eingehakt	abnehmen und ggf. die Haken anpassen
die Spange kann nicht eingehakt werden, die Nagelkante kann dadurch beschädigt werden, kein Therapieerfolg	Haken zu klein	abregulieren und Haken anpassen
der Kleber hält nicht, die Spange löst sich oder lässt sich gar nicht erst aufkleben	Kleber nicht ordnungsgemäß angewendet	Nageloberfläche entfetten, evtl. war der Nagel zu feucht
die Nagelplatte wird beschädigt	Drahtspange reißt weiche Nägel ein	eine Klebespange verwenden
kein Therapieerfolg	der Nagel reagiert nicht auf die Therapie	andere Stärke der Spange wählen oder evtl. ein anderes Spangenmodell aussuchen, geringe Aktivierung
Entzündung im Nagelfalz, Clavibildung im Falz	Spange steht hoch bzw. ab	Spange abregulieren und evtl. den Draht verkleinern
Onycholysen, Entzündungen, Einrisse in die Nagelplatte, kein Therapieerfolg	Überaktivierung der Spange	abregulieren und die Aktivierung anpassen
Strümpfe werden beschädigt	der Kleber deckt die Spange nicht richtig ab	den Kleber neu abdecken, evtl. den Mittelpunkt der Spange etwas versetzen

24 Dreiteilige Orthonyxietechniken

24.1 3TO-Spange

Ende der 1980er-Jahre wurde dieses Spangenmodell von Elvira Osthold (VHO Osthold-Spange) entwickelt. Diese dreiteilige Spange ist in derselben Ausführung seit 2002 unter dem Namen 3TO-Spange auf dem Markt.

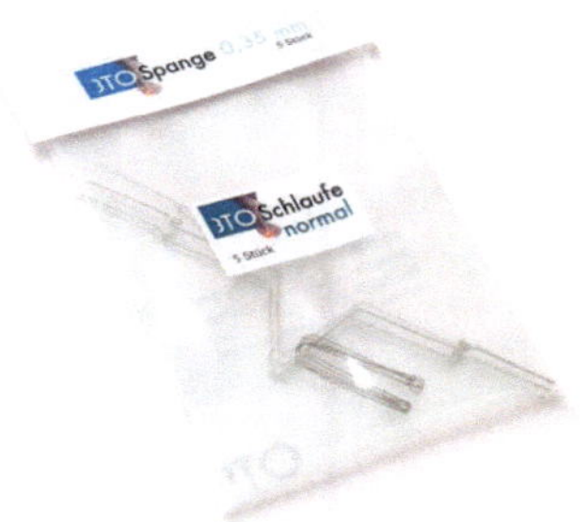

Abb. 24.1 Eine sanfte Nagelkorrektur bei der Behandlung des Unguis incarnatus: die 3TO-Spange, hier die Ausführung in 0,35 mm

Diese Spange hat den Vorteil, dass durch sofortiges Anheben des Nagels eine unmittelbare Schmerzerleichterung bis hin zur Schmerzbefreiung einsetzt. Auch Rollnägel können mit der Spange behandelt werden. Bevor man diese Technik anwenden kann, muss man entsprechende Intensivseminare besuchen. Ohne diese ist eine erfolgreiche Therapie nicht gewährleistet. Unwissenheit und Fehler können schwere Folgen haben. Der Hersteller bietet Tagesseminare an.

24.1.1 Das Wirkungsprinzip

Die Spange wirkt durch Zugkraft. Eine Hebelwirkung kommt zum Tragen, wenn nach der Anpassung des Schenkels an die Nagelform durch Gegenbiegen eine Federkraft des Drahtes erzeugt wird.

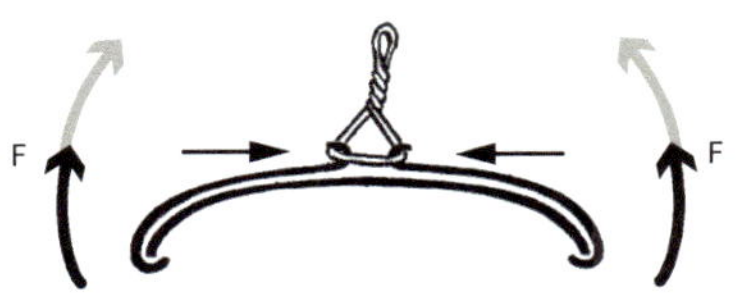

Abb. 24.2 Zugkraft und Hebelwirkung in einem

24.1.2 Indikation und Kontraindikation

Indikation

- nach operativen Eingriffen zur Vermeidung eines Rezidivs
- bei einwachsenden Nägeln (Unguis incarnatus)
- bei Rollnägeln (Unguis convolutus)
- bei chronischen Verhornungsstörungen im Falz
- bei Clavi im Falz
- Hypergranulationsgewebe (nach Rücksprache mit dem behandelnden Arzt)
- bei Diabetikern ohne Risikogruppe zur Vermeidung von Operationen am Zeh
- Paronychie
- nach Nagelextraktionen zur Unterstützung des korrekten Wachstums

Kontraindikation

- Risikopatienten (zum Beispiel bei pAVK)
- Diabetisches Fußsyndrom bei vorliegender Neuropathie
- Onychomykose, wenn mehr als ein Drittel der Nagelplatte befallen ist
- Onycholyse
- Psoriasis (bedingt) – hier kommt es darauf an, wie beschädigt der Nagel ist, es ist immer eine Einzelfallentscheidung nötig
- fehlendes Nagelwachstum
- zu weiche Nägel (Nagel reißt bei Spangenanwendung an der Seite ein); ggf. ist eine vorherige Stabilisation durch Gel oder Nagelprothetikmasse nötig

24.1.3 Instrumente zur Bearbeitung der Spange

Mit der Kombibiegezange werden die entsprechenden Haken für die Spange hergestellt. Die Festhaltezange dient dazu, den Spangenschenkel gut zu fixieren, um ihn dann in den Falz zu setzen. Der Windehaken wird benötigt, damit der Schlaufendraht gedreht werden kann, um Zug auf den Nagel zu bringen. Mit dem Seitenschneider werden die überstehenden Enden des Drahtes gekürzt.

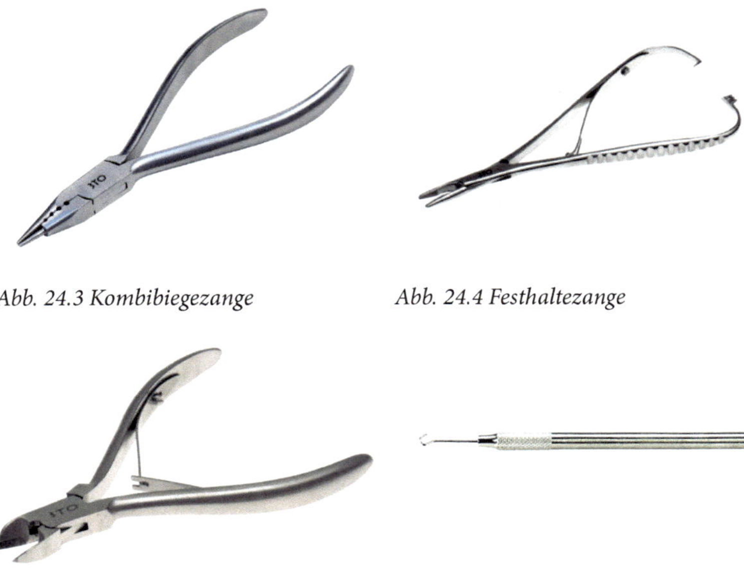

Abb. 24.3 Kombibiegezange

Abb. 24.4 Festhaltezange

Abb. 24.5 Seitenschneider

Abb. 24.6 Windehaken

24.1.4 Spangenmodelle 3TO

24.1.4.1 3TO-Spange normal

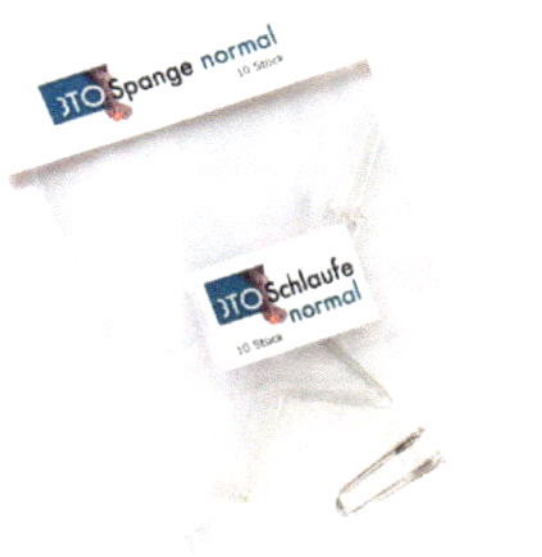

Abb. 24.7 Materialset für die normale Spange

Das Original gibt es seit über 20 Jahren. Die 3-teilige Orthonyxie-Drahtspange ist für sämtliche Formen eingewachsener und eingerollter Nägel verwendbar. Sie besteht aus einem Spangenteil, aus welchem zwei Schenkel geformt werden, und einer Schlaufe.

24.1.4.2 3TO-Kinderspange

Die 3TO-Kinderspange ist für alle schmalen Nägel einsetzbar. Durch die filigrane Form der S-Biegung und des Omegas lassen sich die

Spangenschenkel extrem kurz formen. Die Behandlung von Kindern oder Nägeln der zweiten, dritten, vierten Zehe sind damit einfach und professionell zu handhaben.

24.1.4.3 3TO-Spange stark

Zur Behandlung von besonders dicken Nägeln wird eine höhere Kraft benötigt. Dafür wurde die starke 3TO-Spange entwickelt. Sie ist aus 0,45 mm Federstahldraht gefertigt und wird mit der starken 3TO-Schlaufe (0,35 mm) geliefert.

24.1.4.4 3TO-Spange 0,35 mm

Der dünnere Draht der 3TO-Spange 0,35 mm eignet sich sehr gut bei einem engen Nagelfalz und lässt sich besonders leicht biegen und an die Nagelform anpassen. Durch die Flexibilität des weicheren Drahtes schmiegt sich die Spange an den Nagel an.

24.1.4.5 3TO-Schlaufe normal/stark

Mit der Schlaufe werden die Schenkel der Spange verbunden. Die gewünschte Zugkraft kann individuell eingestellt werden.

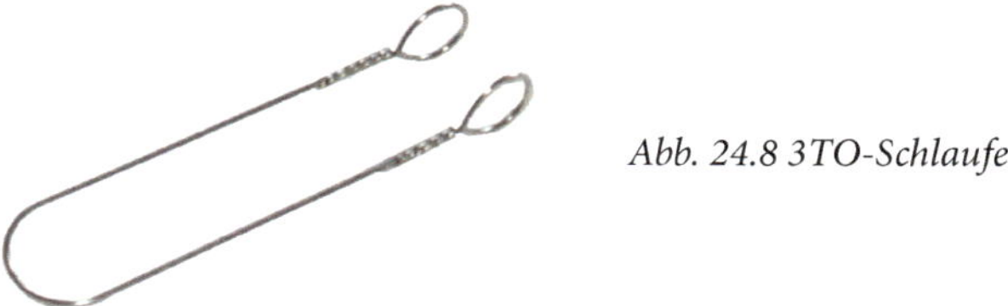

Abb. 24.8 3TO-Schlaufe

Die Therapiemethode ist für alle Altersgruppen geeignet und kann auch bei Nickel-Allergikern und Diabetikern angewendet werden.

24.1.5 Anwendung der dreiteiligen Spange Schritt für Schritt

24.1.5.1 Vorbereiten des Nagels

Um die Spange erfolgreich setzen zu können, ist es wichtig, den Nagel und den Falz vorzubereiten. Der Falz darf vorher nicht unnötig manipuliert werden, um nicht weitere Schwellungen oder Reizungen hervorzurufen. Folgende Schritte sind bei der Vorbereitung nötig:

- gründliches Desinfizieren des Nagels und des Falzes (mit octenisept® oder anderem Wunddesinfektionsmittel)

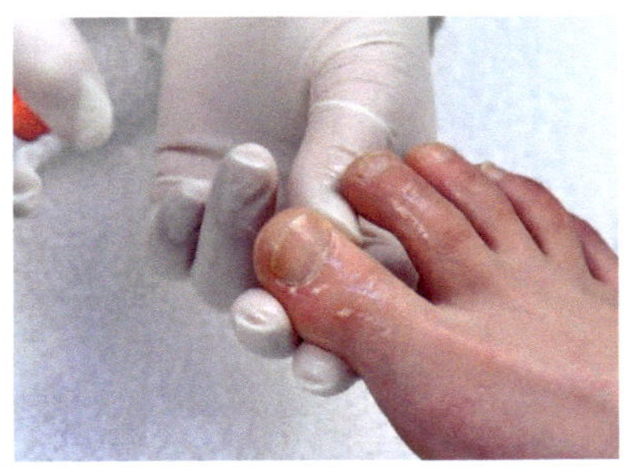

Abb. 24.9 Desinfizieren

- bei Hypergranulationsgewebe kann zusätzlich zur Reinigung des Wundgrundes Wasserstoffperoxid 3%ig eingesetzt werden
- vorsichtiges Sondieren des Nagelfalzes ohne unnötiges Reizen
- um mehr Platz im Falz zu bekommen, kleine Tamponadenstreifen aus Vlies in den Falz einbringen, vor und/oder hinter der Einhakstelle (Abb. 24.10)

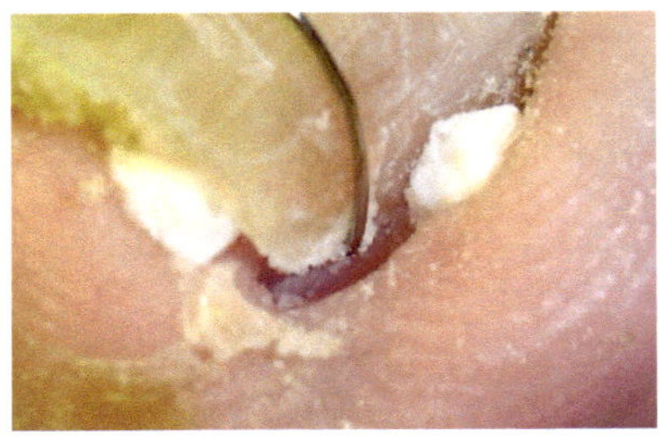

Abb. 24.10 Tamponade, um „Luft" für den Haken zu schaffen

24.1.5.2 Anpassen der Spange

Festlegen eines zirka 5 mm breiten Verbindungsbereiches für die Schlaufe (nach Augenmaß; Abb. 24.11). Im Normalfall liegt die Schlaufe in der Mitte des Nagels. Bei gerollten oder stark gekrümmten Nägeln ist der Auflagepunkt etwas versetzt.

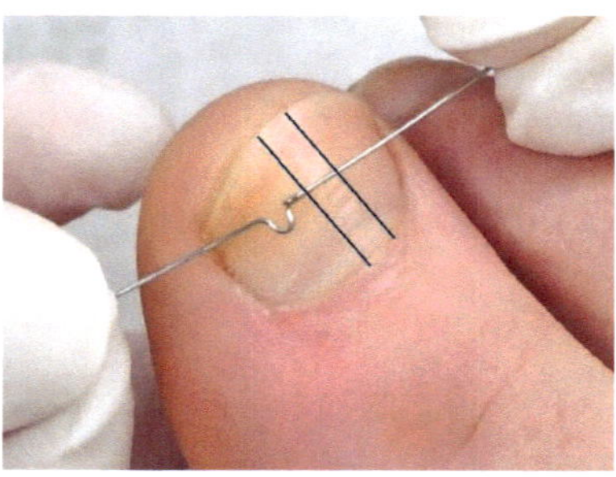

Abb. 24.11 Eingezeichneter Verbindungsbereich für die Schlaufe

24.1.5.3 Biegen der Häkchen

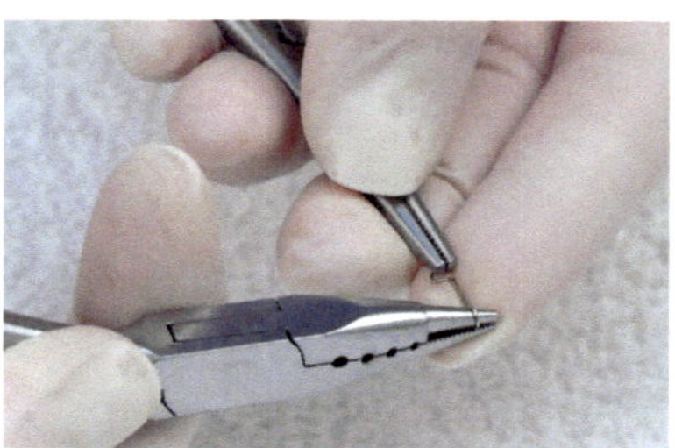

Abb. 24.12 Kombibiegezange und Festhaltezange im Einsatz

Die Spange wird mit der Festhaltezange fixiert (Abb. 24.12), um dann mit der Kombibiegezange das Häkchen zu formen. ***Dazu muss immer um den runden Dorn der Zange gebogen werden!***

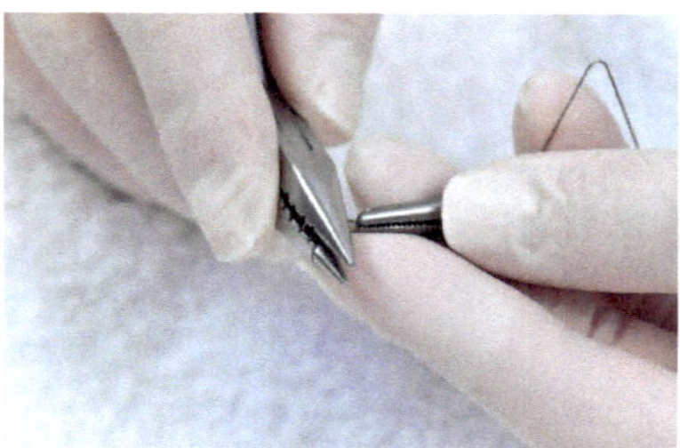

Abb. 24.13 Einlegen des vorgebogenen Häkchens in die Kombibiegezange

Die vier Bohrungen in der Zange dienen dazu, die verschiedenen Häkchengrößen herzustellen. Je nachdem wie dick die Nagelplatte ist, muss der Haken die passende Größe haben. Der vorgebogene Haken wird dann in die ausgewählte Bohrung gelegt und die Zange zusammengedrückt (Abb. 24.13). Um Knicke im Schenkel zu vermeiden, sollte die geschlossene Zange abschließend leicht gegen den Uhrzeigersinn gedreht werden.
Wichtig ist, dass der Haken auf der anderen Seite der Zange beim Drücken nicht herausschaut (Abb. 24.14 und 24.15).

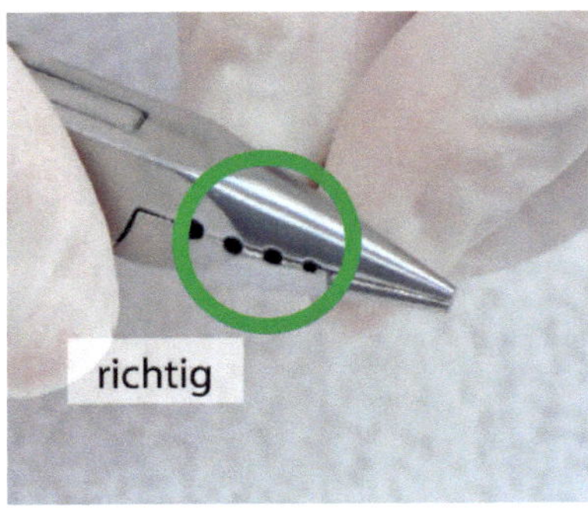

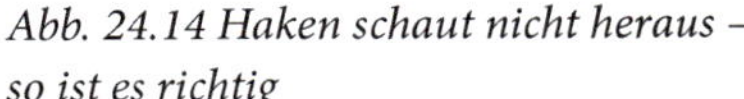
Abb. 24.14 Haken schaut nicht heraus – so ist es richtig

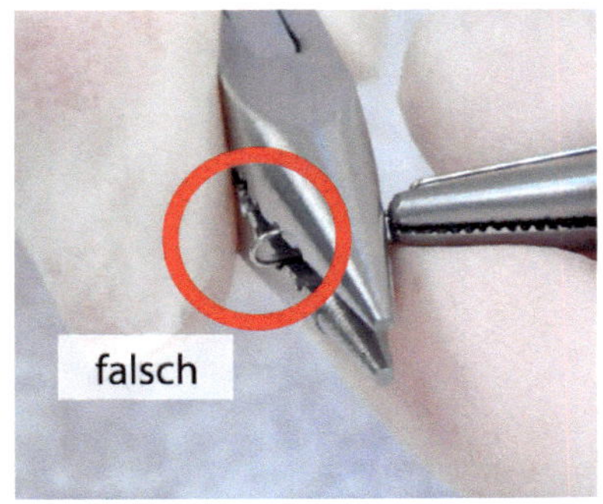

Abb. 24.15 Haken schaut heraus – das ist falsch

Der Haken wird nun mithilfe des Seitenschneiders gekürzt (Abb. 24.16). Dabei muss darauf geachtet werden, ***dass die flache Seite des Schneiders zum Haken zeigt (Achtung, Schutzbrille tragen!).***

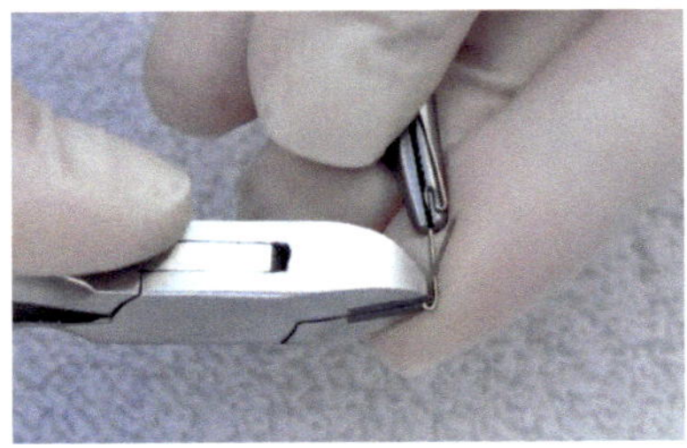

Abb. 24.16 Kürzen des Hakens mit dem Seitenschneider

Das Entgraten der Haken erfolgt nun mittels eines Diamantschleifers oder einer Eckenfeile.
Danach wird der Spangenschenkel direkt hinter der „S-Biegung" vom Mittelteil der Spange abgeschnitten.

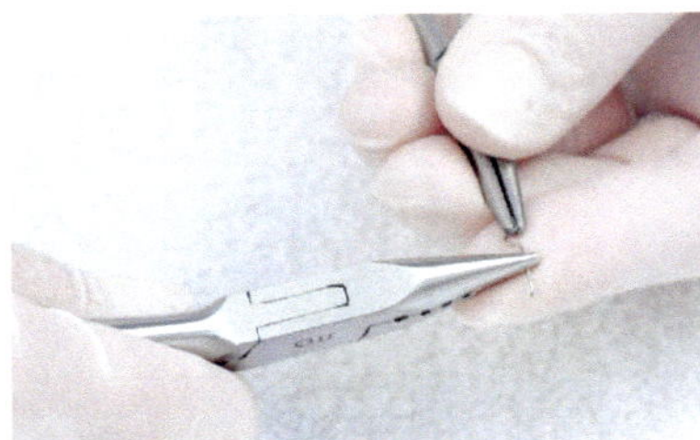

Abb. 24.17 Abschneiden des Spangenschenkels

Um jetzt die Spange anzupassen, wird der Schenkel fixiert und die Krümmung mittels der Biegezange Stück für Stück angepasst (Abb. 24.18). Dabei wird die Spange immer wieder zur Kontrolle an den

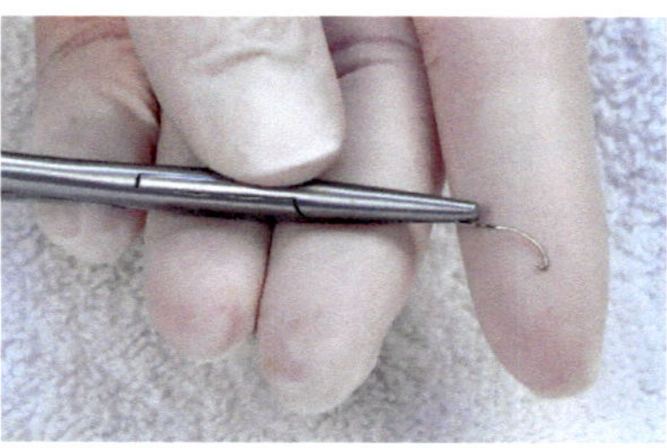

Abb. 24.18 Anpassen der Spange

Nagel gelegt, um den weiteren Verlauf der Krümmung festzustellen und die Spange entsprechend zu biegen.

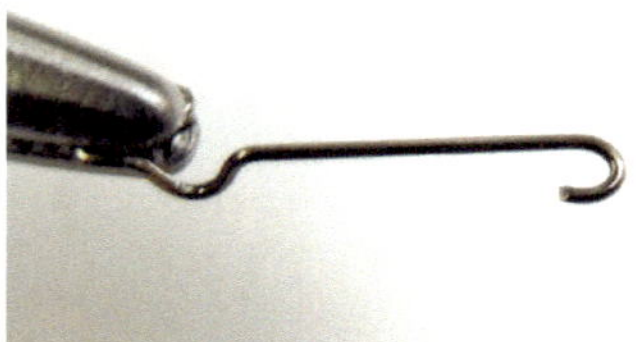

Abb. 24.19 Kontrolle des Krümmungsverlaufs und weiteres Biegen

Wenn der Haken fertig geformt ist, wird nun an der vorderen Biegung eine ganz kleine Krümmung (wie „einen Diener machen") eingefügt (Abb. 24.20). Diese feine Krümmung dient dazu, den Schenkel optimal an den natürlichen Krümmungsverlauf des Nagels anzupassen. Zusätzlich verhindert es das Herausspringen des Häkchens im Falz.

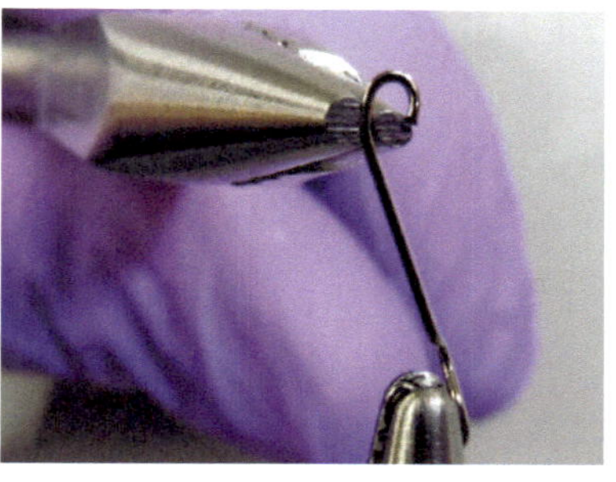

Abb. 24.20 Anfertigen der kleinen Krümmung

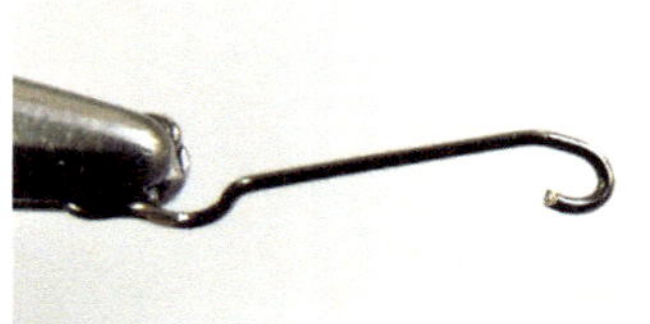

Abb. 24.21 Die Biegung ist dem Nagel leicht nachgeformt

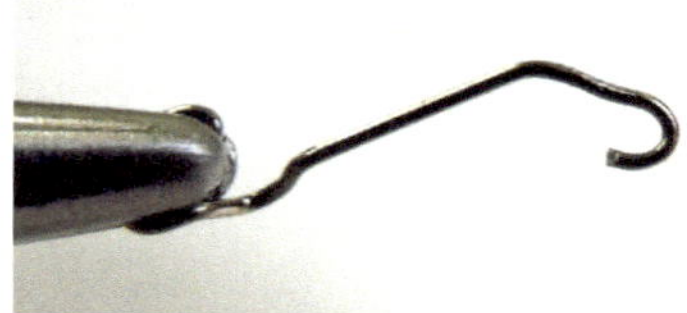

Abb. 24.22 Falsch – die Biegung ist viel zu massiv eingefügt

24.1.5.4 Das richtige Einhaken

Das Einsetzen in den Falz ist nur für Geübte ohne Probleme möglich. Eine ruhige Hand und gutes Augenmaß sind wichtig. Der Zeh wird mittels Daumen und Zeigefinger fixiert, mit der anderen Hand wird die Festhaltezange gehalten (Abb. 24.23).

Ein Tipp: Um sicher und ruhig zu arbeiten, ist es nötig, sich mit dem Ringfinger abzustützen.

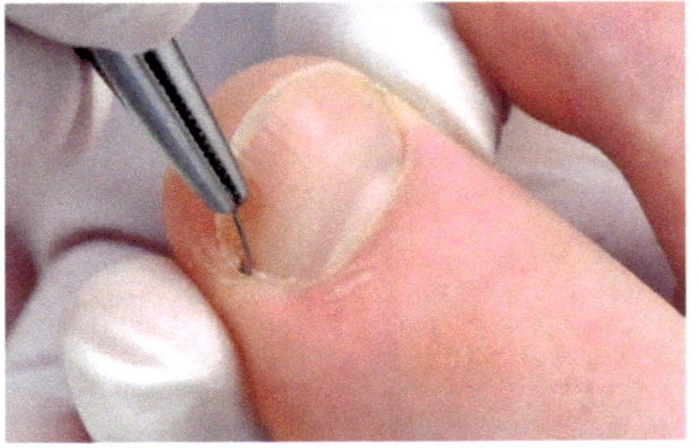

Abb. 24.23 Einsetzen des Hakens in den Falz

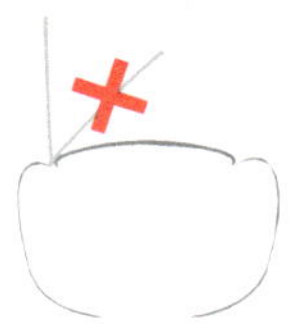

Abb. 24.24 Richtiger und falscher Winkel beim Einsetzen

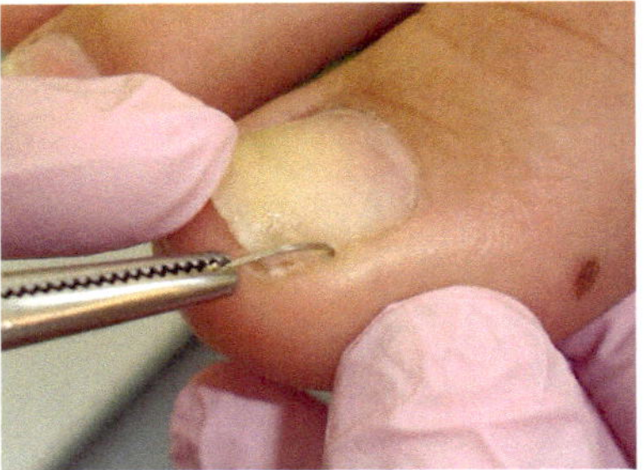

Abb. 24.25 Das Häkchen ist eingesetzt und wird nun nach links unter den Nagelrand gedreht

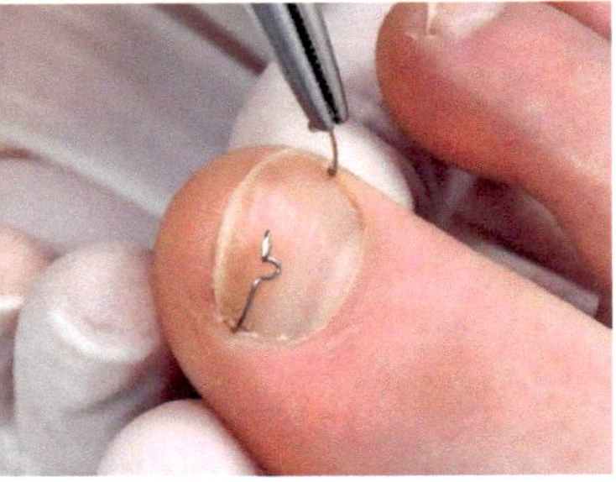

Abb. 24.26 Das Gleiche wird auf der anderen Seite wiederholt

24.1.5.5 Aktivierung der Schlaufe

Um die Schlaufe anzubringen, legt man diese um beide Schenkel. Beide Ösen der Schlaufe müssen parallel zueinander liegen, um den Windehaken im Anschluss einzuführen (Abb. 24.27). Danach werden die beiden Schenkel an der „S-Biegung“ mit Daumen und Zeigefinger fixiert, um ein Wegrutschen oder Herauslösen der Haken aus dem Falz zu vermeiden. Die gewünschte Spangenspannung wird bereits mit den Fingern erzeugt. Die Schlaufe dient vorwiegend der Fixierung der zusammengezogenen Spangenschenkel.

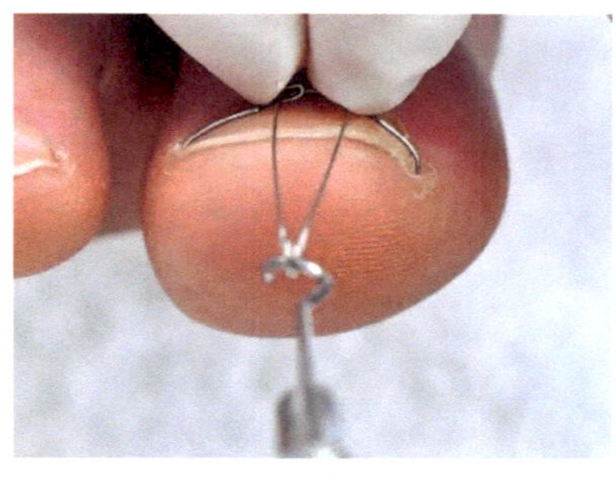

Abb. 24.27 Parallele Ösen mit Windehaken

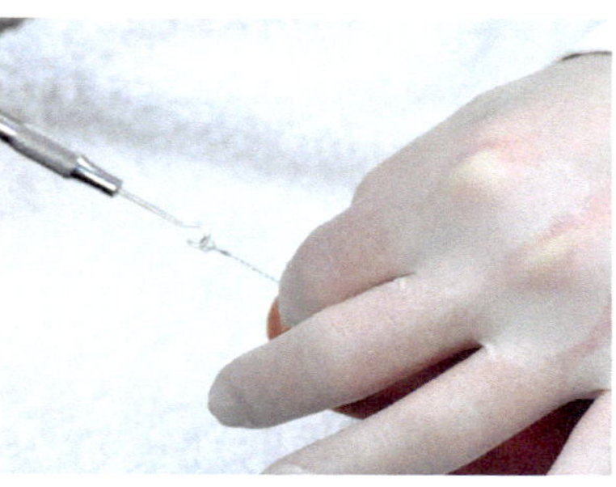

Abb. 24.28 Nun wird der Windehaken im Uhrzeigersinn zusammengedreht

Abb. 24.29 Die Schlaufe muss mittig zusammengedreht werden

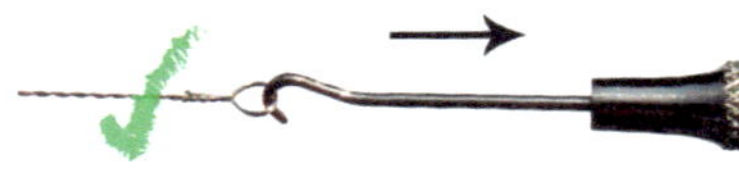

Abb. 24.30 Dabei soll die Schlaufe leicht angezogen werden, somit bleibt der Draht stabil

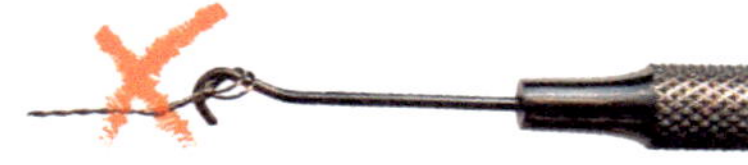

Abb. 24.32

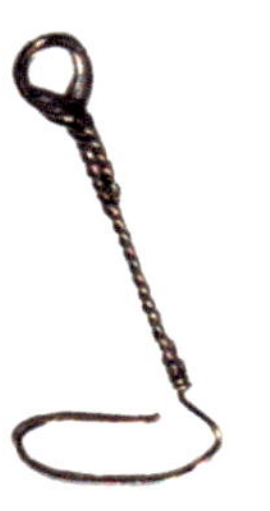

Abb. 24.31 und 24.32 Falsch ist es, die Schlaufe seitlich zusammenzudrehen

Dabei darf der Windehaken nicht vollständig in die Öse geführt werden. Wenn die Schlaufe nun ohne Zug gedreht wird, kann es zum Abriss kommen. Sobald der Patient einen Zug spürt, muss der Behandler aufhören und den Windehaken herausnehmen. Sollte sich kein Zug einstellen, muss darauf geachtet werden, den Draht der Schlaufe nicht zu „überdrehen", da er sonst abreißt. Durch leichtes Ziehen an der überstehenden Schlaufe wird der Sitz der Spange getestet.

24.1.5.6 Draht kürzen

Wenn die Spange gut sitzt, wird der überschüssige Draht der Schlaufe gekürzt, 1 mm Überstand genügt. Auch die Länge der S-Biegungen sind noch zu korrigieren (Abb. 24.33).

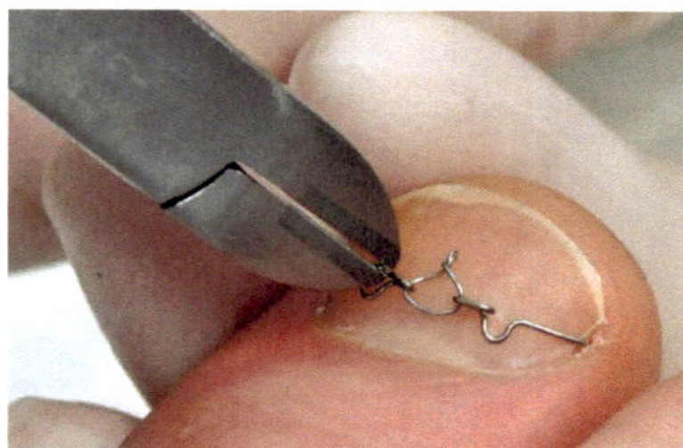

Abb. 24.33 Kürzen des Drahts

24.1.5.7 Fixierung

Die Fixierung der Spange erfolgt entweder mit einem UV-Gel oder mittels Acrylatkleber.

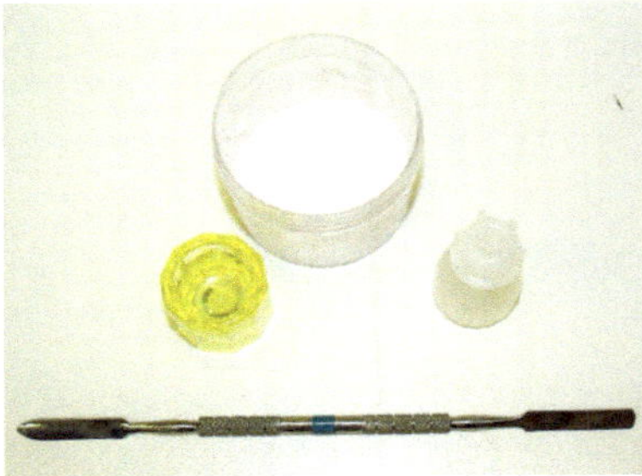

Abb. 24.34 Acrylatkleber-Set

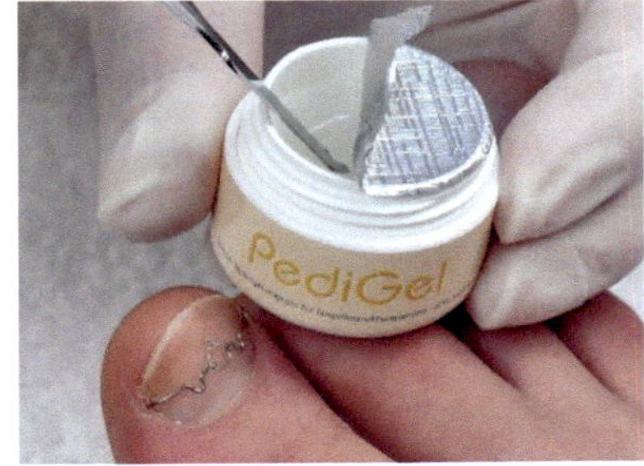

Abb. 24.35 PediGel

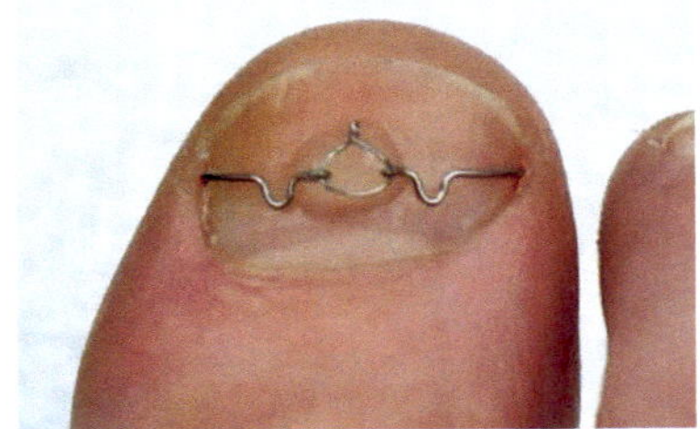

Abb. 24.36 Fixierte Spange

Nachdem die Spange ihren Sitz hat, wird der Nagel in der Länge gekürzt und der Nagelfalz wird tamponiert.

24.1.6 Abnehmen oder Nachsetzen der Spange

Zum Abregulieren oder Entfernen der Spange ist es wichtig, die Schlaufe nur in der Mitte zu kappen. Sollte einer der Schenkel dabei beschädigt werden, ist es nicht mehr möglich, diesen zu verwenden.

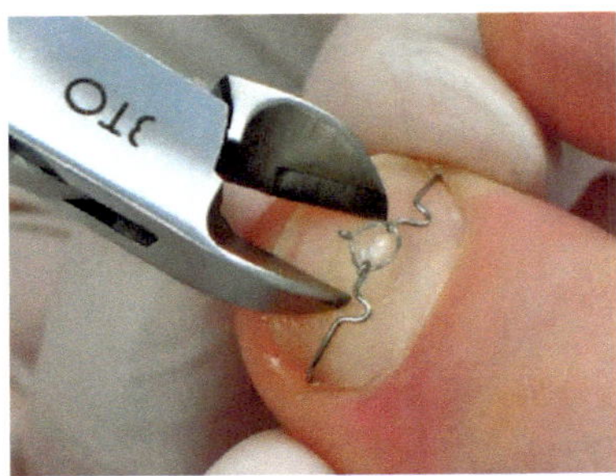

Abb. 24.37 Vorsichtiges Lösen der Versiegelung …

Eine Möglichkeit ist, die Versiegelung mit dem Seitenschneider zu unterfahren (Abb. 24.37), um so die Spange abzuknipsen. Dies darf ausschließlich mit dem Seitenschneider gemacht werden. Auf keinen Fall ist dafür eine Nagelzange oder ein Kopfschneider zu verwenden. Die Gefahr ist zu groß, mit der Zange abzurutschen und in den Nagel zu schneiden.

Sollte das nicht auf Anhieb klappen, kann unter Verwendung eines Diamantschleifers vorsichtig um den Draht geschliffen oder mit einem Querhiebfräser in der Mitte der Schlaufe die Versiegelung weggefräst werden. Auch hierbei ist Vorsicht geboten, dass der Nagel nicht beschädigt wird!

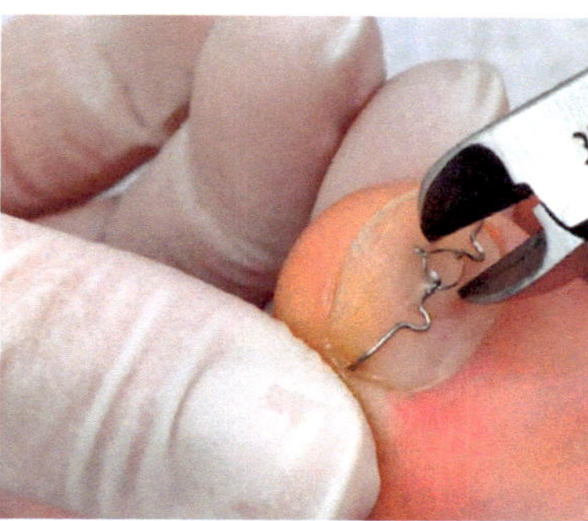

Abb. 24.38 … und Abknipsen der Spange mit dem Seitenschneider

Im nächsten Schritt ist zu versuchen, den Draht dann mittig zu durchtrennen. Dabei muss man darauf achten, nicht den Schenkel zu durchtrennen (Abb. 24.38 und 24.39).

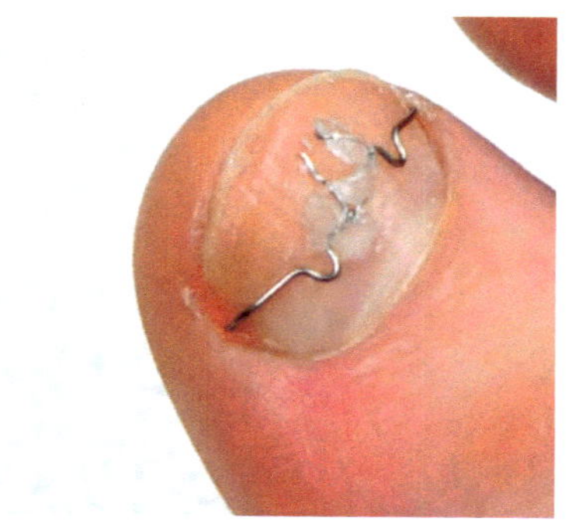

Abb. 24.39 Die Spange ist mittig durchtrennt

Wenn die Schlaufe in der Mitte eingeschnitten ist, kann mit der Entfernung des Schenkels begonnen werden.

Dazu greift man mit der Festhaltezange vorsichtig den Draht und versucht, ihn aus dem Falz herauszudrehen (Abb. 24.40 und 24.41).

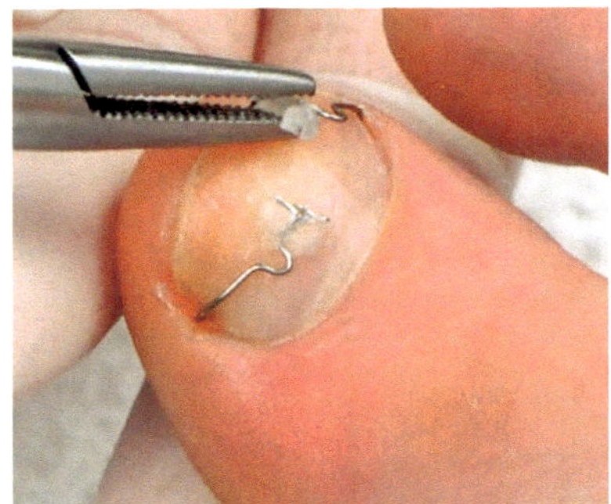

Abb. 24.40 Mit der Festhaltezange den Schenkel am geöffneten Ende fixieren

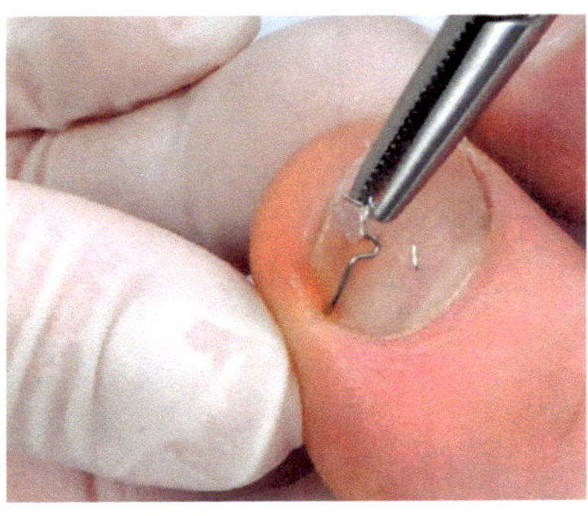

Abb. 24.41 Mit der Festhaltezange wird der Schenkel aus dem Nagelfalz gedreht

Die Reste der Versiegelung, die am Spangenschenkel verblieben sind, können durch vorsichtiges Ablösen von der Spange gesprengt werden. Im Anschluss werden die Spangen in ein Desinfektionsbad gelegt (gelistetes Mittel nach DGHM), anschließend von Resten befreit und unter klarem Wasser abgespült. Dann ist die Spange wieder einsetzbar. Jetzt muss die Spange wieder an die neue Nagelform angepasst und wie im oberen Kapitel beschrieben aufgesetzt werden. Das Nachsetzen ist 3- bis 4-mal möglich, danach lässt die Federkraft des Drahtes nach.

Tipp aus der Praxis: Es ist ratsam, die Spangen den Patienten zur Aufbewahrung mitzugeben. So vermeidet man unnötige Lagerkapazitäten. Auch wird man nicht für einen eventuellen Verlust zur Rechenschaft gezogen. Wichtig ist unbedingt, in der Karteikarte zu dokumentieren, wann der Patient die Spange ausgehändigt bekommen hat.

24.1.7 Spangeneinsatz im Wundgewebe

Für den Einsatz von Orthonyxiespangen in Wundgewebe ist nicht jede Spange geeignet. Die dreiteilige Orthonyxiespange eignet sich für dieses Einsatzgebiet gut. Bevor die Therapie beginnt, muss medizinisch abgeklärt werden, ob dies möglich ist. Für die Behandlung von Hypergranulationsgewebe bei einem Unguis incarnatus ist die Erfahrung des Therapeuten unabdingbar. Fehleinschätzungen oder Unwissenheit können massive Verschlechterungen hervorrufen.

24.1.7.1 Therapieverlauf – Fall 1

Anamnese: Bestehender Unguis incarnatus, Stadium 4. Der Patient ist 16 Jahre alt, spielt Fußball. Durch falsches Schneiden ein Nagel eingewachsen. Eine Operation (Keilresektion/Wedge-Resektion) wurde sechs Monate vorher durchgeführt. Es ist zu einer Rezidivbildung am medialen Nagelfalz gekommen. Die Erstvorstellung war im Juli 2006.

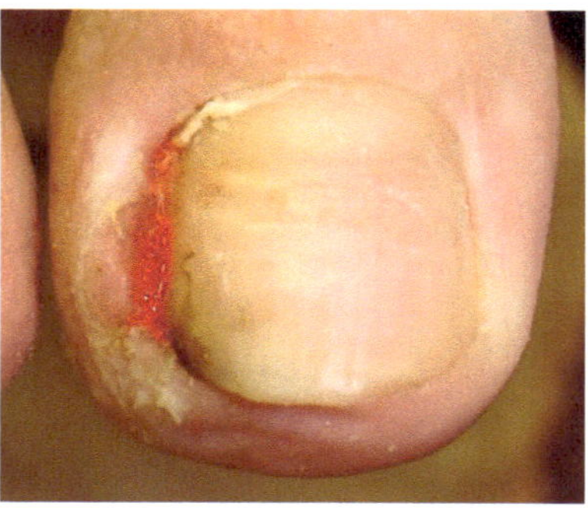

Abb. 24.42 Eingewachsener Nagel eines 16-jährigen Fußballers

Die Vorbehandlung erfolge mit octenisept® und Wasserstoffperoxid 3%ig, im Anschluss Austamponieren des Falzes, um Platz zu bekommen. Danach wurde der Zeh wundversorgt und der Patient vier Tage später wieder einbestellt (Abb. 24.42).

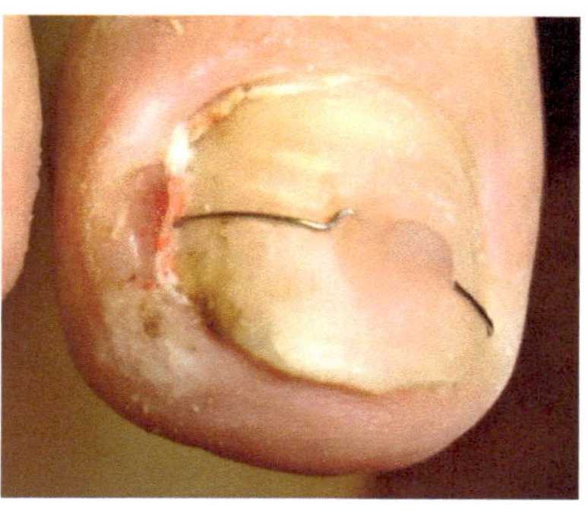

Abb. 24.43 Deutlich ist zu erkennen, wie die Wundheilung voranschreitet

Bei der nächsten Behandlung wurde wieder gereinigt und tamponiert. Die Schmerzentwicklung war schon zurückgegangen und die 3TO-Spange wurde appliziert. Im Anschluss ist das Hypergranulationsgewebe mit Silbernitrat ($AgNo_3$) 40%ig benetzt worden, damit es austrocknet und sich zurückbilden kann (Abb. 24.43).

Acht Tage nach dem Setzen der Spange sieht man deutlich, wie das Gewebe zurückgedrängt wurde. Die Tamponade ist dem Patienten aus dem Falz gerutscht, was zu einer leichten Reizung führte (Abb. 24.44).

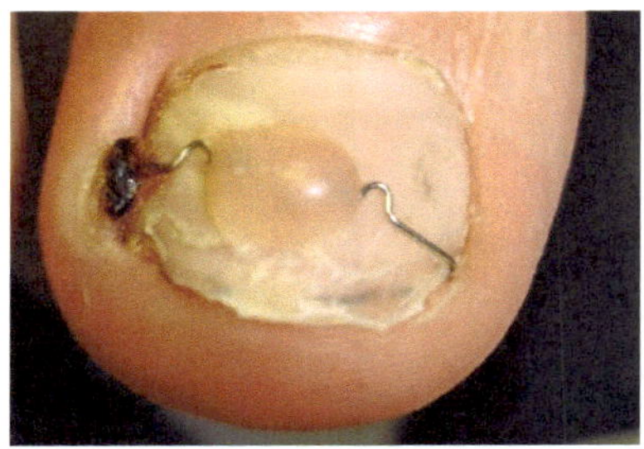

Abb. 24.44 Das Granulationsgewebe mit dem Silbernitrat

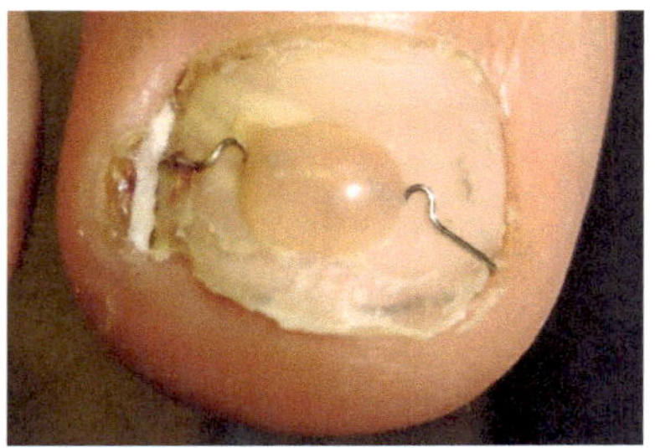

Abb. 24.45 Nach Entfernung des abgetrockneten Granulationsgewebes sieht der Nagelfalz viel besser aus

Das abgestorbene Gewebe ist entfernt worden. Danach war deutlich mehr Platz im Nagelfalz. Das erneute Tamponieren ermöglichte sogar, die Tamponade unter den Falz zu schieben (Abb. 24.45).

Abschlussbefund: Nach drei Monaten ist der gesamte Falz abgeheilt (Abb. 24.42). Während der Therapie ist die Spange acht Mal versetzt worden. Der Patient musste täglich zu Hause die Ecken mit einem Exkavator und einem Copoline-Vlies tamponieren. Zur Desinfektion wurde octenisept® benutzt. Es wurden fünf zusätzliche Teiltermine vereinbart, an denen in der Praxis die Wunde gereinigt wurde, das Silbernitrat aufgetragen und neu tamponiert wurde. Am Anfang lag die Wiederbestellzeit zwischen einer und eineinhalb Wochen. Im Laufe der Zeit hat sich das Wiederbestellintervall vergrößert.

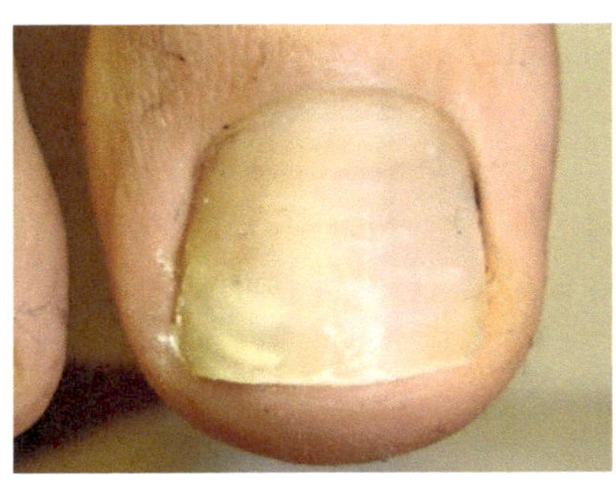

Abb. 24.46 Abschlussbefund: Der Falz ist reizfrei und der Nagel in seinem Wachstum korrigiert

24.1.7.2 Therapieverlauf – Fall 2

Anamnese: Bestehender Unguis incarnatus, Stadium 4. Ein 26-jähriger Patient, der in Sicherheitsschuhen auf dem Bau arbeitet. Durch falsches Nagelschneiden und Herausreißen der Nagelecke hat sich der Falz entzündet. Eigentherapie hat keine Linderung gebracht. Vorstellig wurde er im Oktober 2007 (Abb. 24.47).

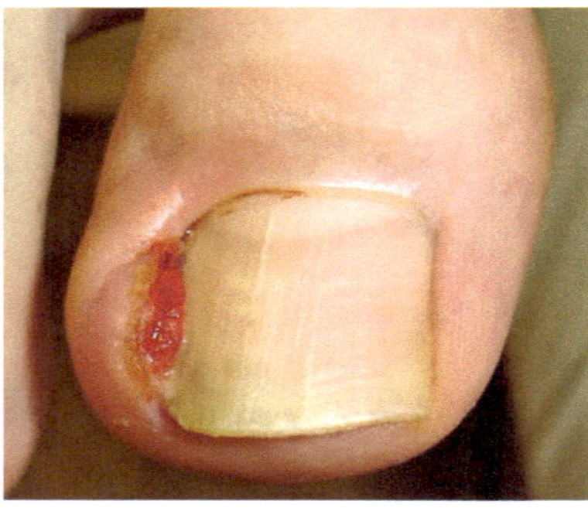

Abb. 24.47 Entzündeter Falz mit Unguis incarnatus, Stadium 4

Die Vorbehandlung erfolgte mit octenisept® und Wasserstoffperoxid 3%ig, im Anschluss wurde der Falz austamponiert, um Platz zu schaffen (Abb. 24.48). Danach wurde der Zeh wundversorgt und der Patient vier Tage später wieder einbestellt. Die Schwierigkeit der Behandlung besteht darin, dass der Zeh den ganzen Tag in feuchtem Schuhmilieu steckt. Durch die Stahlkappen der Sicherheitsschuhe ist er zudem immer druckbelastet.

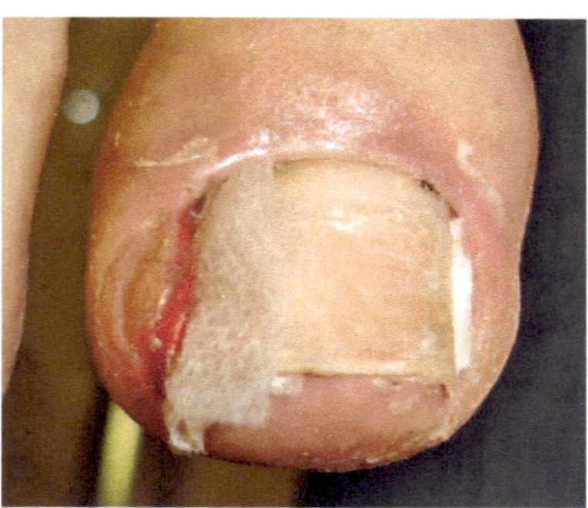

Abb. 24.48 Tamponierter Zeh

Zehn Tage später wurde ein mit Albothyl® getränktes Touchet auf das Gewebe appliziert und für drei Minuten darauf belassen (Abb. 24.49).

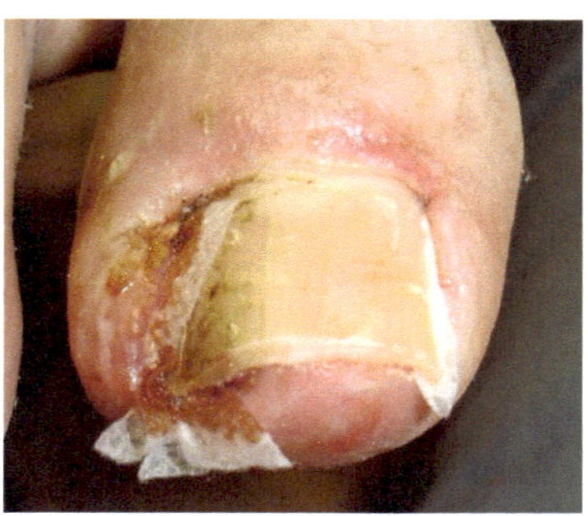

Abb. 24.49 Albothyl® getränktes Touchet

Die Wiederbestellzeit betrug vier Tage. Durch die berufliche Tätigkeit wurde die Wunde immer wieder gereizt und konnte nicht abheilen. Wieder wurden Albothyl® und Tamponade eingesetzt.
Weitere fünf Tage später wurde die 3TO-Spange mit normaler Schlaufenstärke eingesetzt. Die Schmerzen waren sofort fast ganz abgeklungen (Abb. 24.50).

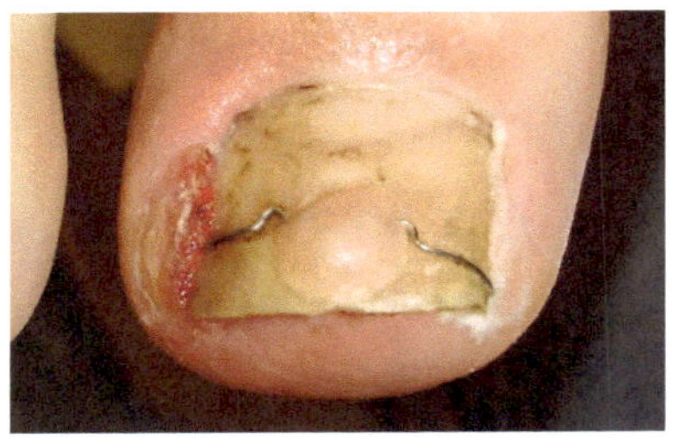

Abb. 24.50 Zeh mit applizierter Spange

Weitere vier Wochen später: Der Patient war in der Zwischenzeit alle vier Tage zum zusätzlichen Tamponieren, Reinigen und Trockenlegen der Wunde gekommen. Optimale Wundauflagen wurden eingesetzt (während der Arbeit Mepilex®; nach der Arbeit nahm er den Verband ab, damit Luft an den Zeh kam). Durch den ungünstigen Arbeitsplatz ist die Wunde immer wieder „trainiert“ worden. Ein Abheilen war absolut nicht möglich. Eine Wundverbesserung trat immer nach dem Wochenende auf, während der Woche verschlechterte sich der Befund deutlich (Abb. 24.51).

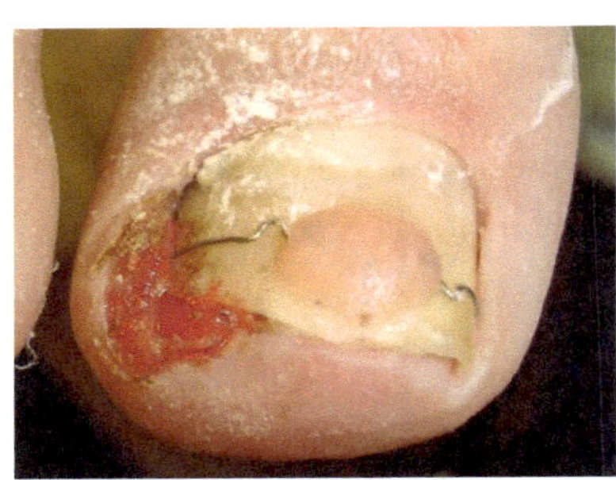

Abb. 24.51 Die Wunde hat sich während der Arbeit immer wieder verschlechtert. Nur am Wochenende trat eine Verbesserung auf.

Als wieder fünf Wochen vergangen waren, wurde mit dem Patienten besprochen, dass hier eine alternative Behandlung nicht möglich ist. Auch die gute Mitarbeit des Patienten und die kurzen Wiederbestellzeiten brachten nicht den gewünschten Erfolg. Mit dem Patienten wurde eine Operation als Behandlungsalternative besprochen. Ein Termin bei einem Chirurgen wurde zwei Wochen später vereinbart.

Die Empfehlung des Chirurgen war eine Keilexision (Emmert-Plastik).
Abschlussbefund: Der Zehennagel nach vier Monaten. Die Wunde und das Granulationsgewebe sind nach der OP durch eine längere Krankschreibung abgeheilt. Die Betreuung des Nagels erfolgte im Anschluss durch die Podologiepraxis (Abb. 24.52).

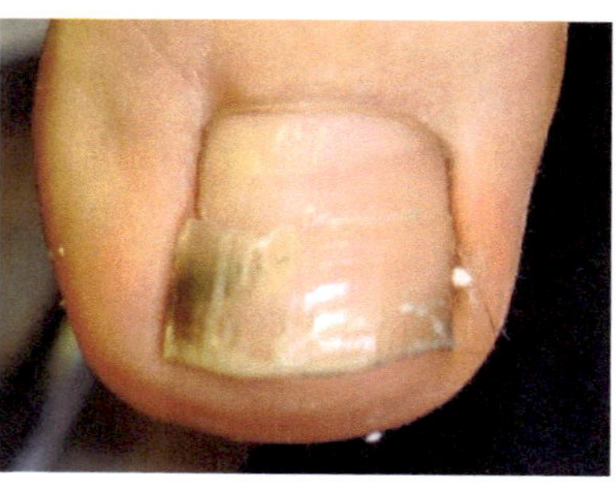

Abb. 24.52 Zeh nach erfolgter Emmert-Plastik, durch langfristige Krankschreibung konnte der Zeh sehr gut abheilen

24.1.8 Auswirkung von Fehlern bei unsachgemäßer Behandlung

Der Draht schneidet in den Nagel ein

- Die Nagelplatte ist zu dünn oder weich: Der Nagelrand kann mit einer Nagelprothetik verstärkt werden.
- Alternative: eine Klebespange setzen.

Das Häkchen lässt sich nicht unter den Nagelrand einhängen, der Nagel ist zu stark eingerollt

ACHTUNG! Dieses Verfahren erfordert eine sehr vorsichtige Vorgehensweise, da es leicht zu Verletzungen kommen kann. Als Alternative kann eine Klebespange gesetzt werden.

- Wenn die Nagelplatte stark genug ist, kann man mittels eines dünnen Fräsers eine kleine Kerbe in die Seite der Platte bohren. Dort kann das Häkchen zur Erstbehandlung eingehakt werden.

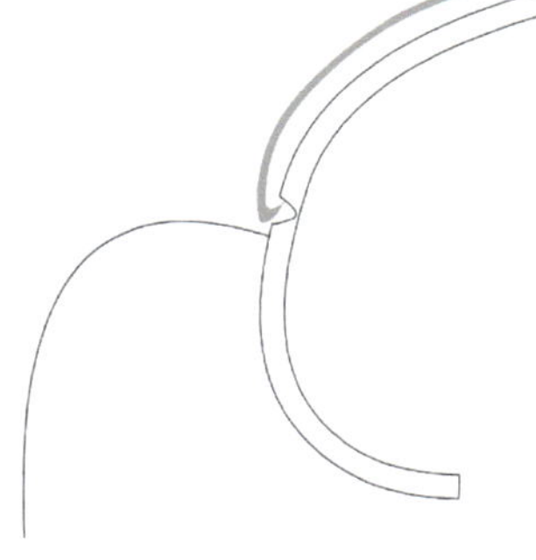

Abb. 24.53 Dünne Kerbe im Nagel zum erstmaligen Einhaken der Spange

Es ist zu viel Hornhaut im Falz

- Gründliches Sondieren des Falzes. Gegebenenfalls sollte der Einsatz mit hornhautlösenden Mitteln erfolgen.

Der Nagelfalz ist stark entzündet

- Den Falz gut reinigen und tamponieren, das Applizieren der Spange verschieben.
- Eine Klebespange setzen.

Das Häkchen springt immer wieder heraus, die Spangenschenkel entsprechen nicht der Nagelform

- Genaues Anpassen der Spangenschenkel ist nötig. Mit der Biegezange müssen alle Rundungen, Ecken bzw. Verformungen passgenau nachgearbeitet werden.
- Am untersten Punkt vor dem Häkchen muss man die Biegung etwas verstärken, damit der Haken besser unter den Rand passt.

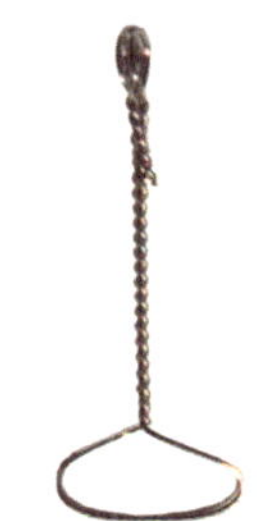

Abb. 24.54 Richtig gedrehte Schlaufe

Die Schlaufe reißt

- Die Schlaufe muss mittig auf dem Nagel platziert werden.
- Die Schlaufe darf nicht „überdreht“ bzw. abgedreht werden (Abb. 24.54 und Abb. 24.55).

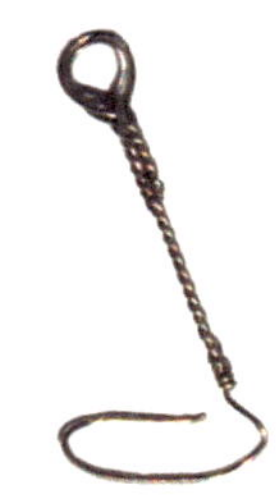

Abb. 24.55 Falsch gedrehte Schlaufe

Die Spange piekst oder drückt unangenehm

- Der Haken drückt ins Nagelbett, ein Entfernen der Spange ist nötig und der Haken muss nachkorrigiert werden.
- Es ist zu viel Hornhaut im Falz, ein nochmaliges Sondieren schafft Abhilfe.
- Die Spange ist für den Patienten zu stramm, was bei Kindern oder sehr dünnen Nägeln der Fall sein kann. Eventuell die Schlaufe um ein bis zwei Umdrehungen weniger aktivieren. Dabei muss man darauf achten, dass sie nicht zu locker bleibt.

Strümpfe des Patienten werden beschädigt

- Eventuell zu Hause die Versiegelung mit etwas Nagellack benetzen.
- Mit einer Sandblattfeile zu Hause vorsichtig die herausstehenden Drahtteile oben etwas entgraten.
- In der Praxis die Versiegelung großflächiger kleben.

24.2 COMBIped

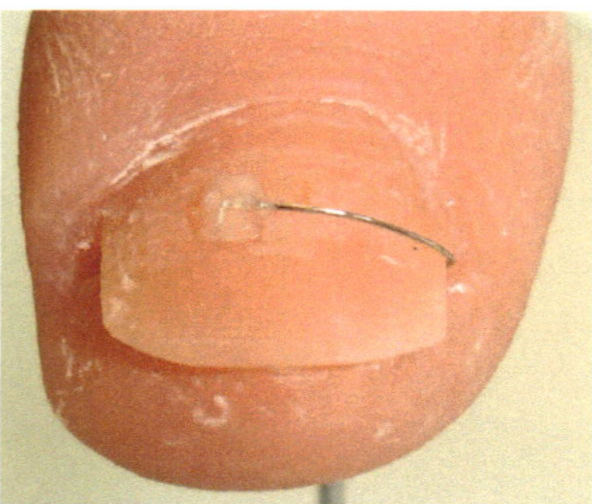

Abb. 24.56 Applizierte COMBIped-Spange am Modell

Diese „Schnelleinsatzspange“ hat den Vorteil, dass sie unilateral ist. Das Wirkungsprinzip beruht auf der Hebelkraft. Eine Zugkraft kann mit dieser Spange nicht aufgebaut werden. Je stärker der Nagel gekrümmt ist, desto höher ist die Kraft der Spange. Die Spange kann bei deformierten Nägeln, eingewachsenen Ecken und eingerollten Nägeln eingesetzt werden. Sie kann auch eingesetzt werden, wenn nur eine Nagelseite zugänglich ist. Der Nachteil ist, dass diese Spange nicht wiederverwendet werden kann. Sollte eine weitere Behandlung vonnöten sein, kann alle vier bis acht Wochen eine neue Spange gesetzt werden.

24.2.1 Indikation und Kontraindikation

Indikation

- nach operativen Eingriffen zur Vermeidung eines Rezidivs
- bei einwachsenden Nägeln (Unguis incarnatus)
- bei Rollnägeln (Unguis convolutus)
- bei chronischen Verhornungsstörungen im Falz

- bei Clavi im Falz
- Hypergranulationsgewebe (nach Rücksprache mit dem behandelnden Arzt)
- bei Diabetikern ohne Risikogruppe zur Vermeidung von Operationen am Zeh
- Paronychie
- weiche Nägel
- nach Nagelextraktionen zur Unterstützung des korrekten Wachstums

Kontraindikation

- Risikopatienten (zum Beispiel pAVK)
- Diabetisches Fußsyndrom
- Onychomykose, wenn mehr als ein Drittel der Nagelplatte befallen ist
- Onycholyse
- Psoriasis (bedingt); es kommt darauf an, wie stark der Nagel beschädigt ist, hier ist immer eine Einzelfallentscheidung maßgebend
- fehlendes Nagelwachstum

24.2.2 Instrumenteneinsatz

Diese Spange gibt es im Komplettsatz. Darin sind alle Instrumente und Zusatzmaterialien sowie verschiedene Spangengrößen enthalten. Die Spange sollte nur von geschultem und versiertem Personal angewendet werden. Bei der Anwendung ist entsprechend der Gebrauchsanweisung vorzugehen.

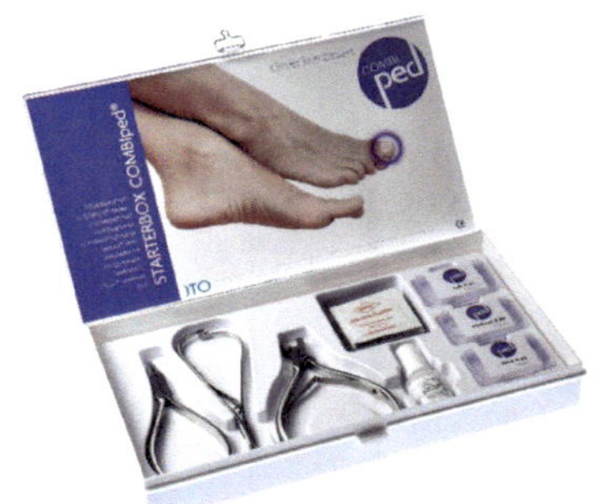

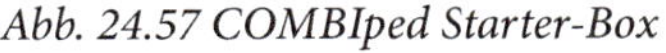
Abb. 24.57 COMBIped Starter-Box

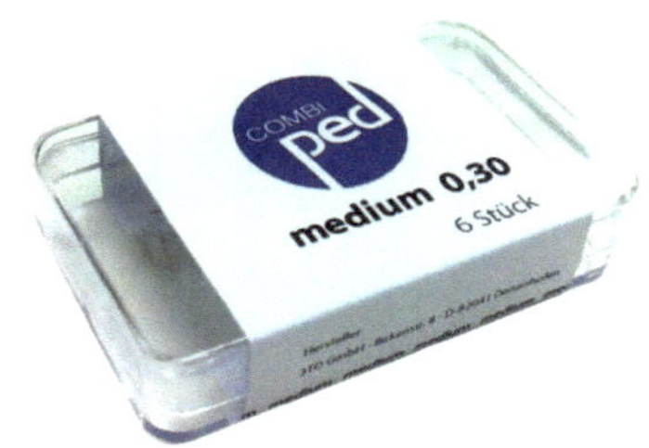

Abb. 24.58 COMBIped medium

24.2.3 Wirkungen und Einsatz der Spange

Für diese Spange gibt es verschiedene Einsatzmöglichkeiten.

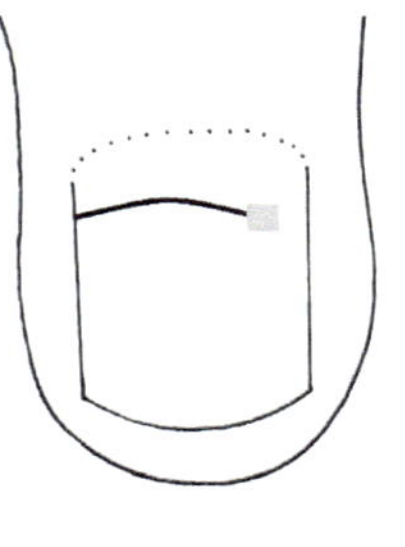

Abb. 24.59 Zum Herausarbeiten eines sehr stark gerollten Nagels sollte die Spange so weit hinten wie möglich aufgesetzt werden

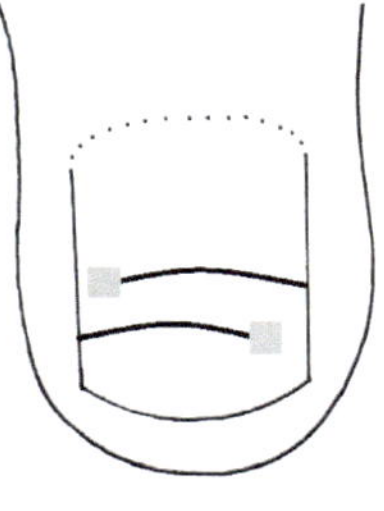

Abb. 24.60 Wenn auf beiden Seiten eine gleich starke Wirkung gewünscht wird, sollte die Spange so lang wie möglich sein und die ganze Nagelbreite abdecken. Zwei Spangen werden dann entgegengesetzt angebracht.

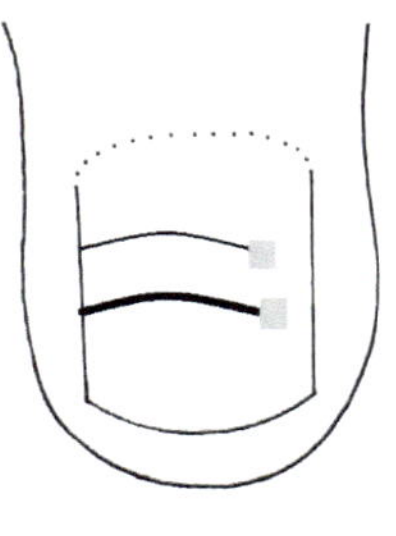

Abb. 24.61 Es können bei schwierigen Fällen auch zwei Spangen mit unterschiedlichen Drahtstärken hintereinander gesetzt werden

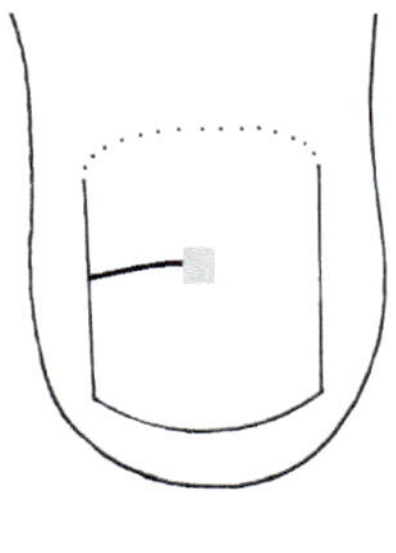

Abb. 24.62 Für eine einseitige Wirkung wird die Spange kürzer angefertigt und das Klebepad in die Mitte gesetzt. Dabei ist die Wirkung dann auf die Drahtseite konzentriert.

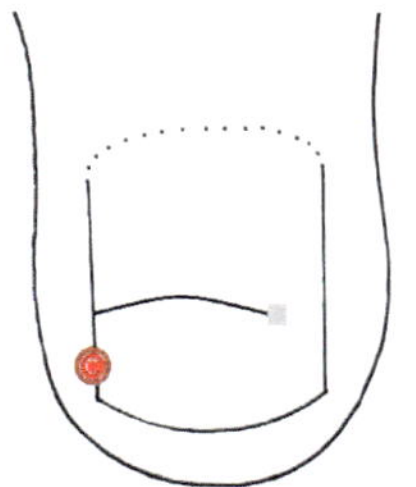

Abb. 24.63 Bei akuten Schmerzen ist es wichtig, die Spange zirka 2 mm hinter den Schmerzbereich zu setzen

24.2.4 COMBIped – Anwendung Schritt für Schritt

24.2.4.1 Nagel vorbereiten

Der Nagel wird zu Beginn gekürzt, gereinigt und entfettet. Dann wird der gesamte Nagel desinfiziert.

24.2.4.2 Spangenauswahl

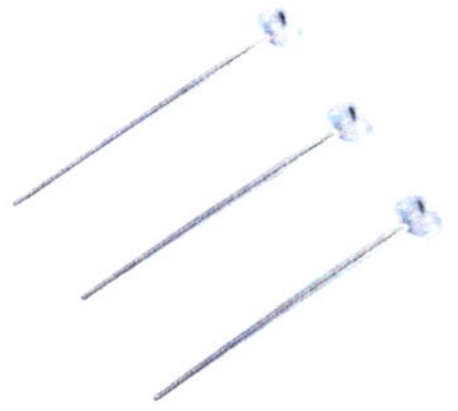

Abb. 24.64 COMBIped in verschiedenen Stärken

Soft: 0,25 mm für weiche Nägel
Medium: 0,30 mm für normale Nägel
Hard: 0,35 mm für starke Nägel (diese Stärke sollte nur für wirklich starke Nägel verwendet werden)

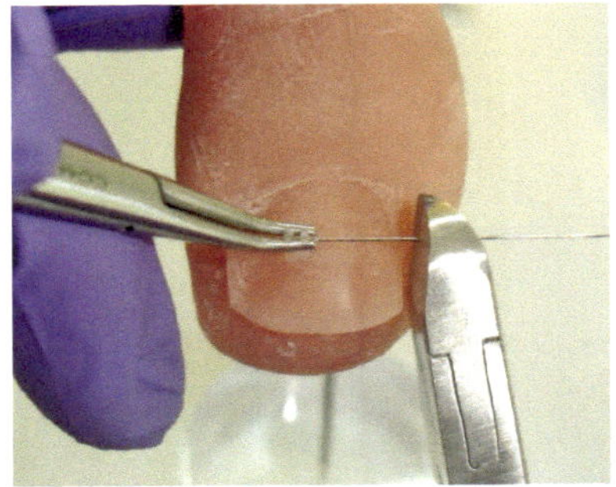

Abb. 24.65 Bestimmung der Spangenlänge

24.2.4.3 Kürzen und Häkchen biegen

Mit der Haltezange wird die Spange an den Haltezapfen gefasst, die Spange an den Nagel gelegt und dabei die Länge bestimmt (Abb. 24.65), um dann mit der Kombizange (Rundzange) das Häkchen zu formen. ***Das Biegen erfolgt immer über den Dorn der Rundzange (Abb. 24.66 und 24.67).***

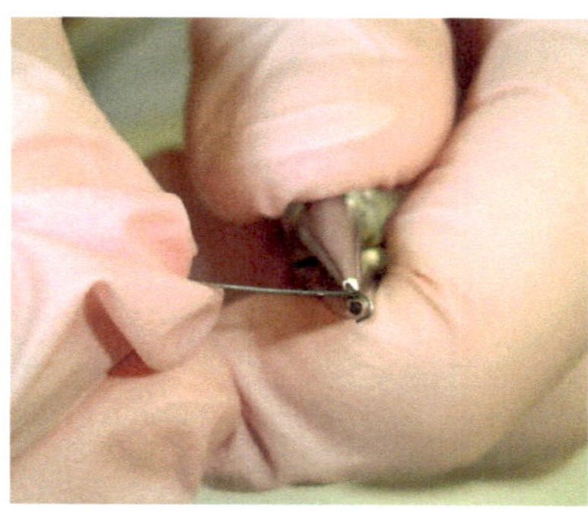

Abb. 24.66 Biegen des Häkchens am Zangendorn

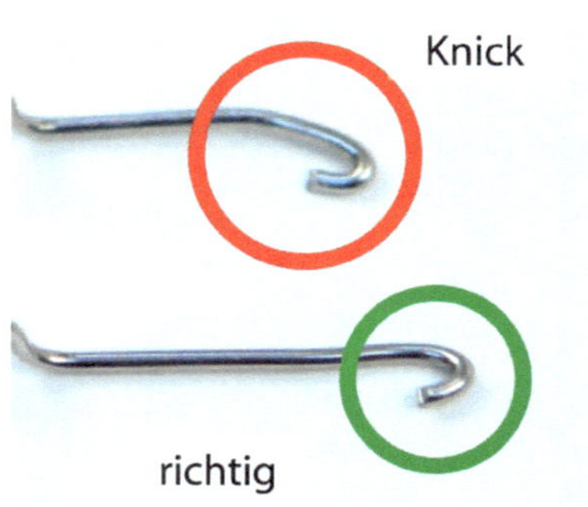

Abb. 24.67 Richtiger und falscher Knick

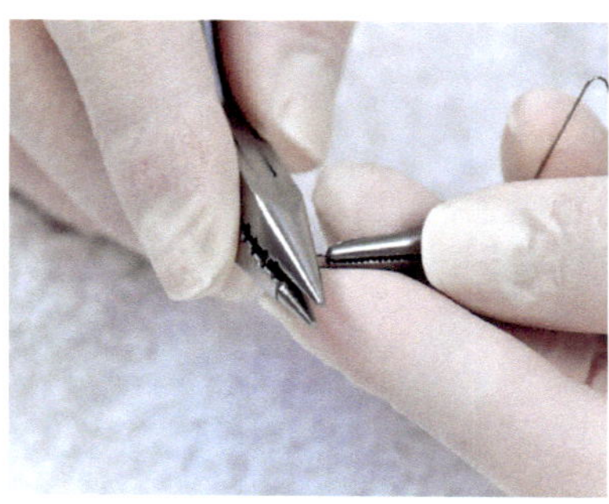

Abb. 24.68 Das Häkchen wird passend gemacht

Sobald das grobe Häkchen fertig ist, wird es mit der Kombizange passend geformt (Abb. 24.68).

24.2.4.4 Haken kürzen

Nach der Fertigung wird der Haken auf die gewünschte Länge gekürzt. Dabei ist darauf zu achten, dass der Haken nicht zu lang bleibt.

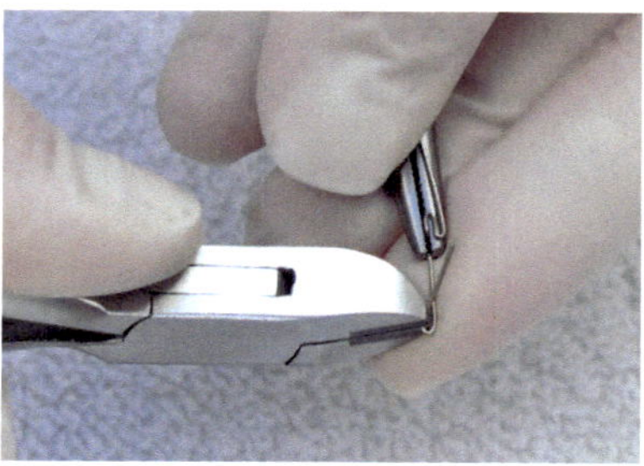

Abb. 24.69 Mit dem Seitenschneider kürzt man den Haken

Mithilfe eines Schleifers (Diamant-, Korund- ...) wird die scharfe Kante entgratet.

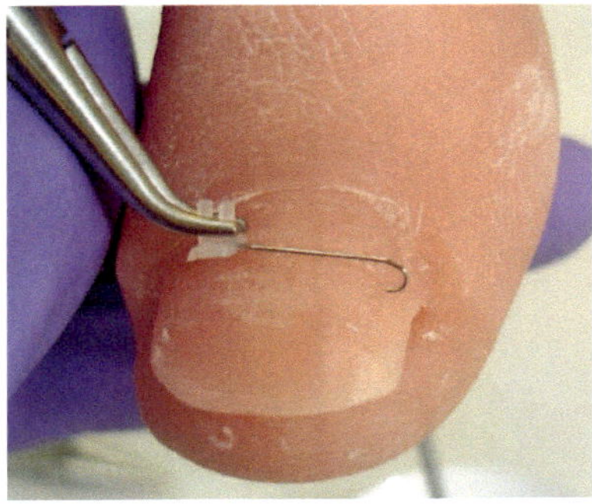
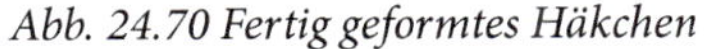

Abb. 24.70 Fertig geformtes Häkchen

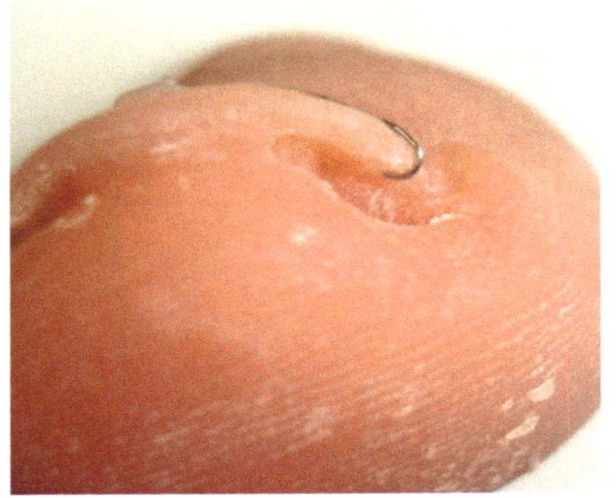

Abb. 24.71 Das Häkchen sollte passgenau für den Nagelrand sein

24.2.4.5 Verkleben

Vor dem Kleben müssen die Spange und das Pad mittels Alkoholtupfer gereinigt und fettfrei gemacht werden. Das Pad wird mittels Alkoholtupfer noch mal gereinigt, der Schenkel desinfiziert. Wenn Spange und Nagel getrocknet sind, wird das Pad dünn mit Kleber benetzt (Abb. 24.72).

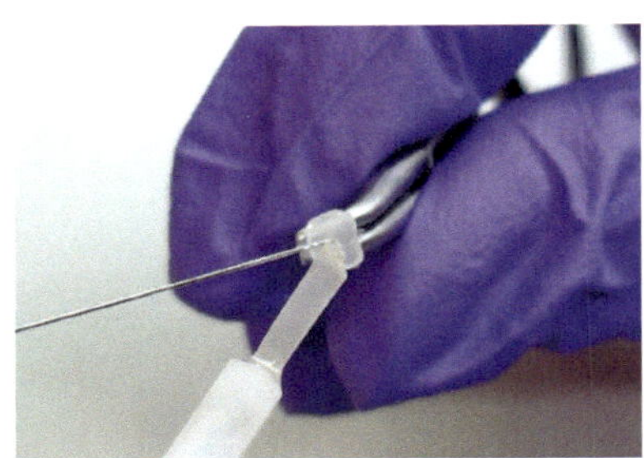

Abb. 24.72 Das gereinigte Pad wird dünn mit Kleber bestrichen

24.2.4.6 Haken einhängen

Der Spangendraht sollte bei dieser Spange im Wesentlichen gerade gelassen werden, um die Hebelkräfte nicht auszusetzen. Nur wenn der Nagel extrem gerollt ist, passt man den Draht etwas der Krümmung an.

Zum Einhängen der Spange wird das Häkchen in den Nagelfalz geführt und dann unter den Nagelrand gedreht (Abb. 24.73). Dabei darf man nicht zu stark an der Spange ziehen. Diese wirkt durch die Federkraft des Drahtes, nicht durch Zugkraft. Jetzt wird geprüft, ob der Haken fest sitzt (Abb. 24.74).

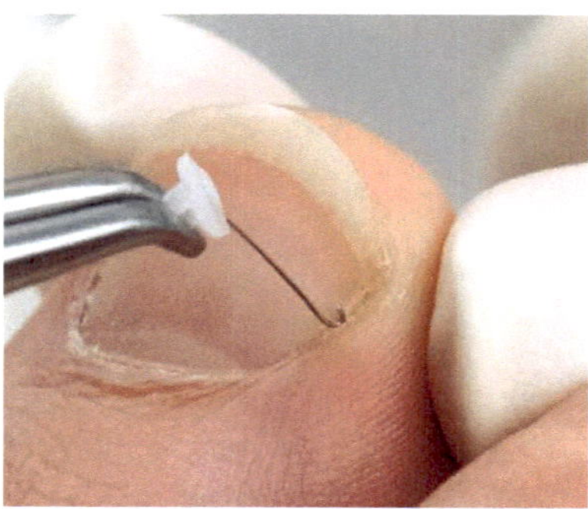

Abb. 24.73 Einhängen des Häkchens (Häkchen auf den Behandler gerichtet)

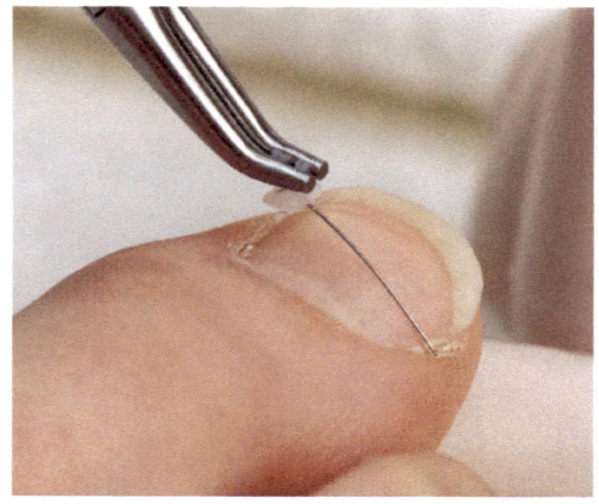

Abb. 24.74 Nach dem Einhängen überprüfen, ob das Häkchen fest sitzt

RICHTIGER WINKEL
nur so lässt sich das Häkchen gut unter den Nagelrand drehen
FALSCHER WINKEL
das Häkchen lässt sich nicht unter den Nagelrand drehen und verletzt den Nagelfalz

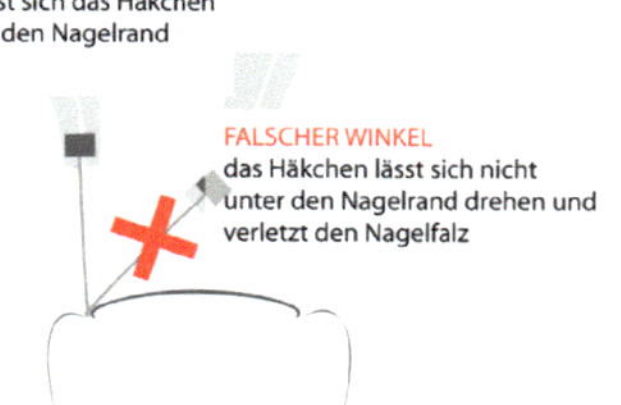

Abb. 24.75 Beim Einhängen ist der richtige Winkel entscheidend

24.2.4.7 Fixieren des Pads

Dann wird das Pad mit der Haltezange auf den Nagel geklebt. Hierbei muss starker Zug vermieden werden, da sich sonst der Draht aus dem Pad herauslöst. Die Spange wirkt durch ihre Hebelkraft, nicht durch die Zugkraft.

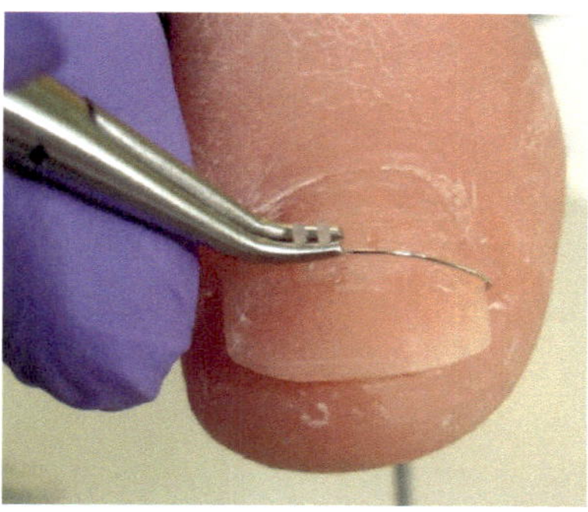

Abb. 24.76 Festkleben des Pads

24.2.4.8 Pad kürzen

Mit dem Seitenschneider werden die Haltezapfen entfernt (Abb. 24.77) und im Anschluss mit einer Feile oder einem Schleifer geglättet. Wenn die Kanten des Pads sehr scharf überstehen, ist es sinnvoll, sie abzuschleifen (Abb. 24.78). Der freie Nagelrand wird nochmals

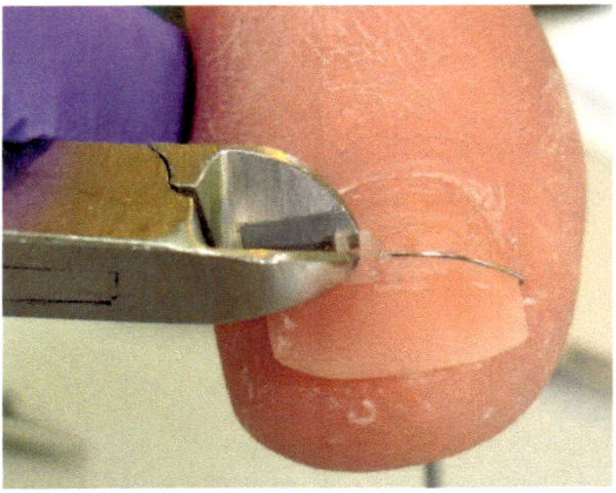

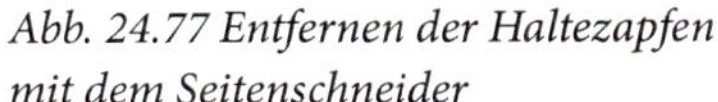

Abb. 24.77 Entfernen der Haltezapfen mit dem Seitenschneider

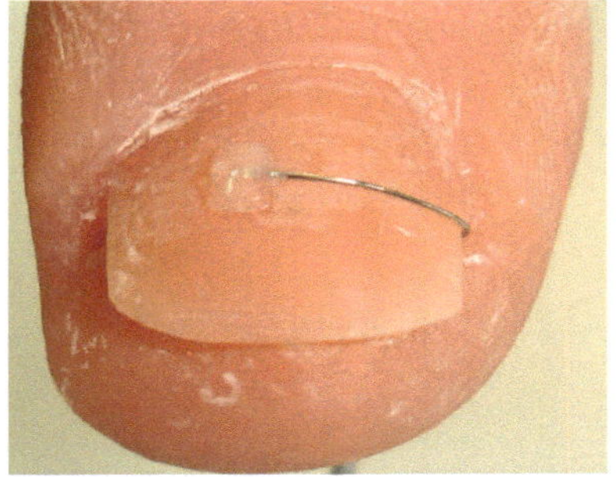

Abb. 24.78 Entgraten der Pad-Kanten

desinfiziert. Bei Bedarf kann man ein Pflegefluid einbringen. Je nach Problematik sollte tamponiert werden.

24.2.5 Fehler bei der Spangenbehandlung

Der Draht schneidet in den Nagel ein

- Die Nagelplatte ist zu dünn oder weich, der Nagelrand kann mit einer Nagelprothetik verstärkt werden.
- Es wurde zu viel Zug angewendet.

Das Häkchen springt immer raus

- Der Draht sollte unmittelbar vor dem Häkchen gekrümmt werden.

Der Draht löst sich aus dem Pad

- Am Draht des Häkchens wurde beim Häkchenbiegen oder Aufsetzen zu stark gezogen.

Die Spange piekst, drückt unangenehm oder spannt

- Der Haken drückt ins Nagelbett, das Entfernen der Spange ist nötig, der Haken muss nachkorrigiert werden.
- Die Spange ist für den Patienten zu stramm, was bei Kindern oder sehr dünnen Nägeln der Fall sein kann. Ein Abnehmen ist nötig.

Strümpfe des Patienten werden beschädigt

- Eventuell zu Hause die Abdeckung mit etwas Nagellack benetzen.
- Mit einer Sandblattfeile zu Hause vorsichtig das Pad oben etwas entgraten.

Die Spange lockert sich

- Der Nagel hat die Form der Spange angenommen. Die Spange sollte abgenommen werden und bei Bedarf neu gesetzt werden.

Nachdem die Behandlung erfolgreich abgeschlossen wurde, kann eine Klebespange zur Unterstützung des geraden Nagelwachstums eingesetzt werden. Das stabilisiert den Nagel und verhindert ein erneutes Einwachsen.

24.2.6 Fall aus der Praxis

Bei diesem Patienten war es nicht möglich, eine zweiseitige Spange zu setzen, da der linke Nagelrand noch instabil war. Die rechte Seite wuchs noch ein und bereitete immer wieder Beschwerden (Abb. 24.79).

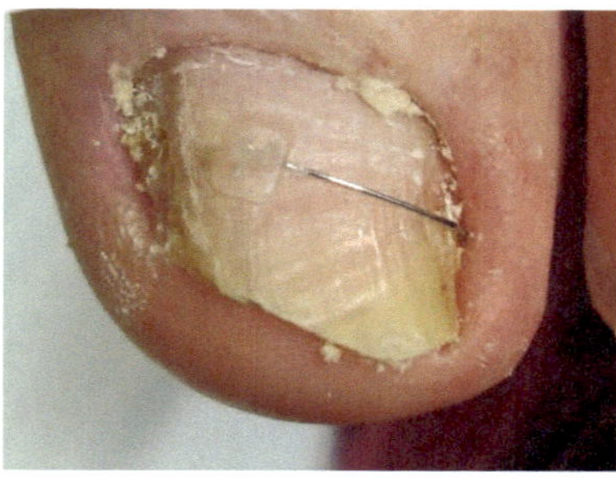

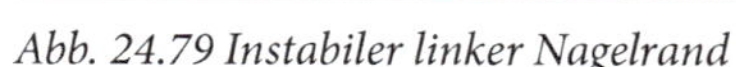

Abb. 24.79 Instabiler linker Nagelrand

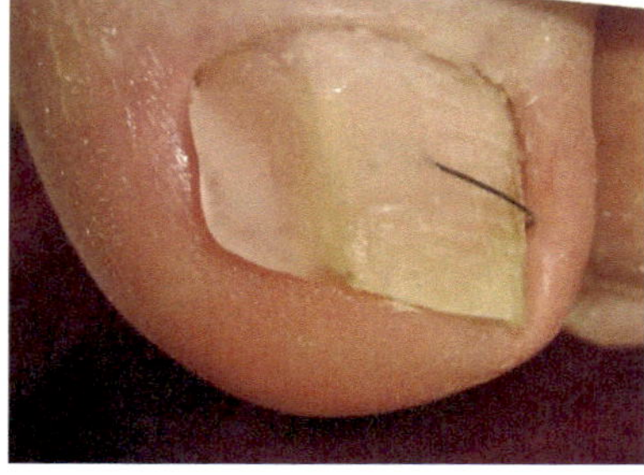

Abb. 24.80 Nagelprothetik links

Im Dezember wurde die Spange gesetzt und der linke Rand des Nagels durch eine Nagelprothetik vorbereitet (Abb. 24.80). Das sollte der Verbreiterung des Nagels dienen. Im darauffolgenden März wurde die Spange abreguliert und durch eine neue ersetzt (Abb. 24.81).

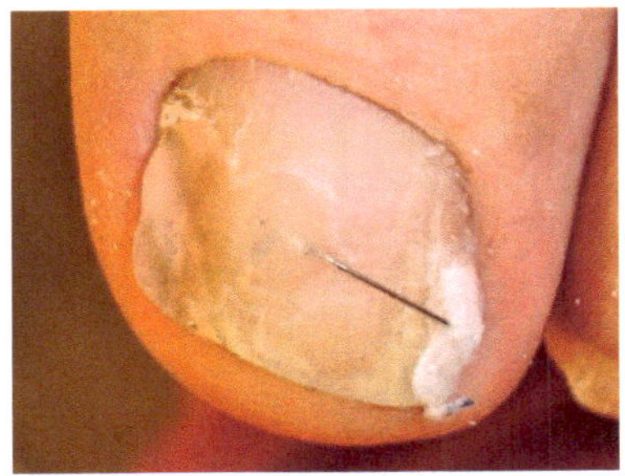

Abb. 24.81 Die neue COMBIped-Spange

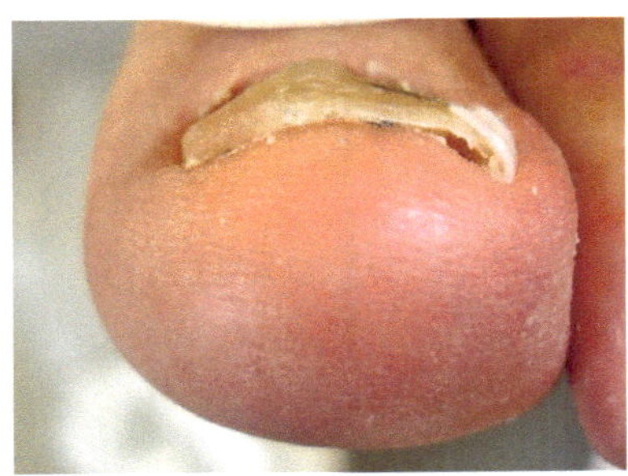

Abb. 24.82 Vor dem Abregulieren der Spange kann man sehr schön erkennen, wie die Spange noch nach drei Monaten rechts ihre Wirkung hat. Der Nagel wurde gut angehoben.

24.3 podofix® Aktiv-Klebespange

Diese Aktiv-Klebespange hat eine Drahtverstärkung. Sie ist in nahezu allen Fällen einsetzbar. Die Spange hat den Vorteil, dass sie auch bei starkem Granulationsgewebe verwendet werden kann, wenn ein Einhaken von Drahthäkchen nicht möglich ist. Selbst bei Clavi im Nagelfalz oder bei rein kosmetischen Problemen ist sie gut platzierbar. Die Klebespange kann von zwei Wochen bis zu zwei Monaten auf dem Nagel verbleiben. Eine Wiederholung der Spangenerneuerung sollte so lange erfolgen, bis sich der gewünschte Therapieerfolg eingestellt hat.

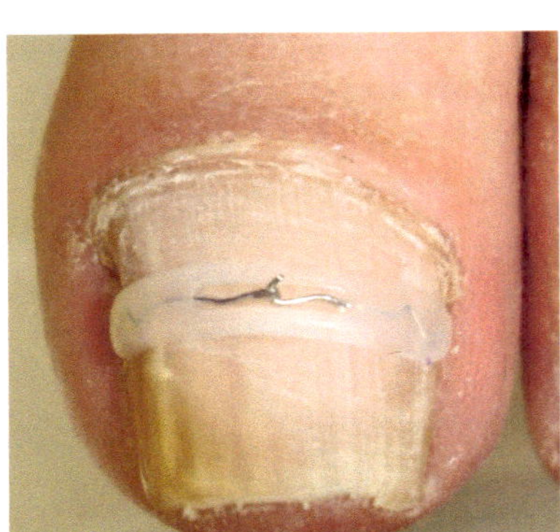

Abb. 24.83 podofix®-Klebespange

24.3.1 Vorteile

- mit deutlich weniger Druck aufzukleben als herkömmliche Klebespangen; bei sehr schmerzempfindlichen Patienten kann versucht werden, die Spange mit geringem Druck zu fixieren
- ist auch bei Granulationsgewebe einsetzbar
- formt sich sehr gut auch bei starken Rollnägeln
- kann auch eingesetzt werden, wenn der Nagelfalz nicht frei ist

24.3.2 Nachteile

- nicht wiederverwendbar

Der Einsatz dieser Spange sollte nicht von ungeschulten Therapeuten angewendet werden. Fehler können hier den Therapieerfolg gefährden.

24.3.3 Indikation und Kontraindikation

Indikation

- weiche Nägel
- bei chronischen Verhornungsstörungen im Falz
- bei Diabetikern ohne Risikogruppe zur Vermeidung von Operationen am Zeh
- Paronychie
- nach operativen Eingriffen zur Vermeidung eines Rezidivs
- bei einwachsenden Nägeln (Unguis incarnatus)
- bei Rollnägeln (Unguis convolutus)
- bei Clavi im Falz
- Hypergranulationsgewebe (nach Rücksprache mit dem behandelnden Arzt)
- nach Nagelextraktionen zur Unterstützung des korrekten Wachstums

Kontraindikation

- Onychomykose, wenn mehr als ein Drittel der Nagelplatte befallen ist
- Onycholyse
- Psoriasis (bedingt); es kommt darauf an, wie stark der Nagel beschädigt ist, es ist immer eine Einzelfallentscheidung zu treffen

Diese Spange ist nach Absprache bedingt auch bei Risikopatienten sowie dem Diabetischen Fußsyndrom anwendbar.

24.3.4 Zubehör

podofix® wird vom Hersteller in einem Komplettset angeboten. Damit ist ein sofortiger Einsatz möglich, ein neuer Termin müsste ggf. nicht vereinbart werden. Die Instrumente, unterschiedliche Spangengrößen, Kleber und Zusatz sind enthalten.

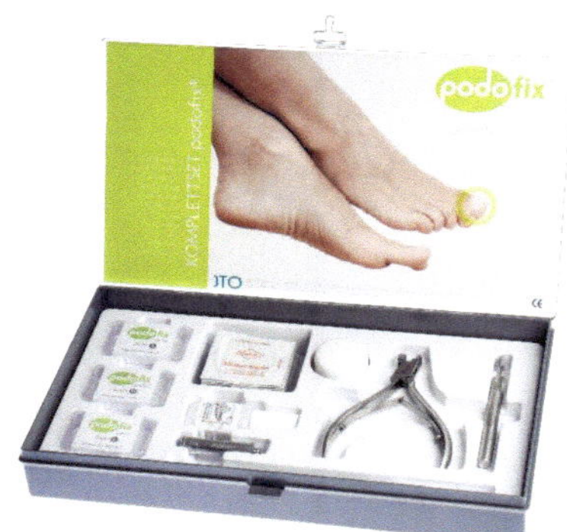

Abb. 24.84 Komplettset podofix®

24.3.5 Einsatzgebiet

Die Aktivspange ist einsetzbar

- bei deformierten Nägeln
- bei Unguis incarnatus
- bei Unguis convolutus
- bei Hypergranulationsgewebe
- bei leichten Verformungen
- wenn ein Einhaken in den Falz nicht möglich ist

24.3.6 podofix® – Anwendung Schritt für Schritt

24.3.6.1 Vorbereitung des Nagels

Der Nagel sollte gereinigt, gekürzt und – bei sehr unebener Fläche – leicht angeschliffen werden. Danach wird die Nagelplatte kurz vor dem Aufsetzen der Spange noch mal gründlich entfettet (Abb. 24.96). Das erfolgt mit Alkohol oder Isopropanol (einwertiger Alkohol; er ist Bestandteil vieler Desinfektionsmittel). Danach muss der Nagel noch 30 Sek. trocknen. Damit die Spange auch hält, ist es wichtig, dass der Nagel nicht auf- bzw. angeweicht ist. Dies kann durch Fußbäder, Hornhautlöser oder auch Desinfektionsmittel geschehen.

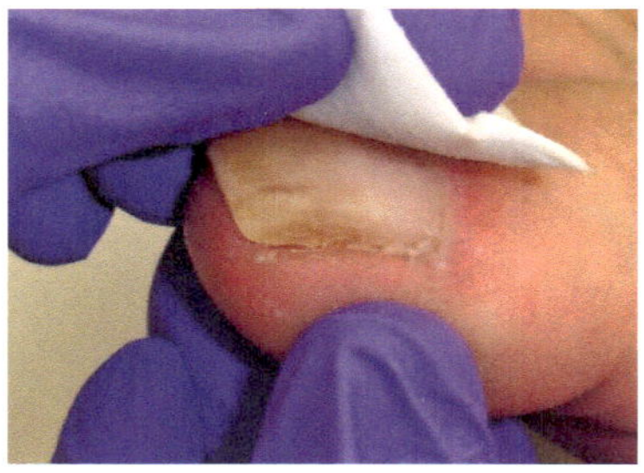

Abb. 24.85 Entfetten der Nagelplatte

24.3.6.2 Größe anpassen

Die passende Spangengröße wird ausgewählt und an die Nagelform angepasst (Abb. 24.86).

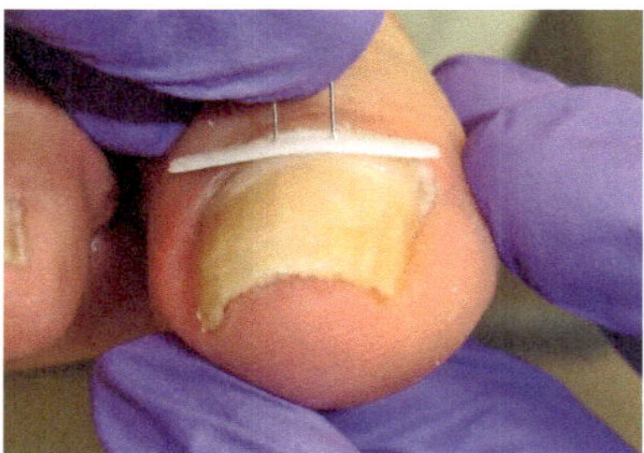

Abb. 24.86 Auswahl der passenden Spangengröße

Die Spange sollte so groß sein wie der Nagel, aber nicht am seitlichen Nagelfalz drücken. Im Zweifelsfall sollte man eine Nummer kleiner nehmen und ggf. die Spange mehr zur problematischen Seite hin setzen. Damit die Spange ohne "Luft" passt, muss sie entsprechend der Nagelwölbung gebogen werden. Das kann mit den Fingern geschehen. Sollte ein Nagel sich an einer Stelle stärker einrollen, hilft auch eine Rundzange, um die kleinen Biegungen leicht nachzuarbeiten (Abb. 24.87).

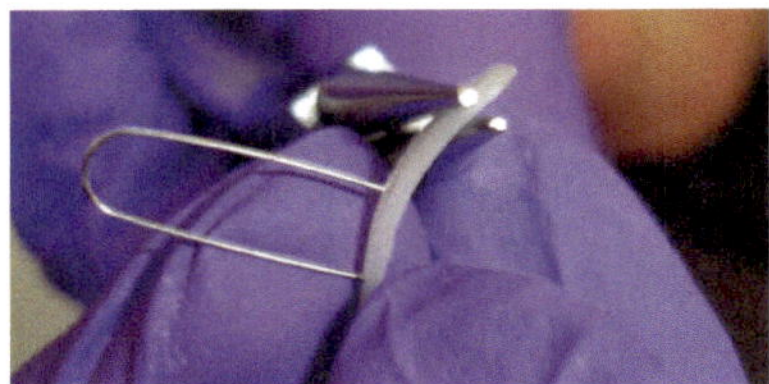

Abb. 24.87 Nacharbeiten der Biegungen

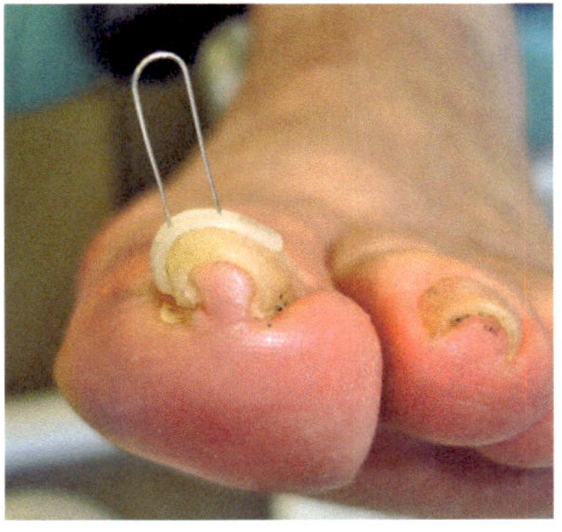

Abb. 24.88 Die Spange muss immer der Krümmung der Nagelplatte angepasst werden

Tipp: Die Klebespange sollte beim Biegen etwas „überbogen“ werden. Somit passt sie sich beim Aufsetzen optimal an.

24.3.6.3 Kleben

Vor dem Aufsetzen wird die Spange mit Alkohol gereinigt und muss 30 Sekunden trocknen (Abb. 24.89).

Dann streicht man den Kleber ***dünn*** von der Mitte zu den Rändern auf (Abb. 24.90). Zu viel Kleber hat zur Folge, dass die Spange nicht klebt!

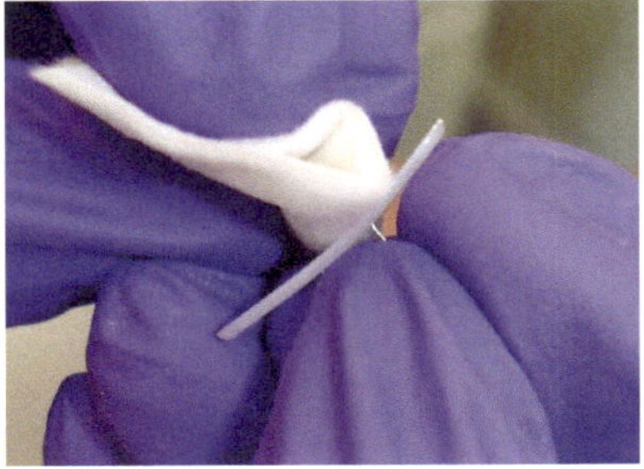

Abb. 24.89 Reinigen der Spange

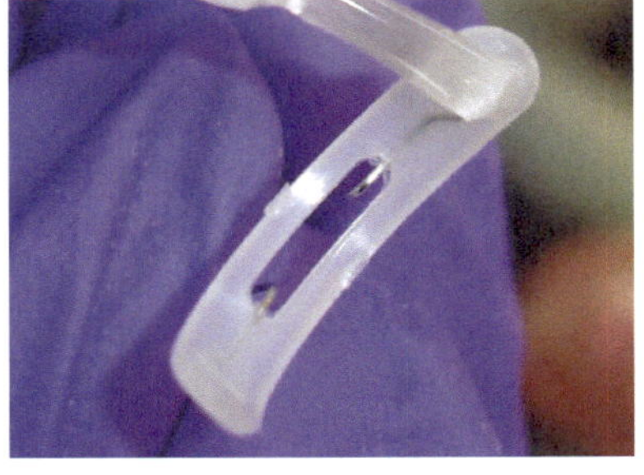

Abb. 24.90 Kleber wird dünn aufgestrichen

Hinweis zum Kleber

- Der Kleber muss sparsam verwendet werden, da die Spange sonst nicht auf dem Nagelhält.
- Der Rand der Kleberflasche muss immer sauber gehalten werden, ansonsten verklebt der Rand mit dem Deckel. Zwischendurch mit einem Alkoholtupfer reinigen.
- Nach dem festen Verschließen den Deckel minimal wieder zurückdrehen, das verhindert ein Verkleben.
- Der Kleber lagert sehr gut im Liegen.

Die Spange wird jetzt auf dem Nagel – dort, wo er die stärksten Probleme verursacht – positioniert. Mit der Hand nimmt man den Draht und setzt die Spange auf den Nagel auf (Abb. 24.91).

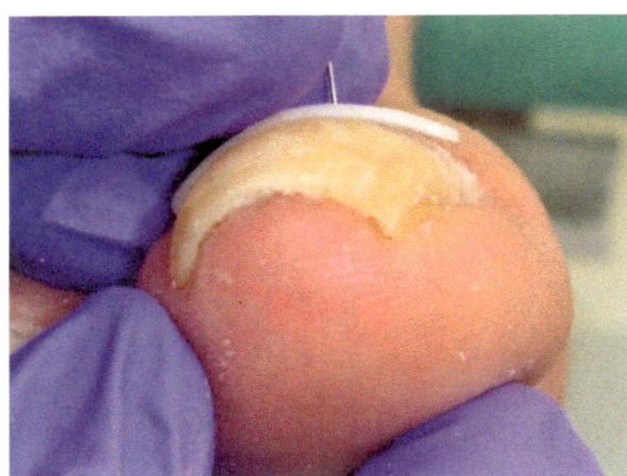

Abb. 24.91 Positionieren und Aufsetzen des Nagels

24.3.6.4 Fixieren

Mit den Fingern wird die Spange jetzt am äußersten Rand fixiert, leicht angedrückt (Abb. 24.92) und für 15 Sekunden gehalten. Dabei dürfen die Finger nicht loslassen oder den Druck vermindern. ***Unter Umständen kann es für den Patienten zu einer Schmerzentwicklung kommen.*** Gerade wenn der Nagel entzündet ist oder einwächst, ist das Fixieren unter leichtem Druck sehr schmerzhaft. Der Patient muss vorher darauf hingewiesen werden.

Ein Tipp aus der Praxis: Bevor die Spange geklebt wird, sollte man einen Drucktest für 15 Sekunden machen, um festzustellen, ob der Patient eventuell auftretende Schmerzen aushalten kann. Hierzu reicht ein leichter Druck aus.

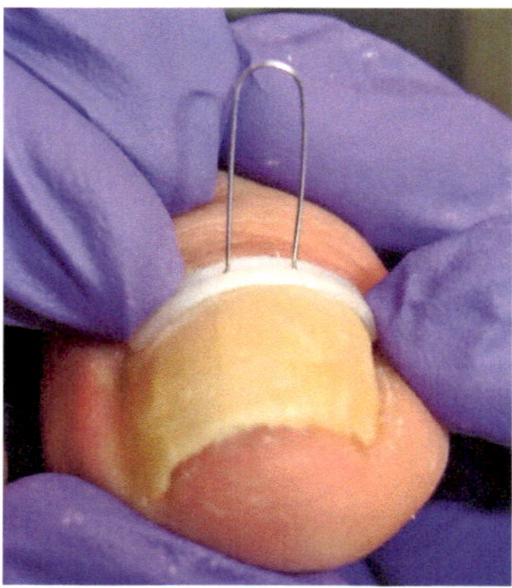

Abb. 24.92 Andrücken und Halten der Spange

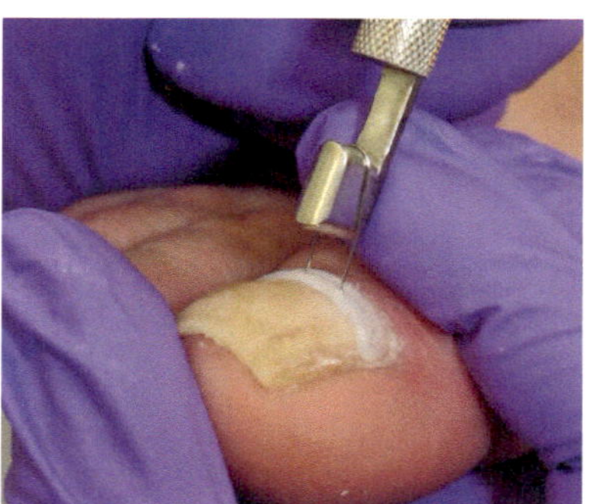

Abb. 24.93 Einführen des Spanninstruments

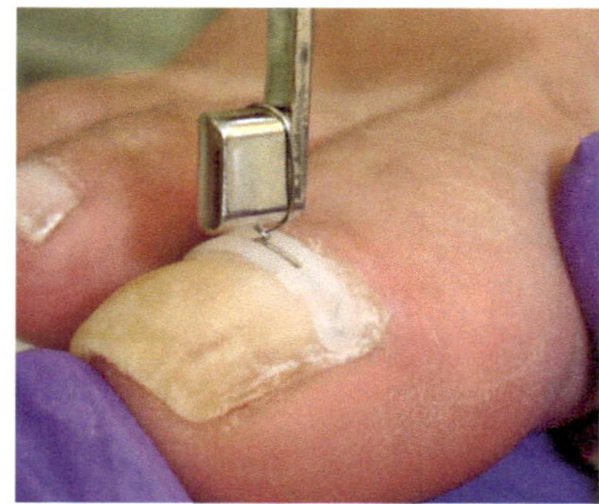

Abb. 24.94 Das Instrument spannt und aktiviert den Draht mit maximal zwei Umdrehungen

24.3.6.5 Verdrehen der Schlaufe

Bevor die Spange aktiviert wird, muss der Kleber zwei Minuten aushärten, da ansonsten die gesamte Spange beim Aktivieren wieder abgezogen werden kann.

Zum Verdrehen der Schlaufe wird das Spanninstrument in die Schlaufe eingeführt (Abb. 24.93). Im Anschluss wird das Spanninstrument langsam ein bis zwei Umdrehungen gedreht (Abb. 24.94). Dabei wird das Gerät nach der zweiten Umdrehung leicht nach unten gedrückt. Bei diesem Vorgang kann es für den Patienten zu einem Spannungsgefühl kommen. Es ist ratsam, den Patienten vorher darauf aufmerksam zu machen. Dieses Spannungsgefühl legt sich meistens sehr kurz nach dem Drehen wieder. Wenn diese Beschwerden beim Drehen auftauchen, sollte der Drehvorgang kurz unterbrochen und abgewartet werden, dann kann langsam weitergedreht werden. ***Es dürfen nicht mehr als maximal zwei Umdrehungen stattfinden,*** da sonst der Draht abreißen kann oder sich aus dem Pad löst. Sollte der Patient starke Spannungen fühlen, muss die Aktivierung beendet werden. Bei dünnen Nägeln kommt man meistens mit eineinhalb Umdrehungen aus. Dabei muss der Nagelrand immer im Auge behalten werden.

24.3.6.6 Draht abschneiden

Der Draht wird mit dem Seitenschneider in der Umschlingung durchtrennt. Dazu legt man den Seitenschneider flach auf die Spange und trennt den Draht parallel zur Schlinge ab (Abb. 24.95). Eine Drahtwindung muss erhalten bleiben. Wenn die Umschlingung danach noch über das Kunststoffpad heraussteht, kann man mit dem Spanninstrument versuchen, den Draht in der Mitte etwas hinunterzudrücken. Der Draht kann mit einem Schleifer jetzt entgratet werden (Abb. 24.96).

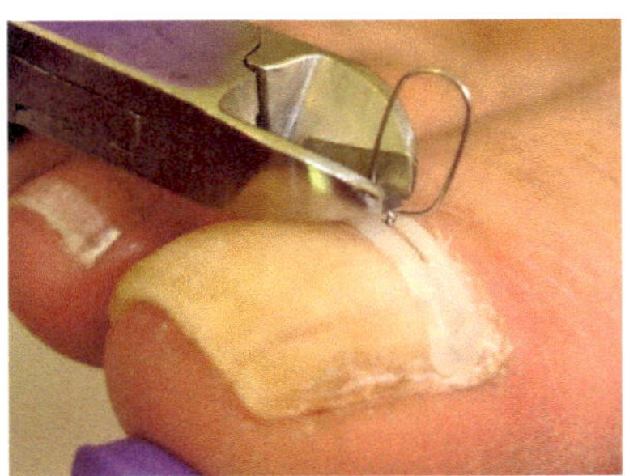

Abb. 24.95 Durchtrennen des Drahts

24.3.6.7 Versiegeln

Mit einem UV-Gel wird der Draht versiegelt, damit keine Verletzungen entstehen.

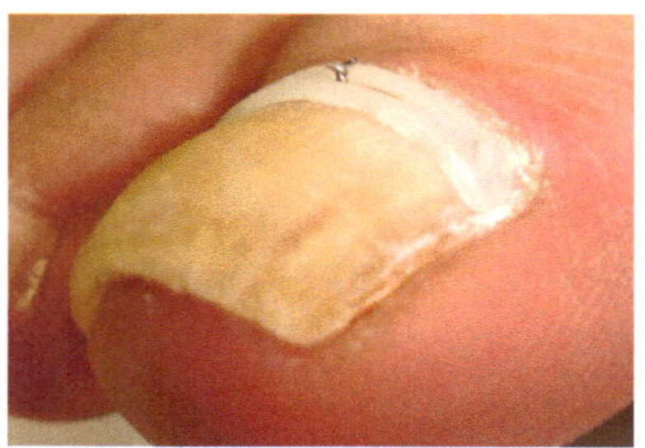

Abb. 24.96 Der überstehende Draht muss noch entgratet werden

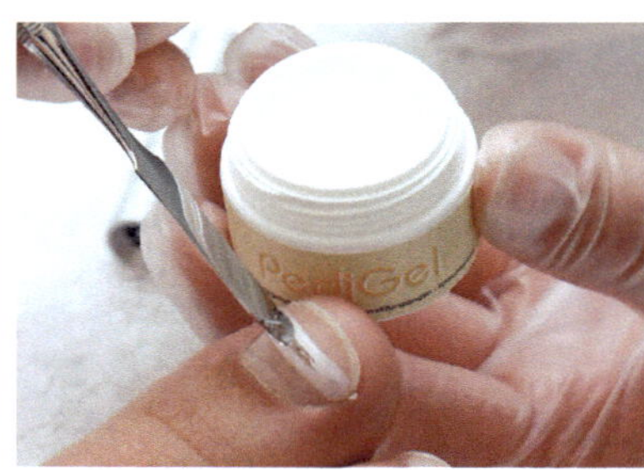

Abb. 24.97 Versiegelung mit lichtaushärtendem PediGel

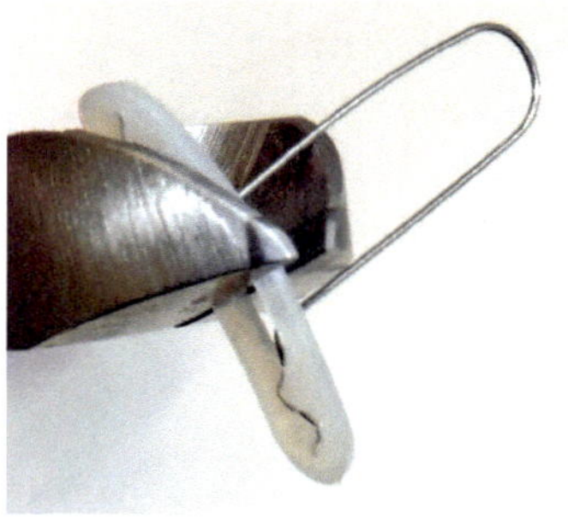

Abb. 24.98 Abkneifen des Doppelstegs der Spange

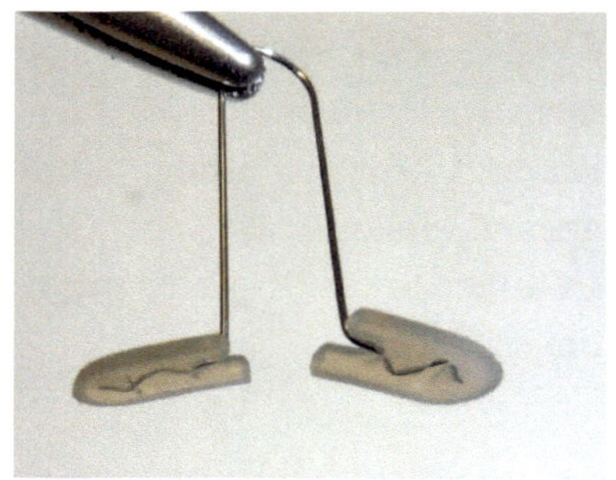

Abb. 24.99 Man erhält damit variable Klebeflächen …

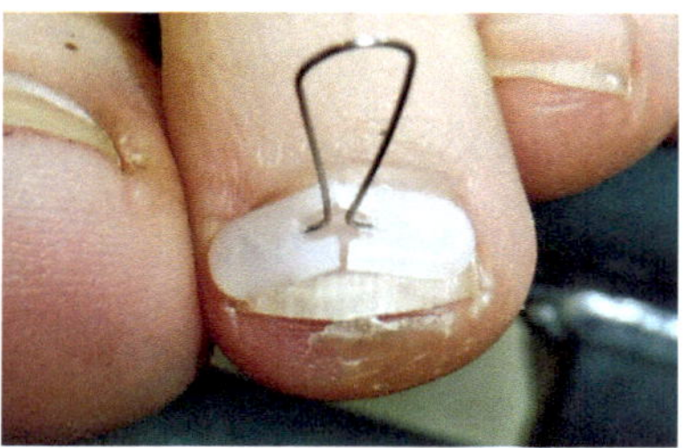

Abb. 24.100 … auch bei sehr kleinen Nägeln

Tipp bei sehr kleinen Nägeln: Bei sehr kleinen Nägeln kann es passieren, dass selbst die kleinste podofix® Klebespange noch zu groß ist. Dann kann man den Doppelsteg in der Mitte abkneifen (Abb. 24.98). Somit sind beide Klebeflächen deutlich variabler und können enger zusammengefügt werden (Abb. 24.99).

24.3.7 Fehler bei der Spangenbehandlung

Die Spange löst sich beim Spannen vom Nagel

- Der Kleber ist weniger als zwei Minuten getrocknet.
- Die Spange wurde mit mehr als zwei Umdrehungen aktiviert.

- Der Kleber wurde vor dem Aktivieren evtl. zu dick aufgetragen.
- Die Spange wurde vor dem Verkleben nicht genau an die Krümmung der Nagelplatte angepasst (zu viel "Luft").

Der Patient verspürt Schmerzen beim Aktivieren

- Die Spange wurde für den Nagel zu stark aktiviert.

24.3.8 podofix® im Praxiseinsatz

24.3.8.1 Praxisfall 1

Der Patient hatte starkes Granulationsgewebe, was den Nagelrand immer wieder so weit aufweichte, dass eine Drahtspange nicht eingehakt werden konnte (Abb. 24.101).
Hier lagen die Beschwerden auf der rechten Seite, deswegen wurde die Klebespange soweit wie möglich rechts geklebt (Abb. 24.102).

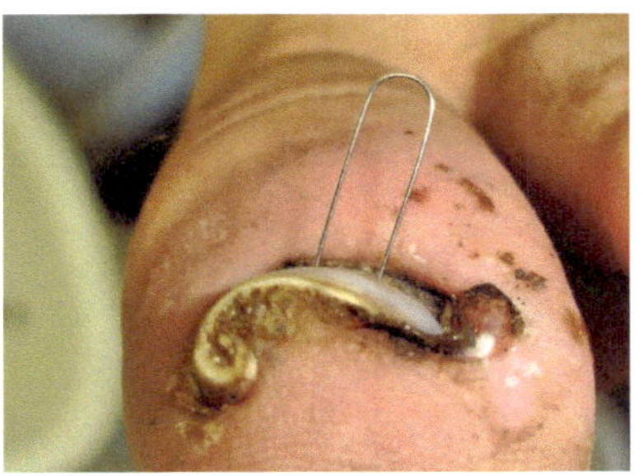

Abb. 24.101 Das starke Granulationsgewebe ließ nur eine Klebespange zu

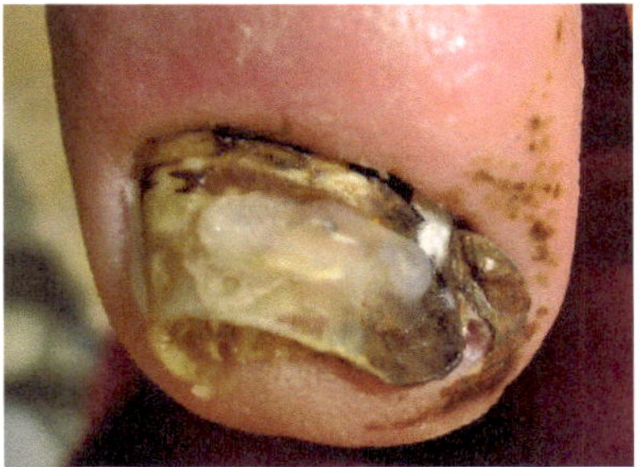

Abb. 24.102 Fixierte Klebespange

24.3.8.2 Praxisfall 2

In diesem Fall war die Ecke noch weit eingewachsen und der Patient hatte starke Schmerzen. Eine Drahtspange konnte nicht gesetzt werden, weil der Nagel am Rand zu weich war.

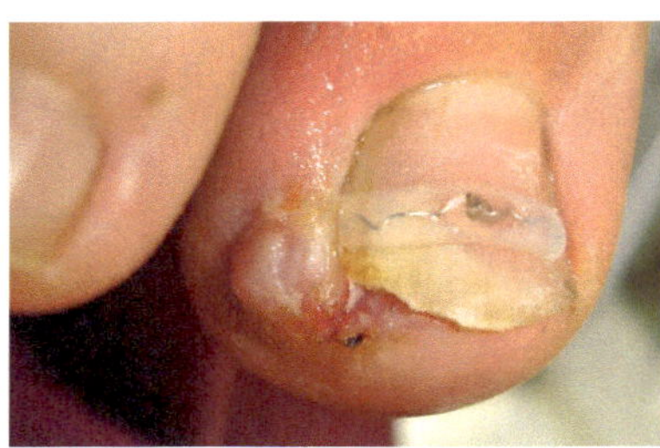

Abb. 24.103 Zu weicher Nagel – nur eine Klebespange konnte angebracht werden

24.3.8.3 Praxisfall 3

Die Patientin, 16 Jahre alt, kam nach zwei erfolglosen Nageloperationen in die Praxis. Sie hatte viel Angst und Schmerzen, sodass ich ihren Fuß kaum berühren konnte. Wir haben zunächst versucht, das Nagelbett zu tamponieren.
Wegen ihrer starke Empfindlichkeit waren ausgeprägte Tamponaden kaum möglich. Wir haben versucht, eine 3TO-Spange zu applizieren, doch ohne Erfolg. Immer wieder zog sie den Fuß weg. Ich habe dann eine podofix®-Klebespange probiert, die zunächst nur mäßigen Erfolg brachte. Danach haben wir im vorderen Teil eine zweite Spange gesetzt. Anschließend wurden die Beschwerden „leichter".

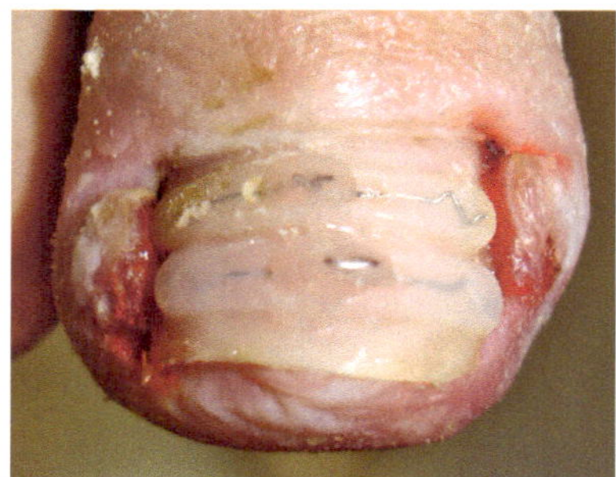

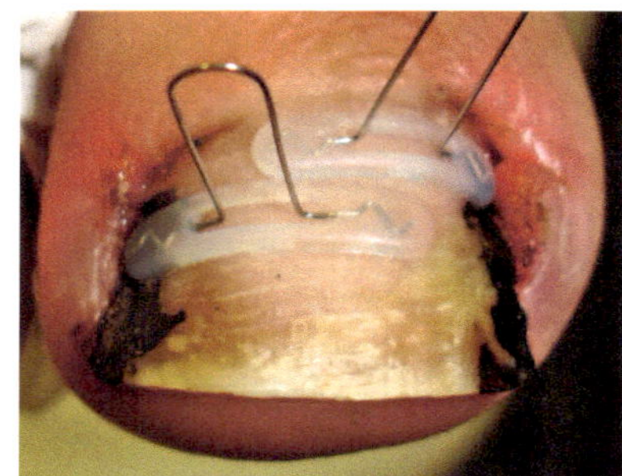

Abb. 24.104 a und b Zwei Klebespangen hintereinander gesetzt

24.4 Podostripe® Klebespange

Seit 2017 ist die Klebespange Podostripe® auf dem Markt. Die Firma 3TO hat damit ihr Spangenprogramm um ein weiteres Modell vergrößert. Dieses neue Modell basiert auf einem einfachen Klebeverfahren, das ohne großen Aufwand gut umgesetzt werden kann. Die Spange hat an beiden Enden ein Klebepad (Abb. 24.105), die in der Mitte mit einem elastischeren Material verbunden sind.

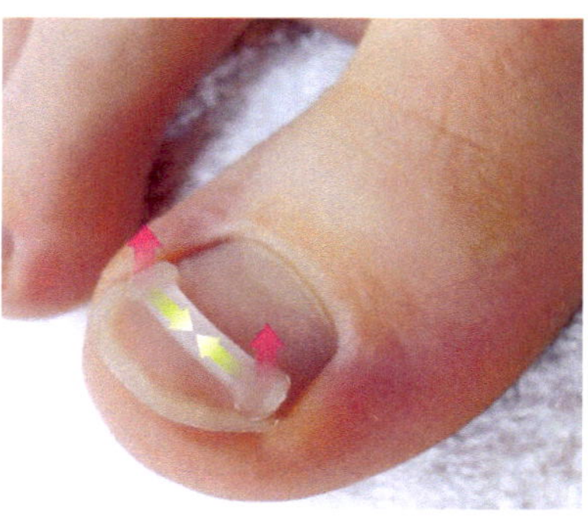

Abb. 24.105 Podostripe® mit zwei Pads

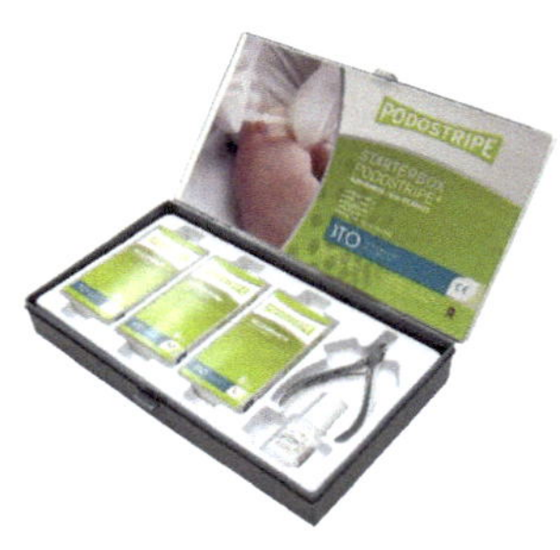

Abb. 24.106 Podostripe® Starter-Box

Dieser Mittelteil wird nicht durch den Kleber benetzt und fixiert. Die Spange wird unter Zug fixiert und hält an beiden Außenenden durch die Pads.

Das Produkt wird in einem kompletten Starter-Set angeboten (Abb. 24.106). Das ermöglicht es dem Anwender, sofort mit der Therapie zu beginnen. Es besteht aus Spangen in den Größen S, M und L, einem Kleber, einer Zange und der dazugehörigen Anleitung.

24.4.1 Wirkungsprinzip

Die Podostripe®-Spange arbeitet mit Zugkraft. Durch ihr elastisches Mitteilteil wirkt sie an beiden Seiten mit der gleichen Kraft.

24.4.2 Vor- und Nachteile der Spange

Vorteile

- Das Anbringen kann ohne großen Aufwand erlernt werden.
- Sie kann nicht überreguliert werden, dadurch ist sie auch bei Risikopatienten sowie Diabetikern gut einsetzbar.
- Sie ist schnell anwendbar, es braucht keine große Vorbereitung (gut auch spontan in der Behandlung einzusetzen).
- Sie kann sich jeder Nagelform anpassen.
- Sie ist auch bei kosmetischen Korrekturen einsetzbar.
- Auch wenn der Nagelfalz nicht frei ist, kann sie eingesetzt werden.
- Sie ist auch bei Onychomykose einsetzbar, da äußerlich anzuwendende Medikamente weiter gut auf den Nagel aufgetragen werden können (keine großflächige Versiegelung durch Gel oder Kleber).

Nachteile

- Es ist durch starkes Andrücken der Spange eine Schmerzentwicklung möglich.
- Die Spange ist nicht wiederverwendbar.

24.4.3 Indikation und Kontraindikation

Indikation

- nach operativen Eingriffen zur Vermeidung eines Rezidivs
- bei einwachsenden Nägeln (Unguis incarnatus)
- bei Rollnägeln (Unguis convolutus)
- bei chronischen Verhornungsstörungen im Falz
- bei Clavi im Falz
- Hypergranulationsgewebe (nach Rücksprache mit dem behandelnden Arzt)
- bei Diabetikern ohne Risikogruppe zur Vermeidung von Operationen am Zeh
- Paronychie
- weiche Nägel
- nach Nagelextraktionen zur Unterstützung des korrekten Wachstums
- bedingt einsetzbar bei Onychomykose

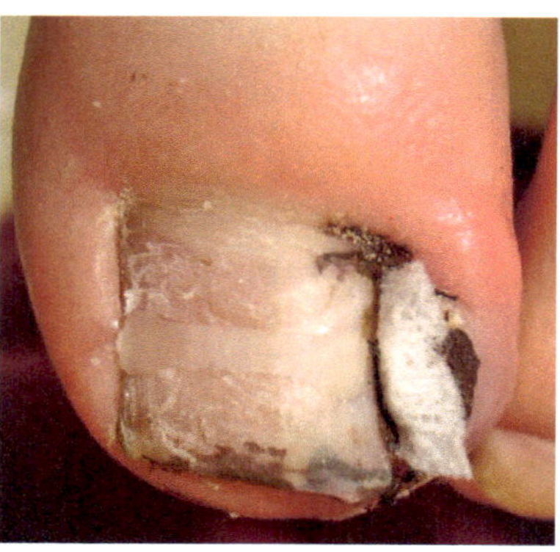

Abb. 24.107 Einsatz bei Granulationsgewebe

Kontraindikation

- Risikopatienten (zum Beispiel pAVK)
- Diabetisches Fußsyndrom
- Onychomykose, wenn mehr als ein Drittel der Nagelplatte befallen ist
- Onycholyse
- Psoriasis (bedingt) – hier kommt es darauf an, wie stark der Nagel beschädigt ist, es ist immer eine Einzelfallentscheidung nötig

24.4.4 Podostripe® – Anwendung Schritt für Schritt

24.4.4.1 Vorbereitung des Nagels

Nachdem die Nagelpflege abgeschlossen ist und der Nagel gekürzt wurde, muss die Nagelplatte gereinigt werden.

Wenn der Nagel zu glatt ist, sollte seine Oberfläche mit einer Feile oder einem Schleifer angeraut werden.

Hinweis: Der Nagel darf nicht aufgeweicht sein. Fußbäder und die übermäßige Anwendung von Desinfektionsmitteln oder Hornhautlösern müssen vermieden werden.

24.4.4.2 Größe ermitteln

Im Anschluss wird der Nagel nochmals mit einem Alkoholtupfer gereinigt. Dann wird die Größe der Spange ermittelt.

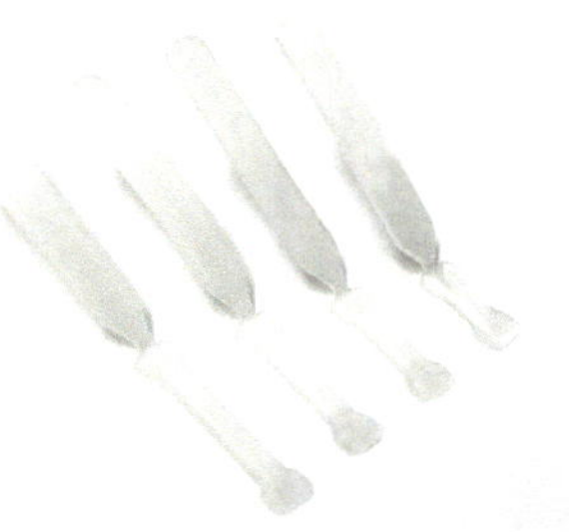

Abb. 24.108 Vier verschiedene Spangengrößen

Die maximale Größe wird ausgesucht. Bei der Größe sollte die Dehnung von zirka 1,3–2,7 mm berücksichtigt werden.

24.4.4.3 Reinigen

Vor dem Fixieren wird auch die Spange mittels Alkoholtupfer beidseitig komplett entfettet (Abb. 24.109).

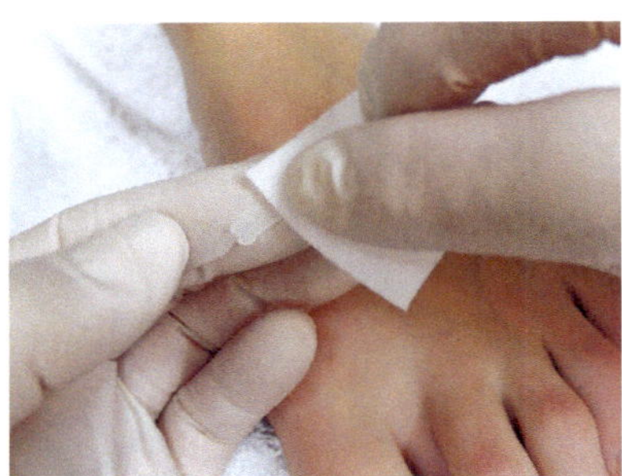

Abb. 24.109 Entfettung der Spange

24.4.4.4 Bestimmung der Position

Die Klebespange wird im vorderen Bereich des Nagels aufgesetzt. Dabei ist es wichtig, diese so weit wie möglich am seitlichen Nagelrand anzusetzen, vorzugsweise an der schmerzenden Stelle (Abb. 24.110).

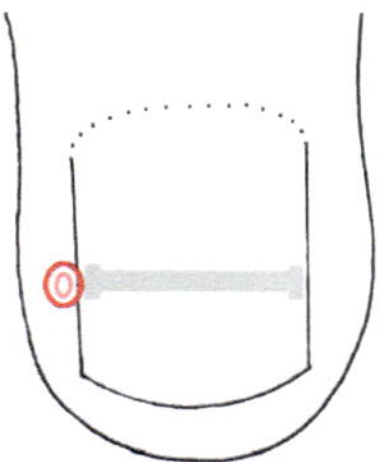

Abb. 24.110 Die Spange wird so weit wie möglich am seitlichen Nagelrand angesetzt

24.4.4.5 Kleben

Die Klebefläche des Pads wird dünn mit dem Kleber benetzt. Der Klebstoff muss sparsam verwendet werden.

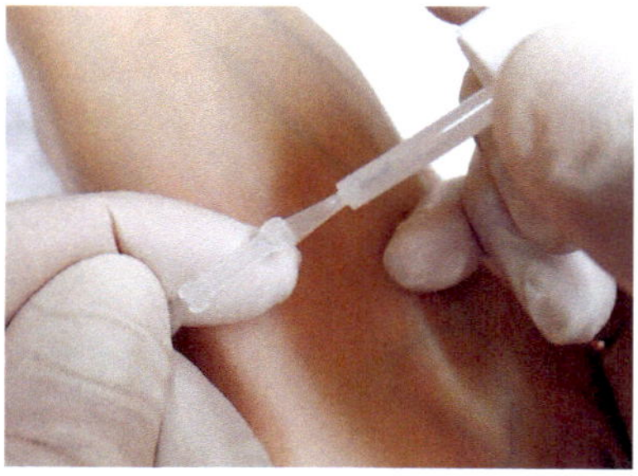

Abb. 24.111 Das Pad wird dünn mit Kleber benetzt

Hinweis zum Kleber

- Der Kleber muss sparsam verwendet werden, da sonst die Spange nicht auf dem Nagel hält.
- Der Rand der Kleberflasche muss immer sauber gehalten werden, ansonsten verklebt der Rand mit dem Deckel. Zwischendurch muss er mit einem Alkoholtupfer gereinigt werden.
- Nach dem festen Verschließen sollte man den Deckel minimal wieder zurückdrehen, das verhindert ein Verkleben.
- Der Kleber lagert sehr gut im Liegen.

Tipp aus der Praxis: Bevor die Spange geklebt wird, sollte ein Drucktest für 20 Sekunden durchgeführt werden, um zu erfahren, ob der Patient die evtl. auftretenden Schmerzen aushalten kann.
Die Klebeseite sollte als Erstes auf der stärker schmerzenden Seite fixiert werden.

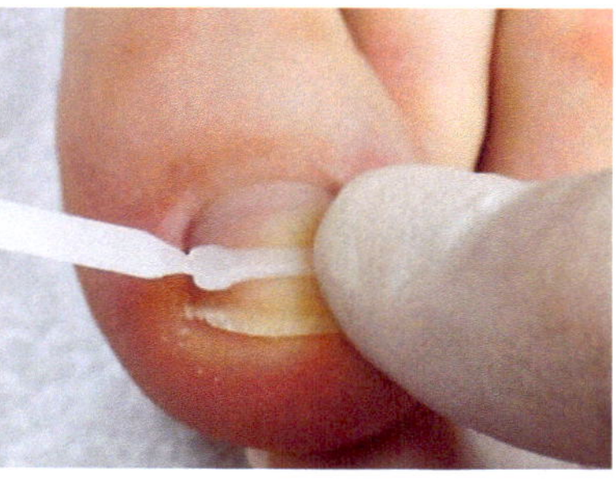

Abb. 24.112 Positionieren und Fixieren der Spange

Nun wird die Spange positioniert und für 20 Sekunden mit dem Finger fixiert. Dabei darf man nicht loslassen oder die Spange noch mal versetzen. Anschließend muss der Kleber ***zwei Minuten*** aushärten.

24.4.4.6 Ausmessen

Um genauer zu bestimmen, ob auch genug Zug ausgeübt wurde, nimmt man die Spange und legt sie locker über den Nagel. Dann wird mit einem Stift die äußerste Ecke mit einem Punkt markiert (Abb. 24.113).

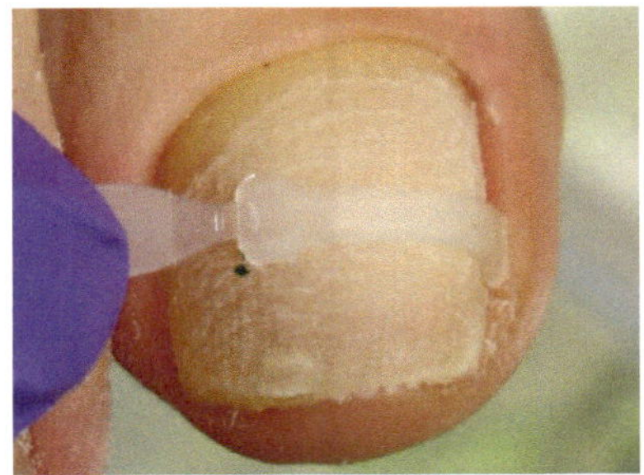

Abb. 24.113 Die äußerste Ecke der Spange …

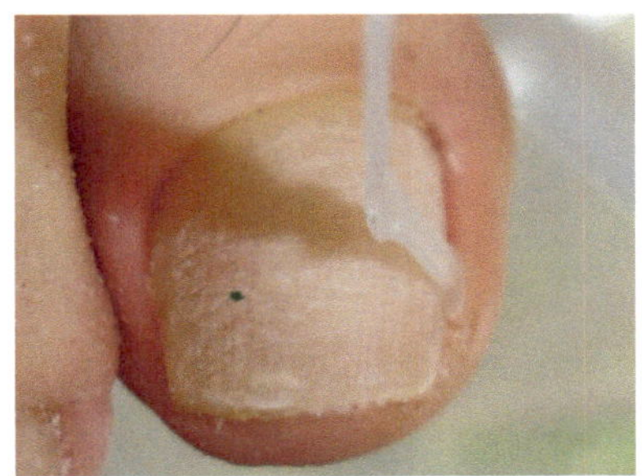

Abb. 24.114 … wird mit einem Punkt markiert

Damit ist ein Hilfspunkt geschaffen, der beim Ziehen den genauen Aktivierungserfolg sichtbar macht.

24.4.4.7 Aktivieren der Spange

Die zweite Klebefläche wird nun wie in Schritt eins auch dünn benetzt (Abb. 24.115).

Dann fixiert man die bereits geklebte Seite mit dem Daumen und hält die Spange an den dafür vorgesehenen Haltern fest. Jetzt wird die Spange gezogen (Abb. 24.116). 1–2,7 mm sind möglich. Die Spange sollte dabei immer parallel zum Nagel gezogen werden.

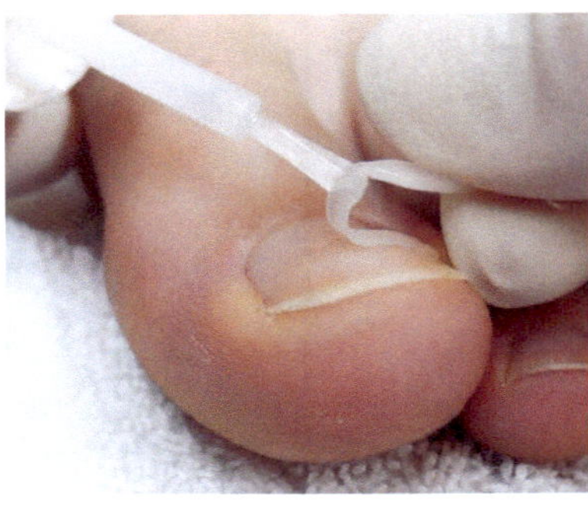

Abb. 24.115 Benetzen der zweiten Klebefläche mit Kleber

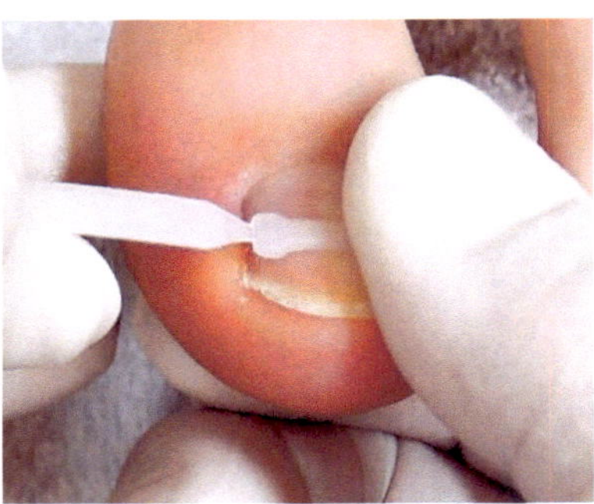

Abb. 24.116 Ziehen der Spange

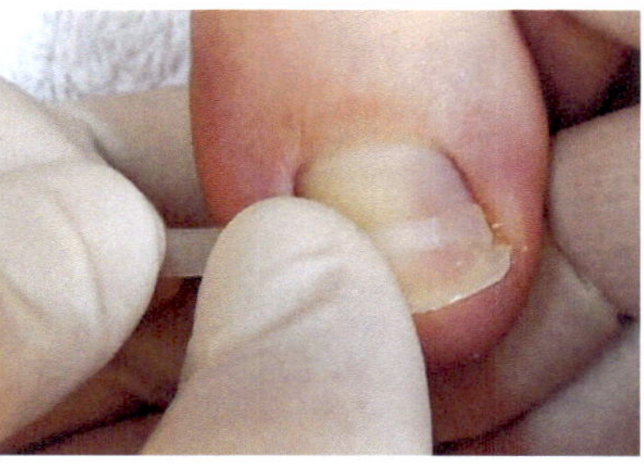

Abb. 24.117 Fixieren des zweiten Pads

Wenn die gewünschte Position erreicht ist, wird die Spange im gedehnten Zustand auf den Nagel aufgesetzt. Mithilfe des Markierungspunktes ist das gut nachzuvollziehen (Abb. 24.118).

Dann wird mit dem Finger umgegriffen, um nun das zweite Klebepad an der Stelle zu fixieren (Abb. 24.117). Jetzt muss der Kleber erneut zwei Minuten aushärten.

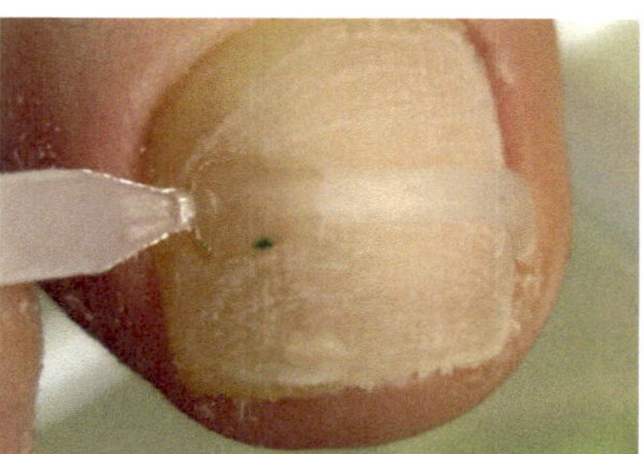

Abb. 24.118 Aufsetzen der Spange mithilfe des Markierungspunktes

24.4.4.8 Halteelement entfernen

Mit der dazu gelieferten Zange wird das Halteelement schräg unter dem Pad abgezwickt (Abb. 24.119).

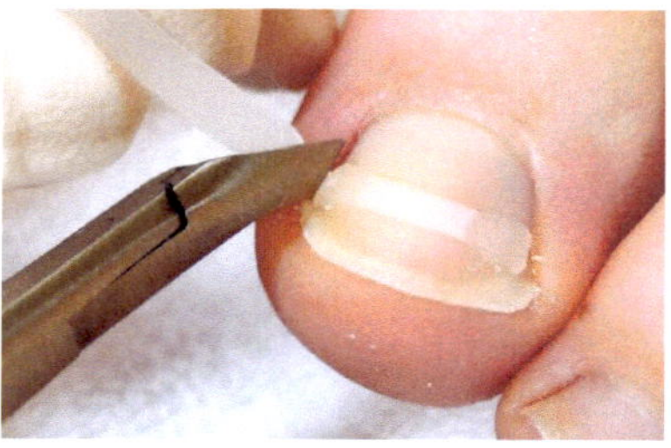

Abb. 24.119 Abkneifen des Halteelements

Sollten kleine überstehende Teilchen am Pad stören, sind diese mit einem Schleifer vorsichtig zu entgraten. Dabei muss darauf geachtet werden, dass das Pad nicht in Mitleidenschaft gezogen wird. Bei Bedarf können jetzt noch weitere Nachversorgungen vorgenommen werden: Tamponieren, Reinigen des Falzes oder Ähnliches.

24.4.4.9 Spange entfernen

Nach vier bis sechs Wochen kann diese Spange wenn nötig durch eine neue Spange ersetzt werden. Dazu nimmt man den mitgelieferten Seitenschneider und hebt damit vorsichtig das seitliche Pad an (Abb. 24.120). Die Spange kann dann abgezogen werden.

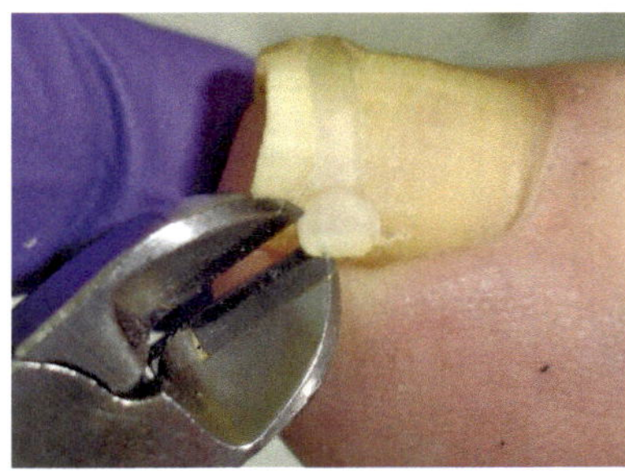

Abb. 24.120 Anheben des seitlichen Pads mit dem Seitenschneider

24.4.5 Fallbeispiel

Herr B. litt wegen seines Unguis incarnatus unter sehr starken Schmerzen. Er ist ein Risikopatient (pAVK, Niereninsuffizienz). Eine OP kam nicht infrage, da die Wundheilung fast ausgesetzt hat. Die vorher gesetzte dreiteilige Spange brachte Linderung, aber keine Schmerzbefreiung. Die rechte distale Ecke drückte weiter in das Wundgewebe und konnte damit nicht zur Ruhe kommen.

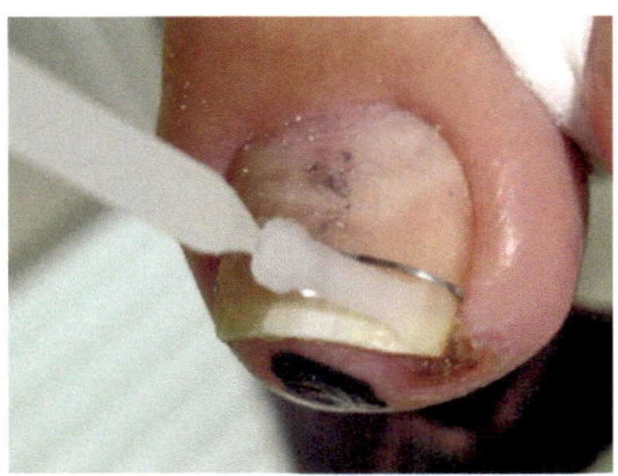

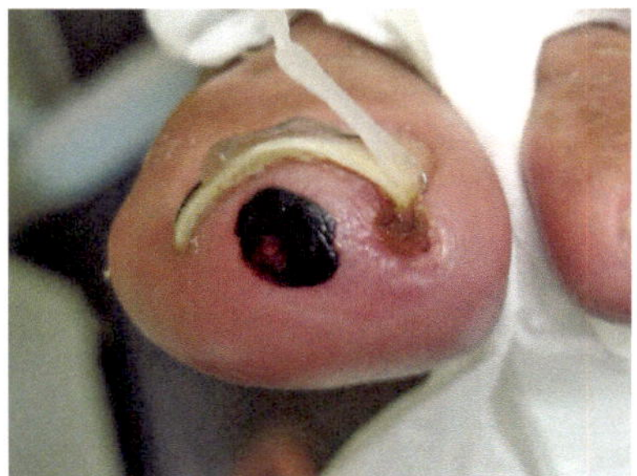

Abb. 24.121 und Abb. 24.122 Dreiteilige Spange und zusätzliche Podostripe®

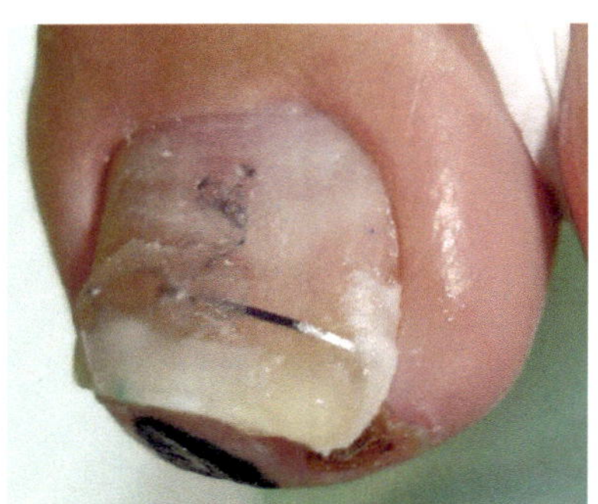

Abb. 24.123 Nach Beendigung der Behandlung ist der Nagelfalz desinfiziert und vorsichtig austamponiert worden

Hier wurde zusätzlich weit vorne eine Podostripe® gesetzt. Kurze Zeit später hatte sich der Zeh beruhigt und die Schmerzen wurden nur noch auf deutlichen Druck (fester Schuh) spürbar.

25 ORTOGRIP professional

2015 hat die Hellmut Ruck GmbH in Zusammenarbeit mit Elvira Osthold die VHO Osthold-Spange verändert und verbessert. ORTOGRIP professional hat die Anwendung mit einem Haltegriff an den Spangen leichter gemacht. Sofern man noch keine Erfahrung in der Anwendung dreiteiliger Spangen hat, ist es notwendig, diese in einer Schulung kennenzulernen. Denn ohne die nötige Erfahrung und eine qualifizierte Ausbildung können durch unsachgemäße Anwendung Schäden und Verletzungen am Nagel auftreten.

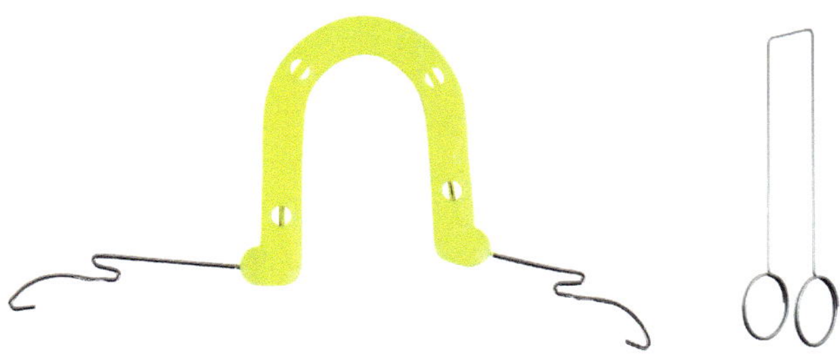

Abb. 25.1 ORTOGRIP professional, Größe 5, mit passender Schlaufe

25.1 Das Wirkungsprinzip

Die dreiteilige Spange übt eine Zugkraft und Federwirkung aus.

25.1.1 Kraft der Schlaufe

Die gekanteten Ecken sind wichtig, damit beim Verdrillen eine exakte Zugverteilung entsteht. Die Schlaufenecke muss exakt in der S-Kurve der Spange sitzen, dann erst wird verdrillt. Passt diese Kante nicht, dann muss auf beiden Seiten die Ecke im gleichen Verhältnis durch Biegen mit einer Spitzzange oder der Rund-Stufenzange gekantet werden.

25.2 Indikation und Kontraindikation

Indikation

- nach operativen Eingriffen zur Vermeidung eines Rezidives
- bei einwachsenden Nägeln (Unguis incarnatus)
- bei Rollnägeln (Unguis convolutus)
- bei chronischen Verhornungsstörungen im Falz
- bei Clavi im Falz
- Hypergranulationsgewebe (nach Rücksprache mit dem behandelnden Arzt)
- bei Diabetikern ohne Risikogruppe zur Vermeidung von Operationen am Zeh
- Paronychie
- nach Nagelextraktionen zur Unterstützung des korrekten Wachstums
- bei deformierten Nägeln
- bei verdickten Nägeln

Kontraindikation

- Risikopatienten (zum Beispiel pAVK)
- Diabetisches Fußsyndrom (Ausnahmen nach Rücksprache mit dem behandelnden Arzt)
- Onychomykose, wenn mehr als ein Drittel der Nagelplatte befallen ist
- Onycholyse
- Psoriasis (bedingt) – hier kommt es darauf an, wie stark beschädigt der Nagel ist, es ist immer eine Einzelfallentscheidung nötig
- fehlendes Nagelwachstum
- zu weiche Nägel (reißt an der Seite dann ein), ggf. vorherige Stabilisation durch Kleber nötig

25.3 Das Starter-Set

Die Hellmut Ruck GmbH bietet die Spangen in einem Starter-Set an. Somit sind für den Behandler alle Materialien da:

- sechsteiliges Spangenset, je 1 Spange Größe 1– 6
- je 5 Schlaufen in 0,25/0,30/0,40 mm Drahtstärke

- Rund-Stufenzange
- Seitenschneider mit Hartmetallschneiden
- Spitzzange mit kurzen Backen
- Nagelheber doppelseitig
- Windehakenspatel
- Nagelfeile schmal
- Kleber und Aktivator
- Kunststoffpulver und -flüssigkeit
- Anwendungsbroschüre und Schulungsvideo
- sonstiges Zubehör

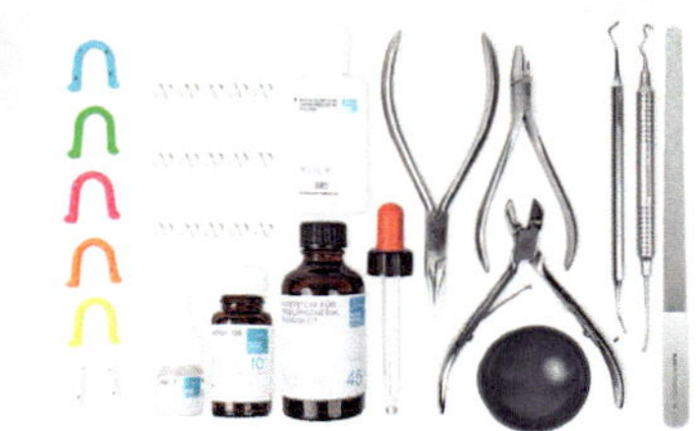

Abb. 25.2 Starter-Set ORTOGRIP professional

25.4 ORTOGRIP professional – Anwendung Schritt für Schritt

Nagel vorbereiten

Zu Beginn der Behandlung wird der Nagel behandelt, gereinigt, desinfiziert und ggf. die Nageloberfläche etwas angeraut. Je nach Bedarf kann man den Nagelfalz tamponieren, um eine Dehnung des Falzes und damit mehr Sichtfeld zu bekommen.

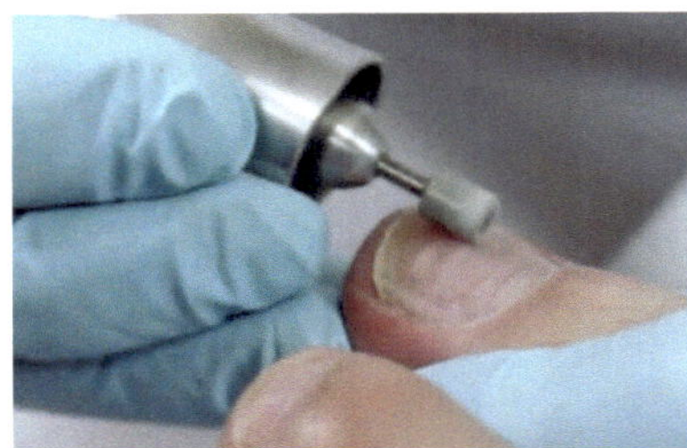

Abb. 25.3 Anrauen der Nageloberfläche

Häkchen anpassen

Die vorgefertigte Spange hat eine konfektionierte Häkchengröße. Diese ist nicht für jeden Nagel passgenau. Mit der Rund-Stufenzange muss das Häkchen an die Nagelkante angepasst und so weit wie möglich mit dem Seitenschneider gekürzt werden. Die Enden werden mit der Diamantfeile entgratet (Abb. 25.4 und 25.5). Beim Einsetzen muss darauf geachtet werden, dass die Spange mit dem V zum proximalen Nagel zeigt.

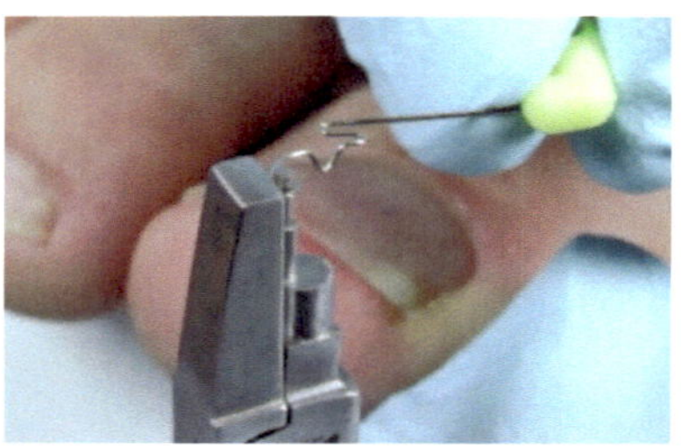

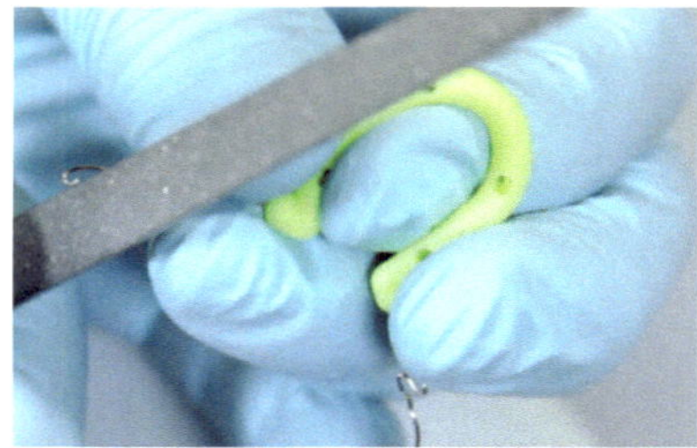

Abb. 25.4 und Abb. 25.5 Anpassen und Entgraten des Häkchens

Einhängen des Häkchens

Damit beim Einhaken keine Verletzung entsteht, ist es wichtig, dass die Hand des Behandlers beim Einsetzen ruhig und sicher gestützt wird. ***Dazu ist es nötig, sich mit dem Ringfinger der Arbeitshand abzustützen.*** Der Zeh wird mittels Daumen und Zeigefinger fixiert, mit der anderen Hand wird der Haltegriff gehalten.

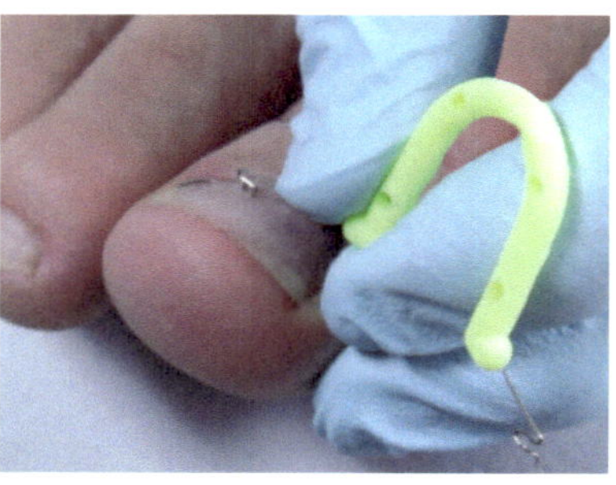

Abb. 25.6 Eingehängtes Häkchen

RICHTIGER WINKEL
nur so lässt sich das Häkchen gut unter den Nagelrand drehen
FALSCHER WINKEL
das Häkchen lässt sich nicht unter den Nagelrand drehen und verletzt den Nagelfalz

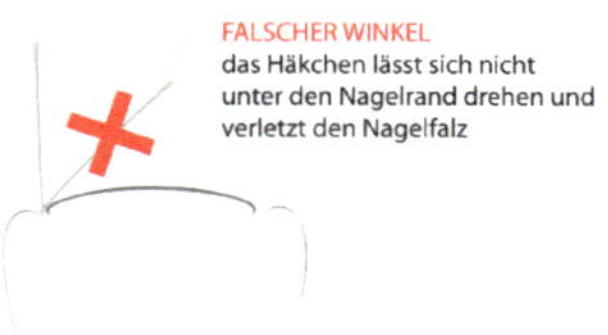

Abb. 25.7 Richtiger und falscher Winkel beim Eindrehen des Häkchens

Dann wird das Häkchen parallel zum Nagelfalz gehalten und in den Falz abgesenkt. Wenn das Häkchen den Nagelfalz unten berührt, wird es vorsichtig unter dem Nagelrand hineingedreht. Diese Behandlung erfordert Fingerspitzengefühl.

Abtrennen des Schenkels

Wenn das Häkchen an der richtigen Position sitzt, wird das Spangenende im Falz mit einer Tamponade fixiert. Zusätzlich wird die Spange am Spangendach mit Aktivator und Kleber minimal fixiert. Nun wird mit der einen Hand der Haltegriff fixiert und mit der anderen wird der Haltegriff vom Schenkel getrennt.

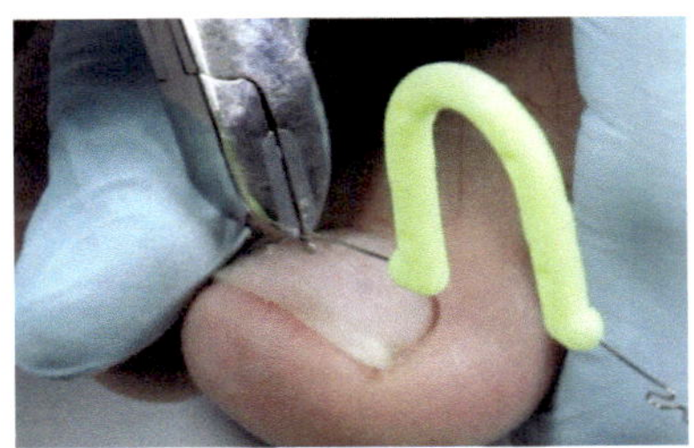

Abb. 25.8 Der Haltegriff wird vom Schenkel getrennt

Wiederholung

Nun wird die gleiche Prozedur auf der anderen Seite wiederholt.

Einsetzen der Schlaufe

Wenn beide Schenkel richtig auf dem Nagel aufliegen, wird die Schlaufe eingesetzt. Je nach den Gegebenheiten beider Spangenschenkel muss der Abstand durch Biegen mit einer Spitzzange angepasst werden. Die Schlaufe wird in beide S-Kurven eingehängt.

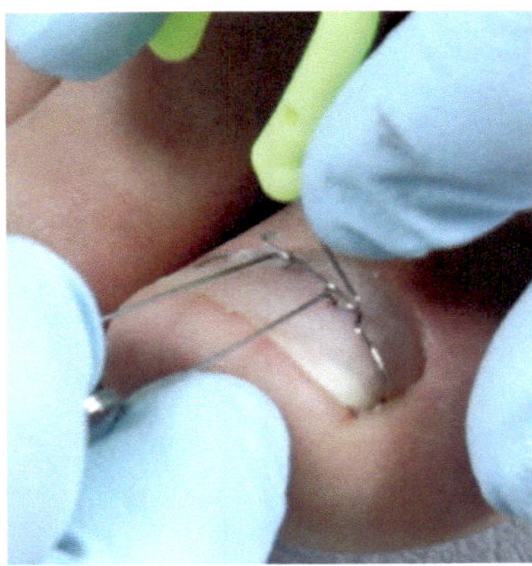

Abb. 25.9 Eingehängte Schlaufe

Verdrillen

Der Windehaken wird durch beide Ösen geführt. Durch Drehen im Uhrzeigersinn unter gleichzeitigem Zug werden die Spangenteile fest miteinander verbunden und die gewünschte Spannung erzeugt (Abb. 25.10). Die Schlaufe wird so abgeschnitten, dass zwei bis drei Umdrehungen stehen bleiben (Abb. 25.11).

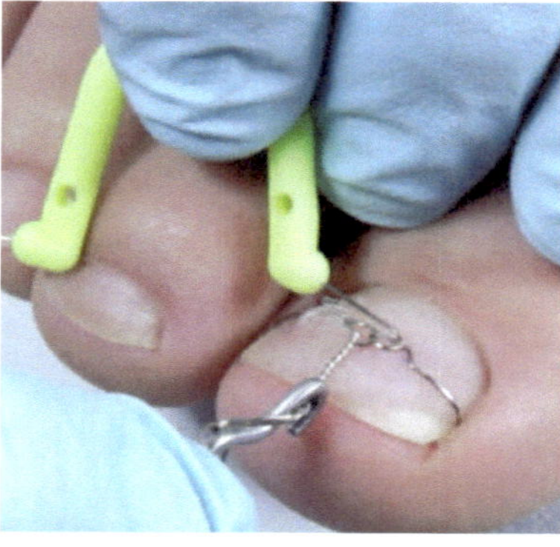

Abb. 25.10 Das Verdrillen der Schlaufe mit dem Windehaken erzeugt die gewünschte Spannung

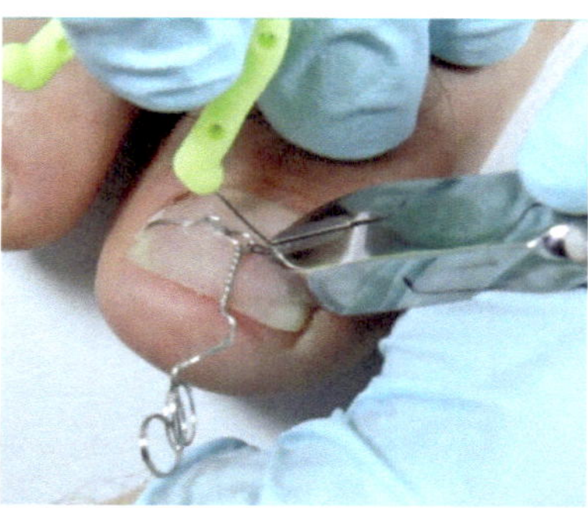

Abb. 25.11 Abschneiden von Haltegriff und Schlaufe

Nachkorrigieren

Um Verletzungen vorzubeugen, ist es zwingend notwendig, den überstehenden Draht von den Schenkeln so weit zu kürzen, dass die Schlaufe nicht herausrutschen kann.

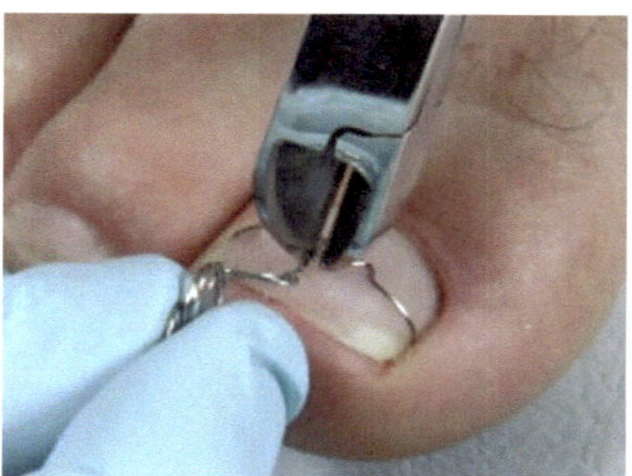

Abb. 25.12 Kürzen des überstehenden Drahts

Versiegeln

Zum Schluss wird wie bei jeder dreiteiligen Spange der Draht oben durch einen Kunststoffknopf abgedeckt (Abb. 25.13). Dies verhindert Verletzungen oder auch Beschädigungen von Strümpfen und Schuhen und unterstützt bei jedem Schritt die Federwirkung der Spange.

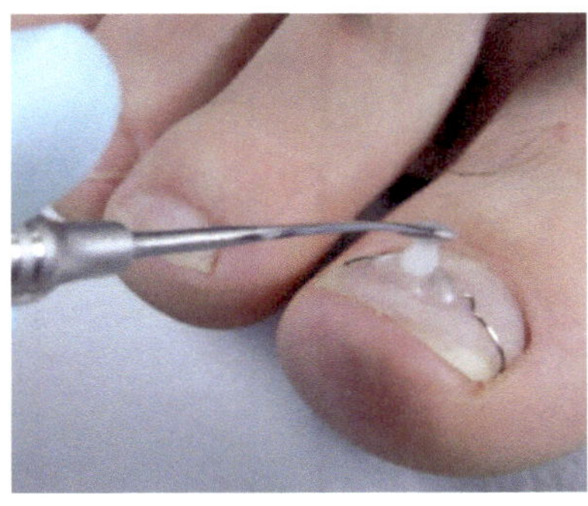

Abb. 25.13 Abdecken der Spange mit einem Kunststoffknopf

Nacharbeiten

Nachdem die Spange angebracht wurde, ist der Nagelfalz zu tamponieren (Abb. 25.14).

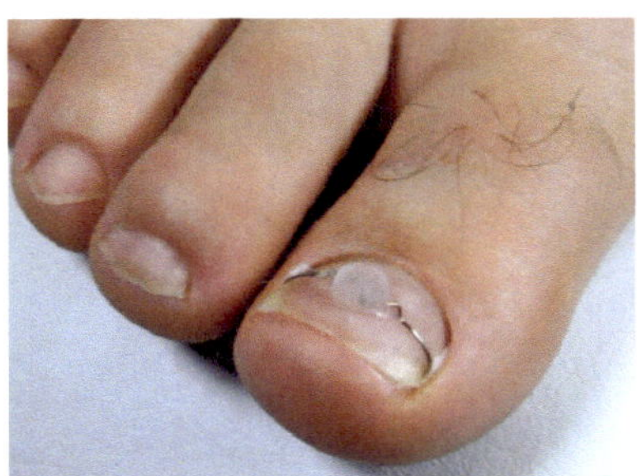

Abb. 25.14 Endergebnis mit tamponiertem Falz

Entfernen der Spange

Das Entfernen der Spange erfolgt genau wie bei der 3TO-Spange (siehe Kapitel 24.1.6).

26 Corectio Titan (Japan)

Diese Spange wurde von der Firma Reflepo In Japan entwickelt. Sie gehört zu den zweiteiligen Zugkraftspangen und ist sehr flexibel einsetzbar. Es handelt sich um eine Methode, die schonend ist und leicht erlernbar.

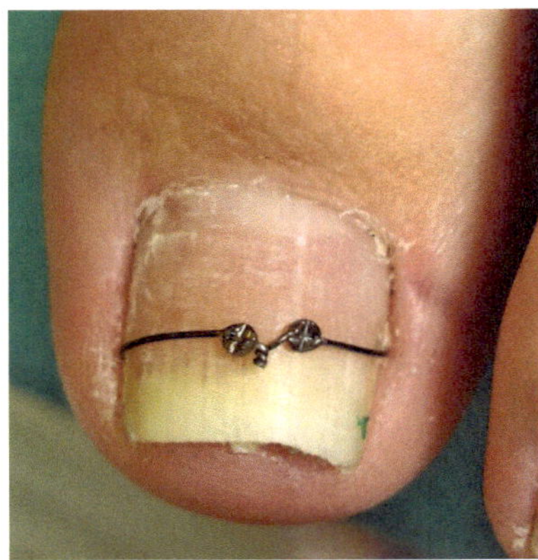

Abb. 26.1 Corection Titan im Einsatz

26.1 Material

Die Oberfläche aus Titan ist eine der allergieverträglichsten, ohne bekannte Nebenwirkungen. Die Titanbeschichtung ist daher bei der Behandlung von Allergikern ein hervorragendes Material.

26.2 Das Produkt

Corectio Titan wird für den Anwender in einem Starter-Set mit komplettem Material angeboten. Somit ist es für den Anwender möglich, gleich mit der Behandlung zu beginnen.

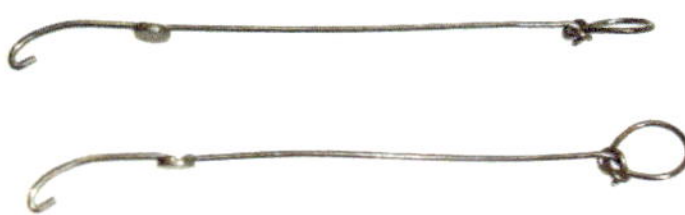

Abb. 26.2 Titanbeschichtete Spangen

Die Spange wird in drei verschiedenen Typen angeboten: „regular", „hard" oder „wide"

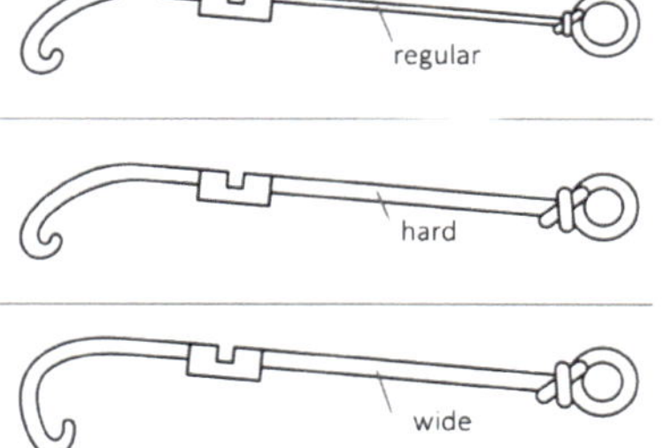

Abb. 26.3 Die drei verschiedenen Typen von Corectio [52]

Zudem enthält das Starter-Set:

- Haltezange
- Windehaken
- Rundzange
- Seitenschneider
- Gel zum Versiegeln

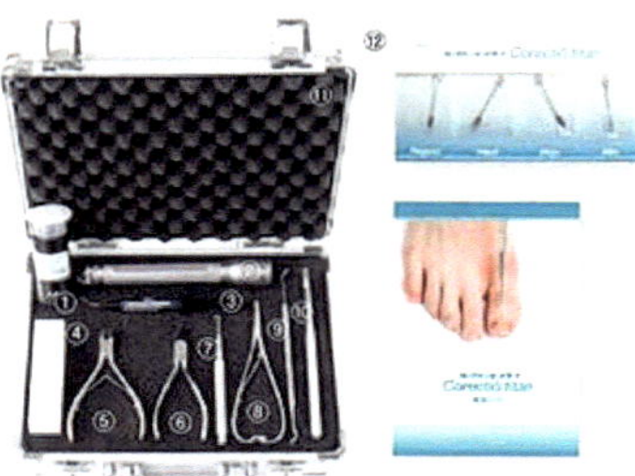

Abb. 26.4 Das Starter-Set

26.2.1 Für normale Nägel

Corectio Titan ***regular***: Die Basis-Nagelkorrekturspange (0,35 mm dünner Draht im Oberbau der Spange).

26.2.2 Für dicke, harte Nägel

Corectio Titan ***hard***: Eine Spange für harte Zehennägel (0,4 mm dicker Draht im Oberbau der Spange). „Hard" und „wide" sind am selben Nagel kombinierbar.

26.2.3 Für stark gerollte und feste Nägel

Corectio Titan ***wide*:** Spange für breite, dicke Zehen und für stark gerollte Zehennägel (0,4 mm dicker Draht im Oberbau der Spange). „Hard" und „wide" sind am selben Nagel kombinierbar.

26.3 Die Anwendung

Die Spange lässt sich mit etwas Übung gut anlegen. Zwei Spangen werden positioniert und am Spangenoberteil miteinander verdreht. Der Nagelhaken muss in der Regel nicht geformt werden, da er schon vorgeformt ist. Der Draht wird im „Barrel"-Verfahren hergestellt. Somit entfällt das Abschleifen der Spitze. Wenn die Behandlung beendet ist, wird der Draht nur abgeschnitten. Dadurch reduziert sich die Verletzungsgefahr.

26.4 Vor- und Nachteile der Spange

Vorteile

- ohne Druck aufzusetzen, anders als bei Klebespangen
- kann ohne großen Aufwand spontan während der Behandlung aufgesetzt werden
- Abdruck und Negativherstellung entfallen
- auch bei Granulationsgewebe einsetzbar (muss vorher mit dem behandelnden Arzt abgesprochen werden!)
- formt sich sehr gut auch bei starken Rollnägeln

Nachteile

- nicht wiederverwendbar
- bei Risikopatienten ist Vorsicht geboten, kann evtl. auch zu stark reguliert werden
- der Draht kann durch das Biegen nach vorne leicht brechen und ist dann nicht wiederverwendbar

26.5 Indikation und Kontraindikation

Indikation

- nach operativen Eingriffen zur Vermeidung eines Rezidivs
- bei einwachsenden Nägeln (Unguis incarnatus)
- bei Rollnägeln (Unguis convolutus)
- bei chronischen Verhornungsstörungen im Falz
- bei Clavi im Falz
- Hypergranulationsgewebe (nach Rücksprache mit dem behandelnden Arzt)
- bei Diabetikern ohne Risikogruppe zur Vermeidung von Operationen am Zeh
- Paronychie
- nach Nagelextraktionen zur Unterstützung des korrekten Wachstums

Kontraindikation

- Risikopatienten (zum Beispiel pAVK)
- Diabetisches Fußsyndrom
- Onychomykose, wenn mehr als ein Drittel der Nagelplatte befallen ist
- Onycholyse
- Psoriasis (bedingt) – hier kommt es darauf an, wie stark beschädigt der Nagel ist, es ist immer eine Einzelfallentscheidung nötig
- fehlendes Nagelwachstum
- zu weiche Nägel (reißen dann an der Seite ein), ggf. vorherige Stabilisation durch Kleber nötig

26.6 Corectio – Anwendung Schritt für Schritt

Nagelvorbereitung
Die Nagelplatte wird gereinigt und gekürzt. Dann sollte die Nagelplatte etwas angeraut werden. Langes Weichen des Nagels ist zu vermeiden.

Hakenvorbereitung
Mit der Haltezange wird der erste Spangenschenkel so fixiert, dass der Haken der Spange nach unten zeigt. Bitte hierbei nicht nur die

Spangenplatte, sondern auch ein Stück des Drahtes mit der Spange fassen (Abb. 26.5) und den Draht mit dem Finger etwas stützen.

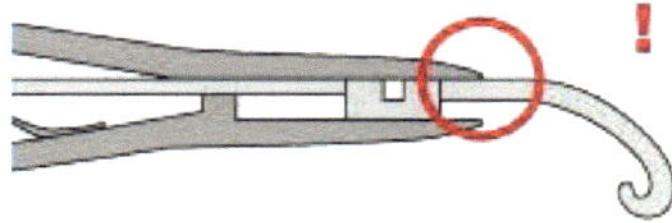

Abb. 26.5 Fixieren des Spangenschenkels und eines Stücks vom Draht

Anpassen des Hakens

Der Haken wird dem Nagel angepasst. Die Spange ist konfektioniert und damit auch die Haken. Es ist wichtig, den Haken ggf. mit der Rundzange noch dem Nagelfalz anzupassen (Abb. 26.6). Es muss darauf geachtet werden, dass die Haken nicht zu groß sind, sonst drücken sie in den Nagelfalz ein und verursachen Beschwerden. Die Spange muss vor dem Setzen desinfiziert werden.

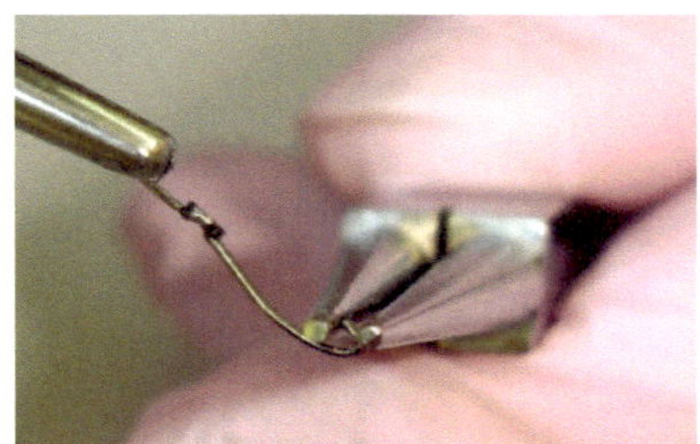

Abb. 26.6 Anpassen des Hakens mit der Rundzange

Einsetzen des Hakens

Zuerst den Haken im ersten Drittel des Nagels von schräg unten am lateralen Nagelrand einhaken. Dann den Draht um 90 Grad zur Nagelmitte drehen (Abb. 26.7 und 26.8).

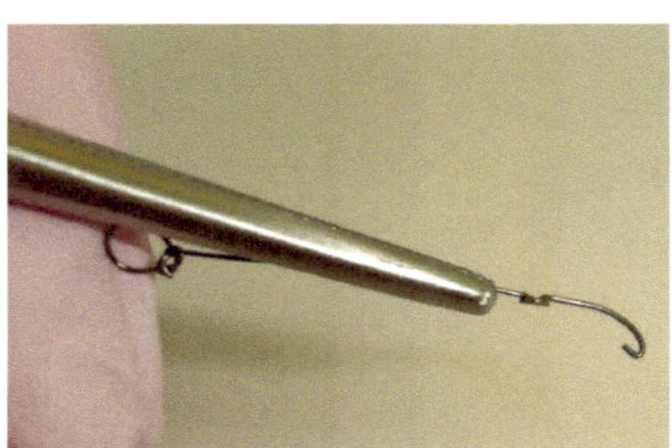

Abb. 26.7 Schräges Ansetzen …

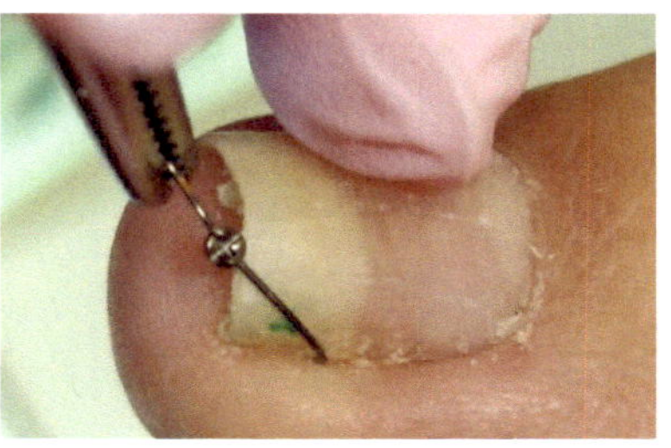

Abb. 26.8 … und Eindrehen der Spange

Alle Nagelspangen sind vorgebogen. Sie lassen sich bei Bedarf weiter biegen. Bei schmalen Nägeln (etwa dem Zweier oder bei Fußnägeln von Kindern) muss die Spitze abgeschnitten und neu gebogen werden (Abb. 26.9).

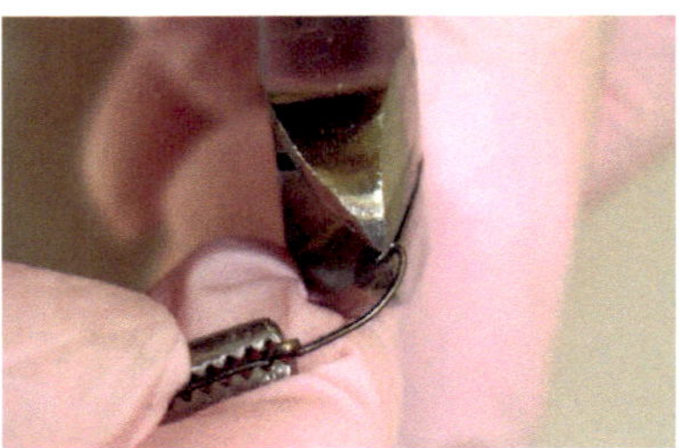

Abb. 26.9 Hier wird die Spitze neu gebogen

Positionieren

Die Spangenplatte wird auf dem Nagel positioniert und mit dem Finger angedrückt, dabei gleichzeitig der Draht langsam senkrecht nach oben gebogen (Abb. 26.10 und 26.11).

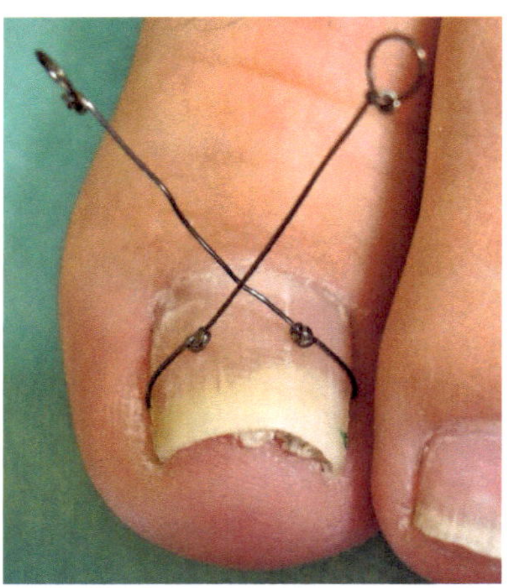

Abb. 26.10 Positionieren der Spangenplatten auf beiden Seiten …

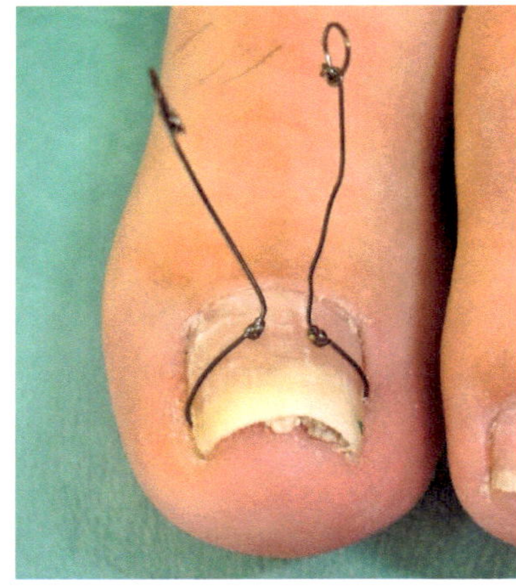

Abb. 26.11 … und Biegen des Drahts senkrecht nach oben

Schritte 1 bis 3 der Behandlung mit dem zweiten Spangenelement am gegenüberliegenden Nagelrand wiederholen.

Schlaufen einhängen und verzwirbeln

Beide Spangenplatten werden mit einer Hand auf den Nagel angedrückt. Mit der anderen Hand greift man die beiden Spangenringe mit einem Windehaken und verdreht die Drähte der beiden Spangenelemente miteinander unter Spannung (Zug nach oben) in der Mitte des Nagels (Abb. 26.12 bis 26.15).

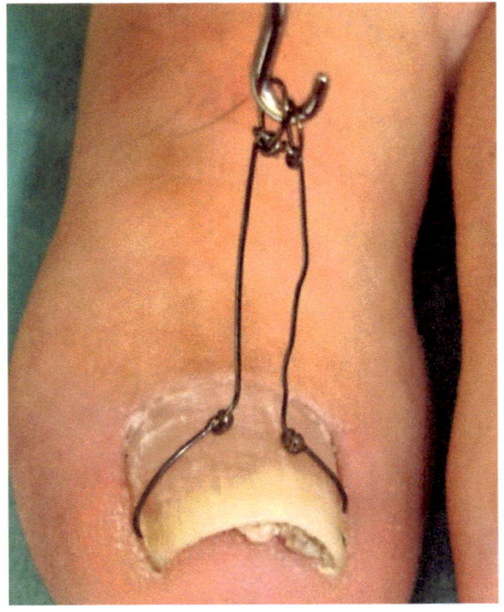

Abb. 26.12 Einhängen des Windehakens

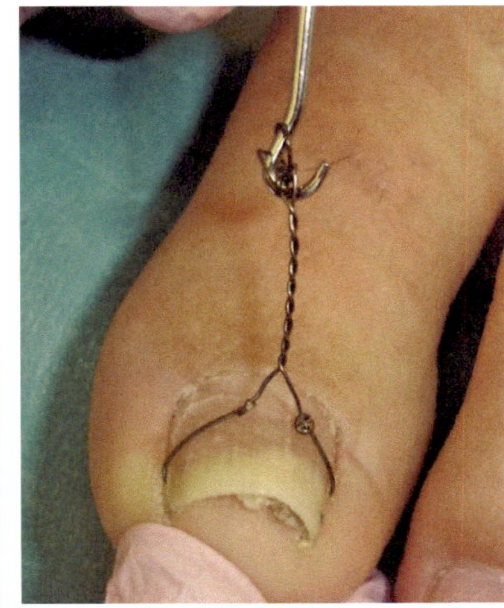

Abb. 26.13 Verzwirbeln des Drahtes

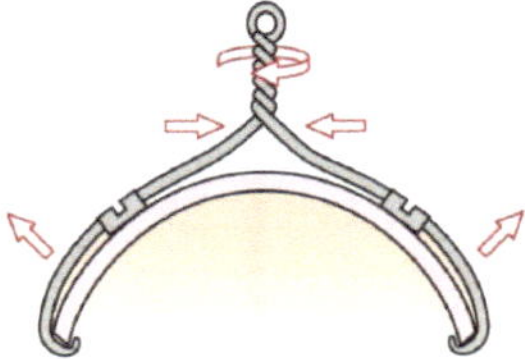

Abb. 26.14 Drehen bis in diese Position, ...

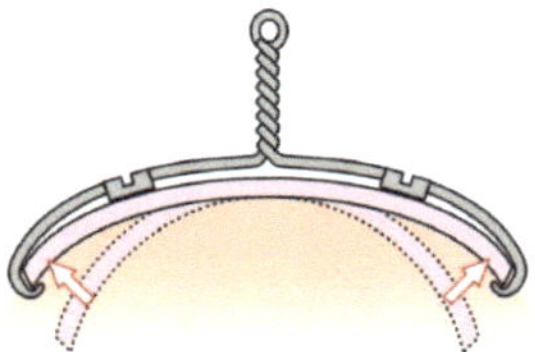

Abb. 26.15 ... dann abschneiden

Dabei muss man darauf achten, dass der Draht in der Mitte nie ganz auf dem Nagel aufliegt und mittig noch ein Spalt "Luft" bleibt ***(ansonsten: Bruchgefahr, siehe Abb. 26.16)!***

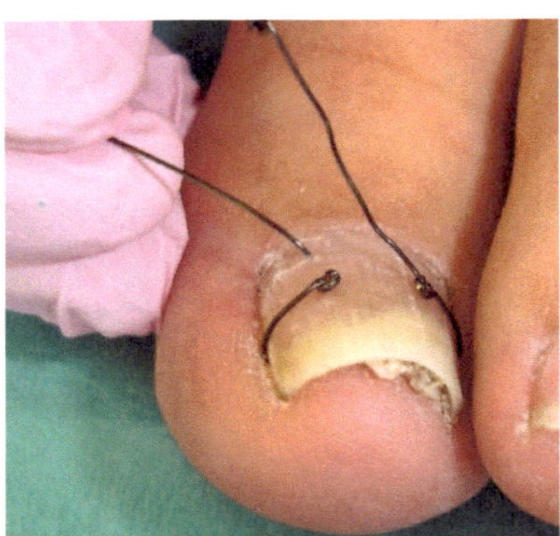

Abb. 26.16 Die Drähte der Spange sind sehr empfindlich

Draht nach vorne (distal) kippen
Die Drähte werden so weit miteinander verdreht, dass sich eine gerade Linie bildet. Der Mittelteil darf noch nicht fest auf der Nageloberfläche anliegen!

Der miteinander verdrehte Draht wird horizontal in Richtung Nagelspitze gebogen und weiter verdreht, bis der rechte und linke Draht fest auf der Nageloberfläche aufliegen.

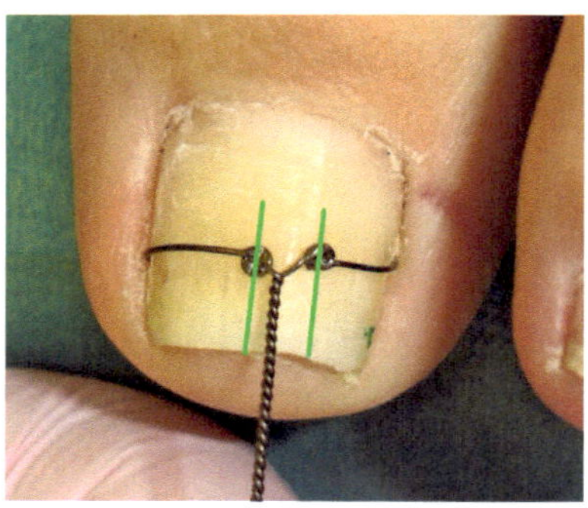

Abb. 26.17 Lassen sich die Drähte rechts und links noch bewegen, sitzt die Spange noch nicht fest genug

Abschneiden des Drahtes
Der überschüssige Teil der Schlaufe wird abgeschnitten und entfernt, die Klebefläche wird gereinigt, sodass sie fettfrei ist.

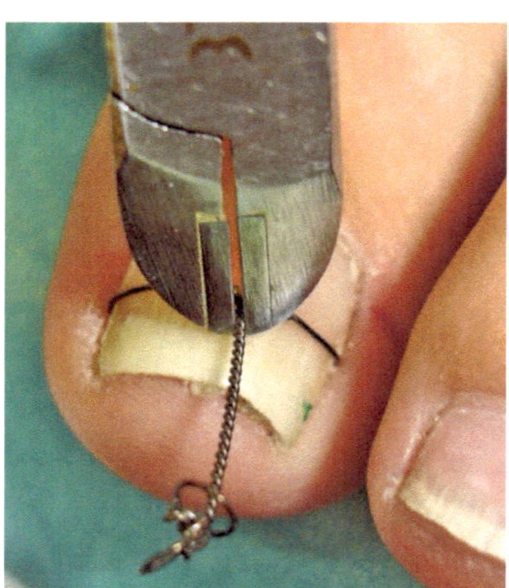

Abb. 26.18 Abschneiden des Drahts

Versiegeln
Die Nagelspange wird fest auf der Nageloberfläche fixiert, der Draht mit einer Acrylmasse oder UV-Gel abgedeckt.

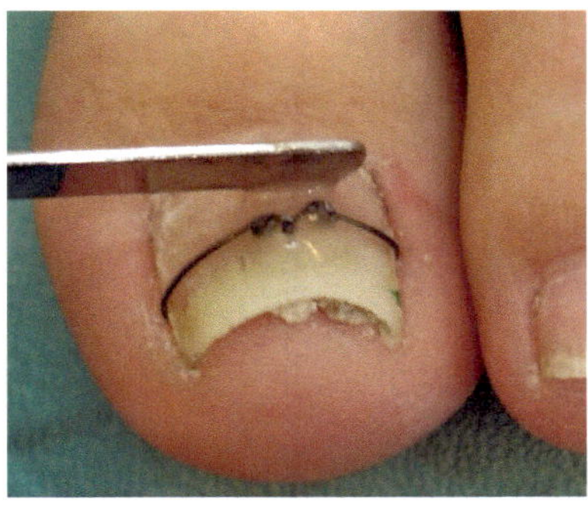

Abb. 26.19 Versiegeln der Spange

Nachbehandlung
Nachdem die Spange fixiert ist, kann der Nagelfalz austamponiert werden und ggf. ein Nagelpflegeöl mit eingebracht werden.

Spange entfernen
Die Spange kann ganz einfach wieder entfernt werden, indem man mit dem Seitenschneider vorsichtig in der Mitte des Nagels unter den Klebepunkt hakt und die Spange sozusagen absprengt. Sollte der Kleber sehr fest auf der Platte kleben, kann der Kleber vorher auch angeschliffen werden. Die Spange ist nicht wiederzuverwenden.

Sollte weiterer Bedarf bestehen, wird eine neue Spange genommen.

27 Naspan®-Platinium-Nagelkorrektursystem

Im Slowenischen bedeutet das Wort Naspan „ausgeschlafen".
Die Entwicklung der Spange stammt komplett aus der Branche. Die Podologen Inge Radojicic und Norbert Cohrs aus Hannover entwickelten die Spange über mehrere Jahre gemeinsam mit dem Unternehmer Hermann Bürtlmair aus Österreich. Dies ist eine Spange, mit der man sowohl einwachsende als auch Rollnägel effektiv behandeln kann. Sie ist schnell einsatzfähig und verschafft umgehend Linderung. Vertrieben wird die Spange von der Eduard Gerlach GmbH.

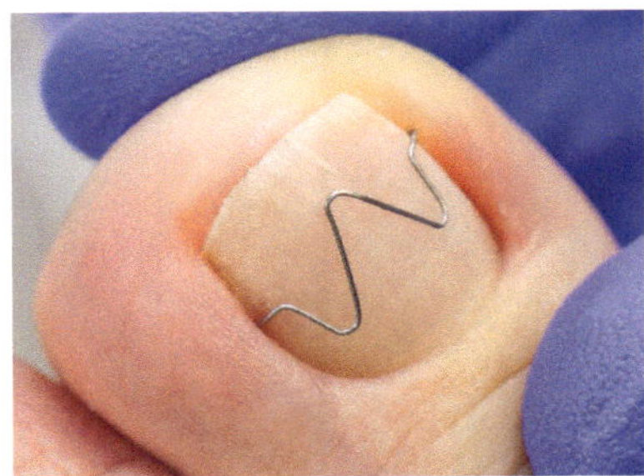

Abb. 27.1 Naspan®-Spange im Einsatz

27.1 Wirkungsprinzip

Durch die vorgefertigte Form erzeugt sie sowohl eine Zug- als auch eine Hebelkraft. Neu ist bei dieser Spange, dass sie sich nach dem Applizieren quasi von selbst reguliert. Durch die einfache Handhabung wird im Behandlungsintervall viel Zeit gespart.

27.2 Beschreibung

Das Naspan®-Korrektursystem ist in den Stärken „soft", „extra" und „small" erhältlich – Letztere für die zweite bis fünfte Zehe sowie für Kindernägel – und beinhaltet ein Set aus je fünf Spangen in fünf unterschiedlichen Größen (jeweils insgesamt 25 Spangen), eine Pinzette, ein Maßband sowie eine Gebrauchsanleitung. Die einteilige Spange ist wie eine Sinuskurve geformt und erzeugt dadurch eine einmalige Wirkung.

Die Häkchen müssen im Normalfall nicht eigens mit einer Zange zurechtgebogen werden. Nach dem ersten Aufsetzen wird der Nagel mittels Zug- und Hebelkraft entlastet. Ein Abdruck muss nicht genommen werden. Beim Applizieren wird die Spange noch 1–3 mm gedehnt. Die Spange zieht sich nach dem Applizieren automatisch wieder zusammen. Durch die Selbstregulation braucht es keine Aktivierung oder ein Zusammendrehen wie bei anderen Spangen.

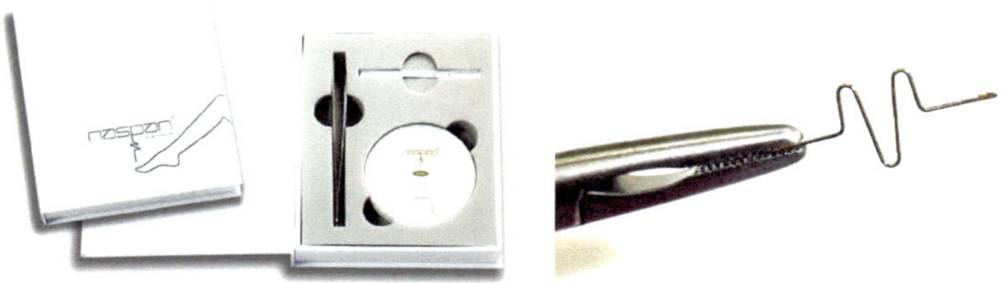

Abb. 27.2 Naspan®-Set soft

Abb. 27.3 So sieht eine Naspan®-Spange aus

27.3 Indikation und Kontraindikation

Indikation

- chronische Deformitäten
- Unguis incarnatus
- Unguis convolutus
- Pincer Nail (Zangennagel)
- einwachsende Nagelspitzen
- Druckstellen oder Verhornungen unter der Nagelkante
- Clavi im Sulcus
- Verengungen des Nagelfalzes

Kontraindikation

- Diabetisches Fußsyndrom mit Neuropathie
- periphere arterielle Durchblutungsstörungen (pAVK)
- Nagelwachstumsstillstand
- neurologische Störungen
- Wundheilungsstörungen
- Onychomykose (wenn nicht mehr als ein Fünftel der Platte befallen ist und die Haken nicht ins mykotische Gewebe reichen)

- Onycholyse (ggf. bei kleinen Onycholysen nach vorheriger Besprechung)
- subunguales Hämatom
- subunguales Granulationsgewebe

27.4 Naspan® – Anwendung Schritt für Schritt

27.4.1 Vorbereitung des Nagels

Wenn der Bedarf für eine Spange indiziert ist, wird der Nagel gereinigt, der Falz von überschüssiger Hornhaut und abgestorbenem Hornmaterial gereinigt (Abb. 27.4). Dabei sollte darauf geachtet werden, den Nagel nicht zu verschmälern.

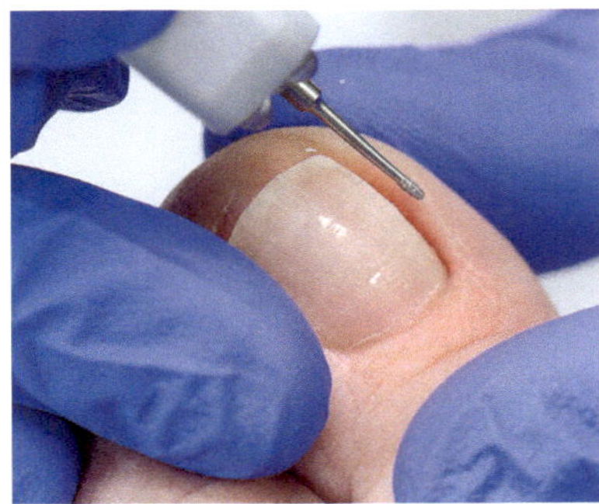

Abb. 27.4 Reinigen des Falzes

27.4.2 Ausmessen

Für die Auswahl der richtigen Spangengröße muss der Nagel vorher gemessen werden (Abb. 27.5). Ein Abdruck des Nagels ist nicht nötig.

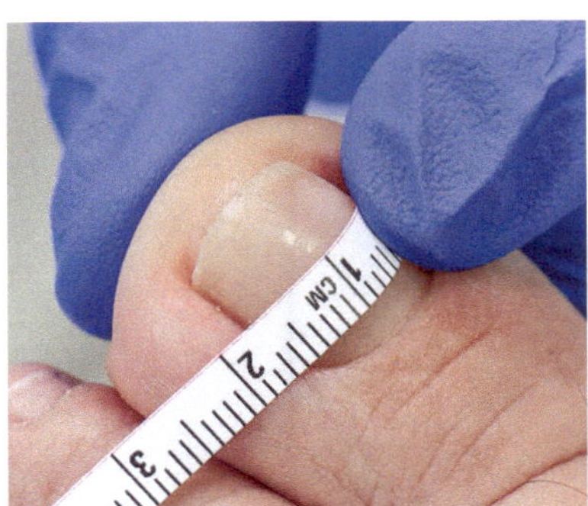

Abb. 27.5 Messen des Nagels

27.4.3 Auswahl der Spange

Im nächsten Schritt wird die richtige Spangengröße ermittelt. Dazu wird der Deckel des Rondells bis zur Öffnung der passenden Spange verschoben (Abb. 27.6) Die übrigen Spangen im Rondell bleiben geschützt. Die Gebrauchsanleitung enthält eine Spangengrößentabelle.

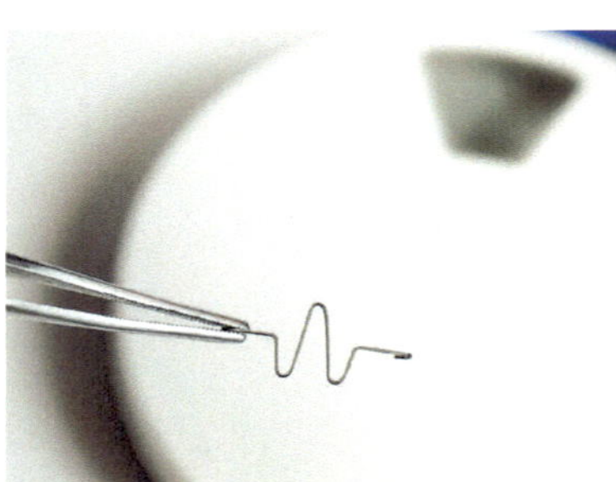

Abb. 27.6 Die passende Spange wird dem Rondell entnommen

Bei dünnen Nägeln wird Naspan soft und bei normalen bis kräftigen Nägeln Naspan extra eingesetzt. Bei sehr stark gerollten Nägeln beginnt man mit „soft" und nach der zweiten Behandlung wird auf „extra" gewechselt. Naspan „small" wird bei der zweiten bis fünften Zehe und bei Kindernägeln angewendet.

27.4.4 Spange aufsetzen

Zu Beginn der Behandlung werden Spange und Nagel mit einem Desinfektionsmittel desinfiziert (Abb. 27.7), die Nagelplatte gereinigt und entfettet.

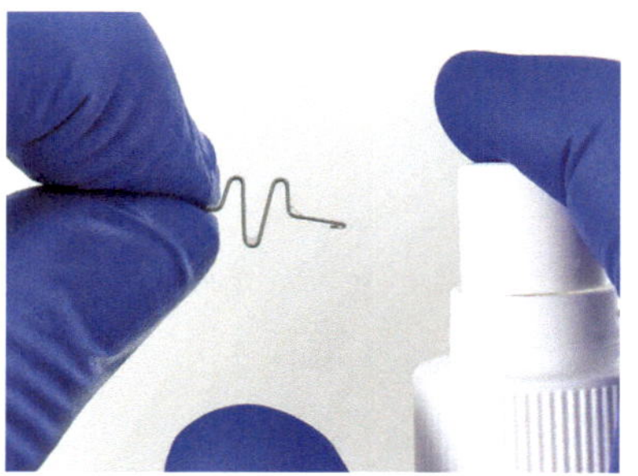

Abb. 27.7 Desinfizieren der Spange

Nun kann die komplett vorgefertigte Spange aufgesetzt werden. Dazu schiebt man ein Häkchen (einfacher ist es, an der schwierigeren Seite zu beginnen) unter dem seitlichen Nagelrand entlang bis zur gewünschten Position oder platziert es direkt entlang der Nagelkante ein (Abb. 27.8).

Auf der anderen Seite wird das Häkchen platziert. Die Spange wird beim Aufsetzen um zirka 1–3 mm gedehnt. Sie zieht sich automatisch in ihre Ausgangsposition zurück. In manchen Fällen kann ein Kürzen der Häkchen oder eventuell ein leichtes Anpassen der Schenkel nötig sein. Wichtig ist, die gekürzten Schenkel immer zu entgraten. Dazu eignen sich am besten ein Korund- oder ein feiner Diamantschleifer. Nach etwa vier bis maximal sechs Wochen sollte die Nagelspange entfernt werden. Hierfür wird sie ganz einfach mit der Drahtschneidezange durchtrennt und herausgenommen. Ob und wie viele Folgeanwendungen notwendig sind, hängt vom Schweregrad der Nageldeformierung ab.

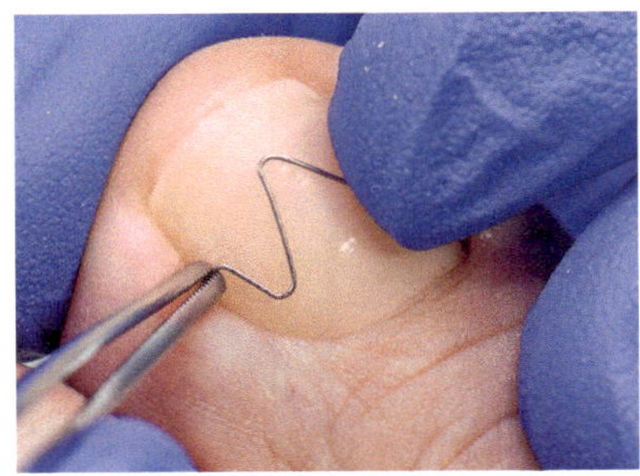

Abb. 27.8 Anbringen des Häkchens

27.4.5 Fixieren

Um die Spange zu fixieren, benötig man ein Gel. Es eignet sich dazu ein UV-Gel. Kleber/Acrylatkleber dürfen nicht eingesetzt werden.

27.4.6 Nach der Behandlung

Nach dem Aufsetzen sollte der Nagelfalz tamponiert und mit einem Tropfen Gehwol Fluid versehen werden (siehe auch Kapitel 14 Nagelfalztechniken). Das Naspan®-System ist ein Medizinprodukt der Klasse I und laut Medizinproduktegesetz (MPG) zum einmaligen Gebrauch vorgesehen.

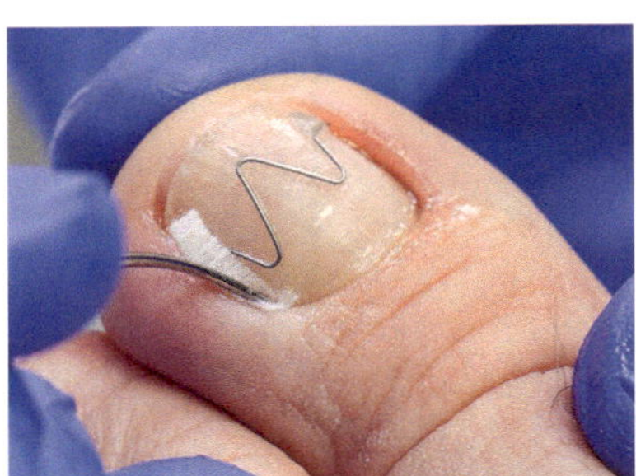

Abb. 27.9 Tamponieren des Falzes

28 Federspange (Gorkiewicz)

Die Federspange wurde 1977 von Stanislaus Gorkiewicz entwickelt. Sie ist aus einem dünnen Stahlband gefertigt und 0,4 mm breit sowie 0,2 mm stark. Das Stahlband federt. Die Federspange kommt ohne Mittelteil aus. Es wird weder eine Biegung noch ein Omega eingefügt. Das macht die Spange etwas unpassend, wenn sich der Nagel in der Breite noch deutlich verändert. Es kann dann dazu führen, dass die Spange nicht mehr passt. Sie lässt sich aber gut einsetzen, wenn die Therapien zum Abschluss kommen und die Spange eine Haltefunktion übernehmen soll.

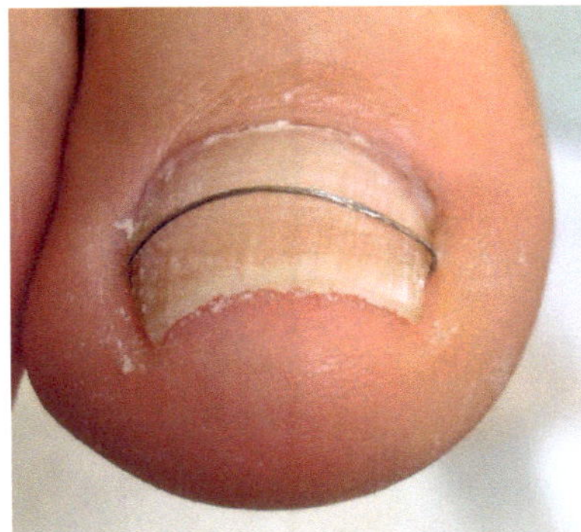

Abb. 28.1 Federspange nach Gorkiewicz

28.1 Wirkungsprinzip

Die Federspange arbeitet mit zwei unterschiedlichen Kräften. Sie ist als Hebelkraft wie bei einer Fraser-Spange einsetzbar, aber auch mit Federkraft. Wenn sie unter Spannung auf den Nagel appliziert wird, arbeitet die Rückstellkraft.

28.2 Indikation und Kontraindikation

Indikation

- nach Beendigung der Therapie zur Erhaltung des Stadiums
- bei leichten Verformungen

Kontraindikation

- nicht bei dünnen und brüchigen Nägeln einsetzbar
- wenn Entzündungen vorliegen
- bei Risikopatienten

28.3 Vor- und Nachteile der Spange

Vorteile
Die Federspange ist aus sehr dünnem Material und liegt kaum merklich auf. Sie hat eine Doppelfunktion, da man sie als Spange mit Hebel- oder mit Federkraft einsetzen kann. Die Spange ist auch unilateral zu verwenden. Aus der Federspange können Schenkel gebogen werden, die mit einer Drahtschlaufe oder einem Erki-Gummi verbunden und gemischt werden.

Nachteile
Die Spange lässt sich nicht gut aufsetzen, wenn der Nagel eine sehr starke Krümmung aufweist. Auch ist sie bei Entzündungen nicht geeignet. Sie kann bei einer Veränderung der Nagelbreite nicht nachgearbeitet werden. Einen Spielraum wie bei einer Fraser- oder Rading-Spange gibt es nicht.

28.4 Spangenherstellung

28.4.1 Mit Negativabdruck

Es gibt zwei Möglichkeiten, eine Spange zu biegen. Entweder wird ein Negativabdruck hergestellt und die Spange wie eine Fraser-Spange am Negativ angefertigt (Abb. 28.2 bis 28.4; siehe Kapitel 22.6), oder man fertigt sie direkt am Patienten an.

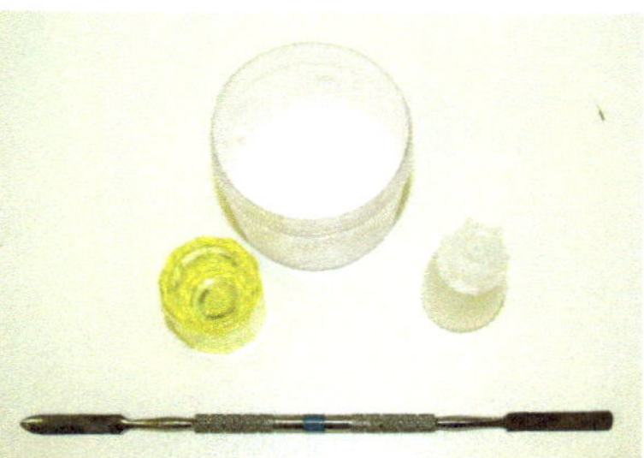

Abb. 28.2 Acrylatkleber mit Härter-Flüssigkeit, Dappenglas und Spatel zum Anmischen

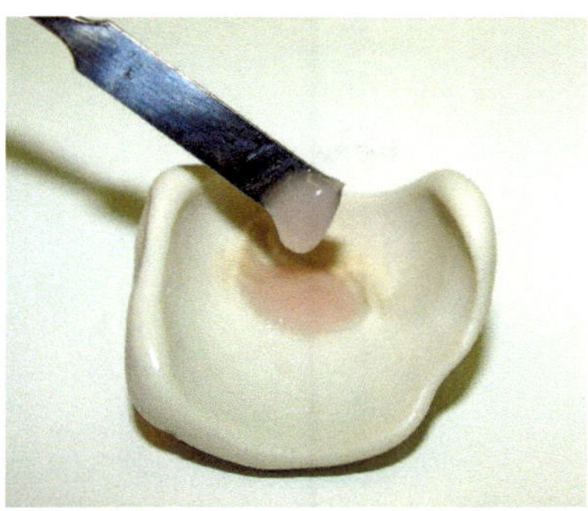

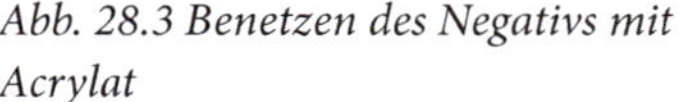

Abb. 28.3 Benetzen des Negativs mit Acrylat

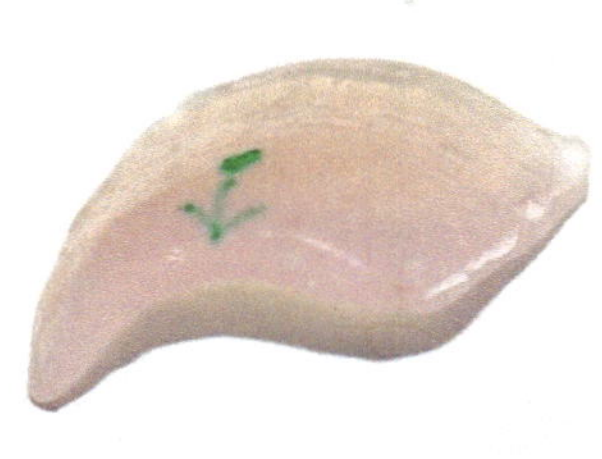

Abb. 28.4 Der Pfeil markiert den Nullpunkt für das Omega

28.4.2 Spange am Patienten anfertigen

Die Spange wird direkt am Patienten gebogen. Das erfordert sehr viel Übung und Fingerspitzengefühl. Der Nachteil dieser Methode ist, dass die Spange keinen Spielraum zum Ausbiegen lässt, wenn man sich vermessen hat. Es ist wichtig, dass diese Spange nicht am Patienten gebogen wird, wenn dieser akute Beschwerden hat. Die Beschwerden könnten sich durch das häufige Auf- und Abregulieren verschlimmern.

28.5 Spange am Patienten biegen – Schritt für Schritt

28.5.1 Vorbereiten

Der Nagel wird wie gewohnt gereinigt. Der Nagelfalz wird sondiert und überschüssige Hornhaut entfernt. Dann wird der Mittelpunkt des Nagels gesucht und mit einem Punkt markiert (Abb. 28.5). Das erleichtert später das Abschätzen und Kürzen der Schenkel.

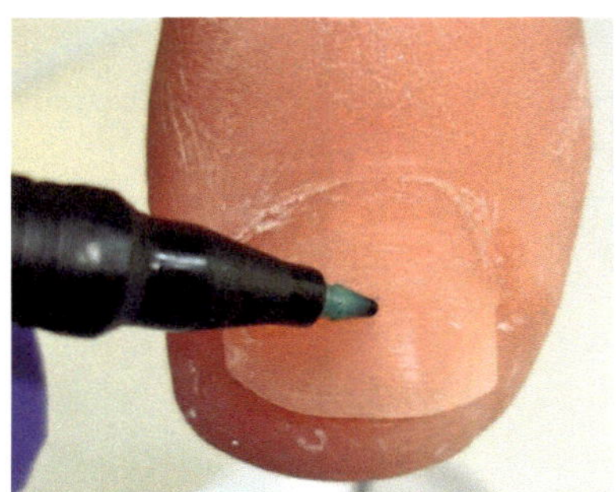

Abb. 28.5 Markieren des Nagelmittelpunktes

28.5.2 Abmessen

Der Draht wird nun auf den Nagel gelegt und mit Augenmaß etwas großzügiger abgemessen und anschließend abgeknipst.

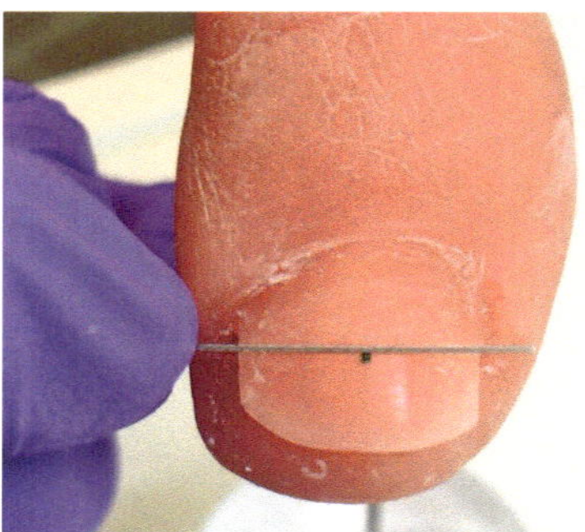

Abb. 28.6 Anlegen und Abmessen des Drahtes

28.5.3 Haken biegen

Mit den Fingern oder einer Haltezange wird der Draht fixiert und über den Dorn einer Rundzange wird ein Haken gebogen (Abb. 28.7). Dieser wird am Nagelrand so angepasst, dass er exakt passt (Abb. 28.8).

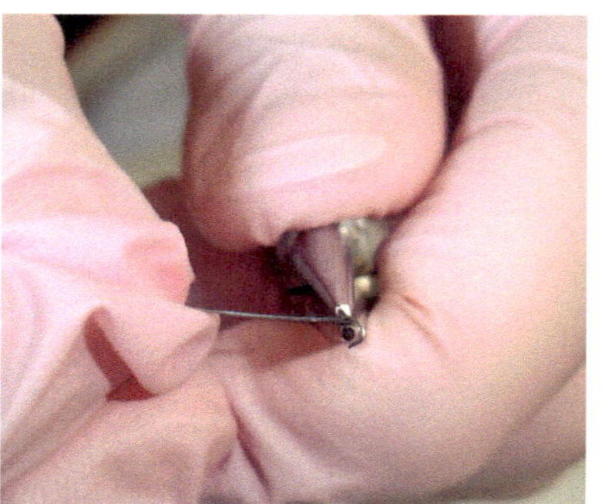

Abb. 28.7 Biegen des Drahtes mit der Rundzange

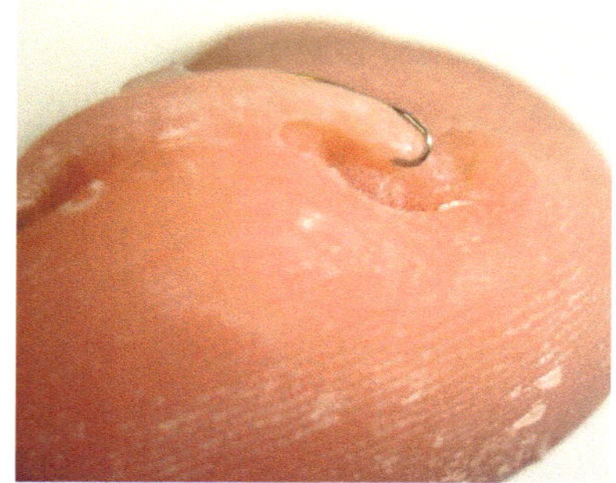

Abb. 28.8 Anpassen des Hakens an den Nagel

28.5.4 Zweiten Schenkel anpassen

Bei diesem Schritt ist es entscheidend, ein gutes Augenmaß zu haben. Der Spangendraht sollte der transversalen Krümmung deutlich angepasst werden, bevor der Draht gekürzt wird. Es ist hilfreich, 0,1 bis 0,2 mm mehr abzuschneiden, somit besteht ein bisschen Spielraum, damit die Spange später nicht zu knapp sitzt oder sich nicht aufregulieren lässt.

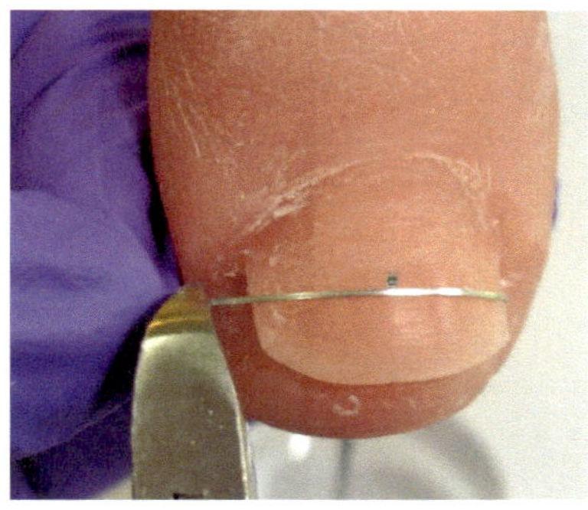

Abb. 28.9 Kürzen des Drahtes

28.5.5 Aktiv – Passiv

Zur Veranschaulichung einer Aktivierung wurde diese in Abbildung 28.10 übertrieben dargestellt.

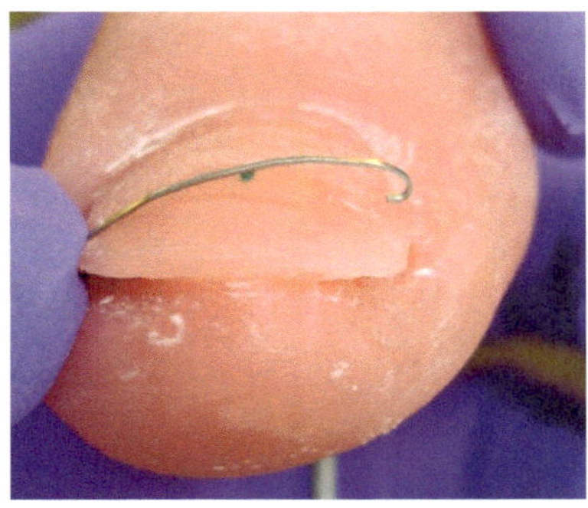

Abb. 28.10 Übertriebene Aktivierung

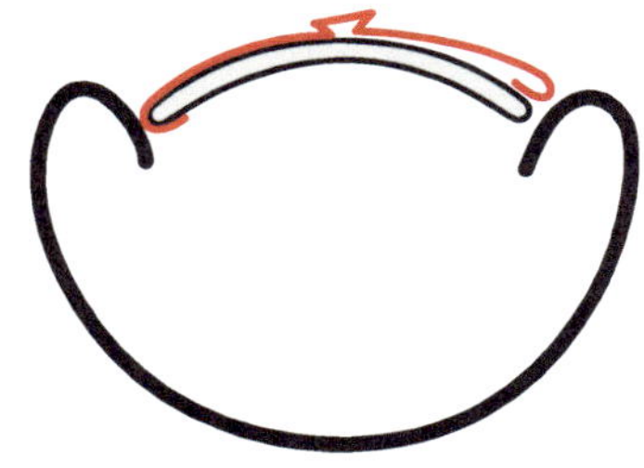

Abb. 28.11 Aktivierter Zustand

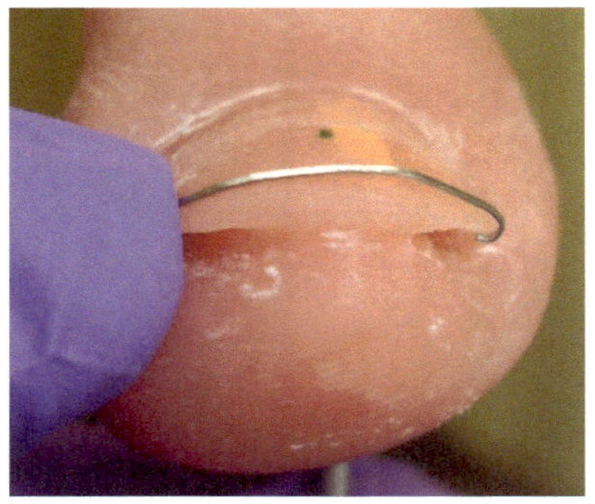

Abb. 28.12 Passive Spange

Die Aktivierung erfolgt immer mit einer Hakenbreite. Eine Überaktivierung kann zu Schäden am Nagelbett führen.

28.5.6 Fixierung

Damit die Spange nicht verloren geht oder verrutscht und den Patienten verletzt, wird Sie fixiert. Dies kann entweder mit einem Zwei-Komponenten-Kleber oder einem UV-Gel erreicht werden.

28.5.7 Regulierung

Die Spange verbleibt in der Regel vier bis sechs Wochen auf dem Nagel. Danach wird sie wie eine Fraser-Spange abreguliert und danach neu versetzt (siehe Kapitel 22.6).

28.6 Federspange als dreiteilige Spange bei stark gekrümmtem Nagel

Die Federspange ist aufgrund ihrer dünnen Drahtstärke gut geeignet für den Einsatz als dreiteilige Spange. In diesem Fall – wie in den Abbildungen 28.13 und 28.14 zu sehen – wurde die Federspange genau unter die stärkste Krümmung des Nagels gehakt.

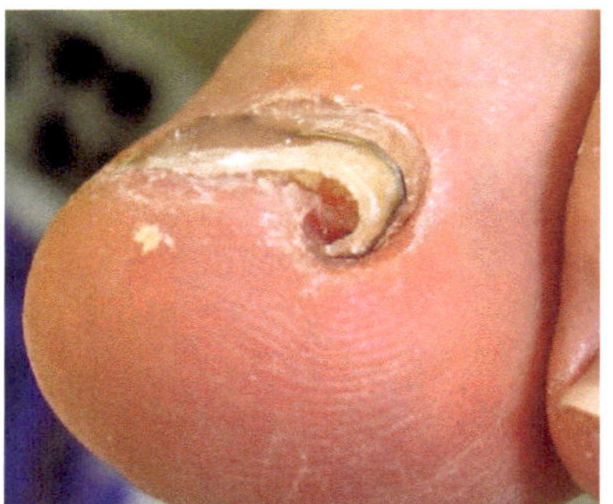

Abb. 28.13 Der Haken sitzt an der am stärksten gekrümmten Stelle des Nagels

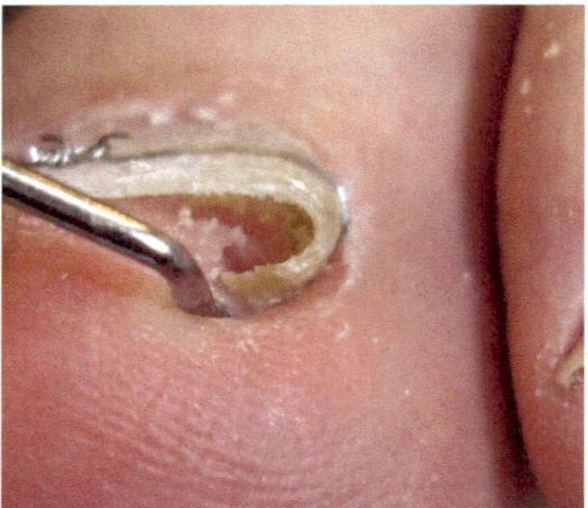

Abb. 28.14 Mit dem Exkavator wird der Sitz noch leicht korrigiert

29 GOLDSTADT professional Classic Spange

Die Edelstahlspange ist mit einer feinen Goldbeschichtung überzogen. Die Spange ist vielseitig einsetzbar: Sie kommt in einem Streifen und kann individuell zu einer Klebespange, Halbspange oder Vollspange zugeschnitten werden.

GOLDSTADT professional gibt es inzwischen aber nicht nur in der Classic-Variante, sondern bereits vorkonfektioniert in verschiedenen Größen und Stärken, jeweils als Klebe-, Halb- oder Vollspange.

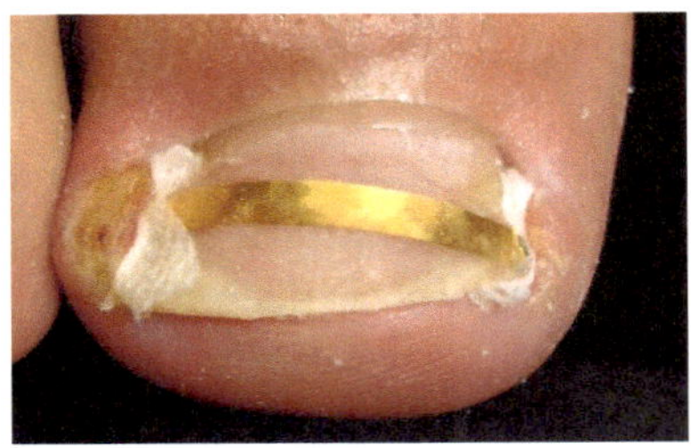

Abb. 29.1 Applizierte GOLDSTADT professional Spange

29.1 Das Wirkungsprinzip

Für ihre Wirkung nutzt die GOLDSTADT professional unter anderem das Hebelgesetz. Wird ein Spangenende nach unten gedrückt (Hebelkraft), wird das andere Spangenende automatisch angehoben (Hebellast) – vergleichbar einer Wippe. Ist das anzuhebende Spangenende am Nagel fixiert, zum Beispiel durch Kleber oder durch das Einhängen in der Nagelkante, überträgt sich die hebende Kraft auf den Nagel bzw. die Nagelkante. Voraussetzung dafür, dass eine Hebelkraft überhaupt entstehen kann, ist, dass ein Abstand zwischen Nagelplatte und jenem Spangenende besteht, welches die Hebelkraft ausführen soll (eine sogenannte Vorspannung). Im Idealfall wird die Spange zunächst der Nagelwölbung komplett angepasst, sodass sie perfekt sitzt (Passivspange). Durch Biegen gegen die Nagelwölbung – also das Herstellen der gerade beschriebenen Vorspannung – wird die Spange aktiviert. Dabei darf der Abstand zur Nagelplatte nicht größer als 3–4 mm sein, da sonst die Hebelkräfte zu stark sind.

29.2 Indikation und Kontraindikation

Indikation

- bei einwachsenden Nägeln (Unguis incarnatus)
- nach Operationen
- bei Rollnägeln (Unguis convolutus)
- bei chronischen Verhornungsstörungen im Falz
- bei Clavi im Falz
- Hypergranulationsgewebe (nach Rücksprache mit dem behandelnden Arzt)
- bei Diabetikern ohne Risikogruppe zur Vermeidung von Operationen am Zeh
- Paronychie
- nach Nagelextraktionen zur Unterstützung des korrekten Wachstums
- verdickte Nägel
- Spaltnägel

Kontraindikation

- Risikopatienten (zum Beispiel pAVK)
- Diabetisches Fußsyndrom (Ausnahmen nach Absprache mit dem behandelnden Arzt möglich)
- Onychomykose, wenn mehr als ein Drittel der Nagelplatte befallen ist
- Onycholyse
- Psoriasis (bedingt) – hier kommt es darauf an, wie beschädigt der Nagel ist, es ist immer eine Einzelfallentscheidung nötig
- fehlendes Nagelwachstum

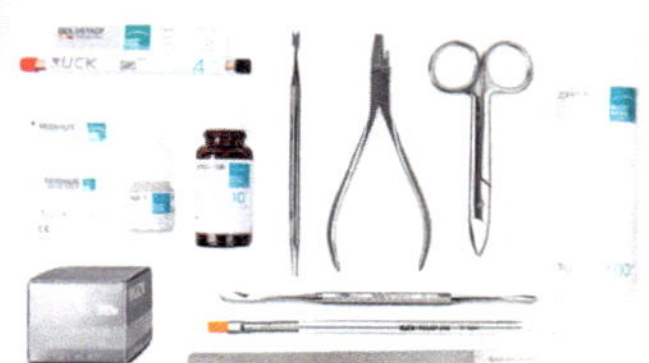

Abb. 29.2 GOLDSTADT professional Classic Starter-Set

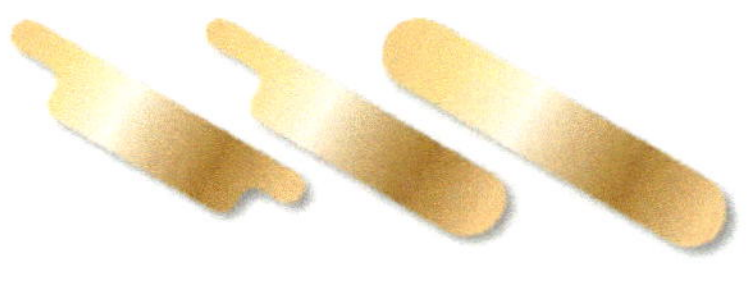

Abb. 29.3a und 29.3b Voll-, Halb- und Klebespange (v. l. n. r.), Classic-Streifen (u.)

29.3 Vorteil der Spange

Der Vorteil des GOLDSTADT professional Systems ist außer seinen verschiedenen Varianten vor allem die komplette Goldbeschichtung, die entzündungshemmende sowie antiallergische Eigenschaften besitzt. Außerdem verstärkt sie die Klebeeigenschaften, was vor allem bei Klebespangen vorteilhaft ist. Wenn die Spange in der Variante zum Einhaken genutzt wird, ist diese bei vorsichtigem Entfernen auch wiederverwendbar.

29.4 Arbeitsmaterial

Der GOLDSTADT professional Classic-Streifen hat eine Materialstärke von 0,1 mm. Die vorkonfektionierten Klebe-, Halb- und Vollspangen gibt es jeweils in den Stärken 0,1 mm und 0,15 mm sowie in verschiedenen Breiten. Der Hersteller bietet zu jeder Spangenvariante ein passendes Starter-Set an.

29.5 Werkzeug

- Rund-Stufenzange
- Applikator zum Andrücken und Aufschieben auf den Nagel
- Kronenschere
- Nagelfalzinstrument doppelseitig
- Gelmodellagepinsel
- Nagelfeile schmal
- Kleber
- Aktivator
- Cleaner
- UV-Gel
- Messhilfe
- Anwendungsbroschüre und Schulungsvideo

29.6 Anwendung Schritt für Schritt – Kleben/Einhaken unilateral (Classic-Spange zugeschnitten als Halbspange)

Vorbereitung
Zur Vorbereitung wird der Nagel gereinigt, desinfiziert, bearbeitet und beschliffen.

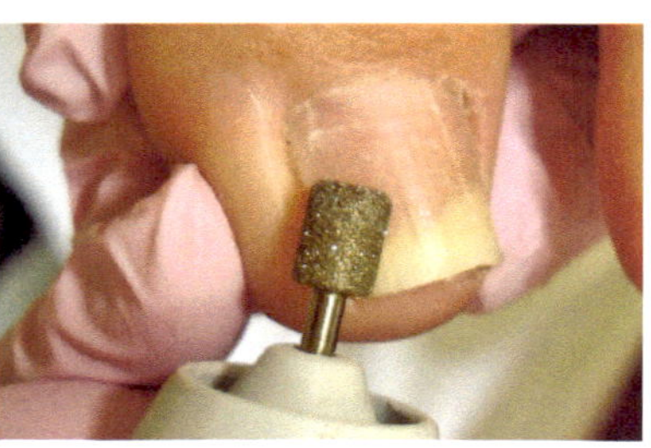

Abb. 29.4 Beschleifen des Nagels

Drahtlänge messen und kürzen
Zunächst wird die Nagelbreite gemessen (Abb. 29.5). Die Spange wird anschließend am Nagel angepasst und mithilfe der Messhilfe gekürzt.

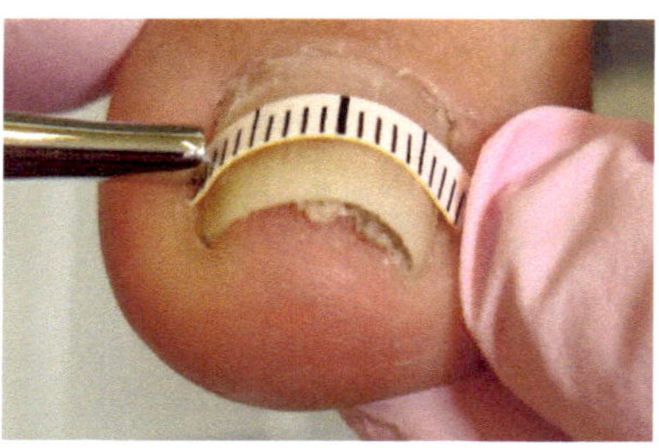

Abb. 29.5 Messen der Nagelbreite

Tipp: Bei Spangenverklebungen sollte bei der Auswahl der Länge ein Abstand von 2 mm zum Nagelwall eingeplant werden. Es kann sonst bei einer Kantenablösung dazu kommen, dass das Spangenende den Nagelwall durch Scheuern reizt.

Dabei muss die Länge der Spange so berechnet werden, dass die Haken noch gebogen werden können. Es ist sinnvoll, die Spange etwas länger abzuschneiden (Abb. 29.6). Das nachträgliche Kürzen ist kein Problem.

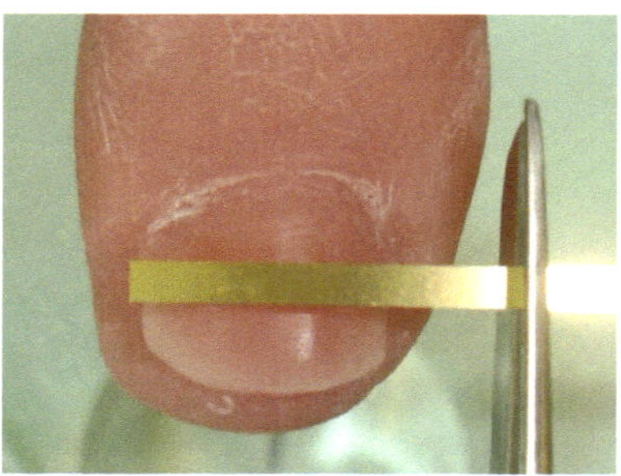

Abb. 29.6 Die Spange wird nicht zu kurz abgeschnitten

Den Haken biegen

Um einen Haken zu biegen, wird die Spange an beiden Seiten schräg abgeschnitten. Damit wird eine Spitze erzeugt (Abb. 29.7).

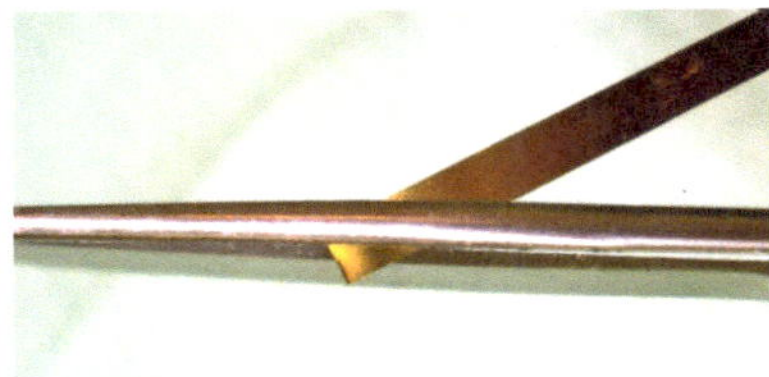

Abb. 29.7 Die Spange wird schräg abgeschnitten

Mit dem Schleifer oder einer Diamantfeile werden jetzt die Seiten und die Spitze entgratet, um keine Verletzungen zu verursachen (Abb. 29.8).

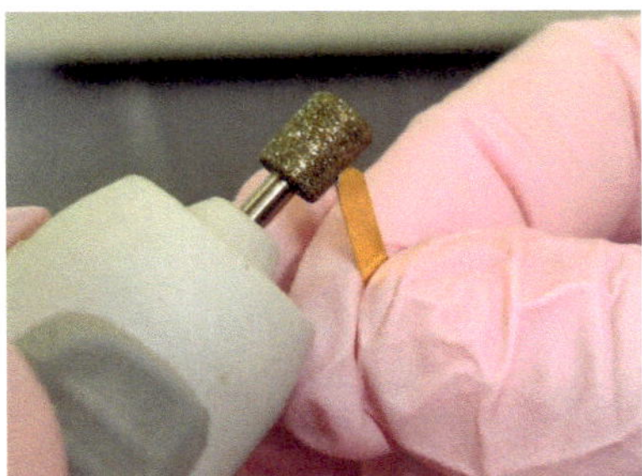

Abb. 29.8 Entgraten der Spange

Unter Zuhilfenahme einer Rund-Stufenzange wird nun die Spitze passend zur seitlichen Nagelkante gebogen.

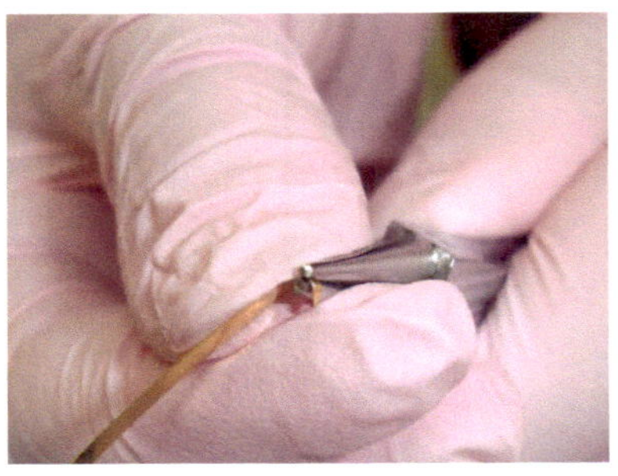

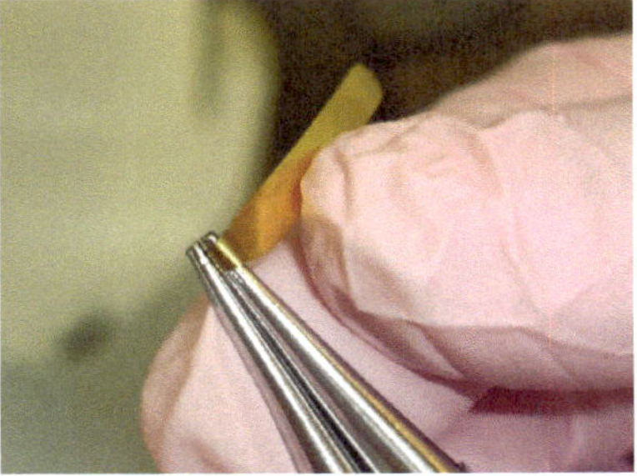

Abb. 29.9 und 29.10 Biegen der Spangenspitze (hier mit einer Rundbiegezange statt der Rund-Stufenzange von Ruck)

Die Spange wird am Nagel angelegt und angepasst (Abb. 29.11).

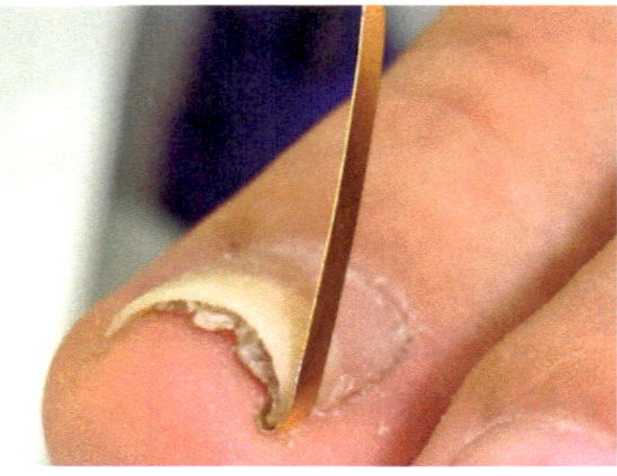

Abb. 29.11 Einhaken und Anlegen der Spange

Kürzen der Spange

Mit einem Finger wird die Spange kurz fixiert und mit einem anderen Finger über den Nagel gebogen. Mit einem Stift wird das andere Ende markiert. An dieser Markierung kann die Spange gekürzt werden.

Anpassen

Nachdem die Spange passgenau angefertigt wurde, ist es wichtig, die Spange der transversalen Krümmung nach leicht zu biegen – so weit, dass die Spange am zu klebenden Ende noch 3–4 mm hochsteht, wenn sie passiv aufliegt (Abb. 29.12).

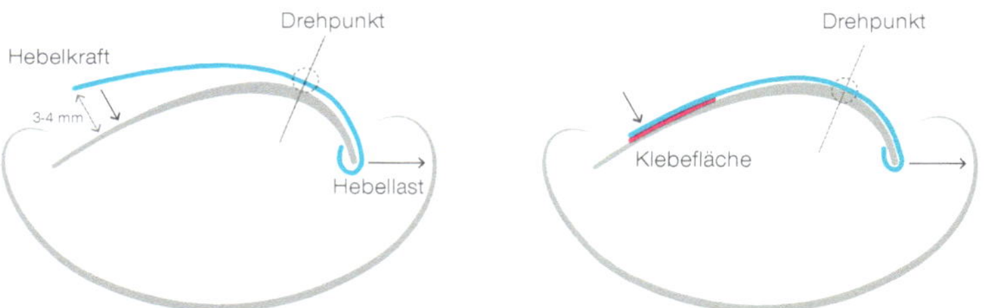

Abb. 29.12a und 29.12b Die noch passive Spange steht am zu klebenden Ende links etwas hoch

Aufsetzen

Die Spange wird von vorne auf den Nagel geschoben/appliziert. Dann wird sie über den Nagel gebogen (Abb. 29.13).

Tipp: Bevor die Spange mit dem Kleber fixiert wird, sollte man einen Drucktest machen. Sollte der Patient einen Schmerz empfinden, muss die Spange korrigiert werden.

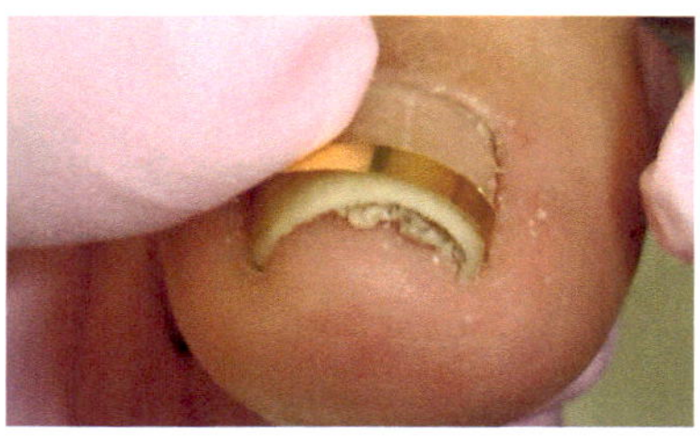

Abb. 29.13 Die Spange wird über den Nagel gebogen

Entfetten und Kleben

Der Nagel wird mit Alkohol oder Aceton gereinigt. Die Spange wird an ihrer Klebefläche ebenfalls damit abgewischt.

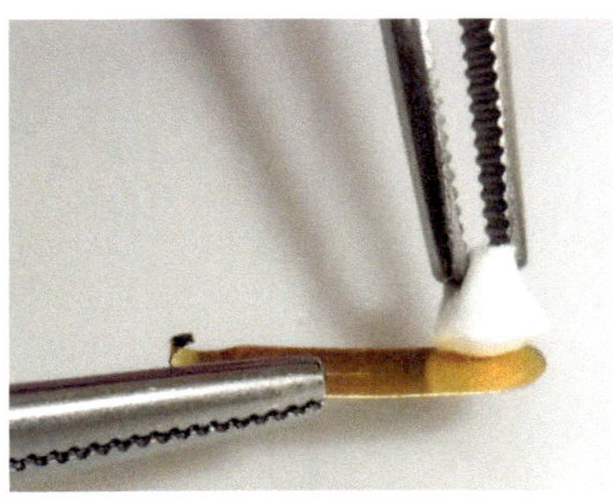

Abb. 29.14 Die Spange wird mit Alkohol, Aceton oder Cleaner abgewischt, damit der Kleber gut hält

Der Nagel wird an der zu klebenden Fläche mit dem Aktivator benetzt. Die Spange wird an der einzuhängenden Seite im Falz mit dem Applikator unter die Nagelkante geschoben. Die zu fixierende Ecke wird dünn mit Kleber bestrichen. Es ist vorgesehen, von der äußeren Ecke an zirka ein Drittel zu benetzen. Die Spange darf nicht verrutschen oder nach dem Ankleben noch einmal versetzt werden.

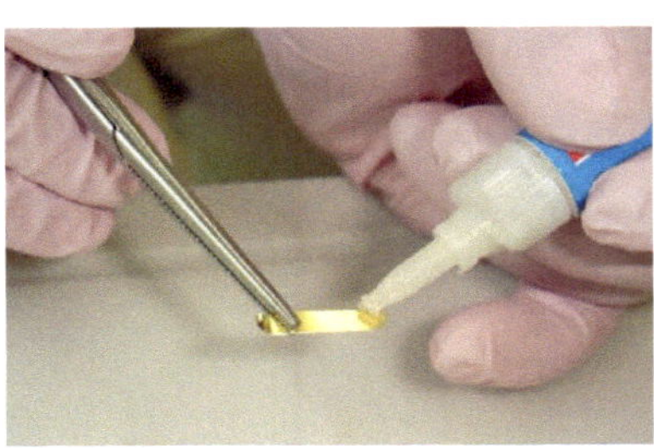

Abb. 29.15 Die Spange wird zu einem Drittel dünn mit Kleber bestrichen

BITTE BEACHTEN:
Die Klebespange darf nicht vollflächig mit Kleber bestrichen werden, da sonst die Rückstellkraft etwas verloren geht.

Fixieren

Mit dem Applikator wird die Spange am anderen Ende 20–40 Sekunden fixiert.

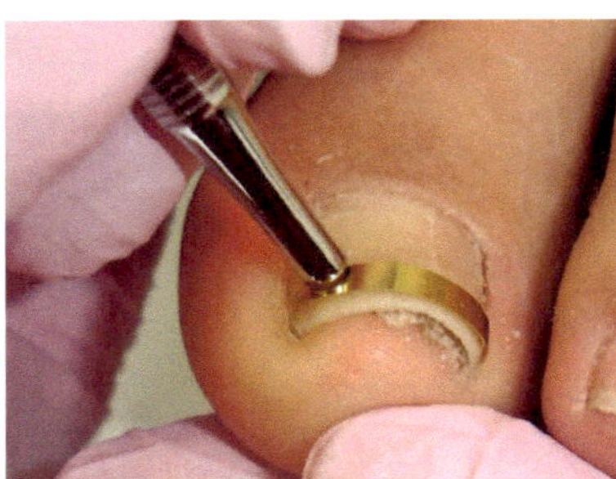

Abb. 29.16 Fixieren der Spange

Abdecken und Tamponieren
Die Spange muss zur weiteren Fixierung und zum Schutz der Kleidung mit einem Gel vollflächig versiegelt werden. Im Anschluss wird der Nagelfalz tamponiert.

29.7 Entfernen der Spange

Entfernen der Spange bei beidseitigen Häkchen
Sollte die Spange beidseitig mit Häkchen versehen sein, kann man sie am Fixierpunkt vorsichtig abschleifen und dann abnehmen. Wenn dabei die Spange nicht angeschliffen wird, kann sie wiederverwendet werden.

Entfernen bei Verklebung
Wenn die Spange verklebt ist, hebt man einen Seitenschneider unter den lateralen Rand und kneift sie durch. Die Spange platzt in der Regel dann ab.

29.8 Gründe für Probleme, die bei der Anwendung auftreten können

Die Spange klebt nicht

- Der Nagel wurde vorher zu stark geweicht.
- Die Spange ist verrutscht.
- Es wurde mehr als zwei Sekunden gewartet, bis die Spange geklebt wurde.
- Der Nagel wurde nicht entfettet.
- Der Kleber ist zu alt.
- Es wurde kein Aktivator eingesetzt.
- Es wurde zu viel Kleber verwendet.

Zu starker Zug

- Die Spange wurde mit ungenügender transversaler Krümmung aufgesetzt.
- Es wurde eine zu starke Spangenstärke gewählt.

30 Onyclip

Diese Spange aus federhartem Edelstahl ist kunststoffbeschichtet und wurde 1990 von der Firma Erkodent entwickelt. Onyclip wird als Klebespange verwendet und in zwei unterschiedlichen Stärken angeboten.

30.1 Das Wirkungsprinzip

Onyclip basiert wie andere Spangen auf dem Prinzip der Federkraft. Bei der Federspange wird das elastische Material mit Spannung auf den Nagel appliziert. Das Material hat die Tendenz, sich wieder zu begradigen. Somit wird die Rückstellkraft genutzt.

30.2 Vorteile

- individuell dosierbare Zugkräfte (per Vorbiegen)
- zwei generelle Zugkraft-Stufen durch die zwei Spangenstärken (0,10 und 0,15 mm)
- mehrfache Verwendung beim selben Patienten ist möglich
- die Zugkraft ist auch nur einseitig einstellbar
- kann auch als prophylaktische Spange verwendet werden

30.3 Indikation und Kontraindikation

Indikation

- bei einwachsenden Nägeln (Unguis incarnatus)
- nach Operationen
- bei Rollnägeln (Unguis convolutus)
- bei chronischen Verhornungsstörungen im Falz
- bei Clavi im Falz
- Hypergranulationsgewebe (nach Rücksprache mit dem behandelnden Arzt)
- bei Diabetikern ohne Risikogruppe zur Vermeidung von Operationen am Zeh
- Paronychie
- nach Nagelextraktionen zur Unterstützung des korrekten Wachstums

Kontraindikation

- Risikopatienten sowie Patienten mit Diabetischem Fußsyndrom nur nach vorheriger Absprache mit dem behandelnden Arzt
- Onychomykose, wenn mehr als ein Drittel der Nagelplatte befallen ist
- Onycholyse
- Psoriasis (bedingt) – hier kommt es darauf an, wie stark beschädigt der Nagel ist, es ist immer eine Einzelfallentscheidung nötig
- fehlendes Nagelwachstum

30.4 Arbeitsmaterial und Werkzeug

Erkodent bietet die Spangen in zwei verschiedenen Stärken an. Die Streifen sind 10 cm lang und 4 mm breit. Die Stärke beträgt 0,1 mm oder 0,15 mm. Je nach Nagelplattendicke kann die Stärke der Spangenstreifen individuell ausgewählt werden.

Zum Anbringen einer Onyclip-Spange wird folgendes Werkzeug benötigt:

1. Seitenschneider
2. Rundzange
3. Messhilfe
4. Diamantschleifer
5. Klebe-Gel
6. Alkohol 98–99%ig

Tipp: Bevor die Behandlung beginnt, ist es sinnvoll, einen Drucktest zu machen. Dann kann sich der Patient ggf. auf einen Druckschmerz einrichten. Er sollte darüber informiert werden, dass sich Schmerzen entwickeln können.

30.5 Onyclip – Anwendung Schritt für Schritt

Vorbereiten

Der Nagel wird beschliffen, gereinigt, desinfiziert und entfettet. ***Es ist wichtig, vorher keine Fußbäder zu machen oder den Nagel mit Nagelweicher vorzubehandeln.*** Sonst kann es dazu kommen, dass die Spange nicht auf dem Nagel kleben bleibt.

Anpassen der Spangenlänge und Draht kürzen

Mit einem Stift wird am äußersten Ende ein Punkt markiert. Dieser Hilft beim Abmessen genau zu kürzen.

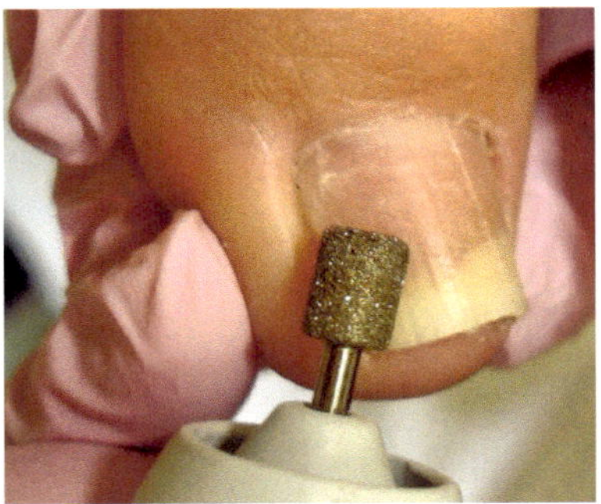

Abb. 30.1 Beschleifen des Nagels

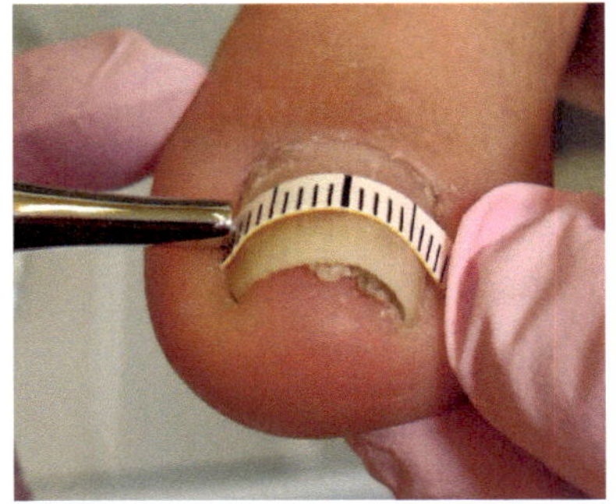

Abb. 30.2 Das Maßband wird an den Nagel angepasst

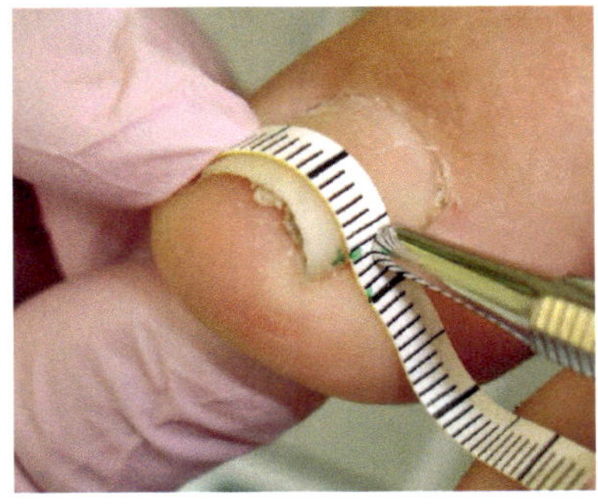

Abb. 30.3 Markieren des Punktes am Maßband

Der Spangenstreifen wird neben das Maßband gelegt und an der Markierung abgeschnitten. Bevor die Spangenstreifen abgeschnitten werden, kann auch auf dem Streifen noch ein Markierungspunkt gesetzt werden.

Tipp: Bei Spangenverklebungen sollte bei der Auswahl der Länge ein Abstand von 2 mm zum Nagelwall eingeplant werden. Es kann sonst bei einer Kantenablösung dazu kommen, dass das Spangenende den Nagelwall durch Scheuern reizt.

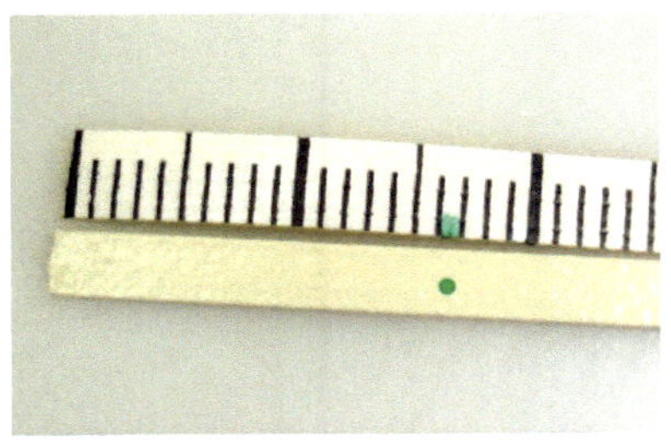

Abb. 30.4 Maßband mit zu kürzendem Spangenstreifen

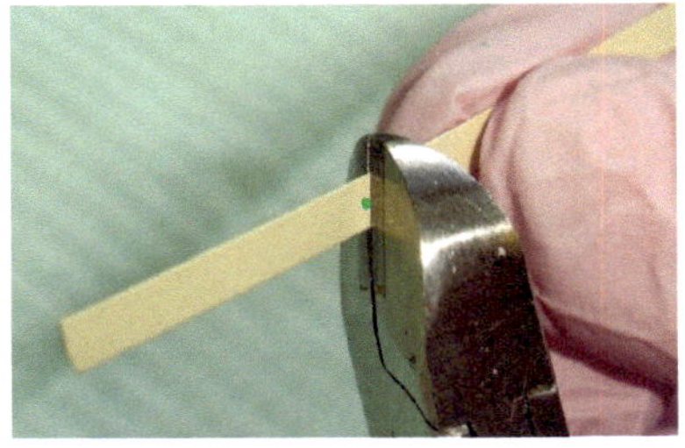

Abb. 30.5 Die Markierung zeigt den Punkt an, an dem der Spangenstreifen abgeschnitten wird

Entgraten

Damit es keine Verletzungen gibt, ist es wichtig, die äußeren Kanten der Spange anzurunden und zu entgraten. Dabei kann man die Spange etwas von der Länge her kürzen.

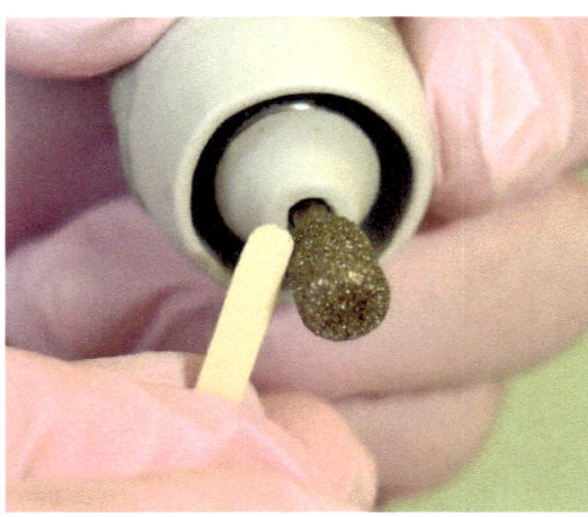

Abb. 30.6 Anrunden der Spangenkanten

Entfetten

Der Nagel wird mit Alkohol oder Aceton gereinigt. Die Spange wird an ihrer Klebefläche ebenfalls damit abgewischt.

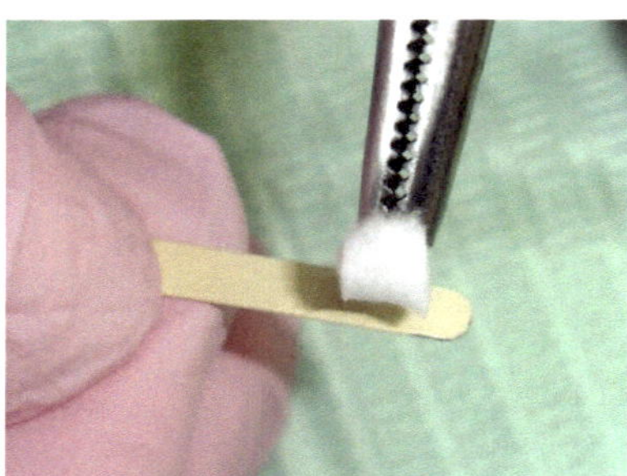

Abb. 30.7 Reinigung der Spange

Kleben

Das nicht zu klebende Ende wird in einer Festhalteklemme eingespannt und die zu fixierende Ecke dünn mit Klebe-Gel bestrichen.

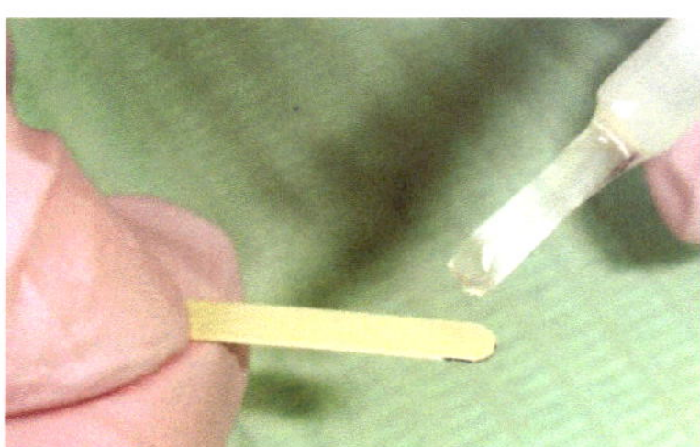

Abb. 30.8 Bestreichen des Spangenendes mit Klebe-Gel

Fixieren

Zum Verkleben wird eine Ecke der Spange am Nagel mit dem Finger fixiert. Die Spange darf weder verrutschen noch nach dem Ankleben erneut versetzt werden. Anschließend hält man die Spange für 60 Sekunden auf dem Nagel fest.

Tipp: Es ist angenehmer für den Patienten, die Erstfixierung an der schmerzhafteren Seite vorzunehmen, da der Druck auf der anderen Seite bei der Schlussfixierung unangenehmer sein kann.

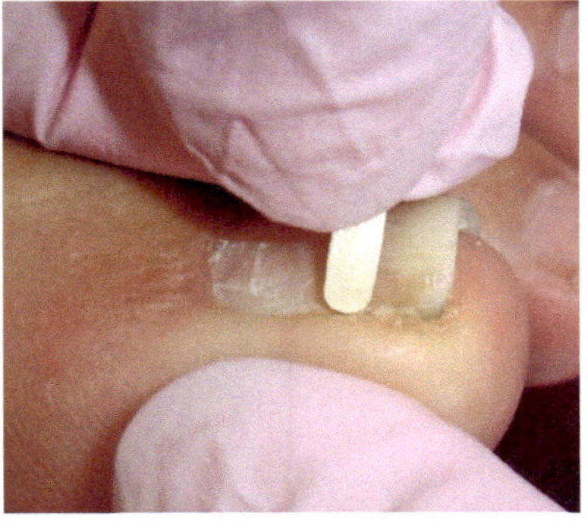

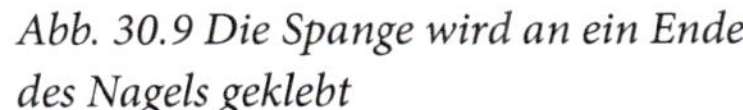

Abb. 30.9 Die Spange wird an ein Ende des Nagels geklebt

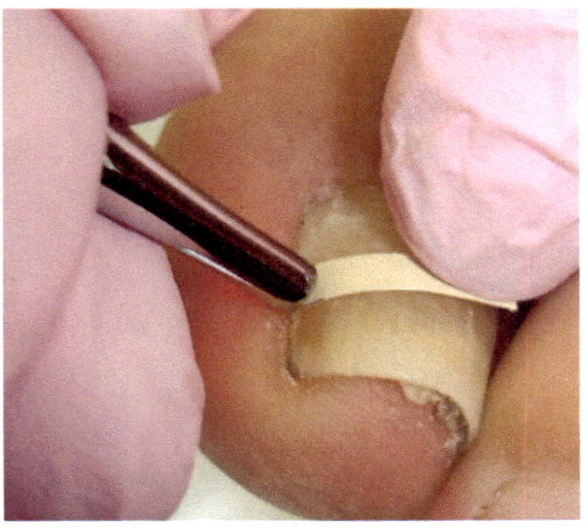

Abb. 30.10 Die Spange wird zunächst an einem Ende fixiert

Nach dem Trocknen wird die andere Seite der Spange dünn mit Klebe-Gel bestrichen und der Vorgang auf der anderen Seite wiederholt.

Tipp: Die Klebespange nicht vollflächig mit Kleber bestreichen, da sonst die Rückstellkraft etwas verloren geht.

Versiegeln

Bei Bedarf kann die Spange mit einem Nagellack oder Gel versiegelt werden, es ist aber nicht zwingend notwendig. Nach zwölf Stunden kann man den Nagel wie gewohnt lackieren.

Entfernen der Spange

Wenn die Spange verklebt ist, wird sie mit einem Seitenschneider am lateralen Rand untergehoben und abgekniffen. Sie platzt dann in der Regel ab.

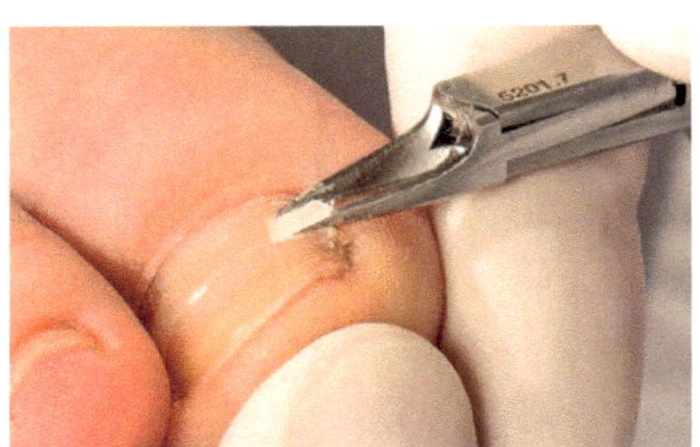

Abb. 30.11 Entfernen der Spange

30.6 Gründe für Probleme, die bei der Anwendung auftreten können

Die Spange klebt nicht

- Der Nagel wurde vorher zu stark geweicht.
- Die Spange ist verrutscht.
- Der Nagel wurde nicht oder falsch entfettet, zum Beispiel mit Isopropanol 70%ig.
- Die Spange wurde zu stark angedrückt.
- Die Zugkraft der Spange ist zu groß.

Zu starker Zug

- Die Spange wurde mit ungenügender transversaler Krümmung aufgesetzt.
- Eine zu starke Spangenstärke wurde gewählt.

31 ORa-Spange

Die ORa-Spange wurde von der Podologin Brigitte Rathenow entwickelt und ist seit 2006 ein patentiertes und zertifiziertes Medizinprodukt, zu 100 % „made in Germany". Sie deckt das vielseitige Einsatzgebiet bei schmerzhaften Nagelformveränderungen voll ab. Die ORa-Spange ist ein offen gebautes, zweiteiliges Nagelkorrektursystem aus teilweise vorgefertigtem federhartem Edelstahldraht. Es gibt sie in rechter und linker Ausführung in zwei Drahtstärken, nämlich 0,4 mm und 0,3 mm fein. Aktuell gibt es auch eine nickelfreie Ausführung in 0,4 mm.

ORA bedeutet:
O = Orthonyxie und
Ra = Rathenow

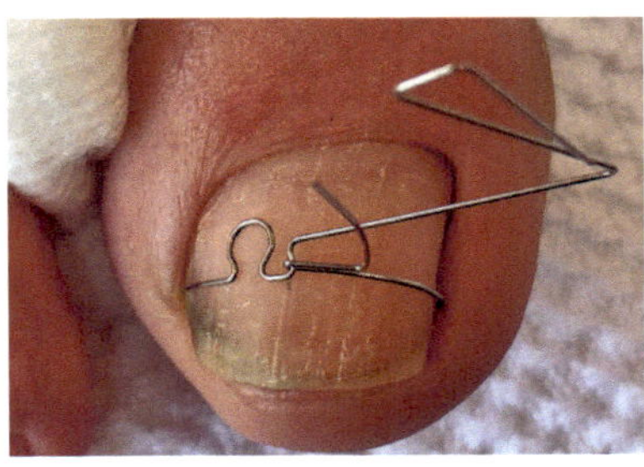

Abb. 31.1 Anwendung der ORa-Spange

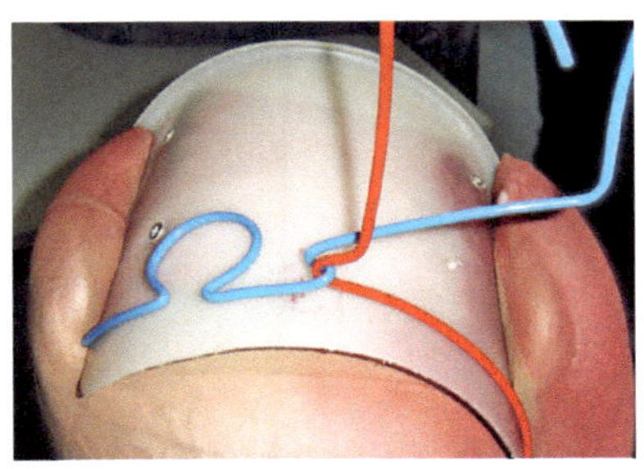

Abb. 31.2 Übergroßes Zehenmodell der Spange

31.1 Vorteile der Spange

- die Spange ist in fast jeder Nagelsituation sicher und erfolgreich einsetzbar
- man kann sie druckfrei applizieren
- nach dem Anbringen erfolgt meist eine sofortige Schmerzreduktion
- sie kann sehr gut bei Kindern und – nach Absprache mit dem behandelnden Arzt – auch bei Risikopatienten eingesetzt werden

31.2 Wirkungsprinzip

Die Spange wirkt primär über die Hebelkraft des aktivierten Drahtes (elastische Kraft, Abb. 31.4), aber auch über Zugkraft. Um Zugkraft zu bewirken, werden die beiden Spangenschenkel mit einer Längendifferenz von 0,5 mm bis maximal 2 mm verkürzt zugerichtet. Die Länge wird über eine einfache Markierung auf der Nagelplatte geplant und durchgeführt. Die Zugkraft wirkt sich stets auf beiden Seiten gleich aus. Die elastische Rückstellkraft (Hebelkraft) wird punktgenau gesetzt und entsprechend der individuellen Nagelsituation maßvoll dosiert geplant. Kommen beide Kräfte zusammen zum Einsatz, so verstärkt sich deren Wirkung.

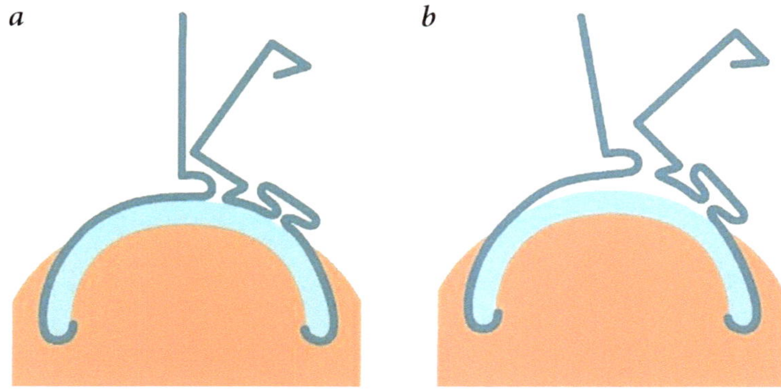

Abb. 31.3 Zugkraft

Abb. 31.4 Elastische Kraft

Die Kombination aus Zugkraft (a) und Elastischer Kraft (b) ist eine erste Hilfsmaßnahme bei akuten Beschwerden. Die Formkorrektur geschieht primär über elastische Rückstellkräfte des aktivierten federharten Drahtes.

31.3 Fallbeispiele aus der Praxis

Die Spange ist auch in schwierigen Situationen einsetzbar, wie die nachfolgenden Bildreihen von Fällen aus meiner Praxis zeigen.

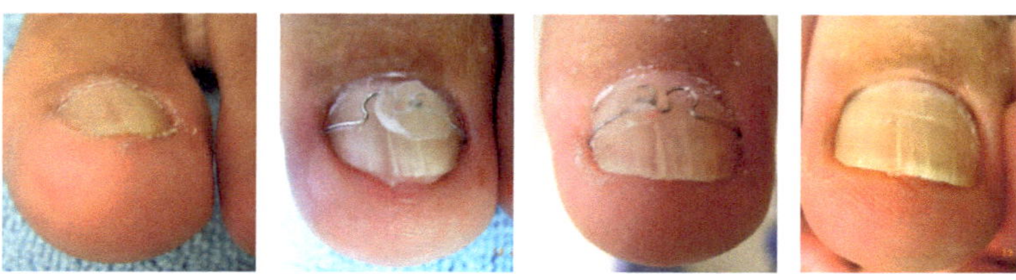

Abb. 31.5 Chronisch eingerollter Nagel, korrigiert in sechs Monaten

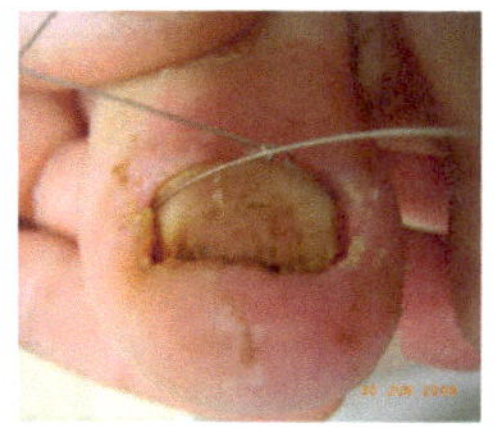
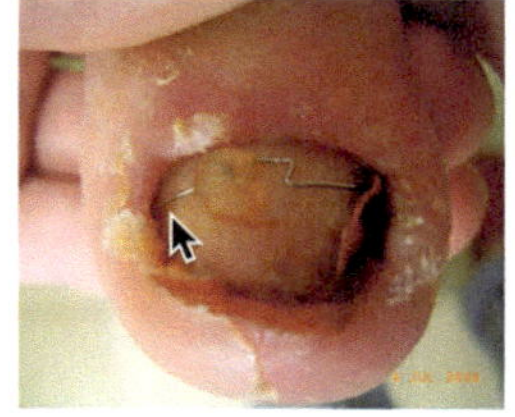
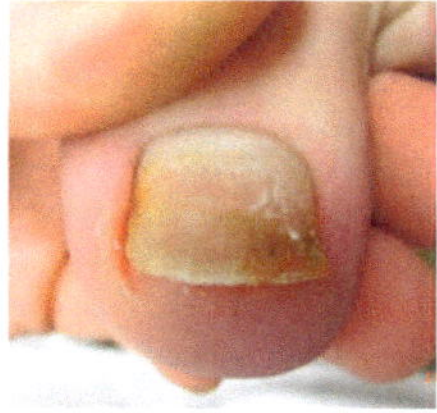

Abb. 31.6 Akuter U. i. nach drei Nagelextraktionen und neun Monaten Behandlungszeit mit vielen Verbandwechseln

31.4 Verschiedene Anwendungsmöglichkeiten

Es gibt rechte und linke ORa-Spangen. Man wählt die linke Spange, wenn das primäre schmerzhafte Nagelproblem vom Behandler aus gesehen links ist.

Linke Seite

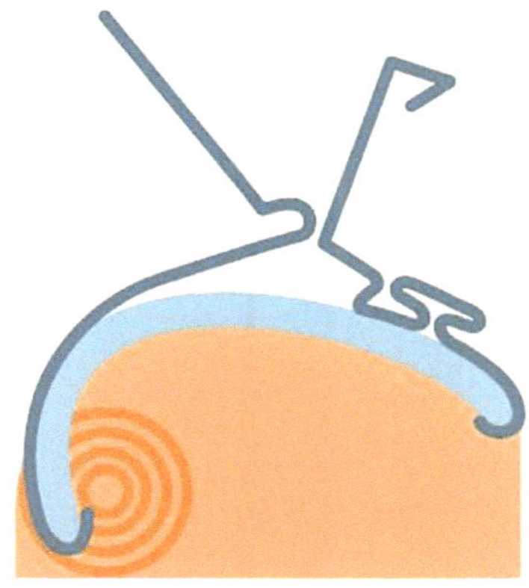

Abb. 31.7 Anwendung links

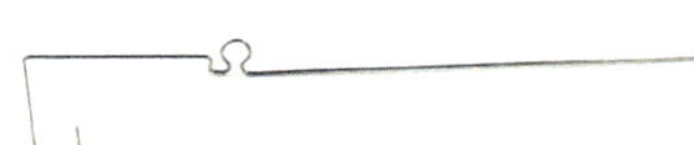

Abb. 31.8 Spangenrohling für die linke Seite

Man wählt die rechte Spange, wenn das primär schmerzhafte Nagelproblem vom Behandler aus gesehen rechts ist.

Rechte Seite

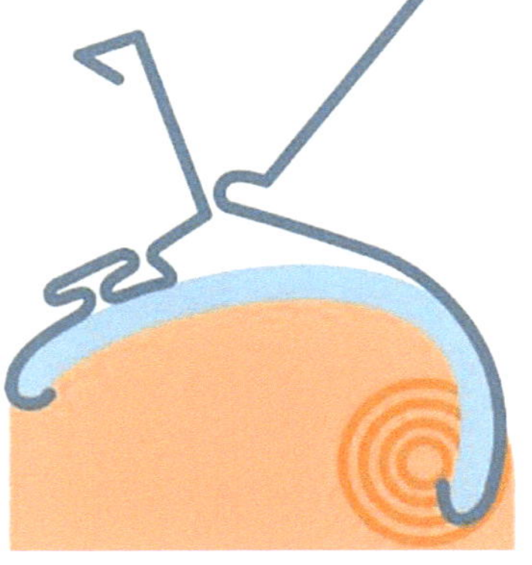

Abb. 31.9 Anwendung rechts

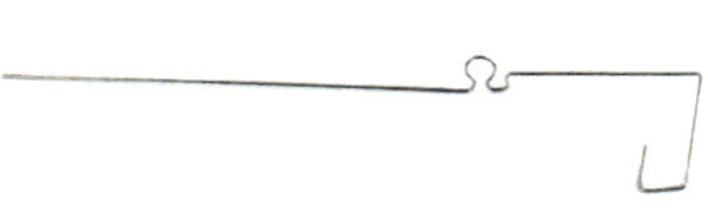

Abb. 31.10 Spangenrohling für die rechte Seite

Wenn beide Nagelkanten schmerzhaft eingerollt sind, kann sowohl die rechte als auch die linke Spange eingesetzt werden. Beide Schenkel werden dann aktiviert und verkürzt (vgl. Abb. 31.3 und 31.4).

31.5 Unterschiedliche Drahtstärken

Bei der ORa-Spange gibt es verschiedene Drahtstärken. Es werden die Drahtstärken 0,3 mm und 0,4 mm angeboten. Die 0,4 mm starke Spange ist mit einem runden Omega hergestellt. Bei der Drahtstärke 0,3 mm wurde ein eckiges Omega angefertigt. Dadurch passt es besser auf kleine Nägel (Abb. 31.11).

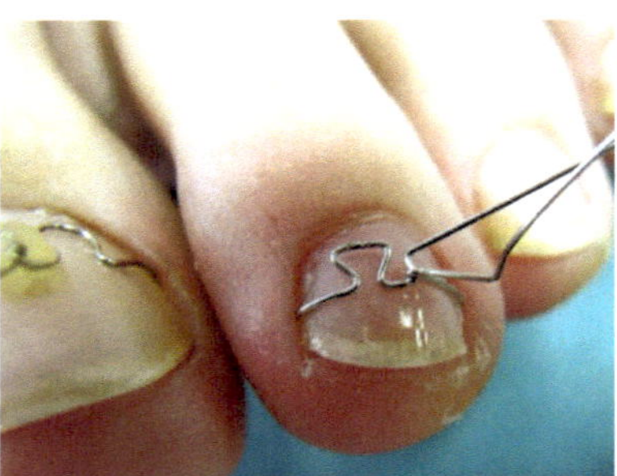

Abb. 31.11 Spange mit eckigem Omega für kleine Nägel

31.6 Indikation und Kontraindikation

Indikation

- bei einwachsenden Nägeln (Unguis incarnatus)
- bei Rollnägeln (Unguis convolutus)
- nach operativen Eingriffen zur Vermeidung eines Rezidives
- bei chronischen Verhornungsstörungen im Falz
- bei Clavi im Falz
- Hypergranulationsgewebe (nach Rücksprache mit dem behandelnden Arzt)
- bei Diabetikern ohne Risikogruppe zur Vermeidung von Operationen am Zeh
- Paronychie
- nach Nagelextraktionen zur Unterstützung des korrekten Wachstums

Kontraindikation

- Risikopatienten (zum Beispiel pAVK)
- Diabetisches Fußsyndrom
- Onychomykose, wenn mehr als ein Drittel der Nagelplatte befallen ist
- Onycholyse
- Psoriasis (bedingt) – hier kommt es darauf an, wie stark beschädigt der Nagel ist, es ist immer eine Einzelfallentscheidung nötig
- fehlendes Nagelwachstum
- mangelnde Compliance des Patienten

31.7 Instrumente

Für die Herstellung der Spange werden folgende Instrumente benötigt:

- Rundzange
- Seitenschneider
- Flachzange
- Korund- oder Diamantschleifer
- Festhaltezange

31.8 Einsatz der Spange bei einseitigen Beschwerden

Die ORa-Spange kann in fast jeder Nagelsituation direkt am Nagel angepasst werden. Dadurch kann die Ausheilphase beim akuten Unguis incarnatus erheblich verkürzt werden (Abb. 31.12).

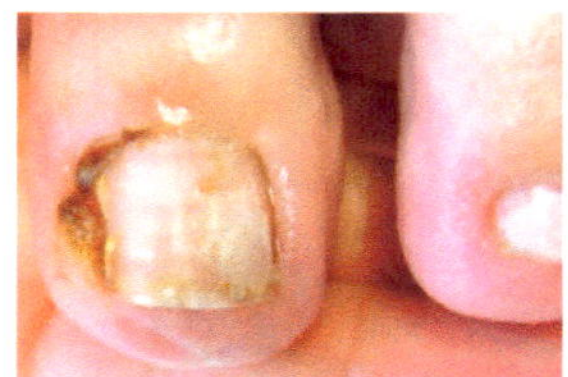
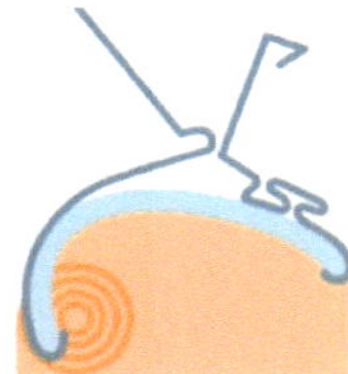
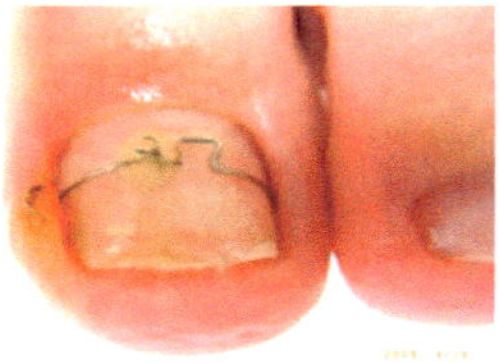

Abb. 31.12 Behandlungsfortschritt innerhalb von 24 Stunden

In manchen Fällen ist es notwendig, die Zugspannung auf null zu minimieren, nämlich dann, wenn die nicht eingewachsene Nagelkante bereits operiert ist, wenn sie mykotisch ist oder wenn eine Onycholyse vorliegt. In all diesen Fällen kann die ORa-Spange ohne jede Zugspannung, aber doch mit ausreichender Aktivierung geplant werden (Abb. 31.13 bis 31.16).

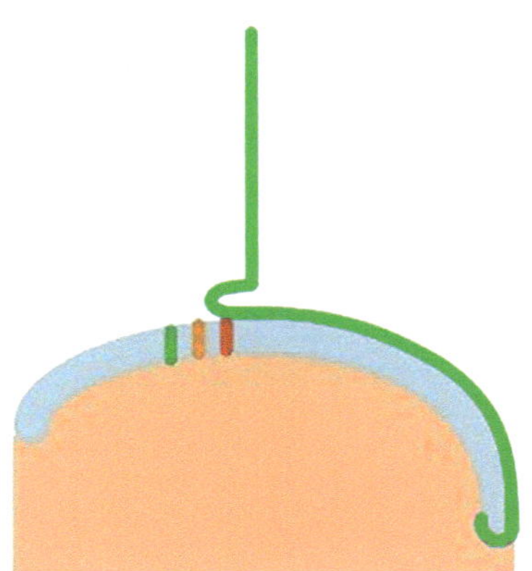

Abb. 31.13 0 = Passive Spange liegt bündig auf

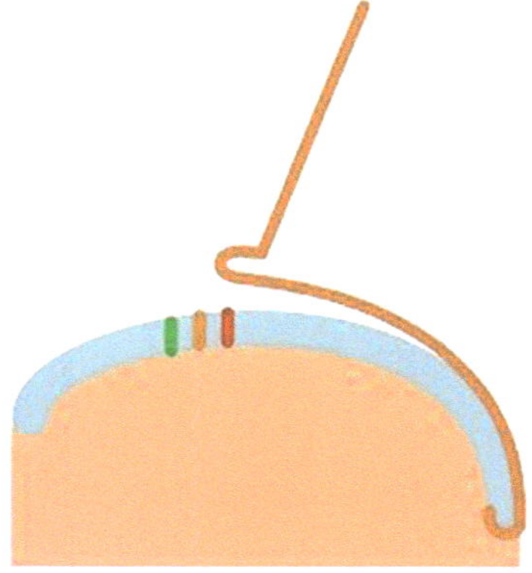

Abb. 31.14 1 = um 1–2 Nagelstärken mäßig aktivierte Spange

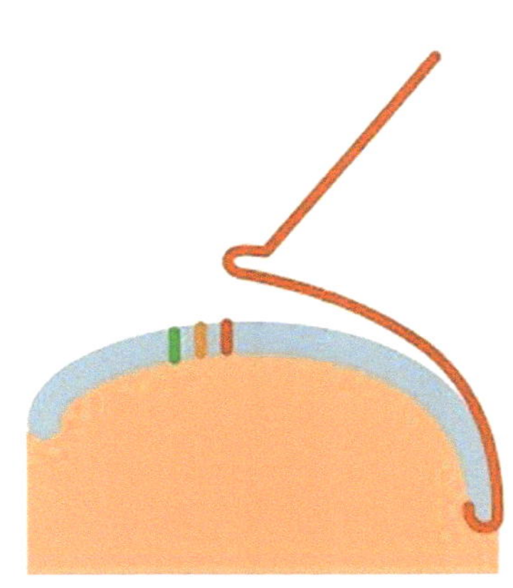

Abb. 31.15 2 = Stark aktivierte Akutspange

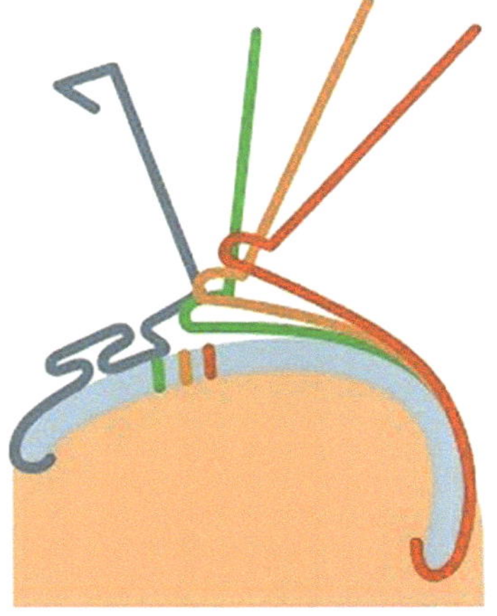

Abb. 31.16 Unterschiedlich starke Aktivierung im Vergleich

31.9 Verwendung als unilaterale Spange

Nach der Versiegelung der Spange kann man den zweiten Spangenschenkel abknipsen. Dadurch ergibt sich im Anschluss eine unilaterale Spange (Abb. 31.17).

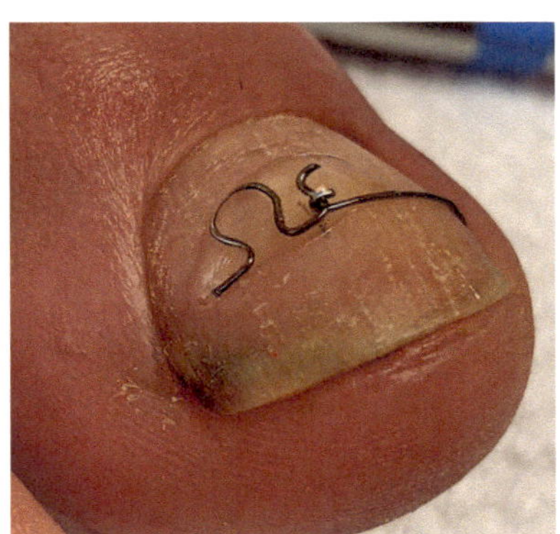

Abb. 31.17 Unilaterale ORa-Spange

31.10 ORa-Spange – Anwendung Schritt für Schritt

Vorbereitung

Zu Beginn der Behandlung wird der Nagel gereinigt und desinfiziert. Der Nagelfalz sollte reizfrei sondiert werden, um unnötiges Hornmaterial zu entfernen.

Einsetzen der Schenkel

Zuerst wird die Länge des ersten Schenkels ermittelt (Abb. 31.18 und 31.19). Im Anschluss wird dieser Draht mit Endhäkchen versehen und der Nagelkrümmung angepasst. Abschließend wird er desinfiziert und in die seitliche, nicht schmerzhafte Nagelseite eingehängt.

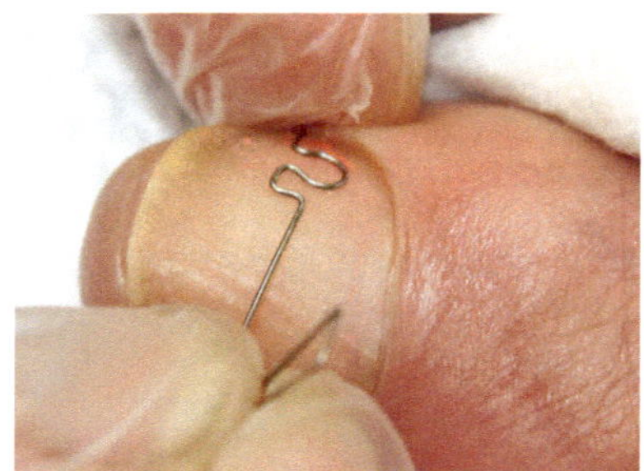

Abb. 31.18 Anpassen der Spange

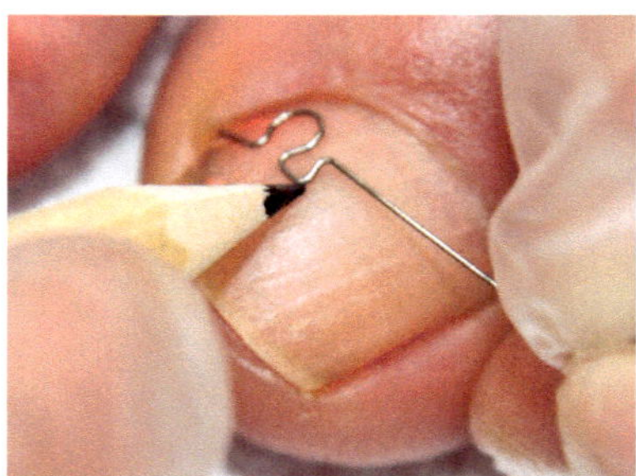

Abb. 31.19 Markierung des Punktes zum Verhaken

Der zweite Schenkel wird in die problematische Seite, aber hinter dem gereizten Nagelfalzgebiet eingelegt. Auch er wird passgenau geformt und zum Abschluss aktiviert (Abb. 31.20 und 31.21).

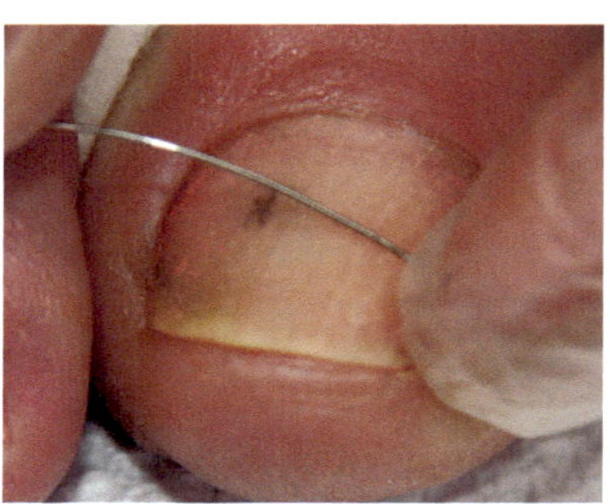

Abb. 31.20 Anpassung des zweiten Schenkels

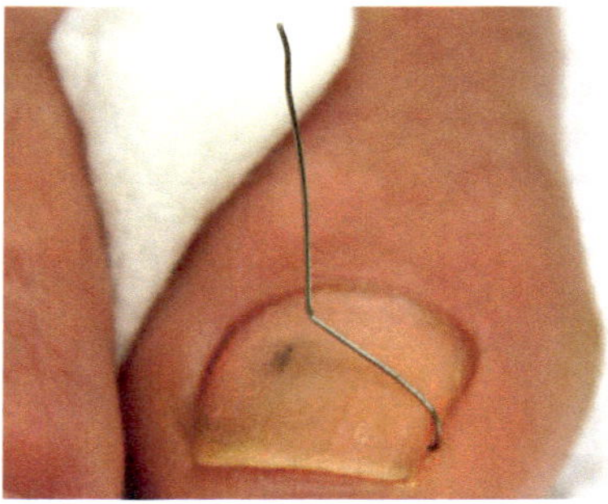

Abb. 31.21 Anpassen des Häkchens

Die Länge bzw. Kürze des Drahtes bestimmt über die zukünftige Zugkraft der ORa-Spange. Zur individuellen Nagelkorrektur können wahlweise Zugkraft und/oder elastische Federkraft (Rückstellkraft) des Drahtes zum Einsatz kommen. Die punktgenaue Aktivierung des zweiten Schenkels kann auch optisch gut kontrolliert werden (Abb. 31.7 und 31.9).

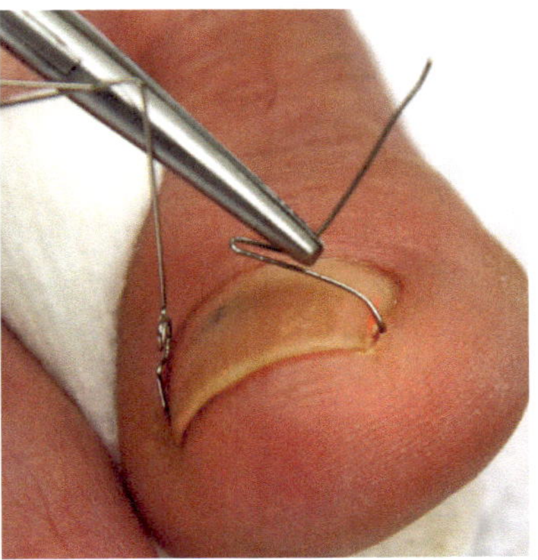

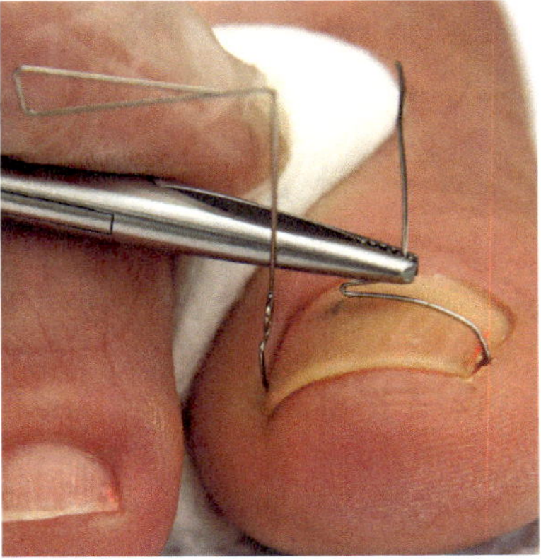

Abb. 31.22 und Abb. 31.23 Vorbereitung zum Verhaken mit der Festhaltezange

Verbinden der Schenkel

Mit der Verbindung der beiden Spangenseiten wird die Spange gezielt und fein dosiert aktiv. Diese Aktivierung wirkt sich sofort schmerzlindernd auf den Nagel aus. Das Verfahren ist besonders schonend, weil der Therapeut dabei die Nagelplatte nicht berührt, also auch keinerlei Druck auf das schmerzhafte Areal ausgeübt wird. Die beiden Spangenschenkel werden einzeln und unabhängig voneinander an der jeweiligen Nagelkante eingehängt. Mittels einer einfachen Verhakung werden die beiden Schenkel oben auf der Nagelplatte miteinander verbunden. Damit ist die Formkorrektur durch die aktivierte Federspange in Gang gesetzt.

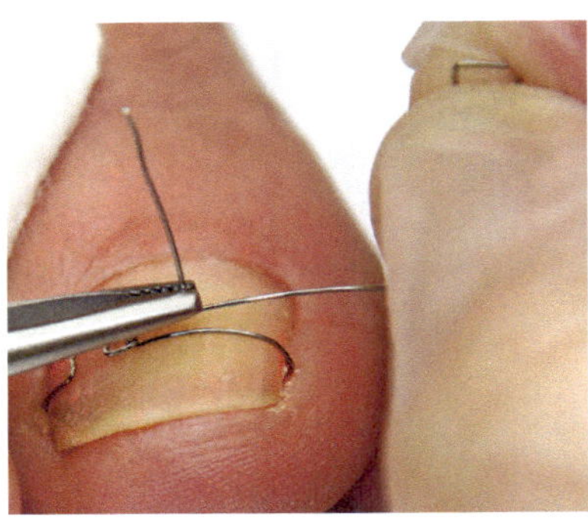

Abb. 31.24 Beide Spangenschenkel werden verhakt

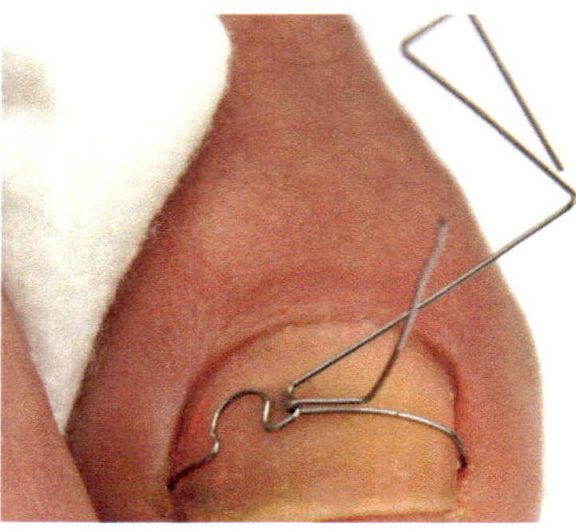

Abb. 31.25 Fertige Spange aufgesetzt

Versiegeln

Sind beide Seiten miteinander verhakt, werden die überstehenden Drahtteile mit dem Seitenschneider abgeknipst. Damit keine Verletzung entstehen kann und auch kein Strumpf beschädigt wird, wird die Stelle der Verhakung abschließend versiegelt. Dazu können UV-Gele oder Zwei-Komponenten-Acrylkleber benutzt werden.

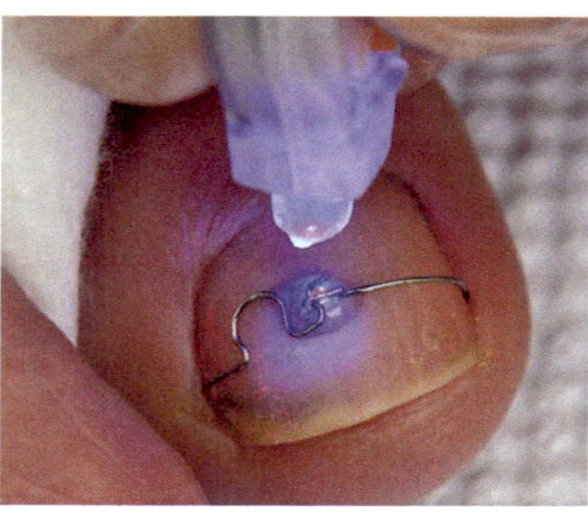

Abb. 31.26 Versiegelung mit UV-Gel

Einsatz der Spange bei beidseitigen Beschwerden

Wenn beide Nagelkanten schmerzhaft eingerollt sind, dann ist der Behandler in der Wahl der Spange frei, denn in diesem Fall werden beide Spangenschenkel aktiviert. Somit geschieht die Formkorrektur so sanft wie bei der Fraser-Spange. Um den Behandlungsfortschritt noch ein wenig zu beschleunigen, werden beide Spangenschenkel um 0,5 mm bis maximal 2 mm kürzer gemacht, als die Nagelplatte breit ist. Die beiden Spangenschenkel werden dann unter leichtem Zug zusammengeführt und miteinander verhakt.

Versetzen der Spange

Die Spange kann nach einer Verweildauer von sechs bis zwölf Wochen bei Bedarf erneuert werden.

32 Onyfix®

Zur Behandlung von eingewachsenen und eingerollten Nägeln wurde 2017 ein völlig neues System von neubourg skin care in Deutschland eingeführt.

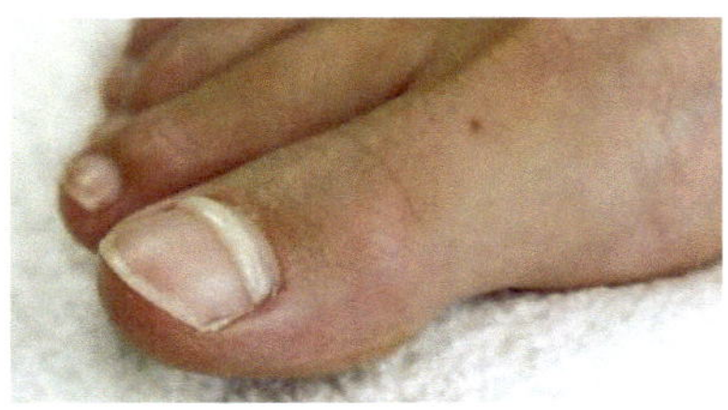

Abb. 32.1 Onyfix® Nagelkorrektursystem

Das Wirkprinzip des Onyfix® Nagelkorrektursystems unterscheidet sich grundlegend von den erhältlichen Spangensystemen.

Es ist kein Spangensystem im herkömmlichen Sinne, da die proximale Nagelform durch ein lichthärtendes Komposit fixiert wird. Durch das natürliche Nagelwachstum wird die proximale Nagelform Richtung distal geführt. Dabei drehen sich die eingerollten seitlichen Nagelränder aus den Nagelfalzen heraus.

32.1 Material

Der Hersteller bietet ein komplettes Set an, in dem alle notwendigen Materialien zusammengefasst sind.

- Das Komposit Onyfix® Hard wird primär auf dem D1 sowie auf sehr dicken und stark verformten Nägeln eingesetzt.
- Das Komposit Onyfix® Soft wird auf dem D2–D5 sowie auf dünnen und Kindernägeln eingesetzt.
- Der Onyfix® Primer dient als Haftvermittler.

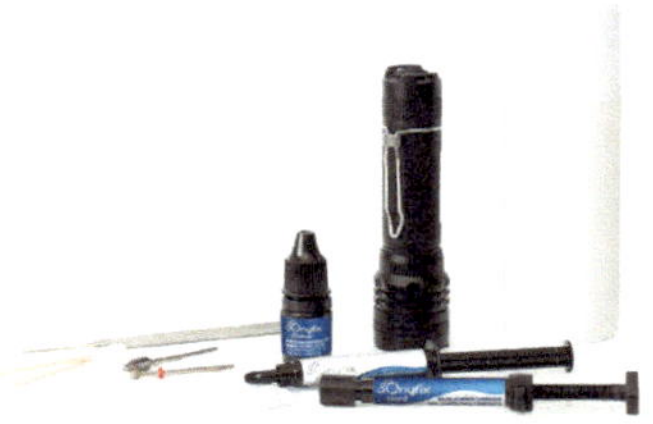

Abb. 32.2 Benötigte Materialien

Für die Behandlung werden folgende Arbeitsmaterialien benötigt:

- Onyfix® Nagelkorrekturkit: Primer (Haftvermittler), Onyfix® Hard oder Onyfix® Soft
- LED-Blaulichtlampe (Spezifikationen: 420–430 nm bei mindestens 1W/cm²)
- Kanülen für das Soft-Komposit
- Zelletten
- Cleaner
- Unterschiedliche Fräser wie Diamant-, Hartmetall- oder Keramikfräser
- Sonde oder Spatel
- Wattestäbchen für den einmaligen Gebrauch

Kostenkalkulation: Mit einem erworbenen Set sind ca. 80 Behandlungen möglich. Der Behandler kann als unverbindliche Preisempfehlung 35–45 € pro gesetztem System einfordern. Je nach Praxissituation kann jedoch auch ein höherer Preis angesetzt werden.

32.2 Wirkungsprinzip

Mit diesem Nagelkorrektursystem wird der eingerollte oder eingewachsene Nagel durch das natürliche Wachstum korrigiert. Durch die proximale Fixierung des ausgehärteten Komposits kann sich der Nagel nicht wieder einrollen. Die Korrektur ist spannungs- und schmerzfrei.

32.3 Indikation und Kontraindikation

Indikation

- Unguis incarnatus
- Unguis convolutus
- Verhornungen im Nagelfalz

Kontraindikation

- bei Onychomykose, die mehr als 50 % der Nagelplatte befallen hat
- subunguale Melanome

32.4 Vorteile

- Onyfix® ist bei (fast) jedem Nagel einsetzbar
- sofortige Schmerzlinderung
- einfache und sichere Anwendung
- bei Risikopatienten (Diabetikern) anwendbar
- kostengünstig
- Wirkung durch umfangreiche Studie nachgewiesen (Hanisch 2017)

32.5 Behandlungsmöglichkeiten

Mit diesem System können Nägel in verschiedenen Stadien des Unguis incarnatus durch das Wachstum korrigiert werden. Es ist möglich, bis zu drei Systeme auf dem Nagel zu applizieren.

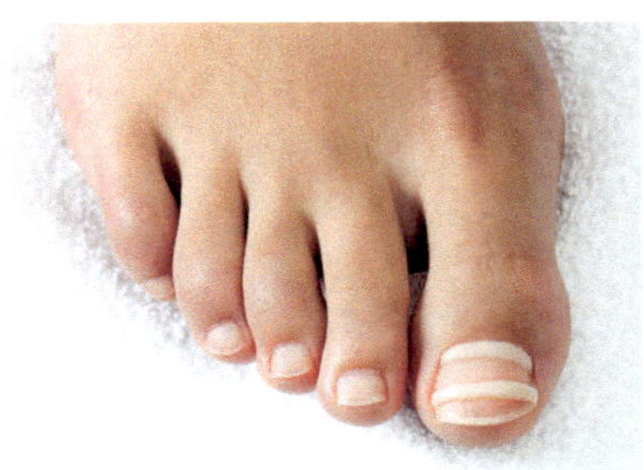

Abb. 32.3 Zwei Systeme aus Onyfix® Komposit-Masse

Zudem kann das Komposit bei einseitig eingerollten Nägeln auch als unilaterales Nagelkorrektursystem verwendet werden.

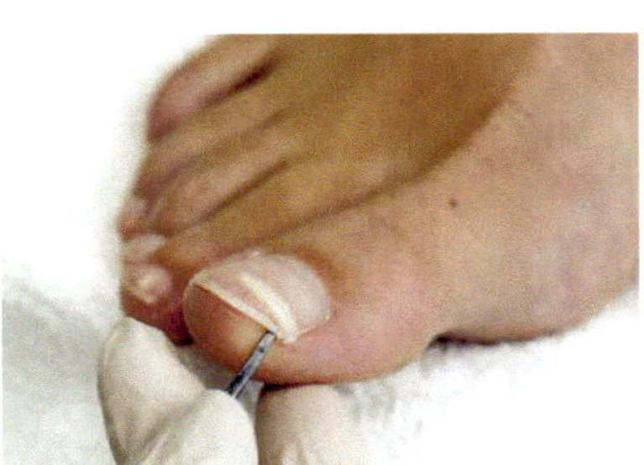

Abb. 32.4 Unilaterale Anwendung

32.6 Onyfix® Hard – Anwendung Schritt für Schritt

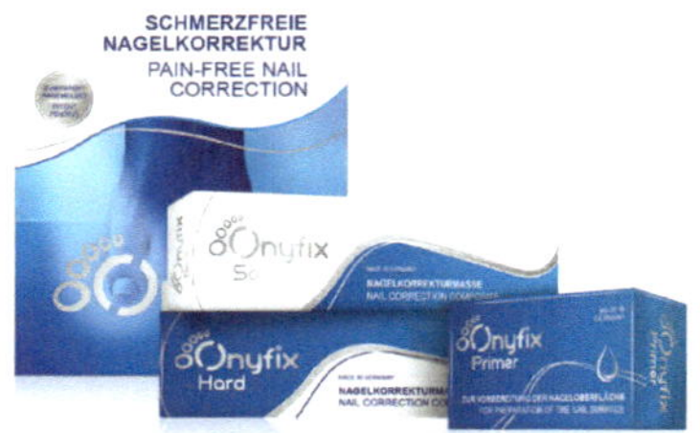

Abb. 32.5 Onyfix® Box

Anrauen

Mit einem Fräser wird der Nagel an seiner Oberfläche angeraut. Unebenheiten und Verdickungen sollten angeglichen werden. Das dient dazu, dass die Masse haften kann. Der Nagel wird fachgerecht gekürzt und gegebenenfalls wird die störende Nagelecke/der Splint entfernt. Danach wird der Nagelfalz gereinigt und von überschüssigen Verhornungen befreit.

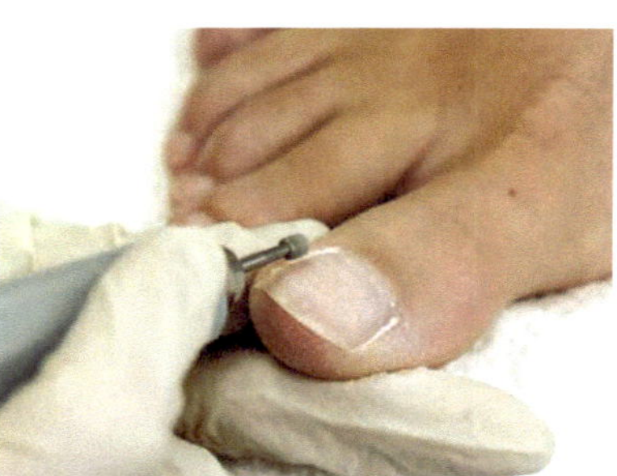

Abb. 32.6 Anrauen der Nagelplatte

Entfetten

Mithilfe eines Cleaners ist der gesamte Nagel nun zu entfetten. Nagel und Nagelfalz müssen vom Schleifstaub befreit werden. Die Zelletten eignen sich dafür sehr gut. Es muss darauf geachtet werden, dass der Nagel danach absolut trocken ist. Wenn der Cleaner getrocknet ist, kann mit dem nächsten Schritt begonnen werden.

Primer auftragen

Es wird ein Tropfen Onyfix® Primer in den Deckel oder ein Dappenglas gegeben.

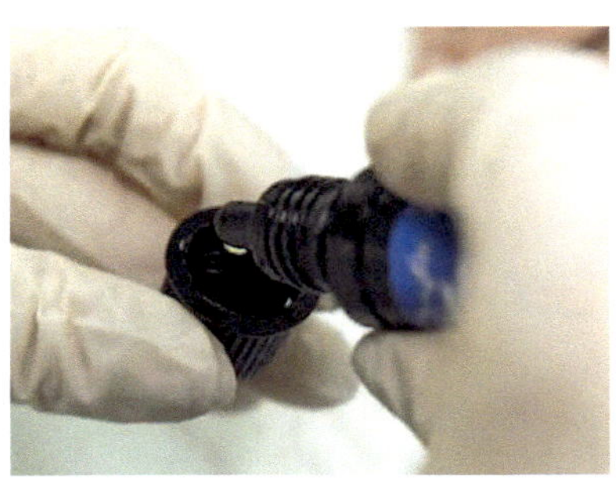

Abb. 32.7 Einen Tropfen Primer in den Deckel geben

Das Wattestäbchen wird mit dem Primer benetzt, der gleichmäßig auf den gesamten Nagel aufgetragen wird.

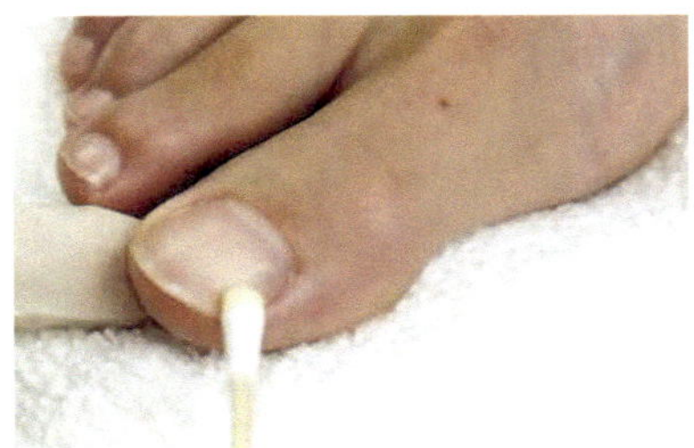

Abb. 32.8 Den Nagel mit Primer benetzen

Die Trocknungszeit für den Primer beträgt ca. 5 Minuten. Mit der LED-Lampe wird die Trocknungszeit auf ca. 20 Sekunden verkürzt.

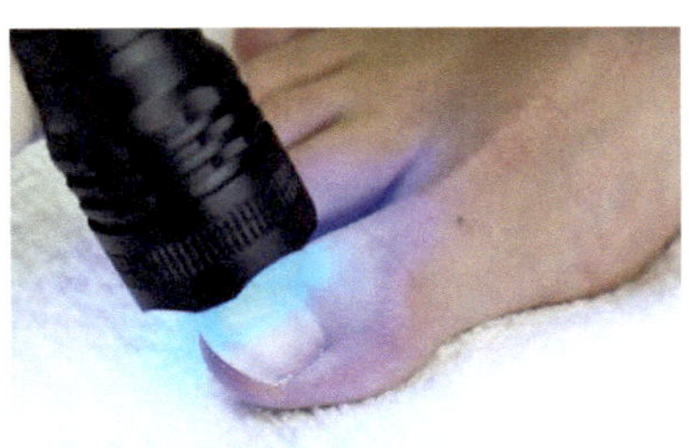

Abb. 32.9 Trockenhilfe für den Primer

Komposit auftragen

Mit einem Spatel wird ca. 1 mm Komposit-Masse entnommen (Abb. 32.10) und an der entsprechenden Stelle platziert (Abb. 32.11).

Die Masse soll so weit wie möglich proximal und von der Mitte aus zum medialen und lateralen Rand hin geformt werden. Das Komposit sollte 2 mm breit und 2 mm dick aufgetragen werden, zu den Nagelrändern soll das Material abgeflacht werden.

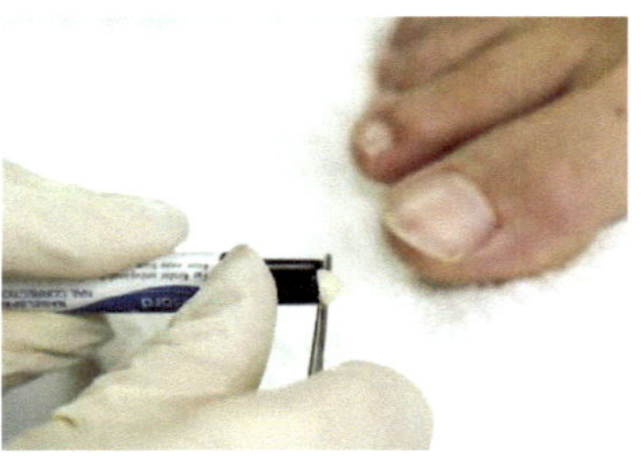

Abb. 32.10 Entnahme der Masse mithilfe eines Spatels

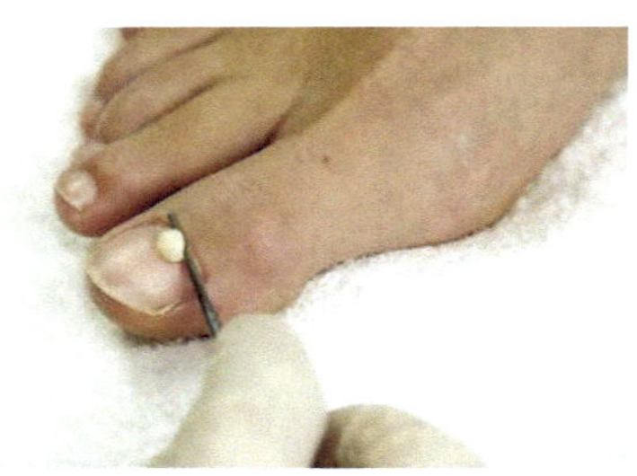

Abb. 32.11 Platzierung der Masse am proximalen Nagelrand

Das Komposit wird ohne Druck auf dem Nagel angeformt.

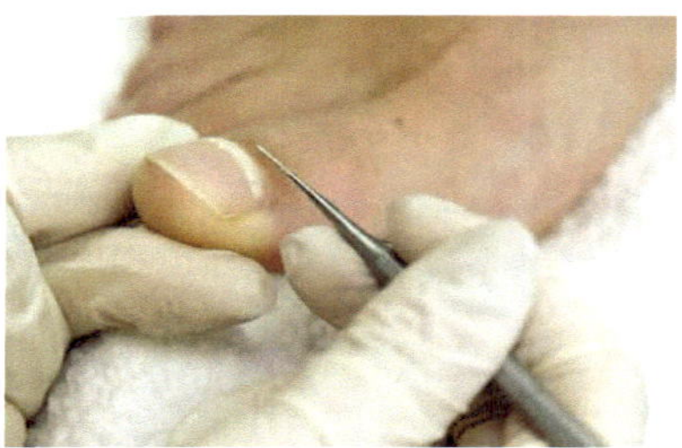

Abb. 32.12 Formen der Masse

Es muss darauf geachtet werden, dass weder der seitliche Nagelwall noch der proximale Nagelrand (Eponychium) mit der Masse bestrichen oder berührt werden.
Beim Bearbeiten wird die Komposit-Masse weicher und lässt sich gut anformen.

Mit LED aushärten

Die LED-Blaulichtlampe wird direkt über die Masse platziert und für mindestens 20–30 Sekunden dort gehalten. Der gesamte Nagel muss mit dem Blaulicht bestrahlt werden.
Eine längere Bestrahlung mit der LED-Blaulichtlampe hat sich als vorteilhaft für die langfristige Fixierung auf dem Nagel bewährt.

Tipp: Mit der LED-Blaulichtlampe kann der Primer angetrocknet werden.

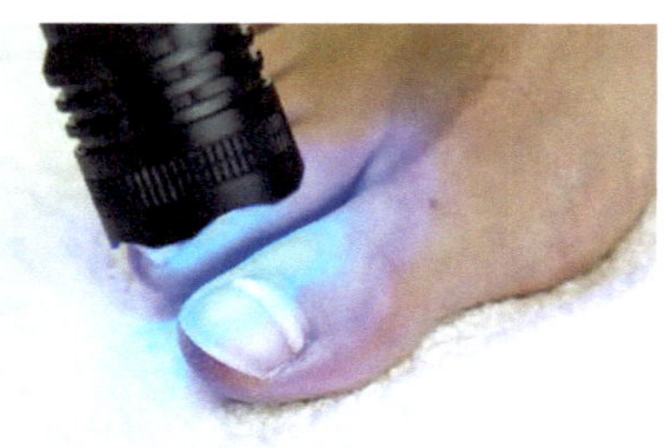

Abb. 32.13 Aushärten mit der LED-Blaulichtlampe

Bei einseitig oder beidseitig eingewachsenen Nägeln kann es sinnvoll sein, ein System distal halbseitig aufzutragen und die entsprechende Ecke beim Aushärten mit entsprechenden Hilfsmitteln leicht anzuheben. Der Nagel verbleibt so in der angehobenen Form.

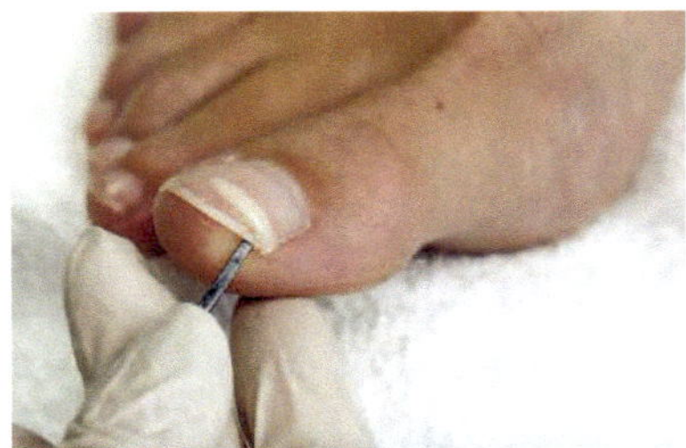

Abb. 32.14 Anheben der Nagelecke

Die anschließende Dispersionsschicht kann mit einem Cleaner restlos entfernt werden. Nach dem Aushärten muss die Onyfix®-Masse auf Höhe und Unebenheiten überprüft werden.
Die Masse sollte nicht höher als 2 mm sein. Ist sie zu hoch, kann sie mit einem Hartmetall- oder Keramikfräser dünner geschliffen werden.

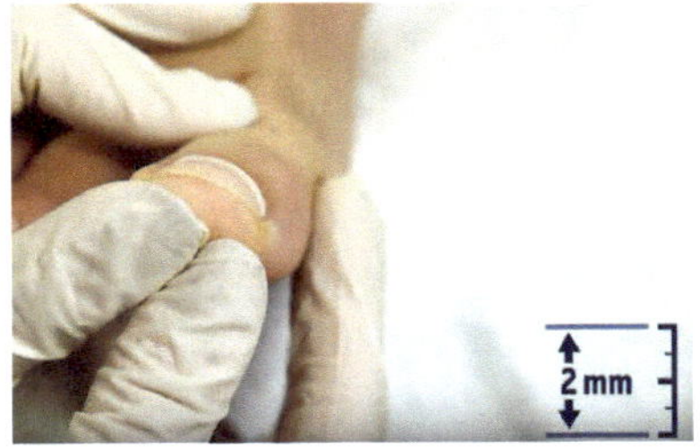

Abb. 32.15 Die Höhe von 2 mm ist gut, höher darf die Masse aber nicht sein

Bei Bedarf kann ein zweites Komposit gesetzt werden. Das Nagelkorrektursystem kann nun mit dem Nagel herauswachsen. Wenn es am distalen Nagelrand angekommen ist, kann bei Bedarf ein neues proximales System gesetzt werden. Dieser Schritt kann auch schon vorgenommen werden, wenn das System mittig aus dem Nagel herausgewachsen ist.

Entfernen des herausgewachsenen Onyfix® Nagelkorrektursystems
Mithilfe eines Fräsers wird die Masse abgeschliffen. Alternativ ist es auch möglich, mit einer Nagelzange vorsichtig unter den lateralen oder medialen Rand zu haken und die Masse vorsichtig zu lösen.

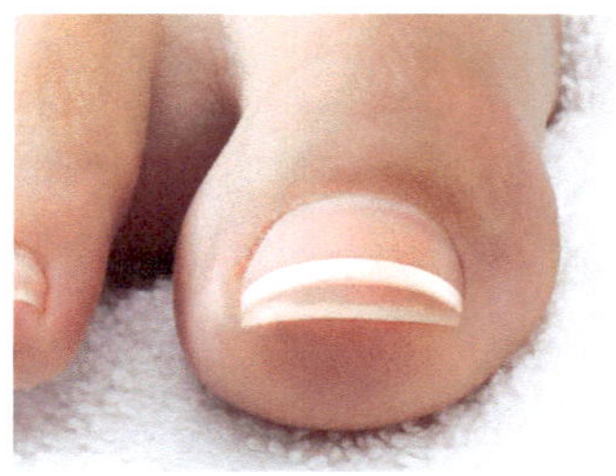

Abb. 32.16 Herausgewachsene Onyfix®-Masse

32.7 Anwendung Onyfix® Soft

Die Anwendung von Onyfix® Soft findet analog zu Onyfix® Hard statt. Für diese Anwendung wird eine spezielle Kanüle auf die Soft-Spritze gesteckt, danach trägt man mithilfe dieser Kanüle die Korrekturmasse in einem dünnen Streifen am proximalen Rand auf.

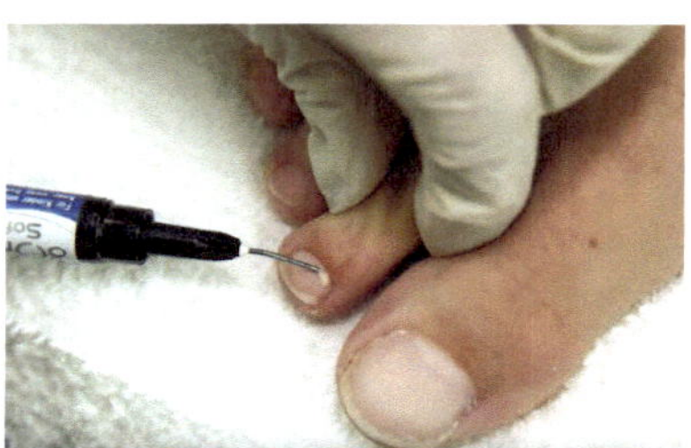

Abb. 32.17 Auftragen der Onyfix® Softmasse mithilfe einer Kanüle

Mit einem Spatel o. Ä. kann die Masse nun angeformt werden. Auch hier muss man darauf achten, dass die Masse nicht die seitlichen und hinteren Hautränder berührt.

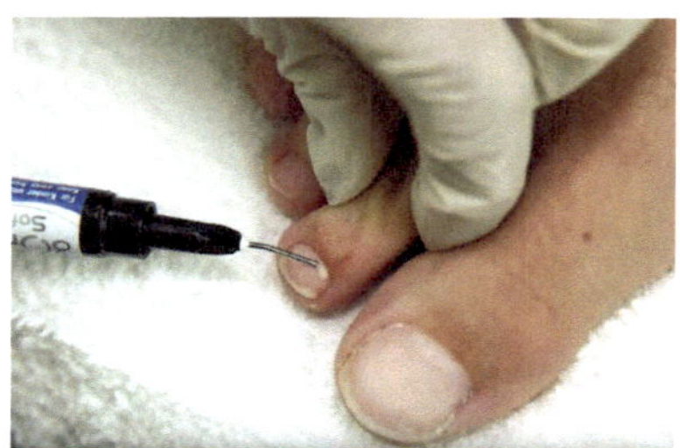

Abb. 32.18 Anformen mithilfe eines Spatels

Das Aushärten erfolgt, wie in den ersten Schritten beschrieben, mit der LED-Lampe für mindestens 20–30 Sekunden.
Eine längere Bestrahlung mit der LED-Blaulichtlampe hat sich als vorteilhaft für die langfristige Fixierung auf dem Nagel bewährt.

Behandlungsverläufe

Beginn der Behandlung mit Onyfix® Hard

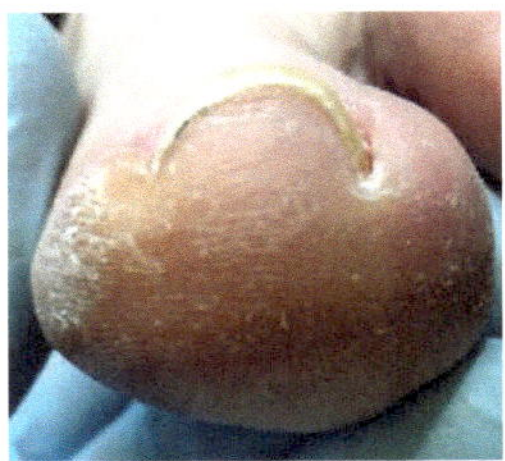
Abb. 32.19 Start

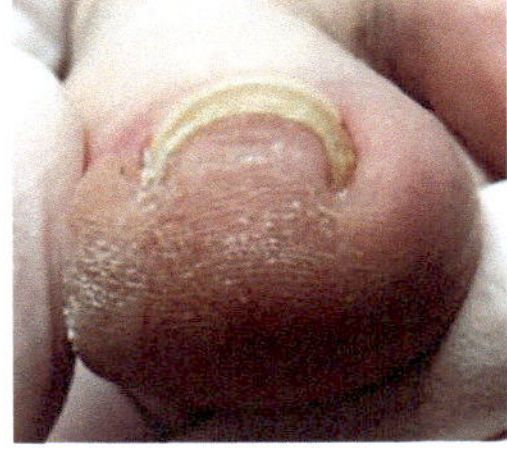
Abb. 32.20 Nach 24 Wochen

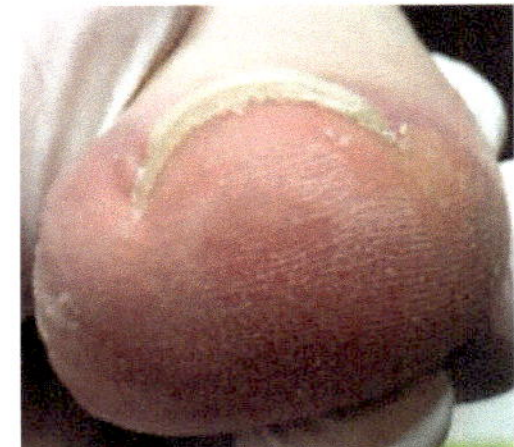
Abb. 32.21 Nach 26 Wochen

Behandlung mit Onyfix® Soft

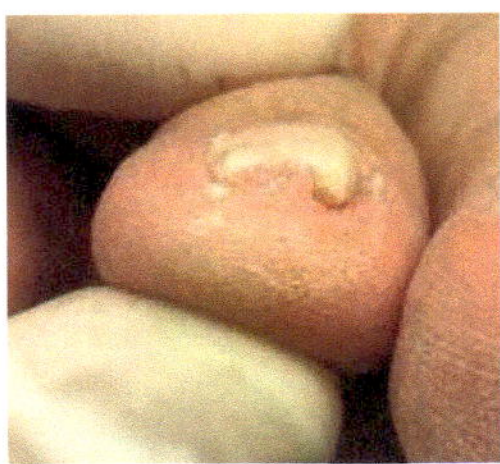
Abb. 32.22 Beginn

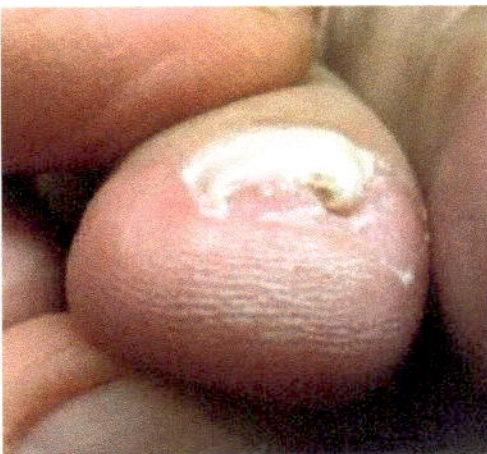
Abb. 32.23 Nach 12 Wochen

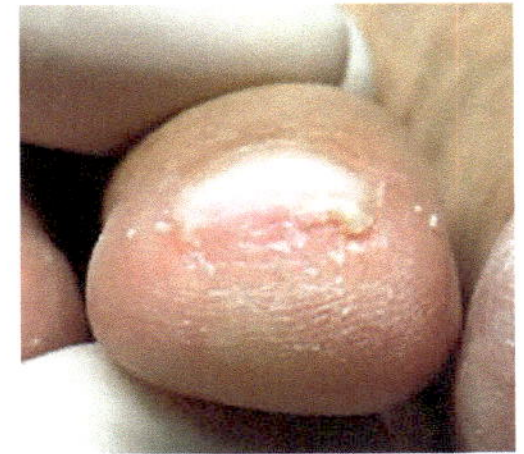
Abb. 32.24 Nach 18 Wochen

33 BS-Spangen

1987 erfand Bernd Stolz die Klebespange. Sie wurde im gleichen Jahr zum Patent angemeldet. Im Laufe der Jahre ist die Spange ständig weiterentwickelt worden. Heute gibt es verschiedene Modelle, die alle auf dem gleichen Wirkungsprinzip beruhen.

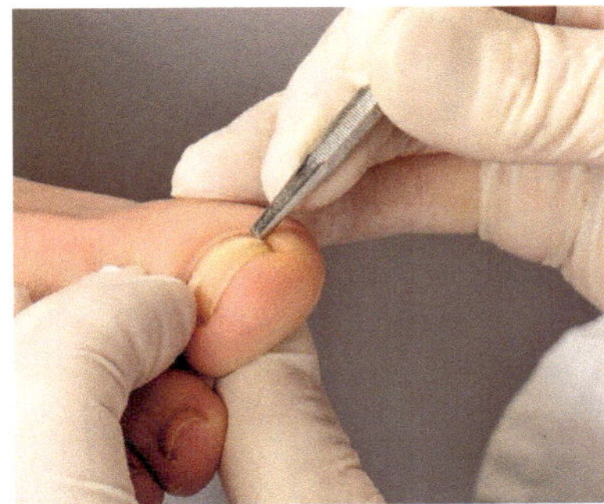

Abb. 33.1 Applikation der BS-Spange

33.1 Wirkungsprinzip

Die Klebespange besteht aus einem glasfaserverstärkten Kunststoff. Sie wirkt nach dem Prinzip der Federkraft. Das Grundprinzip basiert auf denselben physikalischen Gesetzen wie bei einer Blattfeder, nämlich auf Druck und Gegendruck. Diese Funktionsweise ist die stimmigste für den Nagel und lässt sich nicht verbessern. Die dabei entstehenden Rückstellkräfte an den Enden der BS-Spange heben den Nagelrand seitlich heraus. Dadurch dass die Spange über den ganzen Nagel verklebt wird, werden Zug und Gegendruck automatisch optimal verteilt.

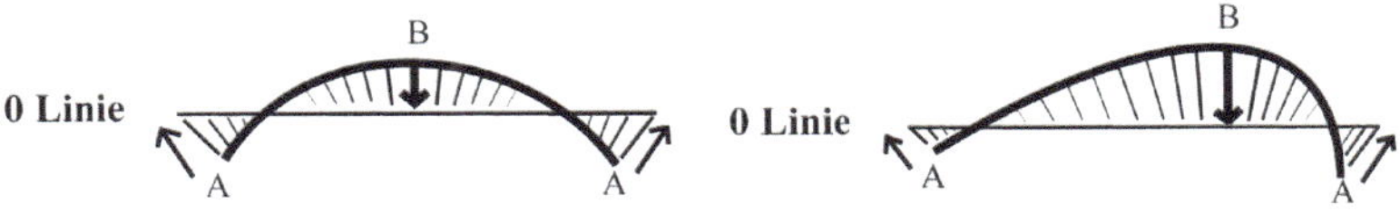

Abb. 33.2 Links: Die beste Zugkraft entsteht an den Außenseiten der Spange. Diese baut sich bis zum Null-Wert stetig ab. Rechts: Dann wird der Gegendruck auf den Nagel zur Mitte hin wieder aufgebaut.

33.2 Vor- und Nachteile

Vorteile

- Das Anbringen kann ohne großen Aufwand erlernt werden.
- Die Spange kann nicht überreguliert werden, dadurch ist sie auch bei Risikopatienten sowie Diabetikern gut einsetzbar.
- Sie ist schnell anwendbar und benötigt keine große Vorbereitung (gut auch während der Behandlung einzusetzen).
- Sie kann sich jeder Nagelform anpassen.
- Sie ist auch bei kosmetischen Korrekturen anwendbar.
- Auch wenn der Nagelfalz nicht frei ist, kann sie eingesetzt werden.
- Ist bei Onychomykose einsetzbar, da externe Medikamente weiter gut auf den Nagel aufgetragen werden können (keine großflächige Versiegelung durch Gel oder Kleber).

Nachteile

- Durch starkes Andrücken der Spange bei der Applikation ist eine deutliche Schmerzentwicklung möglich (mit Gefühl andrücken!).
- Die Spange ist nicht wiederverwendbar.

33.3 Indikation und Kontraindikation

Indikation

- nach operativen Eingriffen zur Vermeidung eines Rezidivs
- bei einwachsenden Nägeln (Unguis incarnatus)
- bei Rollnägeln (Unguis convolutus)
- bei chronischen Verhornungsstörungen im Falz
- bei Clavi im Falz
- trockenes Hypergranulationsgewebe (nach Rücksprache mit dem behandelnden Arzt)
- bei Diabetikern ohne Risikogruppe zur Vermeidung von Operationen am Zeh
- Paronychie
- weiche Nägel

- nach Nagelextraktionen zur Unterstützung des korrekten Wachstums
- bedingt bei Onychomykose

Kontraindikation

- Risikopatienten (zum Beispiel pAVK)
- Diabetisches Fußsyndrom
- Onychomykose, wenn mehr als ein Drittel der Nagelplatte befallen ist
- Onycholyse
- Psoriasis (bedingt) – hier kommt es darauf an, wie stark beschädigt der Nagel ist, es ist immer eine Einzelfallentscheidung nötig

33.4 Verschiedene Modelle der BS-Spange

Die Spangen werden in vier Modelle unterteilt:

1. BS-Spange Classic
2. BS-Spange Quick
3. BS-Spange Classic mit Magnetapplikator
4. BS-Spange Classic+ mit Magnetapplikator

33.5 Starter-Set BS Classic

Für jedes BS-Modell gibt es ein entsprechendes Starter-Set. So kann der Podologe gleich mit der Behandlung beginnen. Die Spange BS Classic gibt es in verschiedenen Größen in einem Spender-Rondell. Enthalten sind:

- Spangen BS Classic in den Größen 16, 18, 20 und 22 mm
- Kleber
- Aktivator
- Applikator
- Reiniger

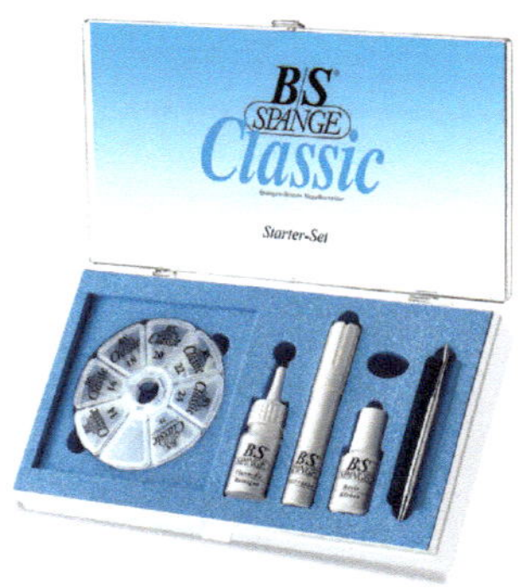

Abb. 33.3 Starter-Set für die BS-Spange Classic mit Aktivator, Kleber und Reiniger, Applikator und Spender-Rondell mit verschieden großen Spangen

Der Applikator besteht aus hochwertigem Stahl und hat einen flachen, spatelförmigen Teil (rechts), mit dem der BS Basic-Kleber immer nur einen Tropfen aufnehmen kann. Mit dem stumpfen Teil (links) in seiner speziellen, abrutschsicheren Form wird die Spange gefühlvoll an den Nagel gedrückt.

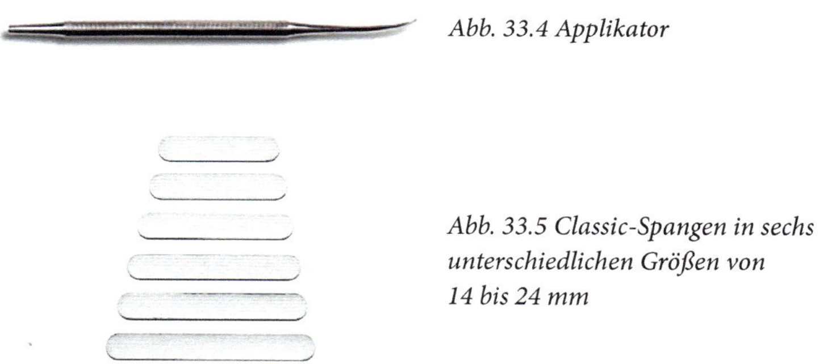

Abb. 33.4 Applikator

Abb. 33.5 Classic-Spangen in sechs unterschiedlichen Größen von 14 bis 24 mm

33.5.1 BS Classic – Anwendung Schritt für Schritt

Abschleifen und Anrauen

Wichtig für die feste und sichere Befestigung der Spange ist das Abschleifen und Anrauen der Nagelplatte mit einem Korund- oder Diamantfräser. Es dürfen vor der Behandlung weder Fußbäder durchgeführt noch Desinfektionsmittel auf den Nagel aufgetragen werden. Wenn eine Desinfektion notwendig ist, darf nur reiner Alkohol verwendet werden.

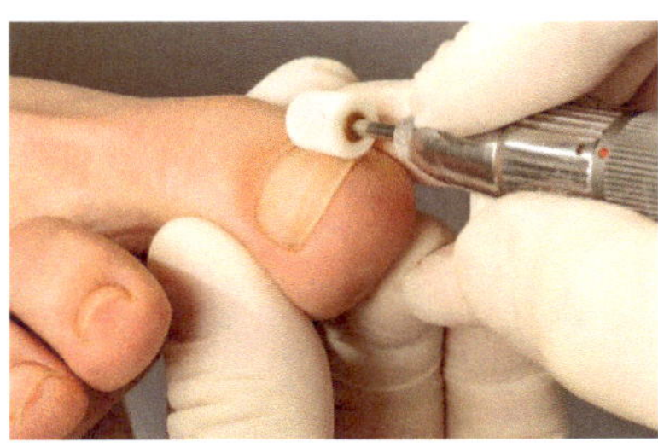

Abb. 33.6 Anschleifen/Anrauen des Nagels

Anprobe

Die Spange muss so passen, dass sie die sichtbare Nagelplatte überspannt, jedoch nicht übersteht und nicht zu kurz ist. Nicht in den seitlichen Nagelfalz einschieben. Verklebt wird die Spange mit der rauen Seite auf den Nagel.

Platzierung

Die optimale Wirkung der Spange wird erreicht, wenn sie 1–2 mm rückwärtig des schmerzverursachenden Bereiches verklebt wird.

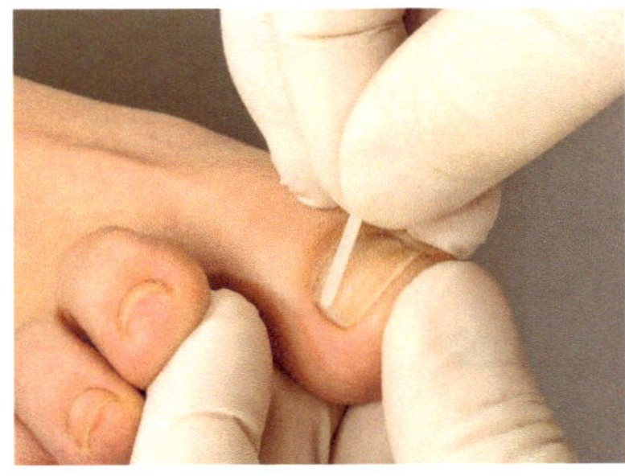

Abb. 33.7 Anbringen der Spange hinter dem schmerzenden Bereich

Zuschleifen

Mit einem Diamant- oder Korundfräser die Enden der Klebespange (zirka 2–6 mm) auf der rauen Seite dünner schleifen. Dadurch lassen sich diese leichter an den Nagel andrücken und stehen nicht ab.

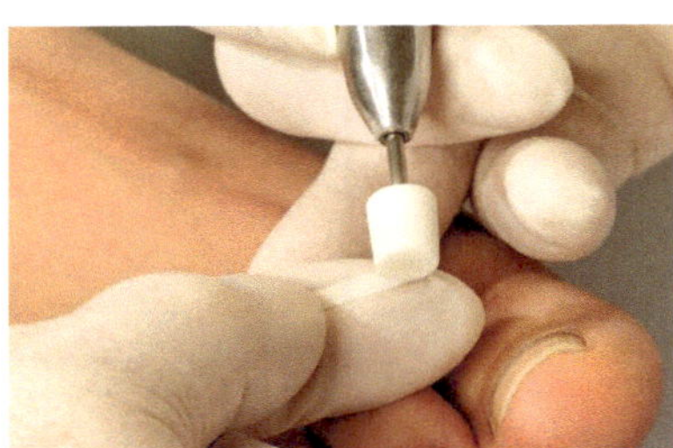

Abb. 33.8 Die Spange wird am Ende dünner geschliffen

Entfetten

Die Nagelplatte wird mit einem Tropfen Reiniger entfettet und danach gut abgetrocknet.

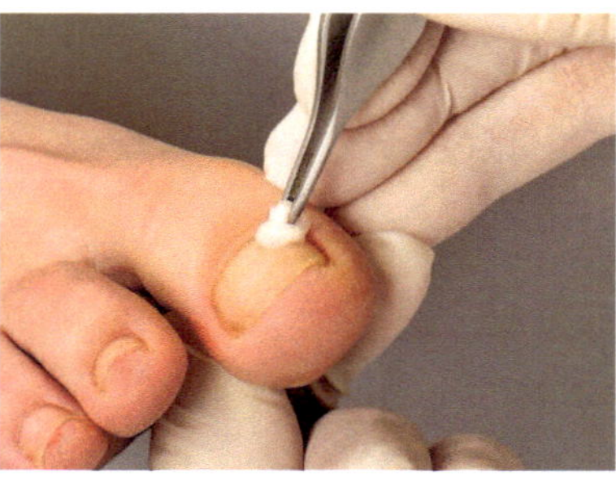

Abb. 33.9 Entfetten der Nagelplatte

Auftragen des Aktivators

Der Aktivator wird nur an den seitlichen Nagelrand links und rechts aufgetragen, und zwar nicht breiter als die Breite des Filzes am Aktivatorstift.

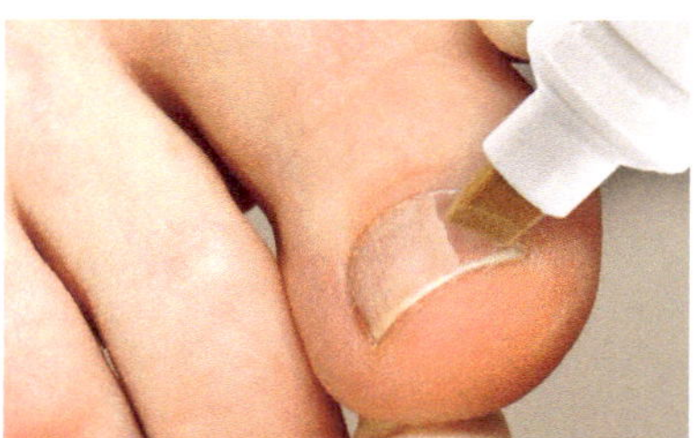

Abb. 33.10 Auftragen des Aktivators

Auftragen des Klebers

Auf der ausgewählten Klebespange wird in der Mitte ein halber bis ein voller Tropfen Kleber aufgetragen (Größe der Spange beachten). Der Kleber darf nicht auf der Spange verteilt werden! Der Kleber darf nicht auf die Haut gelangen, Entzündungen und Wunden müssen mit einer Salbe abgedeckt werden. Der Klebstoff darf nicht auf Wunden gelangen.

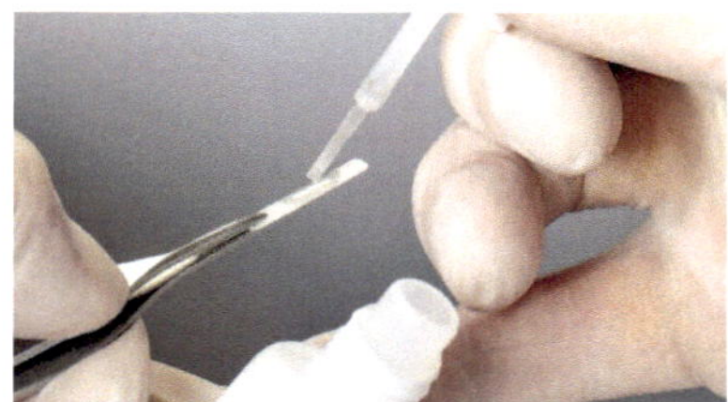

Abb. 33.11 Auftragen des Klebers

Mittenfixierung
Die Spange wird deckungsgleich mit vorher angezeichneten Bleistiftmarkierungen einfach auf den Nagel gelegt und mit wenig Kraftaufwand zirka sechs Sekunden angedrückt. Dabei darf die Spange nicht verrutschen. Hat man vorher keine Hilfslinie gezeichnet, wird die Spange nach Augenmaß mittig aufgelegt. Nicht freihändig arbeiten, immer am Patienten abstützen.

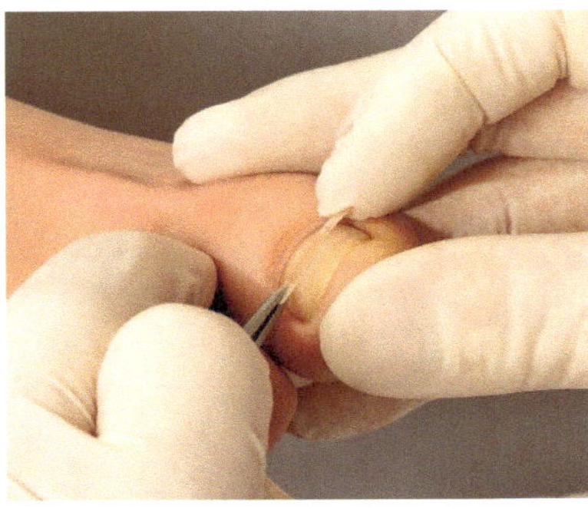

Abb. 33.12 Auflegen der Spange

Fixierung rechts und links
Nun wird die Spange mit dem abrutschsicheren stumpfen Teil des Applikators jeweils zirka zehn Sekunden erst auf die rechte, anschließend auf die linke seitliche Nagelplatte gedrückt. Dabei muss darauf geachtet werden, dass das Ende der Klebespange am Nagel anliegt und nicht absteht. Der Applikator wird im rechten Winkel auf die Spange gedrückt.

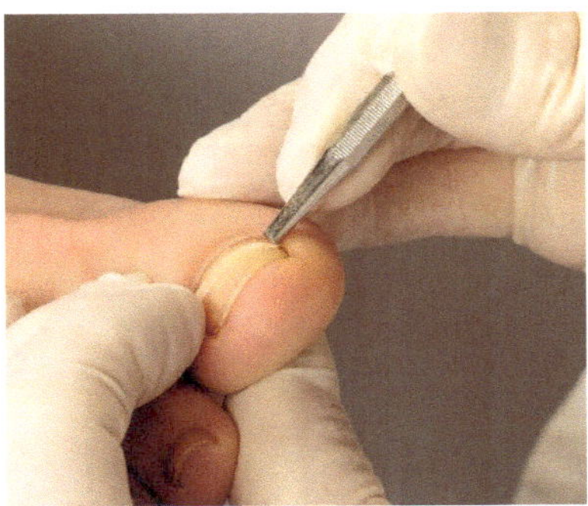

Abb. 33.13 Die Spange wird mit dem Applikator fixiert

Übergang egalisieren/Spannungskorrektur
Vorsichtig werden die Übergänge zum Nagel egalisiert. Sollten die Spangenenden weniger als 1 mm abstehen, schleift man sie weg, ansonsten wird noch etwas Klebstoff angebracht und das Spangen-

ende erneut angedrückt. Verspürt der Patient nach der Verklebung der Spange einen Zugschmerz, muss die Zugkraft der Spange durch Dünnerschleifen mit Korund- oder Diamantfräser reduziert werden. Dies geschieht vorwiegend am Ende der Spange, oder – wenn notwendig – gefühlvoll über die gesamte Spange. Unangenehme Zugkräfte können auch 1–2 Tage später entstehen. Der Patient muss unbedingt darüber informiert werden. Gegebenenfalls muss die Spange korrigiert werden.

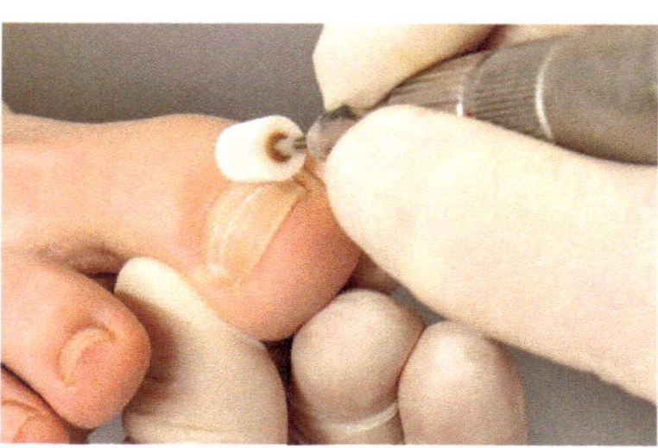

Abb. 33.14 Spannungskorrektur durch Dünnerschleifen

Achtung: Vorher den Nagel zügig mit Reiniger reinigen.

Abschließende Versiegelung

Die Spange wird abschließend vollflächig mit dem Kleber versiegelt. Diese Versiegelung löst sich nicht durch Aceton, sondern ist dauerhaft. Nach zirka 5–6 Minuten ist der Kleber getrocknet.

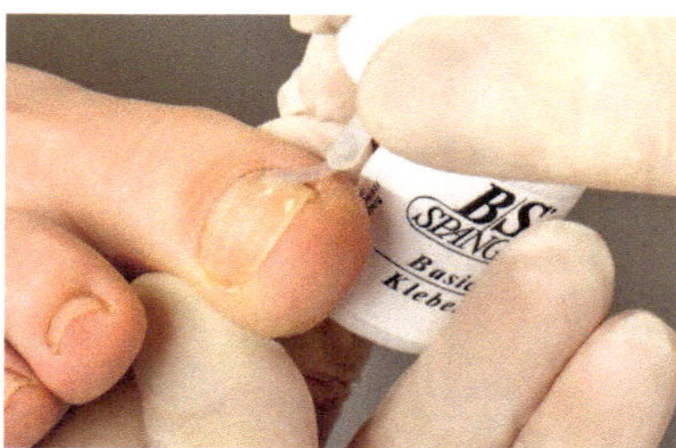

Abb. 33.15 Versiegelung der Spange

Abschließende Arbeiten

Der Nagelbereich kann mit den üblichen Nagelversorgungen versehen (desinfizieren, tamponieren oder mit einem Salbenverband versorgen) oder lackiert werden.

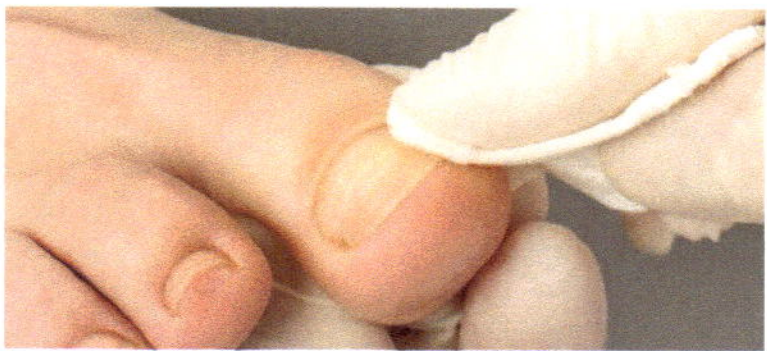

Abb. 33.16 Der Nagel wird desinfiziert

Ablösen der Klebespange

Mit einer geraden Nagelzange wird am Ende der Spange, zwischen Nagel und Spange, eingekniffen und die zusammengeklebten Teile dadurch auseinandergesprengt. Durch weiteres Auseinanderschneiden löst sich die gesamte Klebespange vorsichtig vom Nagel.

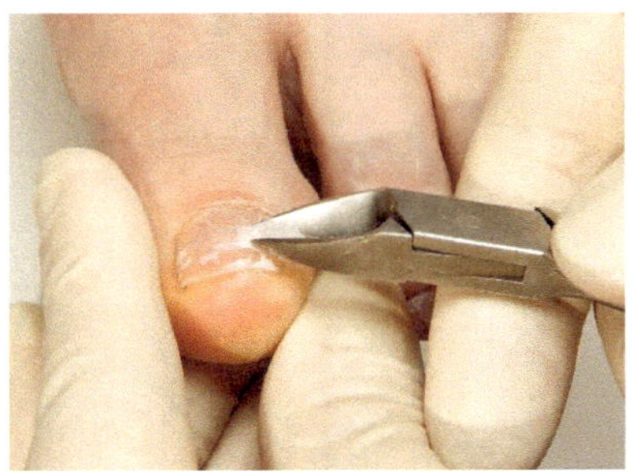

Abb. 33.17 Ablösen der Spange mit einer geraden Nagelzange

33.6 BS Quick Starter-Set

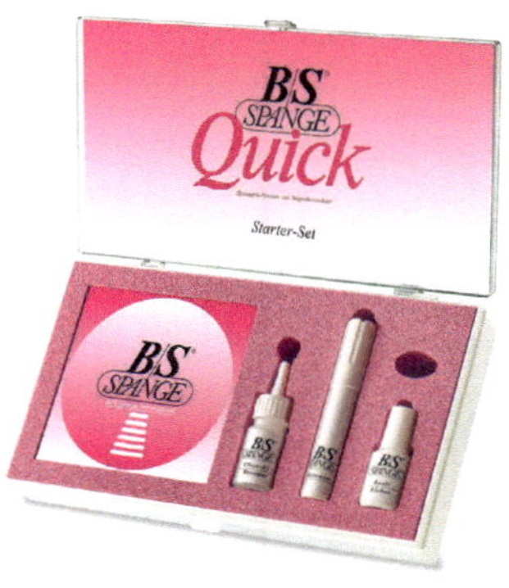

Abb. 33.18 Das Starter-Set BS Quick

Enthalten sind:

- Spange BS Quick in den Größen 16, 18, 20 und 22 mm (je 5 Stück)
- Übungsspangen
- Aktivator
- BS-Reiniger
- Kleber
- Demo-DVD

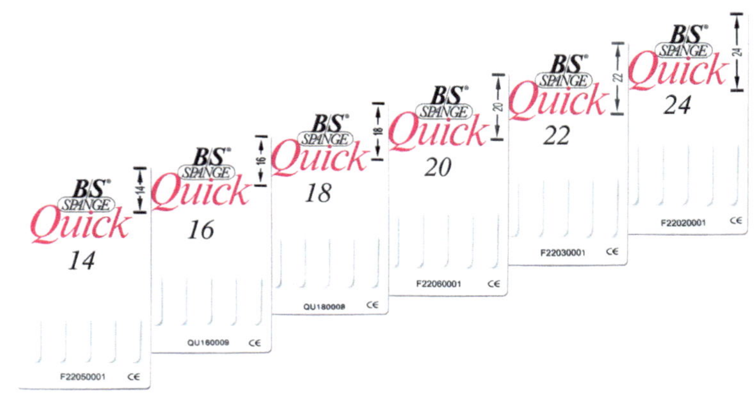

Abb. 33.19 Verschiedene Größen der Spange BS Quick

33.6.1 BS Quick – Anwendung Schritt für Schritt

Die Vorbereitung des Nagels geschieht wie bei der Spange Classic (Abschleifen und Anrauen, Entfetten). Auch hier gilt natürlich: Vor einer Spangenapplikation dürfen keine Fußbäder durchgeführt und keine Desinfektionsmittel auf dem Nagel verwendet werden! Wenn eine Desinfektion nötig ist, dann darf nur reiner Alkohol verwendet werden.

Auswahl der Spangengröße

Die Spange soll die sichtbare Nagelplatte überspannen. Auf dem Träger befindet sich seitlich eine Messschablone. Diese wird quer über den Nagel gelegt. Die korrekte Größe ist ermittelt, wenn diese seitlich mit dem Nagelrand abschließt.

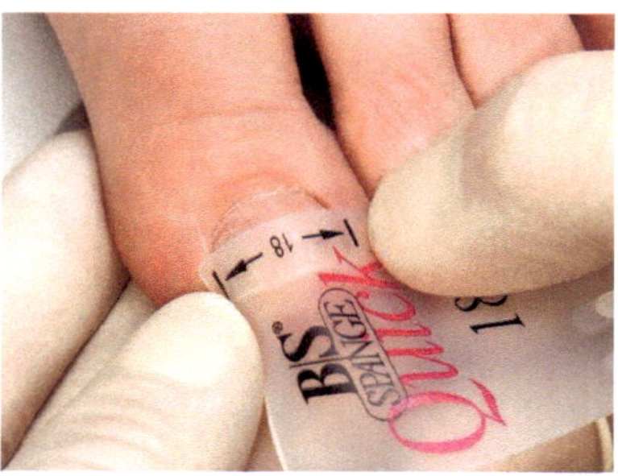

Abb. 33.20 Messen des Nagels zur Ermittlung der korrekten Spangengröße

Platzierung

Die optimale Wirkung der Spange wird erreicht, wenn diese 1–2 mm rückwärtig des schmerzverursachenden Bereiches verklebt wird.

Trägerfolie zuschneiden
Mit der Schere wird eine Klebespange Quick in der zuvor ermittelten Größe komplett abgeschnitten. Es gibt ein kurzes und ein langes Griffband. Die Spange darf nicht berührt und nicht gereinigt werden. Der Quick-Träger mit den Spangen muss immer in der Schutzfolie und der Folientüte aufbewahrt werden.

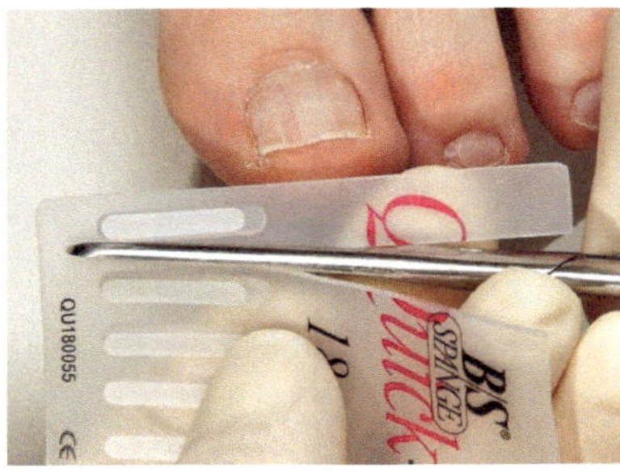

Abb. 33.21 Die gewählte Spange wird komplett vom Träger geschnitten

Das Zuschleifen der Spangenenden und Auftragen des Aktivators erfolgt wie bei der Spange BS Classic. Der Kleber wird auf die gesamte Spange dick aufgetragen.

Erstes Fixieren der Spange
Das lange Ende des Spangenträgers wird festgehalten. Dann wird der kurze Teil mit der Klebespange am seitlichen Nagelrand angedrückt und dann etwa fünf Sekunden mit dem Finger festgehalten.

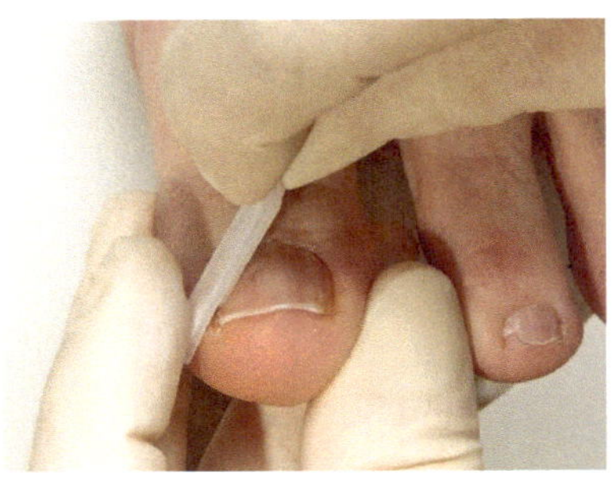

Abb. 33.22 Andrücken der Spange am seitlichen Nagelrand

Ankleben auf dem gesamten Nagel
Ohne den ersten Klebepunkt loszulassen wird nun die gesamte Spange mit einer abstreifenden Fingerbewegung langsam auf den Nagel gedrückt. Warten muss man weitere fünf Sekunden, damit der Basic-Kleber abbinden kann.

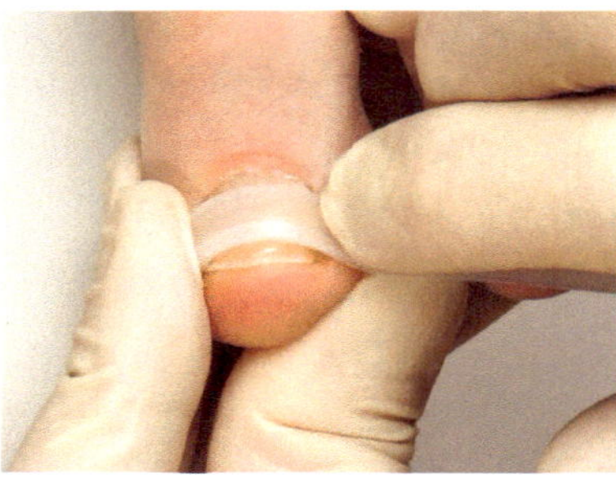

Abb. 33.23 Die Spange wird über die ganze Nagelbreite geklebt

Entfetten des Trägers
Vorsichtig wird die Trägerfolie mit der Verdickung abgezogen. Trägerreste auf Nagel und Spange sollten entfernt werden. Zur Weiterverarbeitung muss der Kleber abgetrocknet sein.

Die Egalisierung der Übergänge, die Spannungskorrektur und die abschließende Versiegelung sind wie bei der BS Classic durchzuführen. Auch das Ablösen der Spange mit der Nagelzange ist identisch.

33.7 Spange mit Magnetapplikator

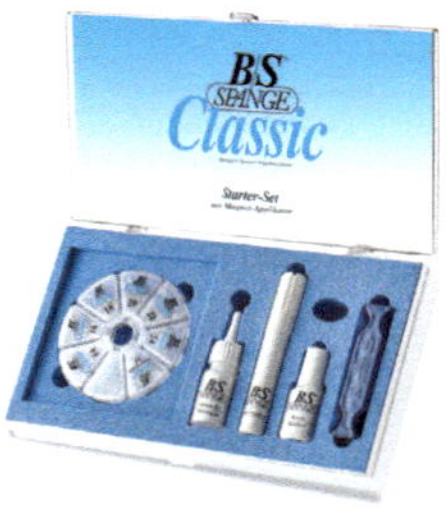

Abb. 33.24 Das Starter-Set

Im Starter-Set sind enthalten:

- Magnetspangen im Spender-Rondell
- Kleber
- Aktivator
- Cleaner
- Magnetapplikator

Der Magnetapplikator ist aus nicht klebendem Material hergestellt und hat zwei Andruckflächen für zwei Spangengrößen. Ein Magnet hält die Spange am Applikator fest und erleichtert das Ankleben auf dem Nagel.

Die spezielle Form kann von beiden Seiten benutzt werden. Kleberreste auf dem magnetischen Applikator können mit der Kante einer Klinge (Schere) abgeschabt werden.

Der Applikator darf nicht sterilisiert werden, denn sonst verliert er seine magnetischen Eigenschaften!

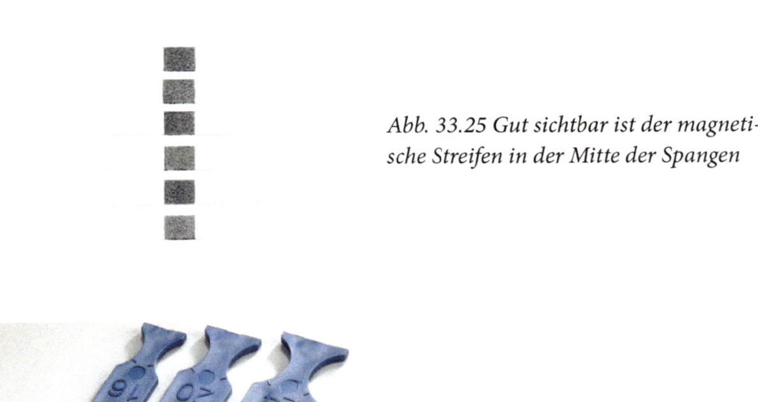

Abb. 33.25 Gut sichtbar ist der magnetische Streifen in der Mitte der Spangen

Abb. 33.26 Drei Applikatoren für sechs verschiedene Spangengrößen

33.7.1 Spange mit Magnetapplikator – Anwendung Schritt für Schritt

Die gründliche Vorbereitung des Nagels wurde oben bereits beschrieben. Die Spange wird nicht gereinigt. Die Platzierung der Spange ist identisch.

Anpassen der Spange

Die Klebespange muss die sichtbare Nagelplatte überspannen, darf nicht überstehen und sollte möglichst nicht zu kurz sein. Eine Spitze des Applikators wird an einem seitlichen Nagelrand angesetzt und ohne zu verrutschen zum gegenüberliegenden Nagelrand abgerollt. Die Applikatorfläche muss genauso breit sein wie der Nagel und entspricht somit auch der Spangengröße.

Aufnehmen der Spange auf dem magnetischen Applikator

Mithilfe des Applikators wird die Spange so aufgenommen, dass die beschichtete Seite am Applikator haftet und die gesamte Spange auf der Applikationsfläche aufliegt.

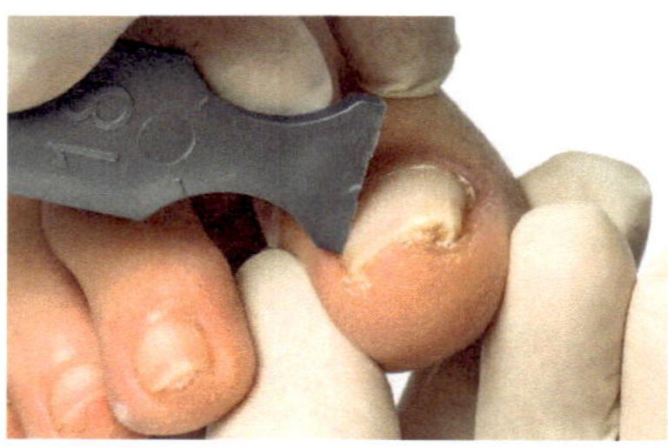

Abb. 33.27 Abrollen des Applikators von der einen …

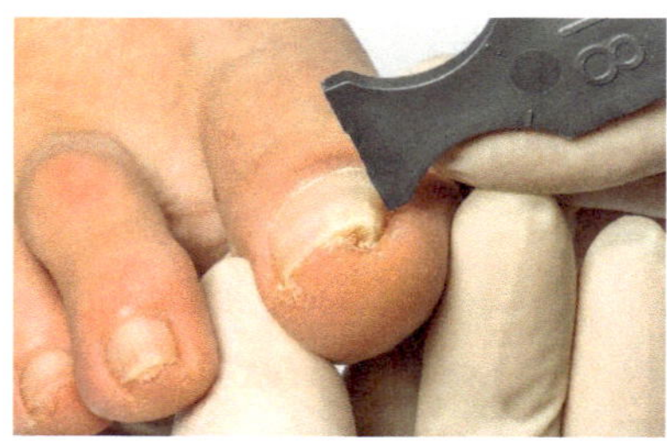

Abb. 33.28 … zur anderen Seite, um die für den Nagel richtige Spangengröße zu überprüfen

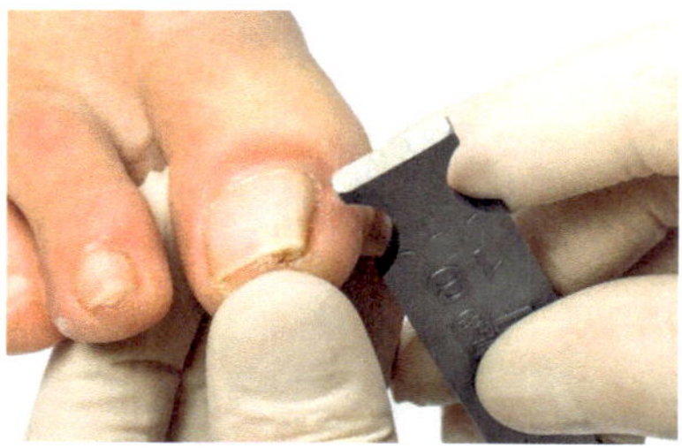

Abb. 33.29 Die magnetische Spange haftet auf dem Applikator

Das Zuschleifen der Spange, Auftragen des Aktivators auf den Nagel erfolgt wie oben beschrieben.

Auftragen des Klebers

Auf die komplette Spange, die auf dem Applikator sitzt, wird der Kleber dick aufgetragen, ohne mit dem Pinsel die Spange zu berühren. (Der viskose Kleber läuft nur über, wenn der Pinsel aufgedrückt wird). Der Kleber hat eine Offenzeit von ca. 2 Minuten. Ruhig und ohne Hektik weiterarbeiten. Nicht freihändig arbeiten.

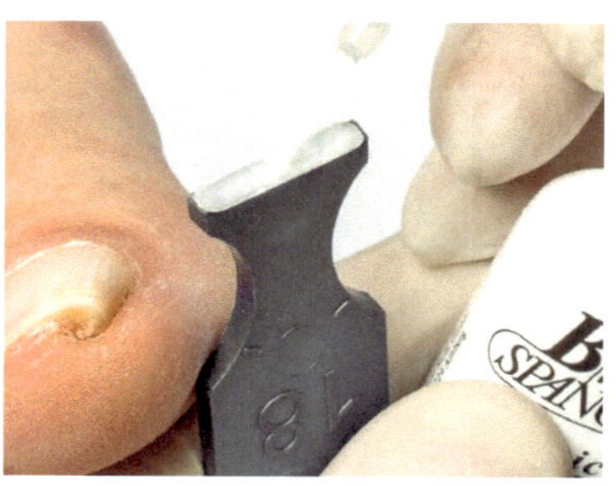

Abb. 33.30 Auftragen des Klebers

Fixieren der Spange auf dem Nagel

Eine Spitze des magnetischen Applikators wird mit der Spange am seitlichen Nagelrand für zehn Sekunden mit Gefühl angedrückt.

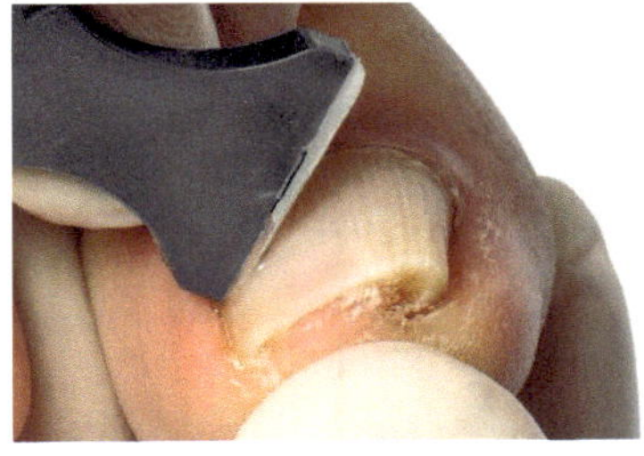

Abb. 33.31 Andrücken der Spange mit dem Applikator am seitlichen Nagelrand

Ankleben der Spange auf dem Nagel

Der magnetische Applikator wird am Anfang ganz langsam abgerollt, dann zügig bis zum gegenüberliegenden Nagelfalz. Während des Abrollens darf man den Applikator nicht abheben oder verdrehen.

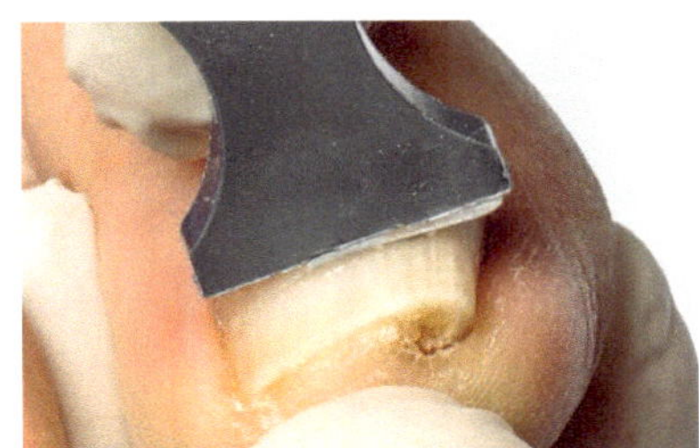

Abb. 33.32 Abrollen des Applikators über die gesamte Nagelbreite

Abschluss der Applikation

Das Ende der Klebespange wird mit der Spitze des magnetischen Applikators noch zirka zehn Sekunden leicht an den Nagel angedrückt. Sollte der Applikator beim Abnehmen an den Nagel angeklebt sein, kann er durch Drehen vom Nagel gelöst werden.

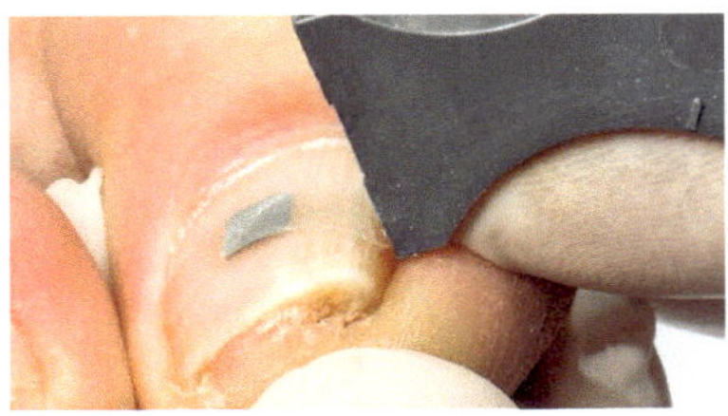

Abb. 33.33 Lösen des Applikators von der Spange

Die Egalisierung der Übergänge/Spannungskorrektur erfolgt wie oben beschrieben.

Abschließende Reinigung
Vor dem Versiegeln wird der Nagel mit BS-Reiniger gereinigt. Dabei werdenMagnetpoint und Aktivator entfernt.
Die abschließende Versiegelung und das Ablösen der Spange erfolgt wie oben beschrieben.

33. 8 BS-Spange Classic+

Die BS-Spange Classic+ ist 4 mm breit und hat dadurch eine um 30 % größere Klebefläche als die Standardspange. Dadurch hat sie auch eine 30 % bessere Verbindung und etwa 30 % mehr Kraft. Sie ist sehr gut geeignet für dicke, kräftige und stark gerollte Nägel. Die Applikation erfolgt wie mit der Magnetspange.

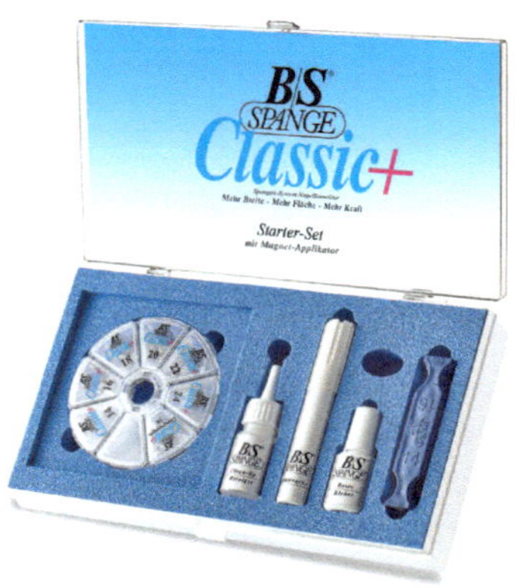

Abb. 33.34 BS-Spange Classic+ Starter-Set

34 Erki-Technik

Bei der Erki-Technik handelt es sich um eine dreiteilige Klebespange, die 1982 von der Firma Erkodent entwickelt wurde. Die neueren Klebespangen haben sie zum Teil in den Hintergrund gedrängt, wobei diese Spange sehr flexibel ist. Sie ist auch an schwierigen Stellen universell verwendbar. Erkodent bietet Gummiringe in drei verschiedenen Größen an, die zwischen zwei Häkchen gespannt werden.

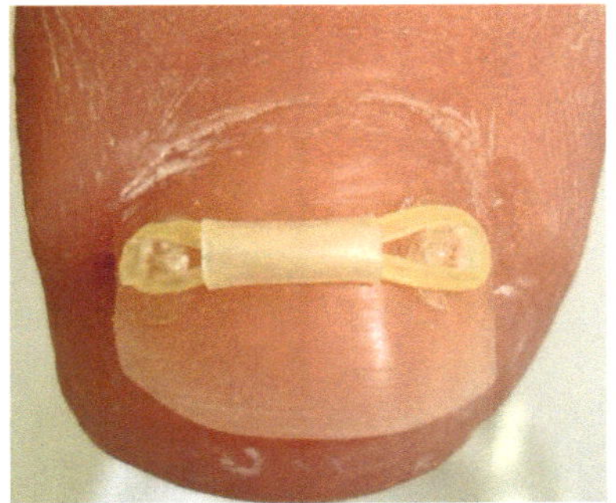

Abb. 34.1 Erki-Spange am Modell appliziert

34.1 Das Wirkungsprinzip

Die dreiteilige Klebespange arbeitet mit der physikalischen Zugkraft, die durch das Zusammenziehen des Gummiringes entsteht.

34.2 Vor- und Nachteile

Vorteile

Die Spange kann bei Granulationsgewebe gut und nah an das Granulationsgewebe gesetzt werden. Aufgrund der einzelnen Teilchen braucht der Behandler nur sehr wenig Andruckkraft beim Kleben anzuwenden. Somit ist eine geringe bis gar keine Schmerzentwicklung zu erwarten. Die Spange kann auch mit anderen Spangen kombiniert werden (siehe Kapitel 35.3). Die Erki-Technik lässt sich sehr gut dort einsetzen, wo Schmerzen auftreten und der Nagel angehoben werden soll. Sie dient als Notfallspange beim Unguis incarnatus.

Nachteile

Durch die beiden Häkchen sowie den Gummiring in der Mitte sitzt die Spange zum Teil sehr hoch am Nagel. Wenn sie noch zusätzlich fixiert werden soll, besteht die Gefahr, dass der Nagel im Schuh drückt. Eine weitere Gefahr ist das Hängenbleiben am Gummiring. Auch wenn dieser durch einen Schlauch geschützt ist, kann es durch Unachtsamkeit dazu kommen, dass der Patient eventuell daran hängen bleibt. Die Erki-Technik ist bei einem Unguis convolutus keine gute Wahl (außer in Kombination mit einer 3TO- oder Federspange), da sie nicht weit genug an die Krümmung herankommt. Weitere Nachteile sind, dass sie nicht gut angepasst werden kann und nicht wiederverwendbar ist.

34.3 Indikation und Kontraindikation

Indikation

- nach operativen Eingriffen zur Vermeidung eines Rezidivs
- bei einwachsenden Nägeln (Unguis incarnatus)
- bei Rollnägeln (Unguis convolutus) nur in Kombination mit 3TO- oder Federspange
- bei chronischen Verhornungsstörungen im Falz
- bei Clavi im Falz
- Hypergranulationsgewebe (nach Rücksprache mit dem behandelnden Arzt)
- bei Diabetikern ohne Risikogruppe zur Vermeidung von Operationen am Zeh
- Paronychie
- nach Nagelextraktionen zur Unterstützung des korrekten Wachstums

Kontraindikation

- Risikopatienten sowie Patienten mit Diabetischem Fußsyndrom nur nach vorheriger Absprache mit dem behandelnden Arzt
- Onychomykose, wenn mehr als ein Drittel der Nagelplatte befallen ist
- Onycholyse
- Psoriasis (bedingt) – hier kommt es darauf an, wie stark beschädigt der Nagel ist, es ist immer eine Einzelfallentscheidung nötig
- fehlendes Nagelwachstum

34.4 Arbeitsmaterialien

- Gummiringe (3,20 mm/4,08 mm/6,35 mm)
- Überzugschläuche
- Erki-Häkchen
- Klebe-Gel
- Greif-Pinzette
- Durchziehnadel
- Alkohol (98–99%ig)
- Diamantschleifer (Dünnerschleifen möglich)

Die Erki-Häkchen werden je nach gewünschter Zugkraft mit den jeweiligen Gummiringen verbunden. Die Zugkraft richtet sich nach der Größe der Gummiringe.

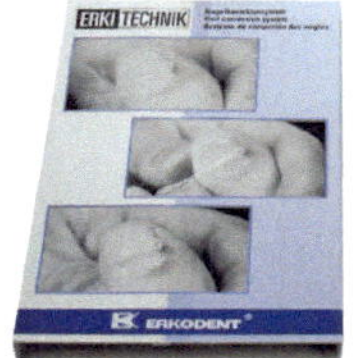

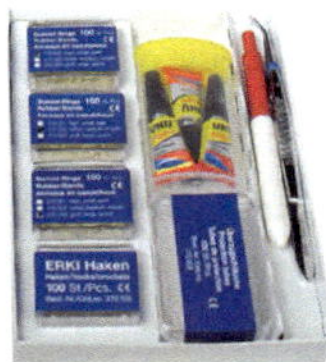

Abb. 34.2 Erki-Set komplett; Abbildung Erkodent® Erich Kopp GmbH

Die Anwendungsdauer richtet sich nach dem Nagelwachstum und nimmt in der Regel mehrere Monate in Anspruch.

34.5 Erki-Technik – Anwendung Schritt für Schritt

Vorbereiten

Zu Beginn der Behandlung wird der Nagel gereinigt, desinfiziert und entfettet. Wichtig ist, dass der Nagel nicht durchweicht wurde. Fußbäder dürfen nicht vorgenommen und ein Nagelweicher sollte nicht verwendet werden.

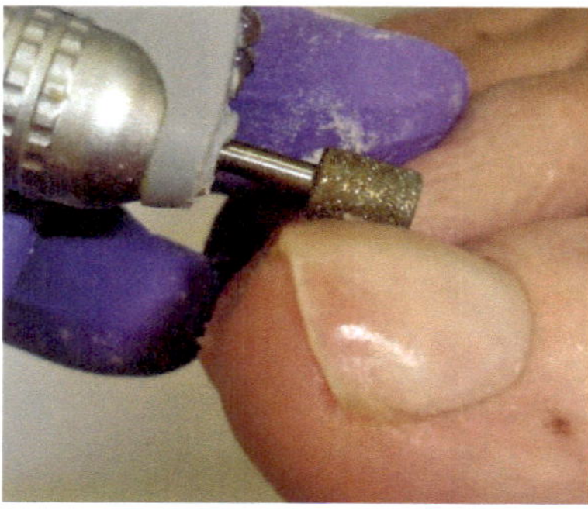

Abb. 34.3 Oberfläche anrauen

Anpassen und Verkleben

Bevor das Häkchen mit dem Kleber benetzt wird, muss die genaue Platzierung des Hakens bestimmt werden. Die Bestimmung der Hakenposition ermöglicht eine individuell dosierbare Zugkraft.

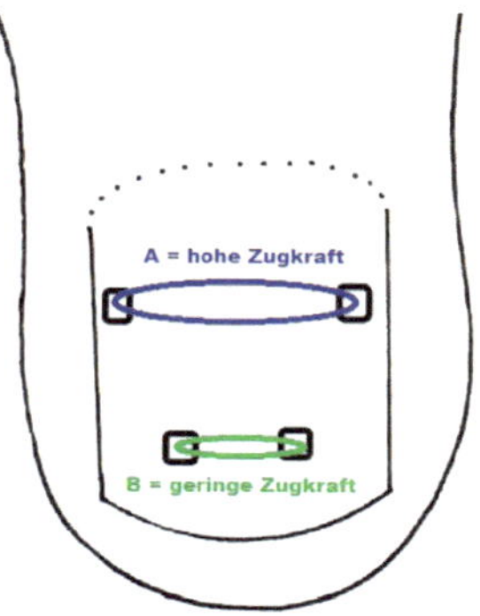

Abb. 34.4 Platzierung des Hakens:
A = Haken weit auseinander für erhöhte Zugkraft;
B = Haken näher zusammen für geringere Zugkraft

Dann wird das Häkchen mit der Festhaltezange fixiert und mit einem Tropfen Klebe-Gel benetzt.

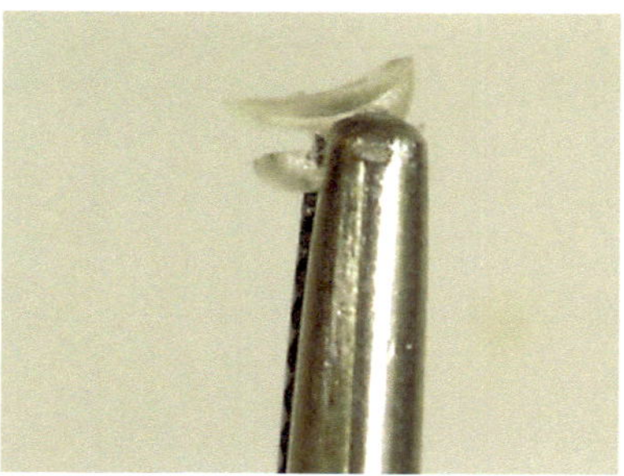

Abb. 34.5 Fixieren des Häkchens mit der Zange

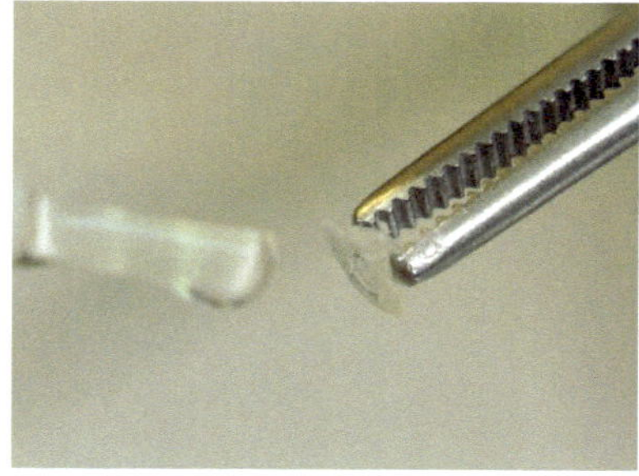

Abb. 34.6 Das Häkchen wird mit Klebe-Gel benetzt (1 Tropfen)

Platzierung

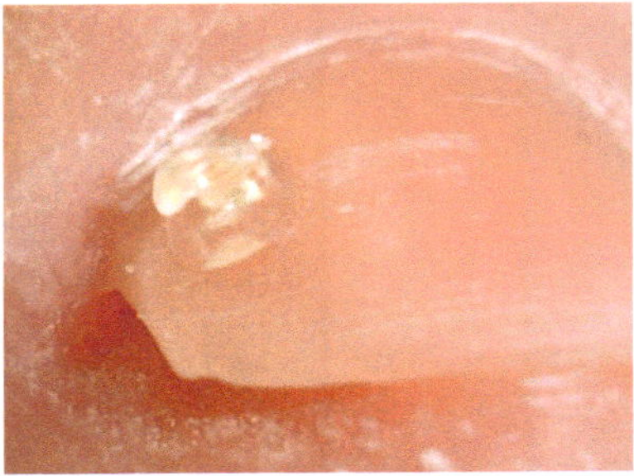

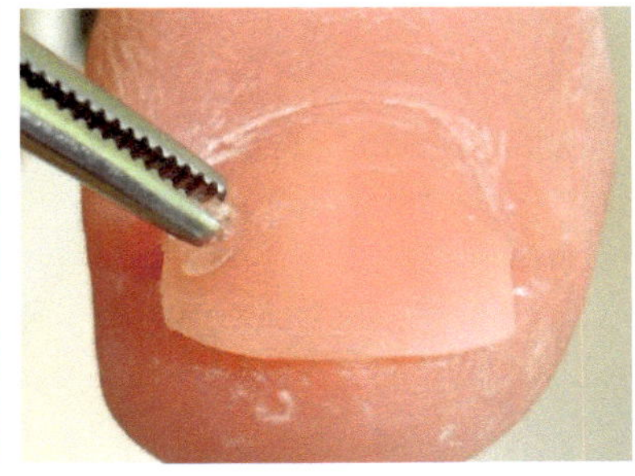

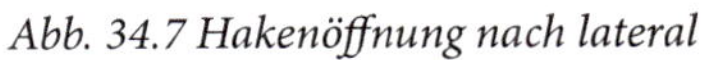

Abb. 34.7 Hakenöffnung nach lateral

Abb. 34.8 Platzierung des Hakens am Modell

Achtung! Beim Aufsetzen des Hakens muss darauf geachtet werden, dass die Hakenöffnung nach lateral zeigt!

Mit der Festhaltezange wird der Haken jetzt mit der Öffnung nach außen auf dem Nagel platziert.

Der Haken darf nach dem Aufsetzen nicht verrutschen oder versetzt werden, ansonsten verliert das Häkchen seine Klebekraft.

Mit dem Finger wird der Haken jetzt 20 Sekunden angedrückt, das Klebe-Gel muss sich unter dem Erki-Pad komplett verteilen!
Der Vorgang wird auf der anderen Seite wiederholt.

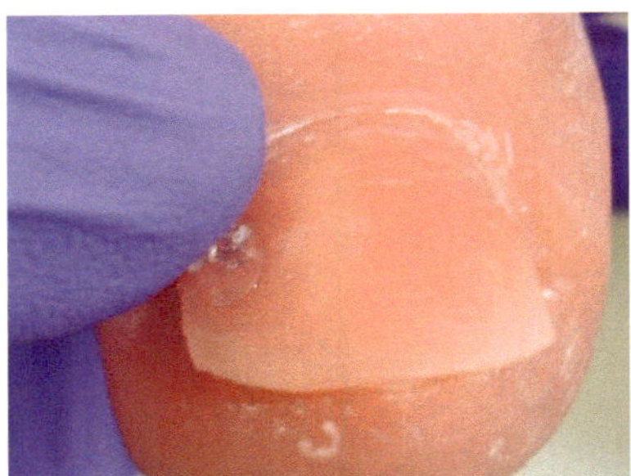

Abb. 34.9 Zwanzig Sekunden andrücken

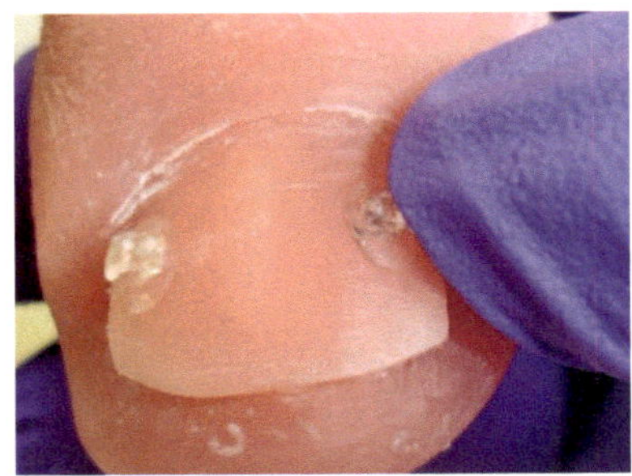

Abb. 34.10 Andrücken auf der gegenüberliegenden Seite

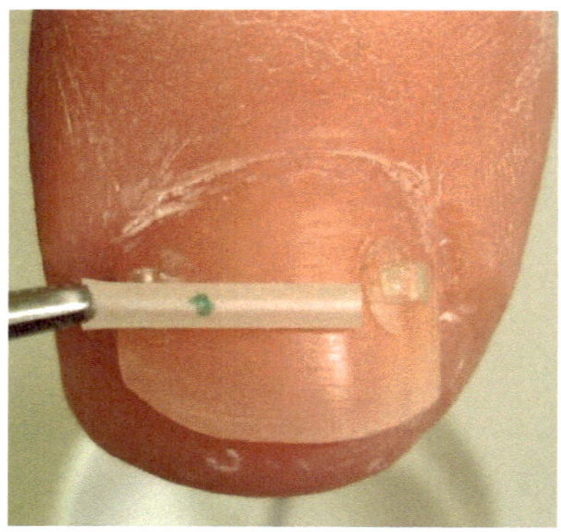

Abb. 34.11 An der Markierung wird der Schlauch so gekürzt, …

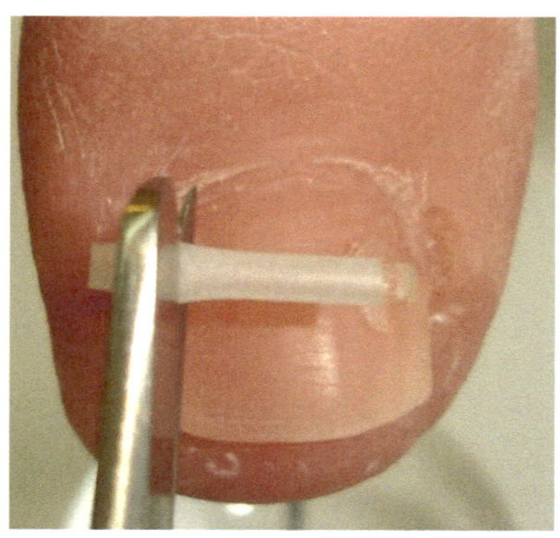

Abb. 34.12 … dass zu beiden Häkchen jeweils 1 mm Abstand bleibt

Schlauch anpassen und kürzen

Wenn beide Haken auf dem Nagel platziert sind, wird der Schlauch zwischen die Haken gehalten. Zu beiden Seiten sollte 1 mm Abstand bleiben. Mit einem Stift kann der Punkt markiert werden, an dem der Schlauch gekürzt wird.

Zur Verbindung der beiden Haken wird ein Gummiring benötigt. Dieser wird im nächsten Schritt durch den Schutzschlauch gezogen.

Auswahl des passenden Gummiringes

Erkodent bietet die Gummiringe in drei verschiedenen Größen an – eine dreiteilige Zugkraft, je nachdem, welche davon erforderlich ist.

Einfädeln des Überzugschlauchs

Überzugschlauch auf eine sehr dünne Durchziehnadel stecken. Der Überzugschlauch verhindert ein Durchscheuern oder Abstreifen des Gummiringes während der Tragezeit.

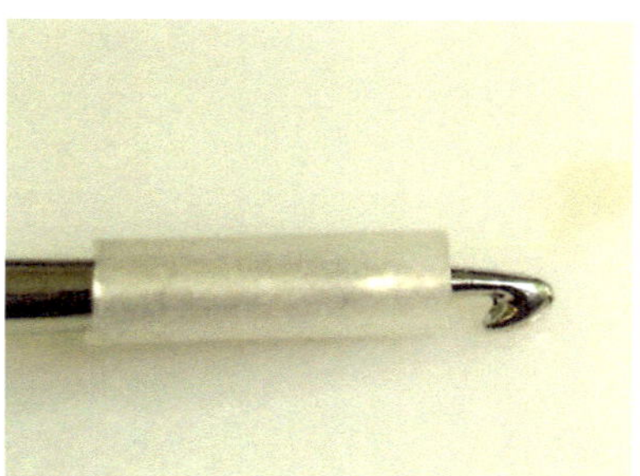

Abb. 34.13 Überzugschlauch ist auf die Nadel geschoben

Einhaken des Gummis

Passenden Gummiring auswählen und mit der Durchziehnadel in eines der aufgeklebten Erkis einhängen. Durchziehnadel etwas nach oben ziehen und den Überzugschlauch auf den Gummiring streifen. Der Gummiring wird mithilfe der Nadel zum nächsten Haken gezogen. Man kann mit den Fingern die schon eingehakte Seite gegen Herausrutschen sichern.

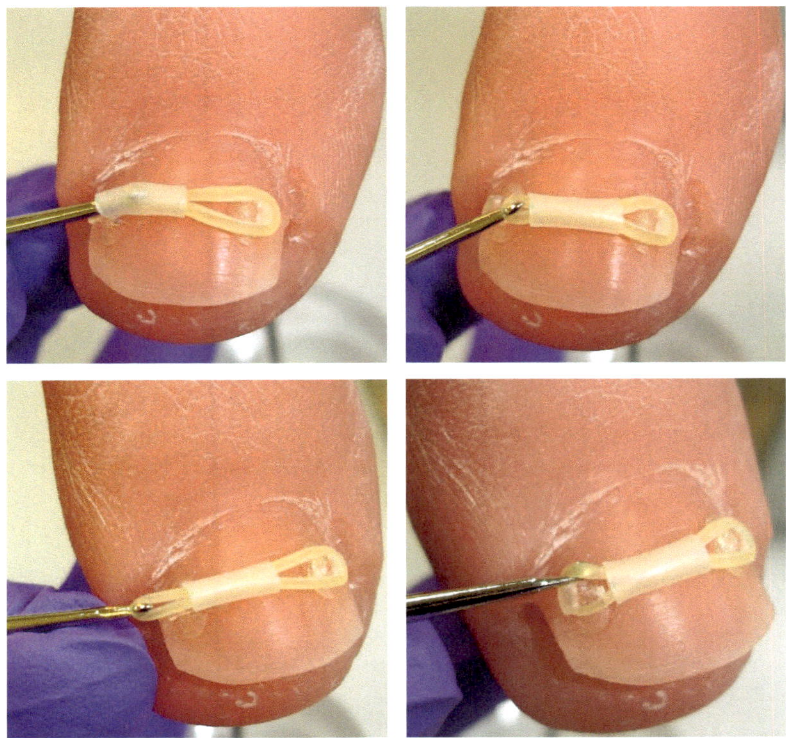

Abb. 34.14–34.17 (von links o. nach rechts u.): Einhängen des Gummis am ersten Haken. Die Nadel zieht das Gummi zum zweiten Haken. Das Einhaken auf der anderen Seite erfordert etwas Geschick. Es ist hilfreich, das Gummi mit den Fingern gegen Abrutschen zu sichern. Zum Schluss wird das Gummi in den zweiten Haken eingehängt.

Sicherheitstipp

Beim Einhaken muss darauf geachtet werden, dass der Gummiring vollständig unter dem Haken sitzt (Abb. 34.19, A). Ansonsten rutscht das Gummi heraus und die Wirkung ist verloren. Im schlimmsten Fall könnte sich der Patient durch das lose Gummi verletzen.

Auf Abbildung 34.20 ist zu sehen, dass der Gummiring nicht sauber unter der Kante liegt (B).

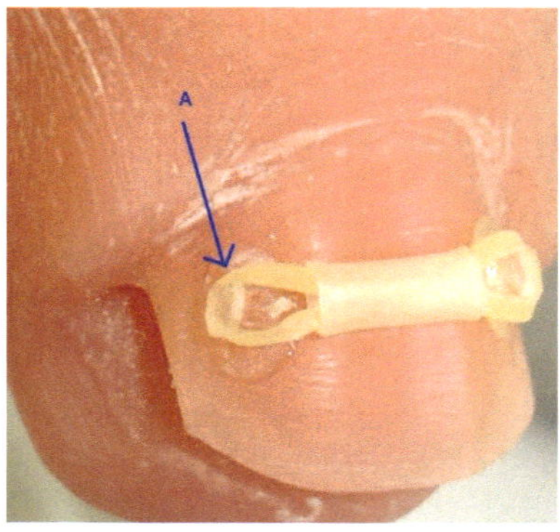

Abb. 34.18 Das Gummi muss vollständig unter dem Haken sitzen (A)

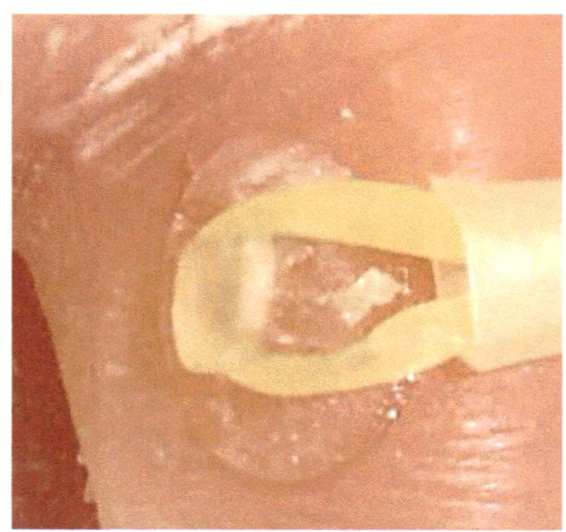

Abb. 34.19 Nahaufnahme von Abb. 34.18

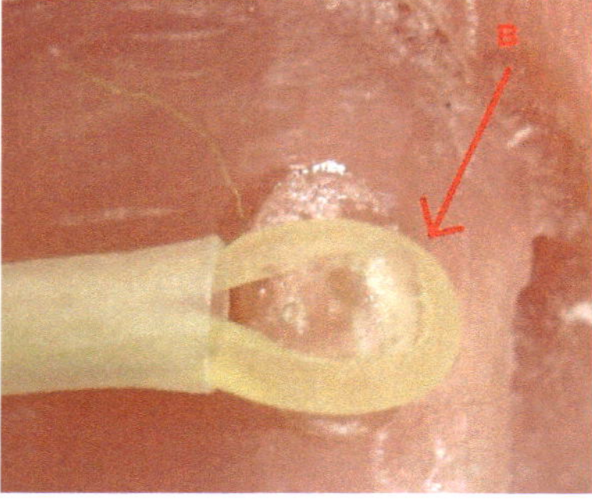

Abb. 34.20 Schlecht sitzendes Gummi (B)

Fixieren der Spange

Gegen Verrutschen oder Verlust kann die Spange zusätzlich fixiert werden. Dazu wird der Überzugschlauch mit Kleber fixiert.

Zum anderen kann man die Häkchen mit UV-Gel oder Acrylatkleber gegen Verlust Schützen. Insbesondere bei dünnen und weichen Nägeln hat sich dies in der Praxis als sehr hilfreich erwiesen, etwa bei Männern, die Arbeitsschuhe tragen. Hier ging ohne Fixierung öfter ein Haken verloren.

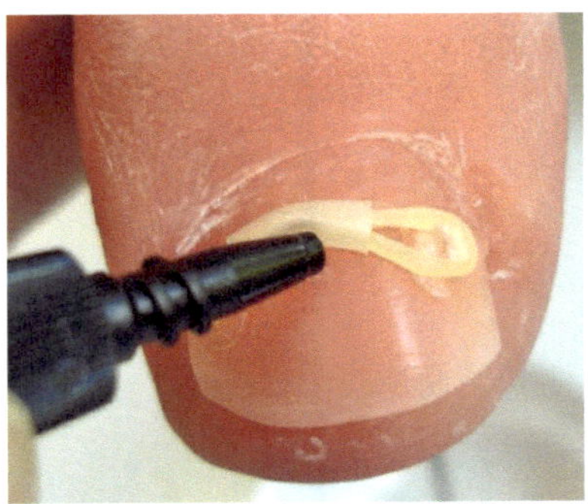

Abb. 34.21 Der Überzugschlauch wird mit einem Tropfen Klebe-Gel auf dem Nagel befestigt, um ein Abstreifen des Gummiringes zu vermeiden

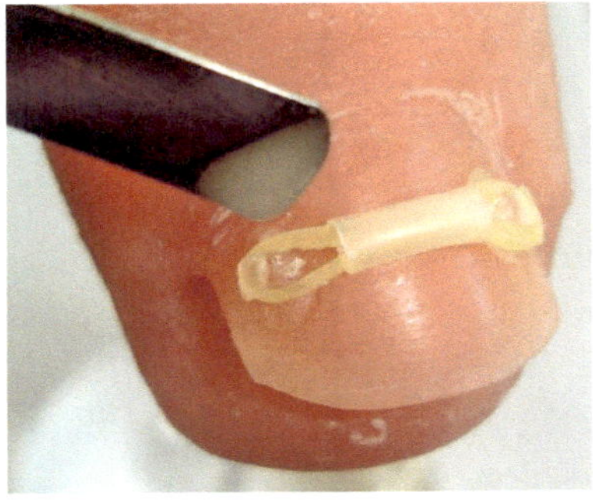

Abb. 34.22 Fixieren des Hakens (falls nötig)

Kontrolle der Spange
Nach drei bis vier Wochen sollte die Spange auf ihren Sitz hin kontrolliert werden. Gegebenenfalls kann der Gummiring gewechselt werden, wenn zum Beispiel die gewünschte Wirkung nachlässt. Die Spange kann sechs bis acht Wochen auf dem Nagel verbleiben.

Entfernen der Spange
Die Spange kann so schonend entfernt werden, wie sie aufgesetzt wurde. Dazu wird der Gummiring mithilfe einer Pinzette einfach

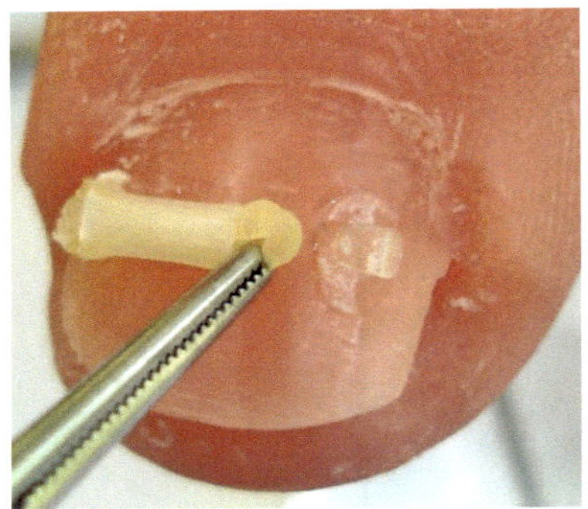

Abb. 34.23 Lösen des Gummis

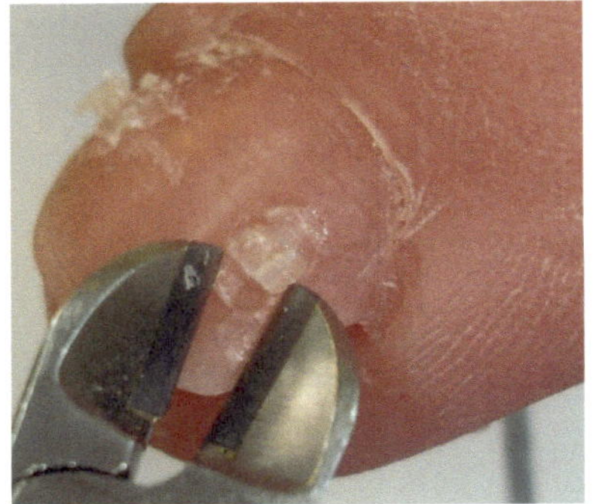

Abb. 34.24 Entfernen des Hakens mit dem Seitenschneider

aus dem Häkchen gelöst. Wurde der Schlauch mit Klebemasse am Häkchen fixiert, trennt man das Gummi einfach in der Mitte durch. Mit einem Seitenschneider wird der Haken seitlich unterhoben und abgesprengt oder mit einem Fräser einfach weggeschliffen.

Wenn Bedarf besteht, kann die Spange nun mit neuen Haken und Gummi versehen werden. Die Behandlung kann bis zur vollständigen Genesung wiederholt werden.

34.6 Einsatz im Wundgewebe

Die Erki-Spange hat sich sehr gut beim Einsatz in Wundgebieten bewährt. Gerade bei Patienten mit Granulationsgewebe ist diese Spange indiziert. Das Erki-Häkchen kann sehr weit am Wundrand platziert werden, ohne dass zu viel Druck zum Befestigen nötig ist. Das ist für die Patienten in der Regel sehr angenehm und hat sich vor allem bei Kindern und Jugendlichen bewährt. Auch ist es einfacher, die verhältnismäßig kleine Klebefläche am Nagel zu säubern als die gesamte Nagelfläche. Oftmals sind die Nägel von Patienten mit Granulationsgewebe sehr durchfeuchtet und weich, was den Halt einer Spange ohnehin erschwert. Des Weiteren kann die Zugkraft gut dosiert werden, je nachdem, wie weit auseinander die Haken gesetzt werden.

34.6.1 Anwendung im Wundgebiet Schritt für Schritt

Vorbereiten

Das Granulationsgewebe muss so weit wie möglich tamponiert werden. Der Nagel muss so gut wie möglich getrocknet werden. Hier ist auch Druckluft gut einsetzbar. Sollte dies nicht möglich sein, wird die Fläche vorsichtig mit einem Wattestäbchen oder einem Wattepellet mit Alkohol gereinigt und danach gut durchgetrocknet.

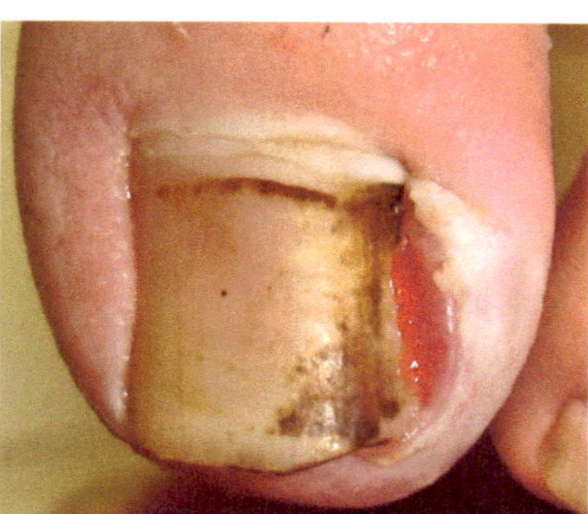

Abb. 34.25 Nagel mit Granulationsgewebe

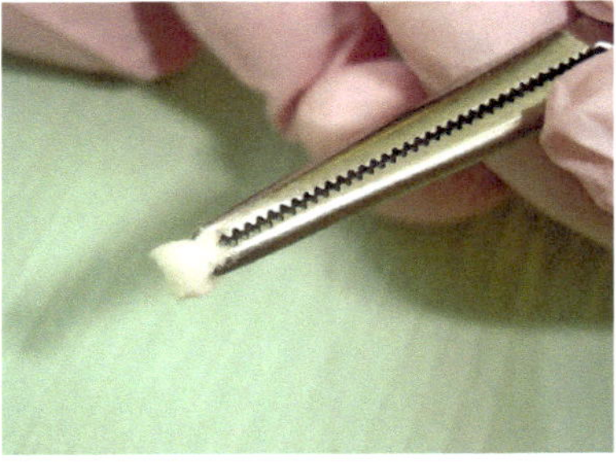

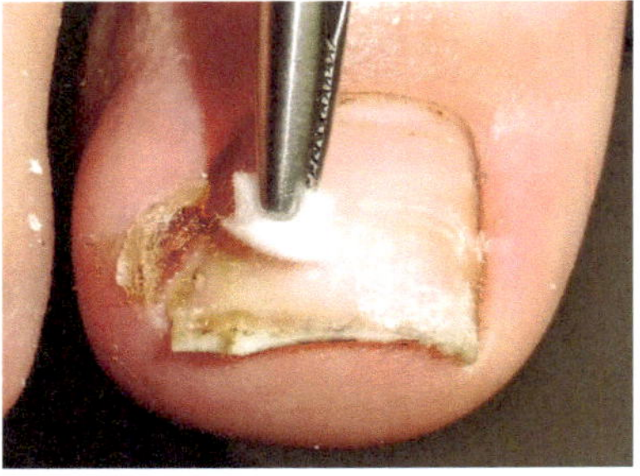

Abb. 34.26 und Abb. 34.27 Reinigung des Nagels mit alkoholgetränkter Watte

Je trockener der Nagel, umso größer ist die Chance, dass die Haken auch gut sitzen. Es ist wichtig, bei solchen Nagelproblemen ohne Druck und Hast zu arbeiten.

Haken setzen und kleben

Wenn der Nagel gut vorbereitet ist, können die Haken platziert werden. Man muss gut überlegen, wie viel Zug benötigt wird. Danach werden die Haken weiter auseinander oder mittig platziert und verklebt.

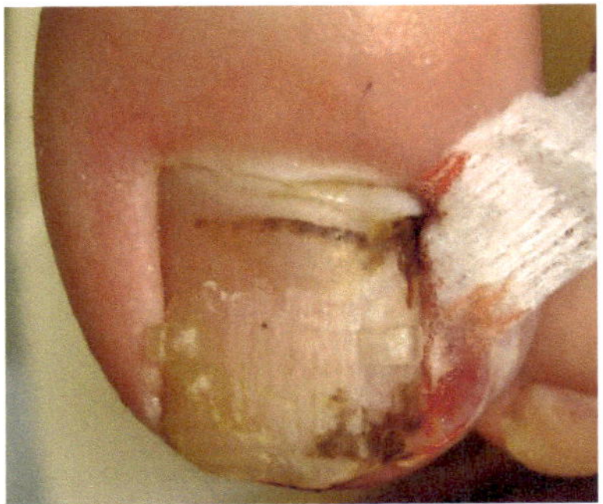

Abb. 34.28 Tamponiertes Gewebe

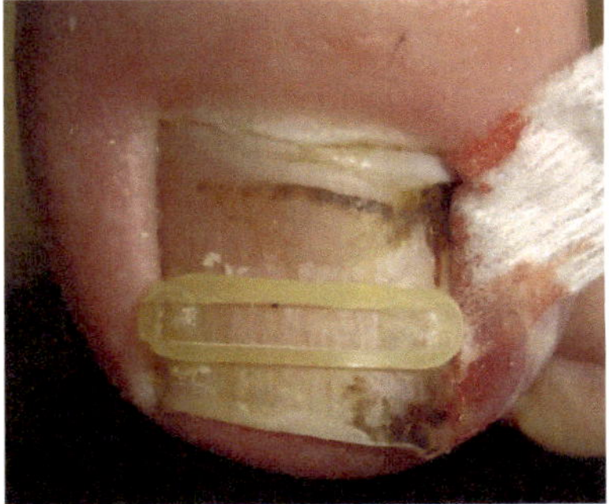

Abb. 34.29 Gummiring ohne Überzugschlauch

Im Fall dieses Patienten (Abb. 34.25 und 34.28 bis 34.30) wurde auf den Überzugschlauch verzichtet, da hier so wenig Zusatzmaterial wie möglich zum Einsatz kommen sollte. Nachdem der Gummiring platziert wurde, sind die Haken vorsichtig mit Acrylkleber gegen Herausrutschen versiegelt worden.

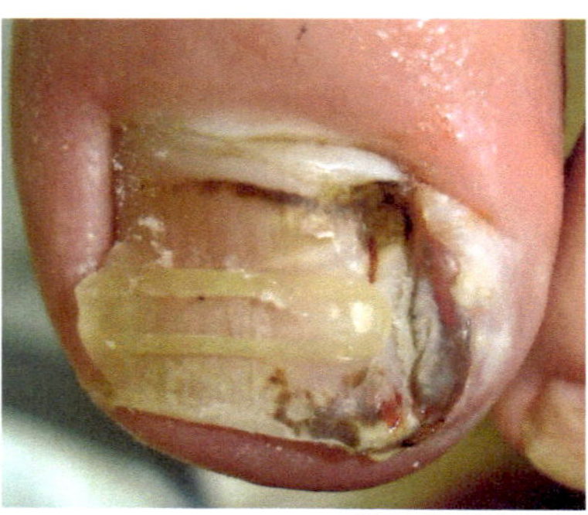

Abb. 34.30 Der Nagel wurde schon angehoben und die Tamponade kann erneuert werden

Tamponade nochmals erneuern

Wenn die Spange sitzt, ist es sehr wichtig, die erste Tamponade zu entfernen und eine neue in den Falz zu legen. Je intensiver tamponiert werden kann, umso besser ist der Heilungsverlauf. In den meisten Fällen lassen sich die Tamponaden jetzt gut einsetzen, da der Nagel angehoben ist und die Patienten über weniger Druckschmerz klagen.

35 Orthonyxie im Off-Label-Use

In der Behandlung mit Spangen wird jeder Behandler einmal an eine Grenze stoßen, an der er mit dem Gelernten nicht weiterkommt. Anstatt die Behandlung abzubrechen, ist es sinnvoll zu überlegen: Welche Vorteile ziehe ich aus der jeweiligen Spangentherapie, und kann ich diese auch miteinander verbinden?

35.1 Zwei Spangen gleichzeitig

Wenn Therapeuten jahrelange Berufserfahrung haben, werden Sie schon die eine oder andere Spange gleichzeitig mit einer zweiten ausprobiert haben. Zwei Spangen auf einem Nagel zu haben ist durchaus möglich. Wichtig dabei ist zu wissen, welche und wie viele Kräfte wirken und wo man diese genau und dosiert einsetzen kann. Einem Berufsanfänger sollte diese Therapiemaßnahme nicht gleich empfohlen werden.

Tab. 35.1 Gleichzeitige Anwendung von zwei gleichen oder unterschiedlichen Spangen. Mit den Klebespangen sind BS, Podofix, Onyfix, COMBIped und Podostripe gemeint. Mit 3TO sind alle dreiteiligen Spangenmodelle gemeint.

Orthonyxie-Mischformen	
Fraser	3TO
Fraser	Klebespange
Klebespange	Klebespange
3TO	Federspange
3TO	Klebespange
3TO	Erki-Technik
Erki-Technik	Klebespange
Federspange	Fraser
Federspange	Klebespange

Wenn eine zweite Spange gebraucht wird, ist zu überlegen, welche Kräfte gebraucht werden. Ist es wichtig, Zugkraft zu haben? Ist es möglich, zwei Mal Zugkraft zu wählen?

35.2 Indikationen für zwei Spangen auf dem Nagel

35.2.1 Unguis convolutus/konisch

Bei einem stark aktiv rollenden Tütennagel sind in bestimmten Fällen zwei Spangen indiziert. Oft beobachten Behandler, dass sich der Nagel im distalen Bereich entrollt, sich aber nach proximal wieder einengt. In diesem Fall ist eine Unterstützung des Nagels von proximal zu empfehlen.

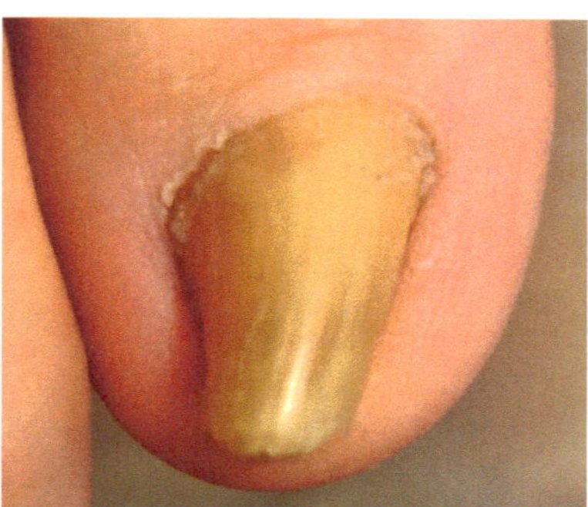

Abb. 35.1 Stark aktiver Tütennagel

Diese Spangenkombinationen sind hier indiziert:

distal zum Nagelrand	proximal zum Nagelbett
Fraser	Klebespange
3TO	Klebespange
Klebespange	Klebespange

Tab. 35.2 Mögliche Spangenkombinationen bei stark rollendem Tütennagel. Eine unilaterale Federspange wäre bei dieser konischen Krümmung keine gute Lösung, da diese vom Draht her keinen Spielraum bietet, wenn der Nagel seine Breite ändert.

Fallbeispiel dreiteilige Orthonyxie/Podostripe®

Der Nagel der Patientin in Abbildung 35.2 bereitete im Nagelfalz beidseitig starke Schmerzen. Der Nagel befand sich in einem Rollschub. Die dreiteilige Spange allein konnte den Nagel nicht beruhigen. Zudem saß der Nagel so fest im Falz, dass die Spange auch nicht weiter nach distal hätte versetzt werden können. Damit sich der distale Nagelfalz weiter lockert, wurde im hinteren Teil eine Podostripe®-Spange gesetzt und der Nagelfalz beidseitig zusätzlich mit Salicylsäure tamponiert.

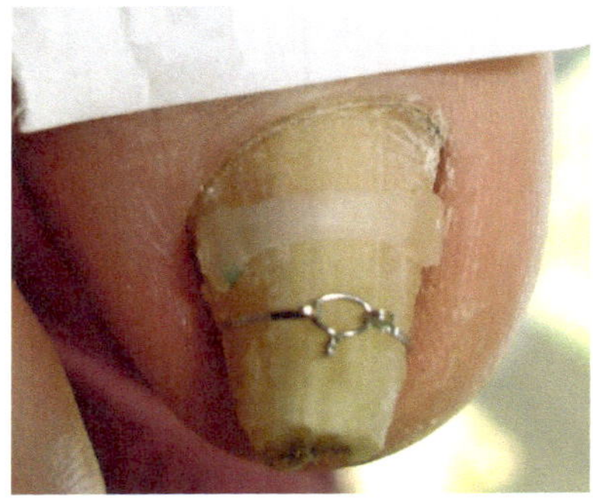

Abb. 35.2 Kombination aus Podostripe® und dreiteiliger Spange

Im unteren Fall (Abb. 35.3 und 35.4) ist der Nagel an der rechten Seite sehr stark gekrümmt. Die dreiteilige Spange hat von distal aus nicht die Kraft, dem sich hinten rollenden Nagel entgegenzuwirken. Es wurde eine Podostripe® gesetzt, um den Nagel im proximalen Bereich vorzuformen.

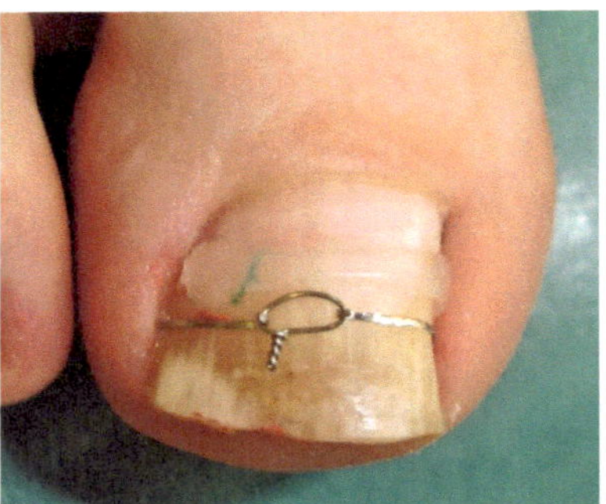

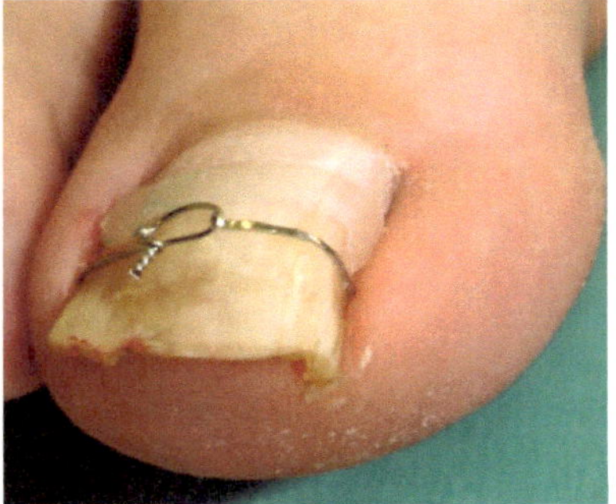

Abb. 35.3 (li.) und Abb. 35.4 (re.) Die Federspange allein konnte dem sich hinten rollenden Nagel nicht entgegenwirken

35.2.2 Unguis convolutus synchron gebogen

Ein Unguis convolutus, der synchron gebogen ist, braucht nicht grundsätzlich zwei Spangen. Aber es kann dazu kommen, dass sich dieser Nagel mit einer Spange auch bei stärkster Drahtwahl nicht mehr aktivieren lässt. In dem Fall ist eine zweite Spange vorübergehend eine gute Möglichkeit.

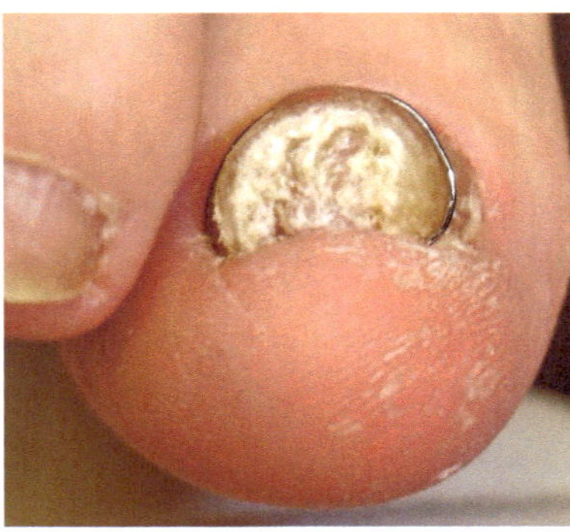

Abb. 35.5 Hier sind zwei Spangen eine gute Wahl

distal zum Nagelrand	proximal zum Nagelbett
Fraser	Klebespange
3TO	Klebespange
Klebespange	Klebespange
3TO	Fraserspange
Fraser	Federspange*

*Tab. 35.3 Mögliche Spangenkombinationen bei synchron gebogenem U. convolutus; *bedingt, je nachdem, wie weit die Krümmung fortgeschritten ist*

Fallbeispiel Fraser-Spange/Federspange

Bei der Patientin in Abbildung 35.6 wurden zwei Spangen appliziert, da sich der Nagel über Monate hinweg nicht mehr der Fraser-Spange (Stärke 0,5 mm) anpassen wollte. Daher wurde im proximalen Bereich zusätzlich eine Federspange gesetzt, um den Nagel im hinteren Teil am erneuten Einrollen zu hindern.

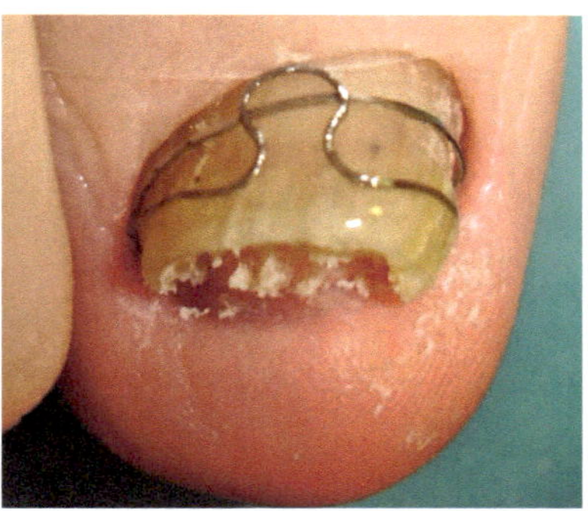

Abb. 35.6 Fraser-Spange (distal), Federspange (proximal)

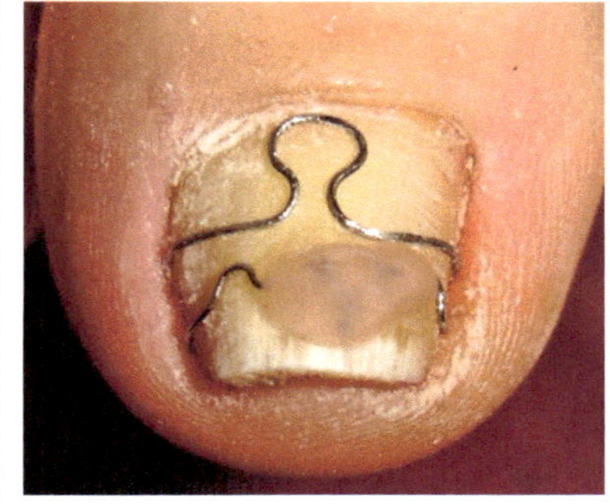

Abb. 35.7 Fraser-Spange (proximal) mit 3TO (distal)

Fallbeispiel Podofix®/Podofix®

Die Patientin in Abbildung 35.8 hatte eine solch starke Abneigung gegen einen Draht im Nagelfalz, dass keine Drahtspange gesetzt werden konnte. Allerdings waren die Schmerzen auch sehr unterschiedlich lokalisiert. Am rechten Nagelrand lag der Schmerz weiter mittig, während die Beschwerden links genau am vorderen Rand auftraten. Versuche mit nur einer Spange sind gescheitert. Nachdem zwei Spangen appliziert wurden, war die Patientin beschwerdefrei. Im Laufe der Zeit konnte die Behandlung wieder auf eine Spange reduziert werden.

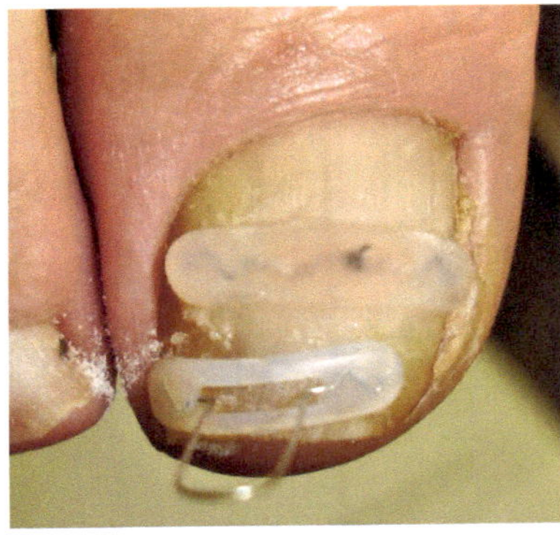

Abb. 35.8 Zwei Mal Podofix® an einem Nagel

35.2.3 Unguis incarnatus

Wenn bei einem Nagel der Falz auf einer Seite sehr verwachsen ist, hat man manchmal nicht die Möglichkeit, eine Drahtspange einzuhaken. Wenn der Patient dann noch sehr empfindlich auf Druck reagiert, sind auch reine Klebespangen (außer Podofix®) nicht immer zu applizieren.

Fallbeispiel Erki-Technik/Federspange mit Gummiring (klein)

Bei dem Patienten aus Abbildung 35.9 wurde in der Planung eine dreiteilige Spange ausgesucht. Der erste Spangenschenkel rechts konnte noch gut gesetzt werden. Der linke Spangenschenkel war nicht unter den Nagel zu haken. Um den rechten Schenkel nicht wieder aus dem Falz zu nehmen, ist auf der linken Seite ein Erki-Häkchen geklebt worden. Die beiden Teile sind in der Mitte mit einem Gummiring verbunden worden.

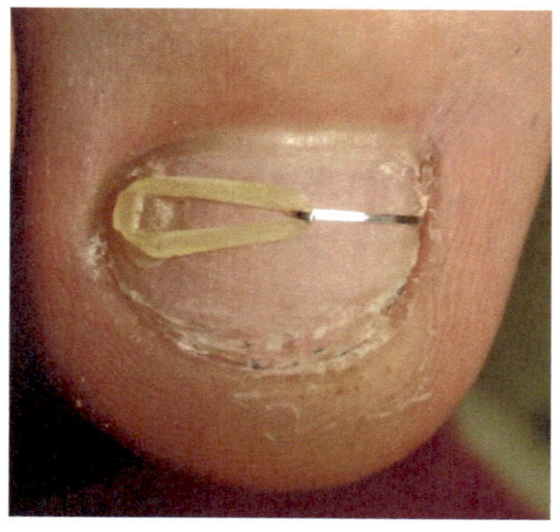

Abb. 35.9 Erki-Technik mit Federspange und Gummiring kombiniert

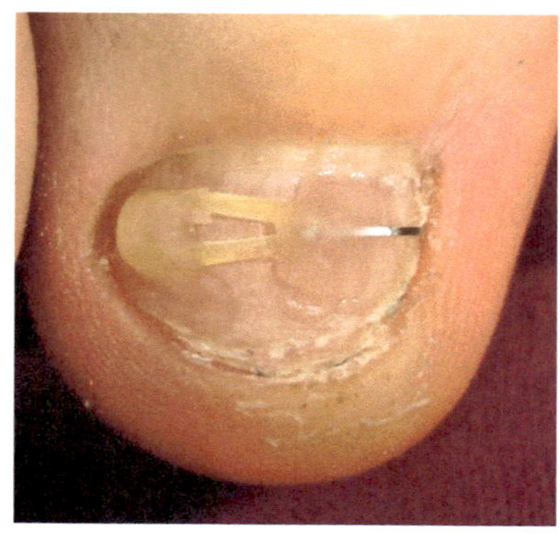

Abb. 35.10 Acrylkleber auf der Spangenkombination

Damit der Patient sich nicht verletzt, wurden beide äußeren Teile mit Acrylkleber abgedeckt und der Falz im Anschluss tamponiert.

Fallbeispiel Federspange als 3TO mit Schlaufe

Wenn der Nagelfalz zu eng ist, besteht auch die Möglichkeit, eine Federspange zu nehmen, diese in der Mitte durchzutrennen und wie bei einer dreiteiligen konfektionierten Spange zwei Häkchen zu biegen: das obere für die Schlaufe; das untere wird im Nagelfalz eingehängt. Dann sind die beiden Schenkel wie gewohnt mit einer Schlaufe zu verdrehen (Abb. 35.11).

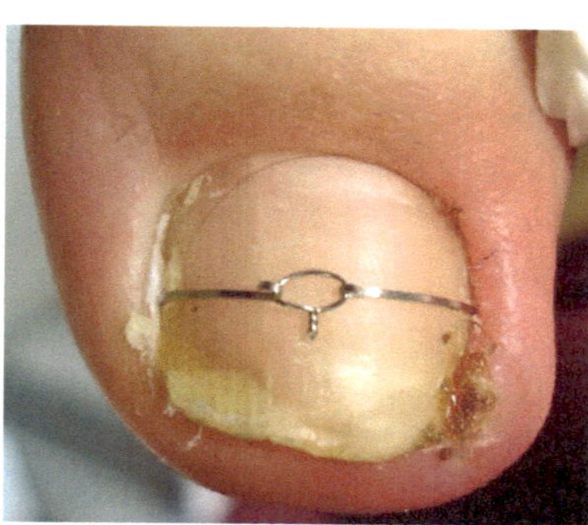

Abb. 35.11 Federspange als 3TO mit Schlaufe

36 Beenden der Spangentherapie

Nicht jeder Patient hat eine Chance, seine Beschwerden durch eine Spangentherapie dauerhaft zu beheben. Es kommt immer darauf an, welche Indikationen vorliegen und wie es zum Einwachsen des Nagels gekommen ist.

36.1 Unguis incarnatus durch unsachgemäße Nagelpflege

Der klassische Unguis incarnatus ist meist infolge falschen Nagelkürzens entstanden (Abb. 36.1). Hier liegt die Erfolgsrate der Behandlung bei weit über 80 % (Abb. 36.2). Wenn der Nagel anschließend fachlich richtig gekürzt wird, ist kein Rezidiv zu befürchten.

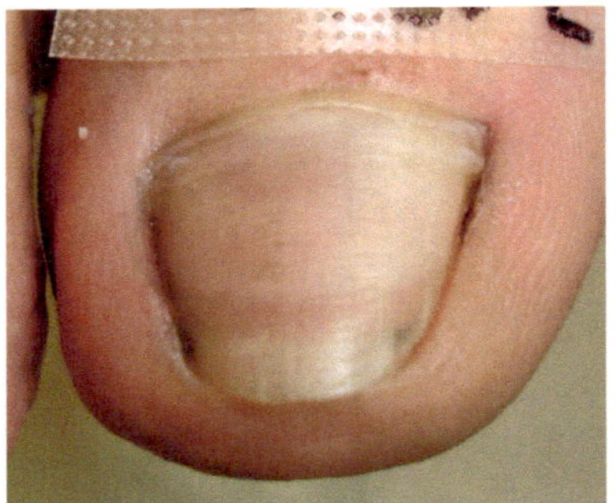

Abb. 36.1 Unguis incarnatus durch falsches Nagelkürzen

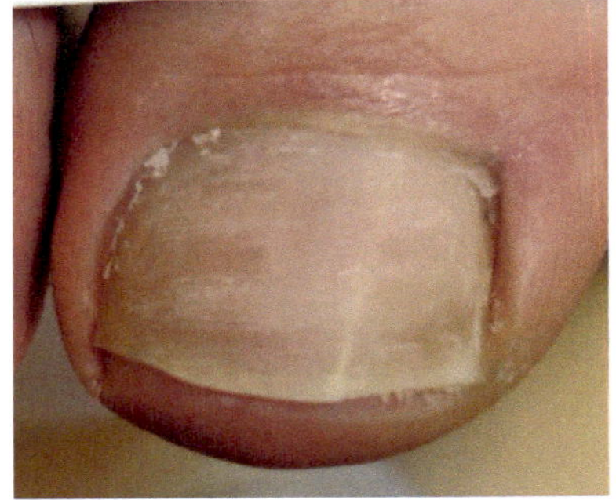

Abb. 36.2 Derselbe Nagel nach erfolgreicher Behandlung

36.2 Unguis convolutus durch externe Bedingungen

Auch Patienten mit einem Unguis convolutus, der sich zum Beispiel durch das Tragen von falschem Schuhwerk entwickelt hat (Abb. 36.2), haben sehr gute dauerhafte Heilungschancen (Abb. 36.3). Vorausgesetzt, der Patient trägt auch nach der Therapie das für ihn geeignete Schuhwerk.

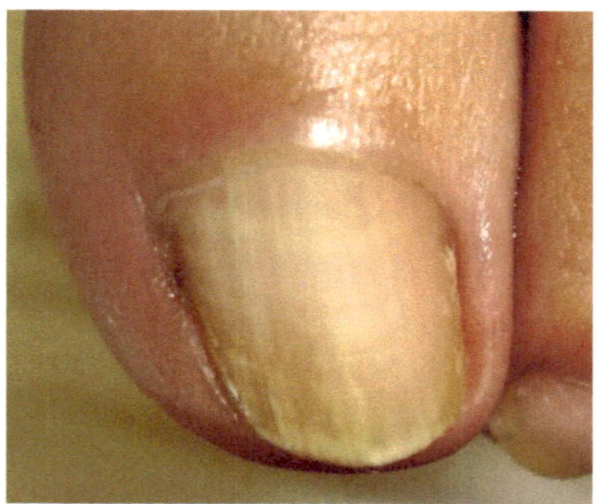

Abb. 36.3 Unguis convolutus durch das Tragen falschen Schuhwerks

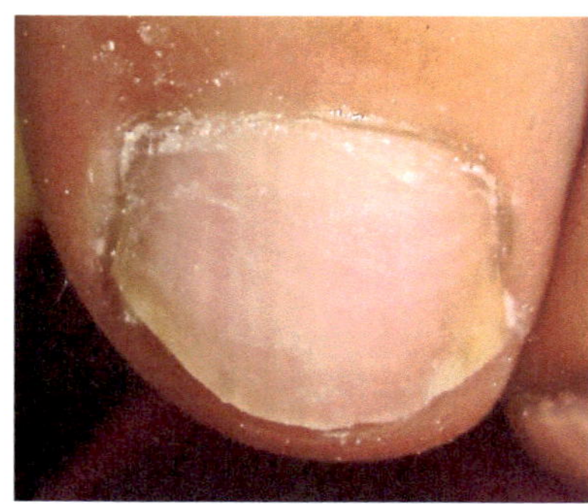

Abb. 36.4 Derselbe Nagel nach erfolgreicher Behandlung

36.3 Genetisch bedingter Unguis convolutus

Wenn sich durch genetisch bedingte Veränderungen ein Unguis convolutus entwickelt, ist ein dauerhafter Therapieerfolg sehr gering. Bei dieser Form werden die Patienten darauf hingewiesen, dass sie voraussichtlich ein Leben lang eine Spange tragen sollten/müssen.

Tipp aus der Praxis:
Wenn Patienten mit einem Unguis convolutus in der Praxis vorstellig werden und nur die Großzehe betroffen ist, aber die restlichen Nägel keine pathologische Krümmung aufweisen, ist davon auszugehen, dass es nur durch falsche Nagelpflege oder externe Faktoren zum Ung. c. gekommen ist. Die Chancen sind gut, dass der Patient nach der Korrektur in Remission bleibt.

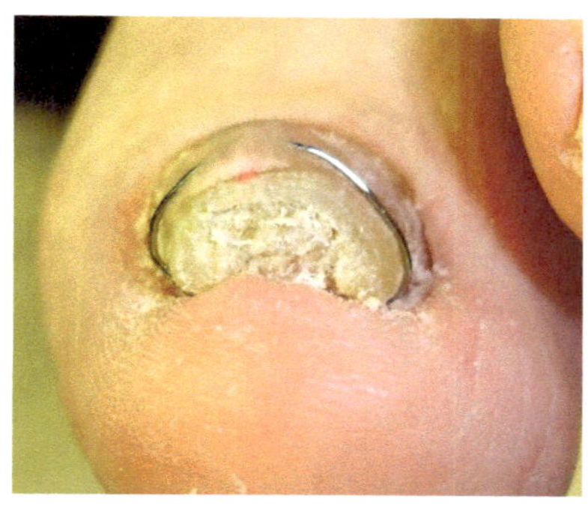

Abb. 36.5 Diese Patientin kam 2013 mit einem Unguis convolutus in die Praxis

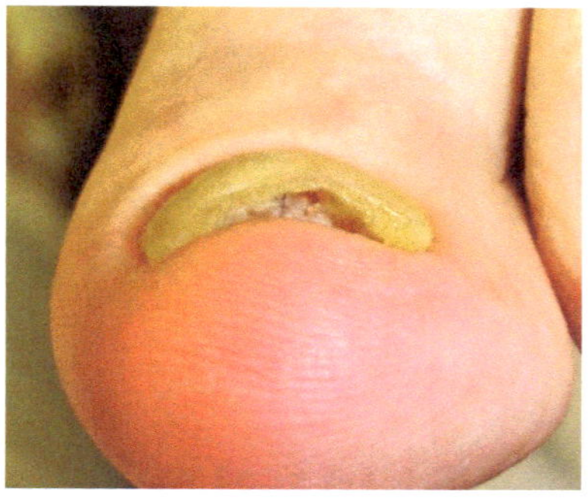

Abb. 36.6 2015 wurde sie mit einer deutlichen Verbesserung der Nagelkrümmung entlassen

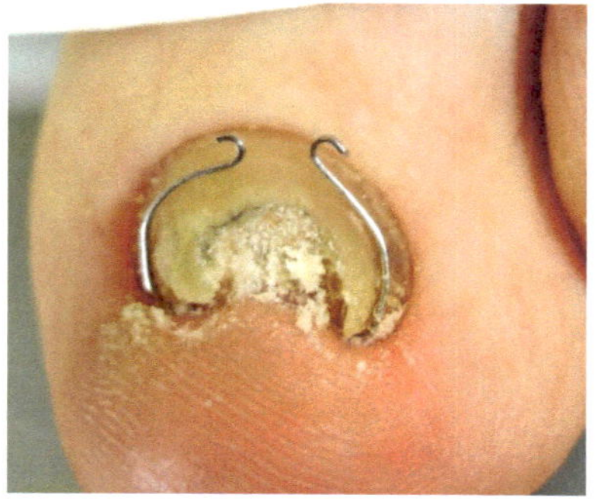

Abb. 36.7 2016 wurde die Patientin wieder mit fast der gleichen konvexen Krümmung in der Praxis vorstellig. In der Erstversorgung wurde eine dreiteilige Spange angesetzt, nach sechs Wochen gewechselt. Die Patientin trägt seitdem eine „Dauerspange“ – eine Fraser-Spange in der Drahtstärke 0,5 mm.

36.4 Rezidive

Dass sich die Nägel nach dem Beenden einer Spangentherapie manchmal wieder etwas verformen, kommt oft vor und ist kein Grund zur Beunruhigung. Darauf sollte man die Patienten hinweisen. Warum sich manche Nägel immer wieder einrollen, ist abschließend nicht pauschal zu erklären. Genetische oder stoffwechselbedingte Faktoren oder auch der Einsatz von Medikamenten und deren Nebenwirkungen können Ursachen dafür sein.

Mögliche Ursachen für Rezidive nach einer Spangentherapie

- zu enges Schuhwerk
- falsches und zu kurzes Schneiden
- zu enge Bestrumpfung (zum Beispiel Stützstrümpfe)
- genetische Bedingungen
- sportliche Aktivitäten, die einen permanenten Druck auf die Zehen ausüben
- Berufsschuhe, die den Zeh einengen
- keine nachfolgenden Kontrollen
- medikamentöse Ursachen
- Stoffwechselerkrankungen
- Einlagen, die den Platz im Schuh verringern
- mangelnde Aufklärung der Patienten
- Neigung zu Hyperkeratosen im Falz

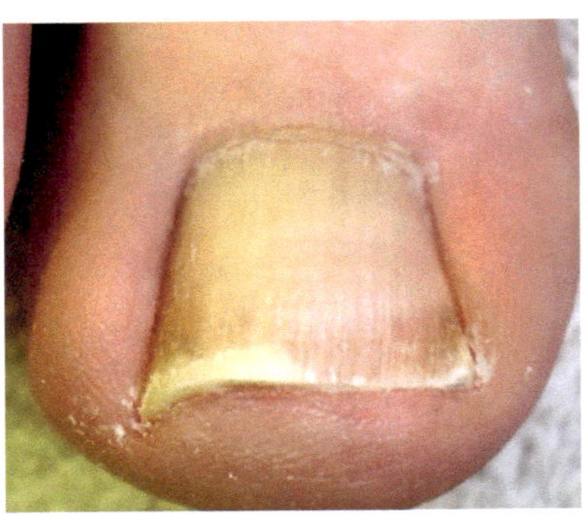

Abb. 36.8

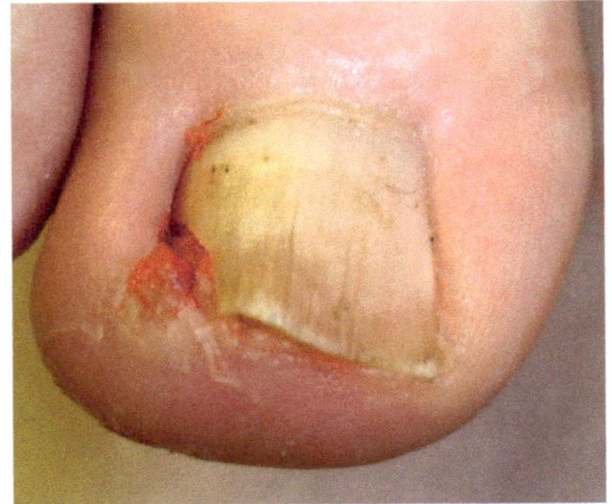

Abb. 36.9

Diese Patientin (Abbildungen oben) wurde 2007 nach einer 14-monatigen Spangentherapie erfolgreich entlassen (Abb. 36.8).
Anfang 2010 wurde die Patientin wieder vorstellig, der Nagel war massiv manipuliert. Die Ecke hatte immer etwas gestört, also hat die

Patientin diese herausgeschnitten und den Rest „herausgerissen". Später kam sie wegen immer wiederkehrender Entzündungen nicht mehr zurecht (Abb. 36.9).

36.5 Versorgung nach der Spangentherapie

Nach Beendigung einer Spangentherapie sollten zwei Fragen gestellt werden:

1. Will der Patient die weitere Versorgung zu Hause selbst durchführen?
2. Möchte er die Versorgung durch eine externe kosmetische Fußpflege durchführen lassen?

Wenn sich der Patient dafür entscheidet, die Nägel zukünftig zu Hause selbst zu pflegen, sollte eine ausführliche Beratung erfolgen. Folgende Punkte sind wichtig:

1. Welches Instrumentarium möchte der Patient einsetzen?
2. Kann er mit diesen Instrumenten umgehen?
3. Hat er verstanden, wie weit sein Nagel gekürzt werden darf?
4. Wie ist es um sein Schuhwerk bestellt?
5. Muss er Stützstrümpfe tragen?
6. Kann er sich überhaupt die Nägel allein schneiden (körperliche oder gesundheitliche Einschränkungen)?
7. Soll ein Angehöriger die Nagelpflege übernehmen?
8. Weiß der Patient, was zu tun ist, wenn es wieder zu Problemen kommt?
9. Hat er eine genetische Disposition?

Wenn der Patient sich dafür entscheidet, sich in externe Hände zu begeben, sollten folgende Fragen geklärt werden:

1. Ist die Fachkraft ausgebildet? Darüber sollte sich der Patient vorher genau informieren.
2. Eventuell sollte er die Fachkraft vor einem Praxisbesuch über seine Probleme aufklären und nachfragen, ob diese Probleme dort überhaupt behandelt werden können.
3. Dem Patienten muss genau erklärt werden, worauf er zu achten hat (Nägel dürfen nicht rund- oder die Ecken herausgeschnitten werden).

4. Wenn häufig Verletzungen nach der Behandlung auftreten, dann sollte der Patient den Behandler gegebenenfalls wechseln.

Diese Punkte sind unerlässlich, damit der Patient für die Zukunft keine Probleme mit seinen Nägeln mehr bekommt.

36.6 Hinweise für Patienten zu Hause

- Zu Hause muss darauf geachtet werden, dass die Schuhe passen. Die Schuhe müssen regelmäßig gewechselt werden, damit sich der Druck besser verteilt.
- Bei Stützstrumpfträgern gilt die Empfehlung, vorne offene Strümpfe zu tragen.
- Die Instrumente zur Nagelpflege müssen besprochen werden. Man empfiehlt dem Patienten die richtige Zange und zeigt ihm gegebenenfalls in der Praxis die fachgerechte Anwendung.
- Dem Patienten muss erklärt werden, dass er die Nägel nie zu kurz schneiden darf. Eventuell sollten die Großnägel nur gefeilt werden.
- Empfehlenswert ist es, in bestimmten Abständen einen Kontrolltermin in der Praxis zu vereinbaren. So können Fehler schneller gesehen und korrigiert werden.
- Weiche Nägel können schneller einreißen oder brechen. Der Patient sollte immer darauf achten, die Füße trocken zu halten.
- Beim Hallux valgus mit „Reiter“ (zweite Zehe liegt auf der Großzehe) ist es sinnvoll, mit einem Abstandshalter (konfektioniert oder mithilfe einer Orthose) den Druck vom Nagel zu nehmen (Abb. 36.10 und 36.11).

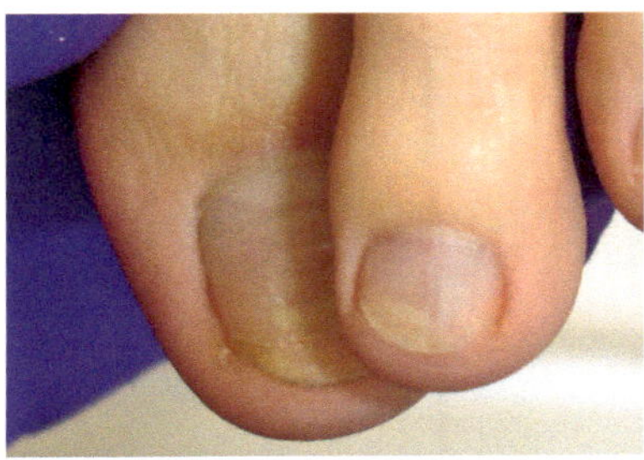

Abb. 36.10 Hallux valgus mit „Reiter“

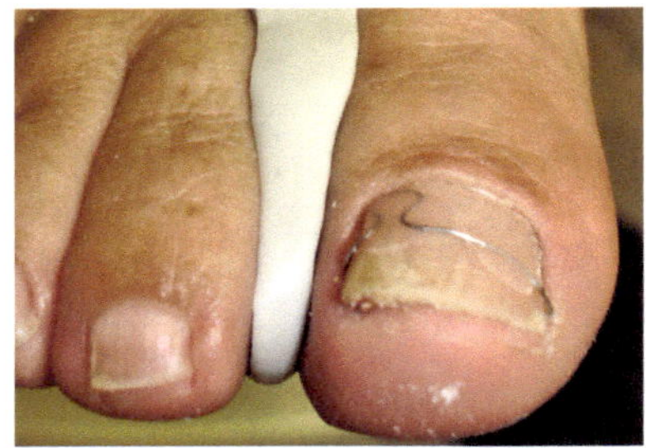

Abb. 36.11 Ein Abstandshalter oder eine Orthose hilft, den Druck vom Nagel zu nehmen

36.7 Nachsorge und Vorsorge

Nicht jede beendete Therapie bleibt ohne Rezidiv. In einigen Fällen kann schon vor der Beendigung erahnt werden, dass sich wieder Probleme einstellen werden. Dann überlegt man am besten schon vorher, welche Maßnahmen nach der Therapie zu ergreifen sind. Nachdem die Behandlung abgeschlossen wurde, kann zum Beispiel eine Klebespange zur Unterstützung des geraden Nagelwachstums eingesetzt werden. Dies stabilisiert den Nagel und verhindert ein erneutes Einwachsen. Auch ist es möglich, den Nagelfalz regelmäßig durch Tamponaden zu dehnen, damit der nachwachsende Nagel genügend Platz behält und nicht vom zu engen Nagelwall wieder eingeengt wird (siehe Kapitel 14).

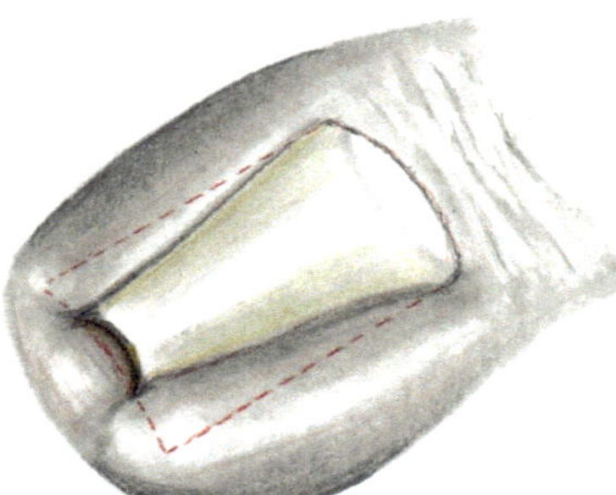

Abb. 36.12 Tütennagel

36.8 Verstärkung durch Acrylkleber

Eine weitere Technik ist die Verstärkung der Nagelplatte mittels eines Zwei-Komponenten-Klebers (Acrylkleber), um den Nagel am Wiedereinrollen zu hindern. Eine regelmäßige fachliche Pflege ist optimal. Dadurch können neue Rezidive schnell erkannt und Fehlerquellen durch unsachgemäße Pflege unterbunden werden.[53]

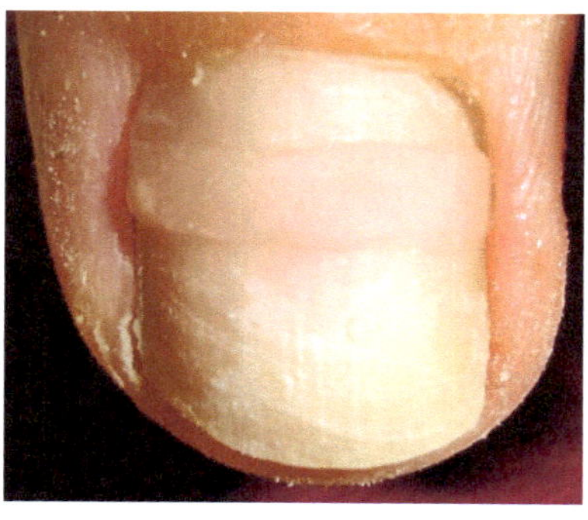

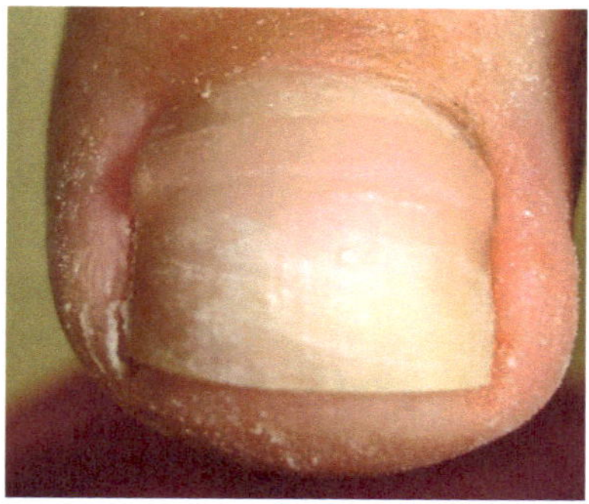

Abb. 36.13 und Abb. 36.14 Verstärkung des Nagels mit Acrylkleber

37 Operative Verfahren beim Unguis incarnatus

37.1 Nagelkeilexzision (Emmert-Plastik)

Wenn es um den einwachsenden Nagel geht, greifen Mediziner oft unkritisch zum Verfahren der Keilexzision. Die Exzision von Nagelwall, eingewachsenem Nagelrand und zugehöriger Matrix zur Therapie fortgeschrittener Stadien des eingewachsenen Zehennagels ist Standardrepertoire der chirurgischen Lehrbücher.

Verschiedene Studien und Erfahrungsprozesse haben immer wieder gezeigt, dass zu früh getroffene Entscheidungen oft zu entstellenden ästhetischen Resultaten und häufig zu Rezidiven führten. Es ist wichtig, zunächst die Ursache zu erörtern und dann mit dem Patienten das geeignete Therapieverfahren zu wählen.

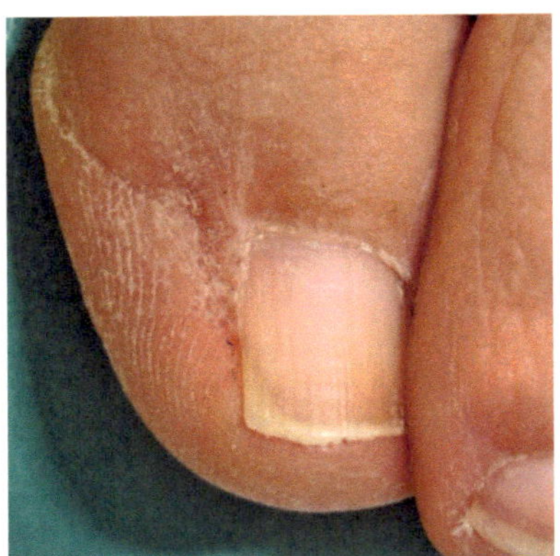

Abb. 37.1 Eingewachsener Nagel vor der Entfernung

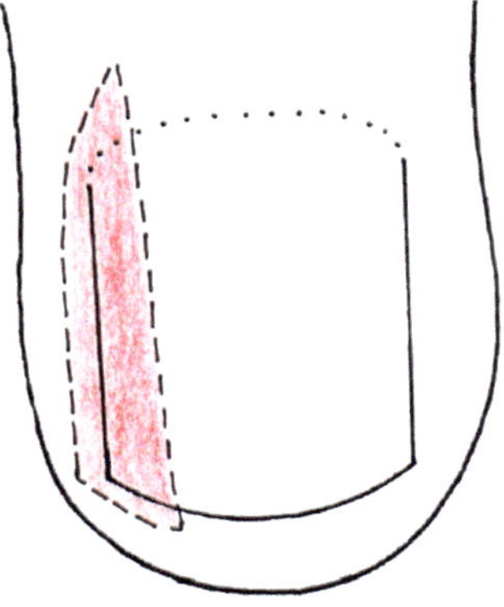

Abb. 37.2 Der rot markierte Bereich wird entfernt

Die ***operative Nagelentfernung*** (Nagelexzision) erfolgt in der Regel in Leitungsanästhesie (Einspritzen von Betäubungsmittel in die Nähe bestimmter Nervenstränge).

Bei dieser recht anspruchsvollen Operation wird in einem Block der seitliche Teil parallel zum Nagelfalz mitsamt Nagelmatrix und ein Teil des Nagelwalls entfernt. Dabei wird unter anderem das Nagelbett verkleinert, sodass der Zehennagel anschließend in schmalerer Form nachwächst und somit nicht mehr seitlich in den Nagelwall einschneidet. Bei dieser Operation muss der Nagelsporn bis zu seinem Ansatz verschmälert werden. Doch dabei besteht häufig die Gefahr, dass sich im Bereich der Nagelwurzel noch Matrixreste befinden. Das führt meistens zu entarteten Verwachsungen am Nagel. Kleine Dornen ragen dann spitz aus der Haut, in einigen Fällen wachsen diese Sporne auch unter der Haut und verursachen weitere Entzündungen, die Jahre andauern können. Die postoperativen Beschwerden nach einer Keilexzision sind beträchtlich. Meist sind starke Analgetika und eine Ruhigstellung während mehrerer Tage bis Wochen nötig. Durch bessere Behandlungsmethoden ist dieser Eingriff obsolet geworden. Alternative Behandlungen bieten deutlich bessere Erfolge.

37.1.1 Ablauf einer Emmert-Plastik

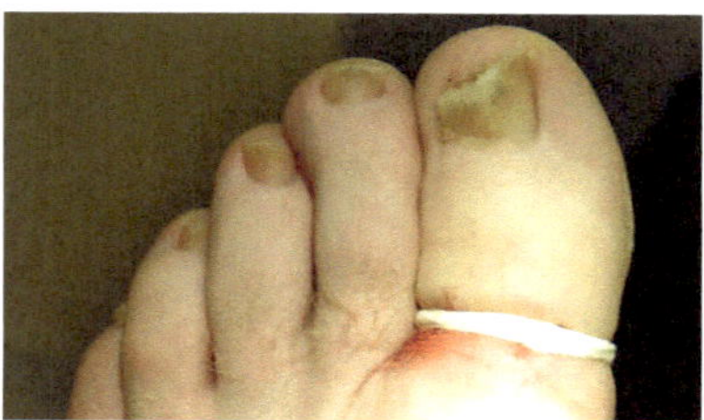

Abb. 37.3 Anlegen der sogenannten Blutleere. Diese dient dazu, die Sicht beim Operieren zu gewährleisten.

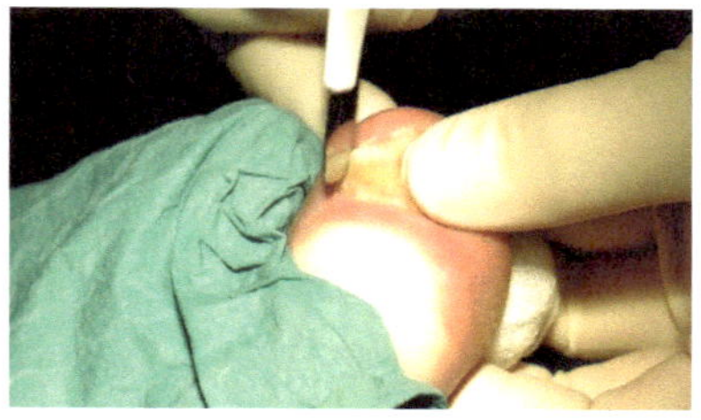

Abb. 37.4 Keilförmig werden der Nagel sowie das Hautareal von distal nach proximal ausgeschnitten

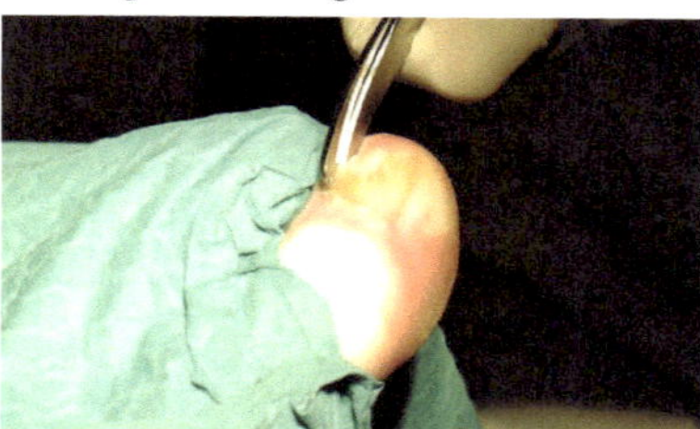

Abb. 37.5 Mit einer Schere wird der Nagel bis zur Nagelwurzel eingeschnitten

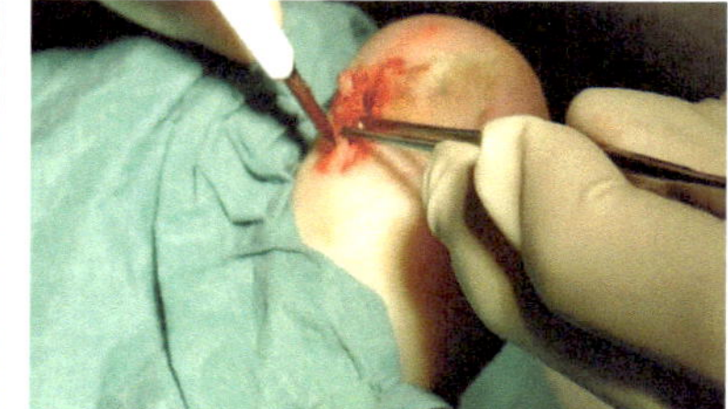

Abb. 37.6 Mit einer Pinzette wird der Nagelkeil aus dem Nagelbett gelöst

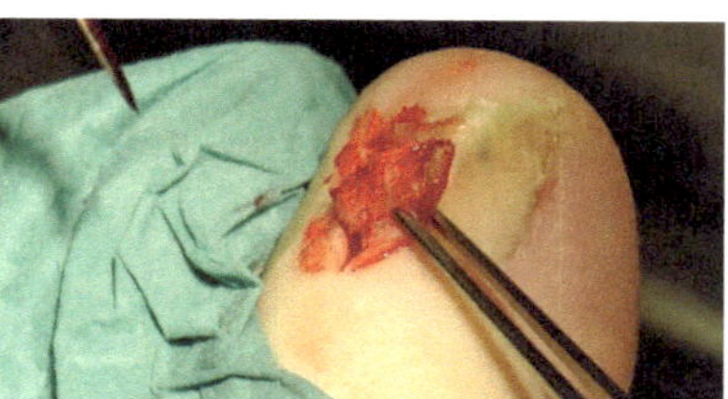

Abb. 37.7 Hier erkennt man deutlich, wie der Nagelkeil aussieht

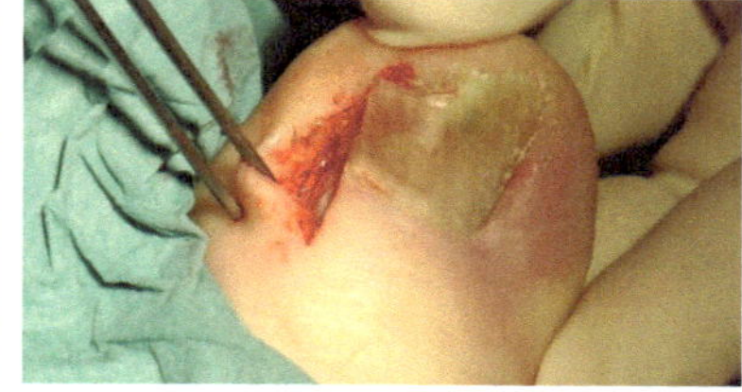

Abb. 37.8 Sichtbefund des Wundgebietes darauf, ob das gesamte Material entfernt wurde

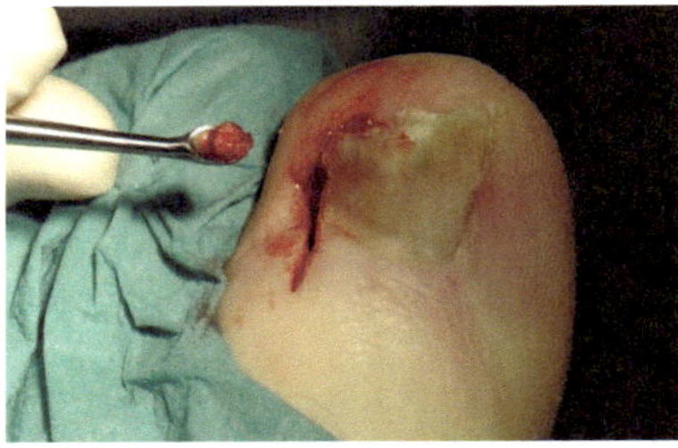
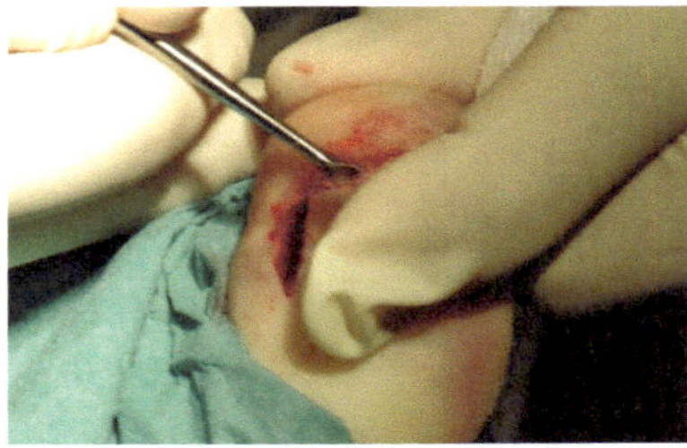

Abb. 37.9 und Abb. 37.10 Mit einem Löffel wird im Anschluss die Wunde gereinigt

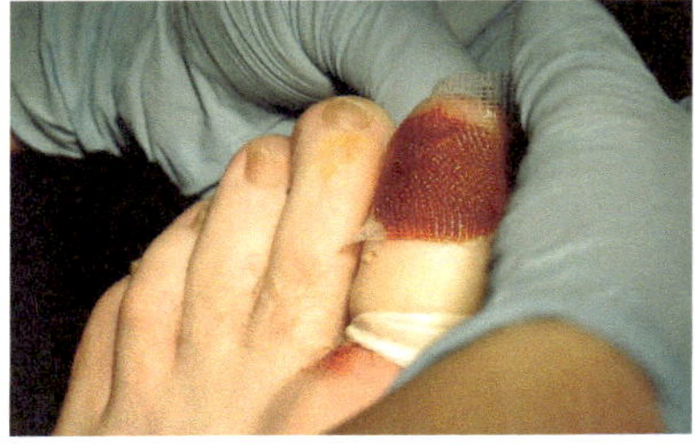

Abb. 37.11 Nachdem die Wunde vernäht wurde, wird die Nagelplatte mit einer inerten Wundganze und einer Jodsalbe verbunden

Die Heilung dauert meist zwei Wochen, dabei sollte der Fuß so wenig wie möglich belastet bzw. bewegt werden. Es kann zu einem Arbeitsausfall von ein bis zwei Wochen kommen. Die Schmerzentwicklung ist in einigen Fällen beträchtlich und sollte vorher bedacht werden. Ein erhöhter Schmerzmittelbedarf kann nötig sein.

37.2 Nagelextraktion = Entfernung der gesamten Nagelplatte

Die Nagelextraktion ist die operative Entfernung eines kranken Finger- oder Zehennagels unter Schonung der Nagelmatrix. Sie wurde von vielen Medizinern jahrzehntelang unkritisch auf diverse Nagelsymptome hin angewendet. Sehr häufig wurden mykotische Nägel und auch Onychogrypose so behandelt. Bei einem Unguis incarnatus ist dieses Verfahren fast nie indiziert. Die Nagelwurzel würde so traumatisiert, dass die Gefahr für nachfolgende Nagelschäden sehr groß wäre.

Heute ist die vollständige Nagelextraktion lediglich bei der seltenen Retronychie indiziert, bei welcher die Nagelplatte nach Ablösung von der Matrix durch Druck auf den distalen Nagelrand eine Entzündung des proximalen Nagelwalls verursacht.

OP-Technik Nagelextraktion

Die Operation wird unter Lokalanästhesie durchgeführt. Dabei wird proximal ein Metallspatel unter die Nagelplatte geführt, um sie vorsichtig zu lösen. Auch am distalen Rand wird vorsichtig gelöst. Mithilfe einer sogenannten Extraktionszange fasst man kräftig das Material bis zur Lunula und dreht nun seitlich das Nagelmaterial aus dem Bett heraus. Eine die Matrix schonende Methode ist die Entfernung der Platte von distal nach proximal.

OP im Querschnitt

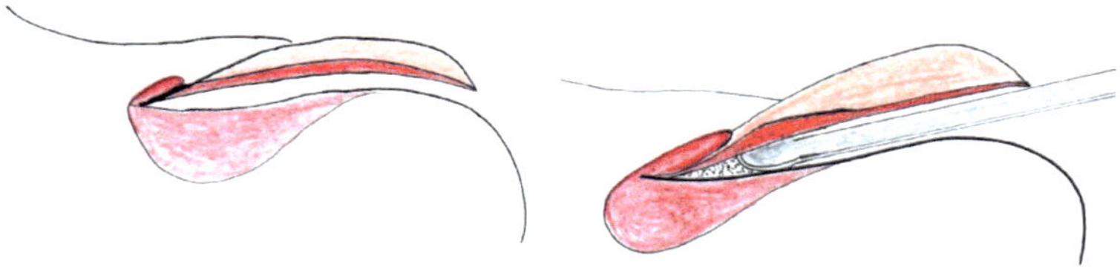

Abb. 37.12 Querschnitt des Nagels

Abb. 37.13 Die Nagelplatte wird mithilfe eines Spatels mobilisiert

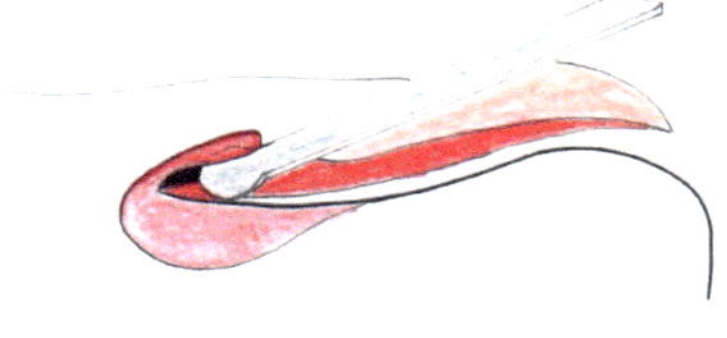

Abb. 37.14 Mobilisation vom proximalen Nagelwall

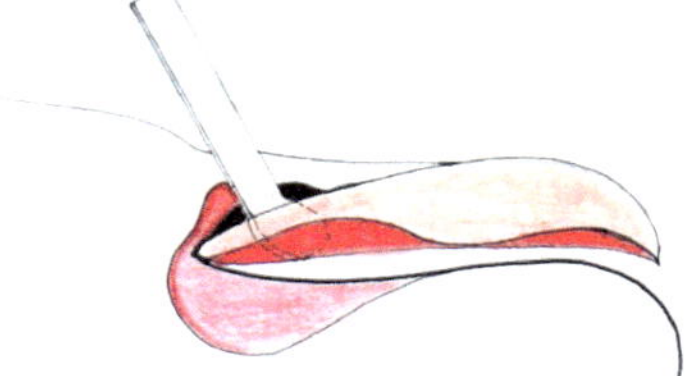

Abb. 37.15 Die Nagelplatte wird vom hinteren Teil des Nagelbettes in Richtung distal gelöst

Die Schmerzentwicklung ist nach der Behandlung unterschiedlich stark, dennoch sollte der Patient sich darüber im Klaren sein, dass dieses OP-Verfahren in den ersten Tagen nach der Behandlung erhebliche Einschränkungen mit sich bringt. Täglich muss der Salbenverband erneuert werden, eventuell sind antiseptische Bäder nötig. Ein Arbeitsausfall von ein bis zwei Wochen ist realistisch.

37.3 Keilresektion (Wedge-Resektion)

Bei diesem OP-Verfahren wird der Mediziner im Rahmen einer Mini-Operation einen möglichst kleinen Teil der Zehenplatte entfernen, um viel vom Nagel zu erhalten. Dabei wird die Matrix nicht beschädigt. Dieses Verfahren verschafft zwar eine sofortige Linderung der Beschwerden, diese ist jedoch meist nur von kurzer Dauer, da die Ursache des Einwachsens auf diesem Wege nicht beseitigt werden kann.

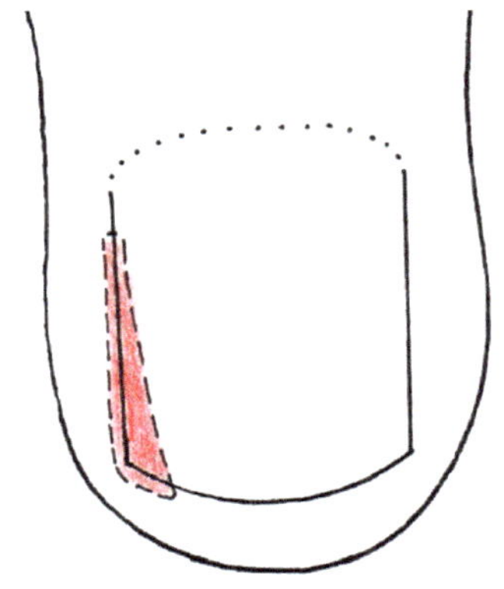

Abb. 37.16 Keilresektion

Technik Keilresektion

Das Operationsverfahren erfolgt unter Lokalanästhesie. Der Chirurg schneidet parallel in Fortsetzung vom Nagelfalz in das Nagelbett. Danach wird der Nagelteil entfernt. Im Anschluss erfolgt die Wundreinigung. Steril wird der Zeh mittels Kompressen versorgt. Das Verfahren ist für den Akutfall eines der schonendsten. Die Rezidiv-Rate liegt bei korrekter Anschlussbehandlung laut Studie[54] bei 2 %. Die postoperative Schmerzdauer ist gering, es entstehen nur kurze Ausfallzeiten. Das kosmetisch gute Aussehen des Nagels trägt entscheidend zur hohen Zufriedenheit der Patienten bei. Die partielle proximale Nagelmatrixresektion kann somit als Methode der Wahl zur Behandlung des Unguis incarnatus angesehen werden. Da der Nagel getreu seiner alten Form nachwächst, ist eine Anschlussbehandlung dringend indiziert, da sonst Rezidive entstehen können. Hier sind Tamponaden sowie unterstützende Orthonyxietherapien angebracht.

37.4 Verödung des lateralen Matrixhorns durch Phenolisierung

Ein weiteres Verfahren bei einwachsenden Nägeln ist die sogenannte Phenol-Kauterisierung. Diese wird als Alternative zur Keilexzision verwendet. Dieses Verfahren wird unter lokaler Anästhesie durchgeführt.

OP-Technik Phenolisierung

Ein schmaler seitlicher Nagelstreifen wird mittels geeigneten Instrumentariums so abgetrennt, dass auch das seitliche Matrixhorn luxiert werden kann. In die entstandene Höhle in der Nagelplatte am Matrixhorn kann nun das mit Phenol getränkte Wattestäbchen einige Minuten eingerieben werden. Die Matrix wird an dieser Stelle definitiv chemisch zerstört.

Vorteile des Verfahrens

- schmerzt postoperativ nur selten
- ein Verband ist nur für die ersten 24 Stunden nach dem Eingriff erforderlich
- sportliche Betätigung ist ebenfalls nach ein bis zwei Tagen möglich und
- man kann alle vier Seiten der beiden Großzehen bei einem einzigen Termin operieren

Nach dieser OP ist der Patient in der Regel nach ein bis zwei Tagen wieder weitgehend ohne Einschränkungen hergestellt. Die Schmerzentwicklung ist gering und kann mit leichten Scherzmitteln versorgt werden. Die entstandene nekrose Höhle muss während der folgenden zwei bis drei Wochen antiseptisch behandelt werden.

37.5 Laserverfahren bei Unguis incarnatus und Nagelbettentzündungen

Diese Behandlung ist derzeit die modernste. Die Lasermethode wurde erstmalig 1998 in Deutschland in der chirurgischen Praxis Bad Vilbel von Dr. Ruegenberg und M. Waldeck angewendet und bis heute immer weiterentwickelt. Das Verfahren ist sicher, schonend und schmerzarm. In Zusammenarbeit mit Ärzten und Podologen ist die Methode sehr erfolgversprechend.

Das Laserverfahren hat den Vorteil, dass es im Gegensatz zu den herkömmlichen OP-Methoden berührungsfrei ist. Bei der Lasermethode wird das Gewebe mit einem hochenergetischen, gepulsten Laserlicht in einer Schichtdicke von 0,01 mm pro Laserblitz abgetragen. Dieses Verfahren findet unter örtlicher Betäubung statt. Die Wunde heilt sehr schnell ab und die Schmerzen sind wesentlich reduziert. Im Unterschied zur Schnittmethode kann die Lasermethode sehr fein und vor allem zielgenau eingesetzt werden. Hierdurch heilt die Wunde schneller.

Vorteile des Verfahrens

- maximale Gewebsschonung
- schnittfreie Operation
- schneller Wundverschluss
- deutliche Schmerzreduktion
- Patient ist schnell wieder arbeitsfähig
- beide Seiten können auf einmal gelasert werden

Nachteil des Verfahrens

- Die Kosten werden nicht von den gesetzlichen Krankenkassen übernommen.

Heilung und Schmerzentwicklung

Im Durchschnitt dauert die Heilung bei einer Laserbehandlung zehn bis zwölf Tage. Durch externe Faktoren, wie zum Beispiel bei Risikopatienten oder Diabetikern, kann die Heilung verzögert werden. Nach der Behandlung wird ein Verband angelegt, der etwas Platz im Schuh braucht. Am nächsten Tag wird der Verband durch ein Pflaster ersetzt. Die Beschwerden sind nach der Behandlung kaum merklich und die Patienten sind in wesentlich kürzerer Zeit wieder berufs- und sportfähig.

38 Taping der Zehen

Das Tapen oder auch kinesiologisches Taping hat seinen Ursprung in der Physiotherapie. Dabei wird ein selbstklebendes elastisches Textilmaterial mit einem Polyacrylatkleber auf die Haut aufgebracht. Dieses Tape wird in verschiedenen Techniken angewendet, um eine therapeutische Wirkung zu erzielen.

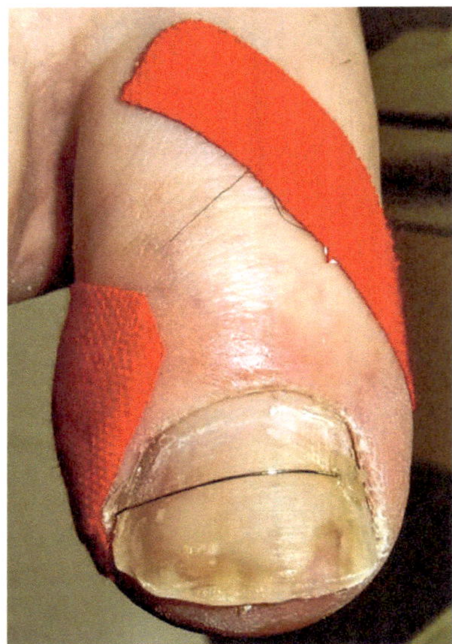

Abb. 38.1 Entlastung des lateralen Nagelfalzes mittels Taping

Abb. 38.2 Geeignetes Tapingmaterial

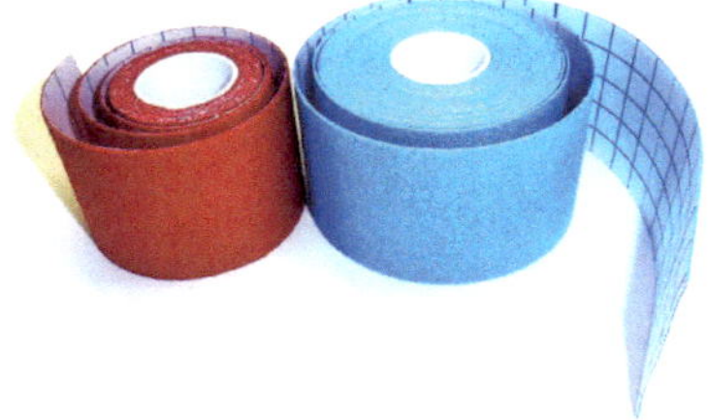

In der Regel werden Tapings bei Sportverletzungen eingesetzt oder zur Ruhigstellung von Gelenken verwendet. Positive Erfolge werden auch bei der Mobilisation des Stütz- und Bewegungsapparates erzielt.

Nagelfalz tapen

Wenn der Nagel in den Falz wächst und Entzündungen verursacht, können die Betroffenen häufig nicht mehr die Bettdecke auf dem Zeh ertragen. Die Socken verursachen Schmerzen und das Tragen eines geschlossenen Schuhes ist fast unmöglich. Das Tapen bei einwachsenden Nägeln dient in erster Linie dem schnellen Entlasten des Falzes und damit der Erleichterung der Beschwerden. Das Tapen an der Großzehe ist in der Regel nicht als Dauertherapie geeignet. Damit aber der Behandler die Möglichkeit hat, zeitnah am Nagelfalz zu arbeiten, bietet das Entlastungstapen eine unterstützende

Maßnahme. Das alleinige Tapen der Großzehe reicht in der Regel nicht, um einen Behandlungserfolg zu bewirken.

Einsatzgebiet

Das Zehentaping kann in folgenden Fällen angewendet werden:

- Unguis incarnatus
- Unguis incarnatus mit Caro luxurians
- akuter Schub bei einem Unguis convolutus
- Clavus im Nagelfalz
- Hyperkeratose im Nagelfalz
- Panaritium
- zur Vorbereitung bei einer Orthonyxiebehandlung
- zur Entlastung nach einer Nagelfalzbehandlung

Fall 1

Der mediale Nagelfalz schmerzt, da der beginnende Unguis convolutus Beschwerden bereitet. Das Tape dient zur Entlastung und Vorbereitung für eine Spangenbehandlung. In dem Fall ist der Falz so schmerzempfindlich, dass ein derzeitiges Arbeiten noch nicht möglich wäre.

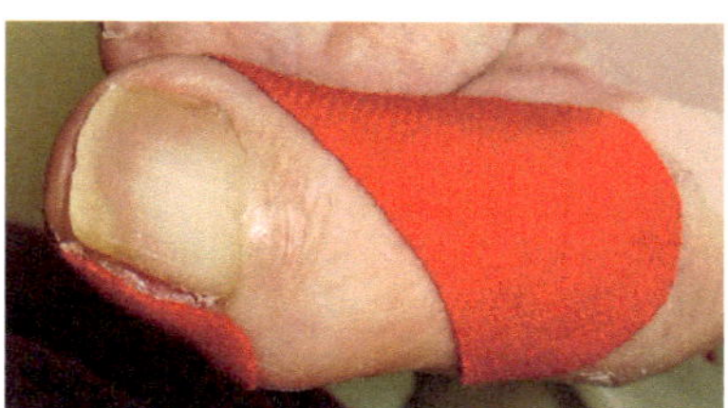

Abb. 38.3 Entlastung des Falzes

Fall 2

In diesem Fall trägt die Patienten schon eine Klebespange zur Entlastung (Abb. 38.4). Dennoch drückte der Nagelfalz sehr stark. Allerdings verlor sie das Tape sehr schnell wieder. Somit wurde im Anschluss ein „Ankerpflaster" gesetzt (Abb. 38.5).

Dieser Klebestreifen wurde ohne Zug passiv um den Apex geführt. Dieser Streifen konnte nun das Ablösen des Zugstreifens verhindern.

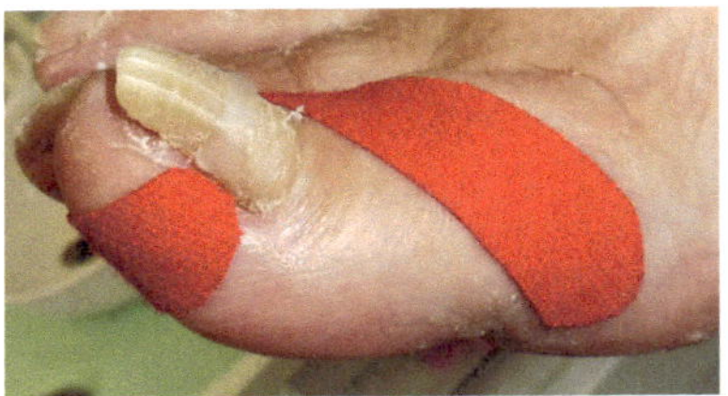

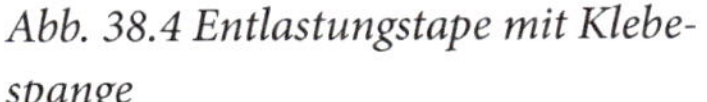

Abb. 38.4 Entlastungstape mit Klebespange

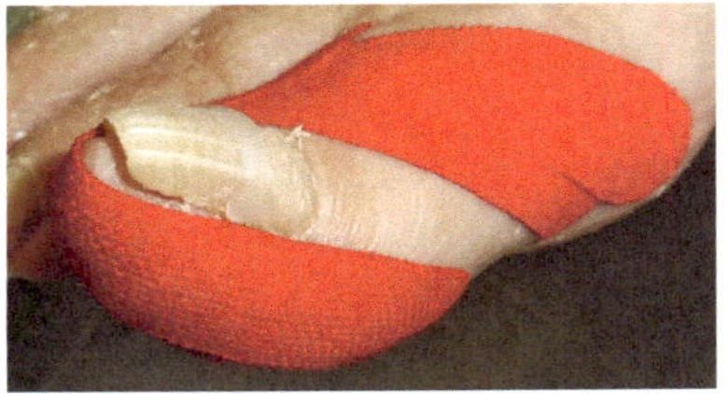

Abb. 38.5 „Ankerpflaster“ zur Stabilisierung des Zugstreifens

Fall 3

Das 13-jährige Mädchen aus Abbildung 38.6 hat regelmäßig die Nagelecken manipuliert, was das Einwachsen des Nagels zur Folge hatte. Eine Klebespange wollte sie zu jener Zeit nicht, daher haben wir versucht, den Falz mit Tamponaden zu entlasten. Da der Nagelwall bei ihr sehr voluminös ist, drückte er durch Schuhe und Strümpfe immer wieder an den schmerzenden Bereich. Das Tapen mit zwei Klebestreifen brachte tagsüber eine Erleichterung und die Beschwerden ließen so weit nach, dass sie wieder einen geschlossenen Schuh tragen konnte.

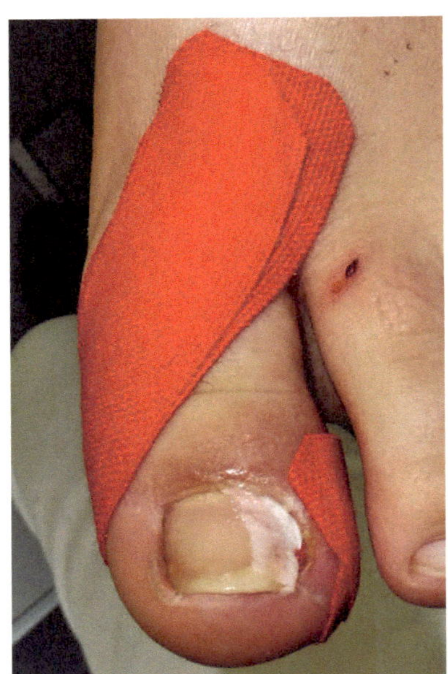

Abb. 38.6 Tape statt Klebespange zur Entlastung des Falzes

Anleitung Schritt für Schritt

Um das Tape langfristig an der Großzehe zu fixieren, ist es notwendig, dass die Haut trocken und fettfrei ist. An Füßen, die einer permanenten Hyperhidrosis ausgesetzt sind, wird das Pflaster nur mäßig bis gar nicht halten. Vor Beginn der Therapie ist abzuklären, ob bei dem Patienten eine Pflasterunverträglichkeit vorliegt.

1. Entfetten und trocknen Sie die Haut. Ermitteln Sie die Breite des Falzes und schneiden Sie im Anschluss die benötigte Breite zurecht (Abb. 38.8).

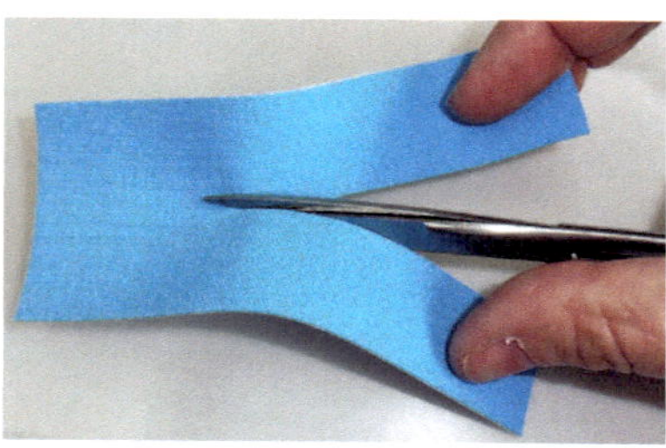

Abb. 38.7 Zurechtschneiden des Pflasters

2. Schrägen Sie die Ecken etwas ab, das entschleunigt das zu schnelle Ablösen des Pflasters (Abb. 38.9).

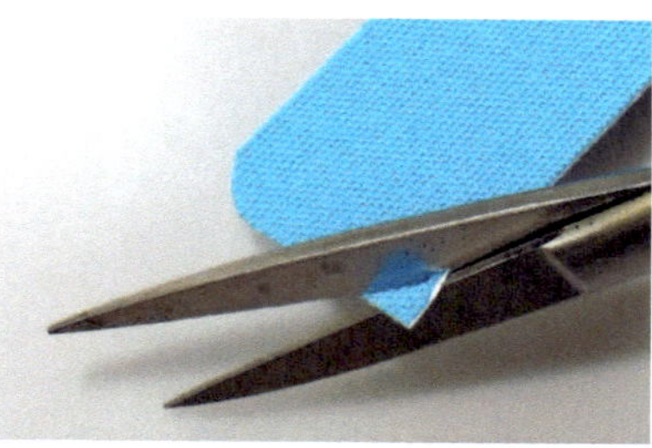

Abb. 38.8 Ecken abschrägen

3. Das Pflaster wird nun parallel zum Nagelfalz geklebt. Dabei ist darauf zu achten, dass das Tape keine Wunden oder Verletzungen bedeckt. Wenn der Rand des Pflasters am Nagelrand fixiert ist (Abb. 38.9), wird das Pflaster mit leichtem Zug unterhalb des Zehs entlang geführt und fixiert (Abb. 38.10 bis Abb. 38.14).

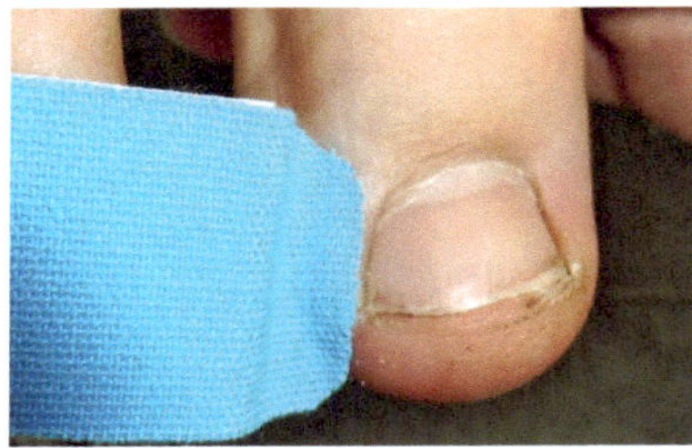

Abb 38.9 Pflaster wird am Nagelrand fixiert

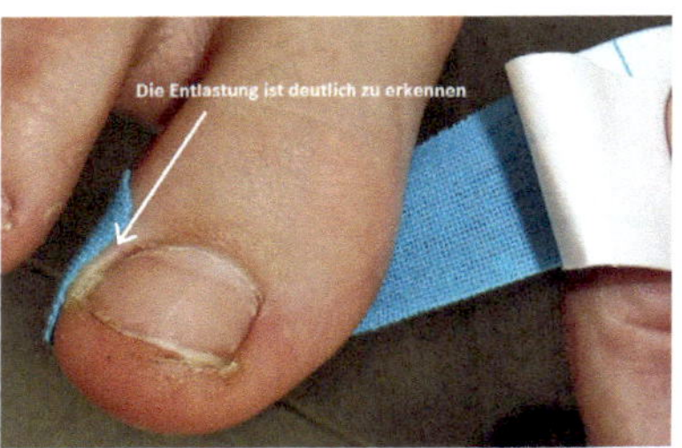

Abb. 38.10 Zur Veranschaulichung wurde extra mehr Zug auf das Pflaster gegeben, damit die Entlastung am Falz sichtbar wird. In der Therapie sollte der Zug etwas vermindert werden.

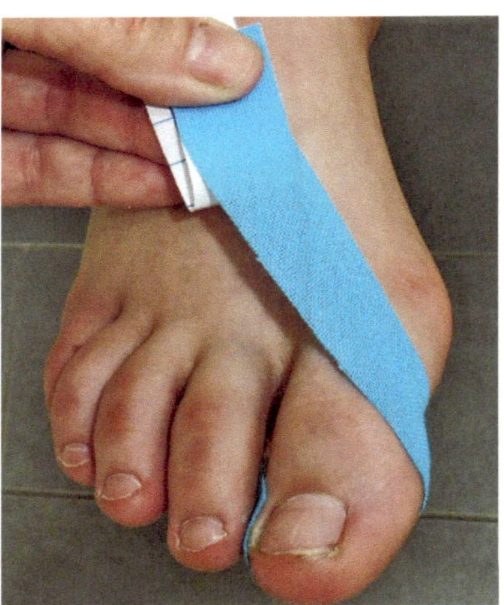

Abb. 38.11 Entlastung für den rechten Nagelfalz

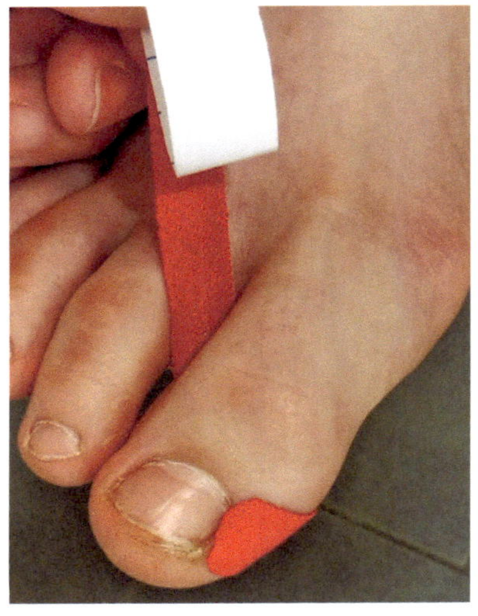

Abb. 38.12 Entlastung für den linken Nagelfalz

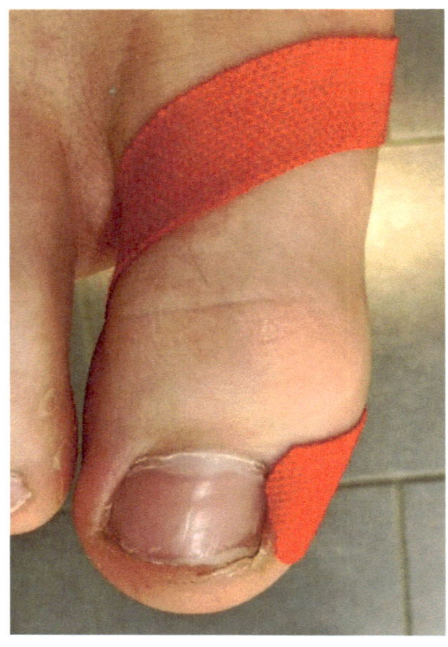

Abb. 38.13 *Auch hier wird das gleiche Klebeverfahren angewendet*

Es ist wichtig, darauf zu achten, dass das Tape niemals zirkulär geklebt wird.

Starke Beschwerden

Bei Beschwerden, die nicht nur den länglichen Nagelfalz betreffen, sondern auch nach distal in die mediale oder laterale Ecke strahlen, hat sich die doppelte Verklebung bewährt.

Hierzu wird wie in den Schritten 1–3 das erste Pflaster (rot) geklebt. Im Anschluss wird ein zweiter Streifen zurechtgeschnitten (blau) und wie in der Abbildung 38.14 unter erneutem Zug befestigt.

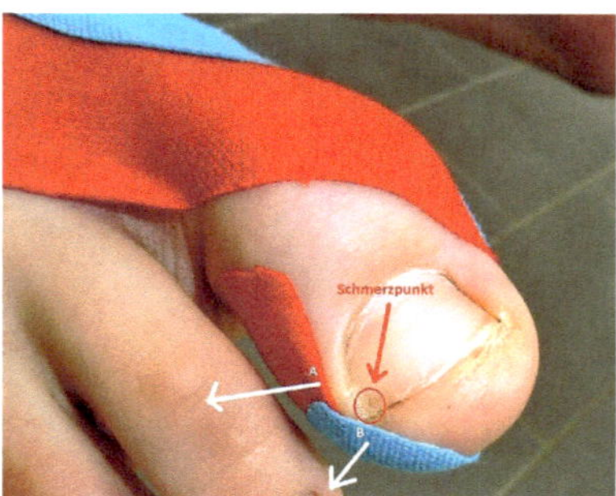

Abb. 38.14 Doppelte Verklebung

39 Kalkulation

39.1 Berechnung der Kosten für eine Spangentherapie

Die Berechnung der Wirtschaftlichkeit von Spangen ist wichtig. Eine Schätzung aus dem Bauchgefühl heraus bringt keinen finanziellen Vorteil. Zumindest müssen die Kosten gedeckt werden, damit man die Patienten mit Spangen ohne eigene finanzielle Verluste behandeln kann.

39.1.1 Selbstkostenermittlung

Zunächst werden zur Ermittlung der Selbstkosten alle Einzelkosten den einzelnen Kostenträgern zugeordnet. Diese werden im Allgemeinen nach Material- und Behandlerkosten unterschieden. Bei den Einzelkosten handelt es sich um Kosten, die direkt dem Kostenträger zugerechnet werden können. Kosten, die nicht direkt zugeordnet werden können, werden Gemeinkosten genannt. Diese werden bei der Selbstkostenkalkulation häufig in folgende vier Gruppen unterteilt:

- Materialgemeinkosten
- Fertigungsgemeinkosten
- Verwaltungsgemeinkosten
- Vertriebsgemeinkosten

Um die Selbstkostenermittlung praxisnah zu veranschaulichen, bedeutet dies:

- Materialkosten (Spangeneinkauf)
- Arbeitslohn (einschließlich der Sozialversicherrungen und Urlaubsgeld)
- Gebäudekosten (Miete, Strom, Wasser, Versicherungen etc.)
- Verbrauchsmaterialien (Desinfektion, Mundschutz, Handschuhe, Cremes, Tupfer, Verband, Kappen, Klingen etc.)

Daraus entsteht die Summe der sogenannten Selbstkosten – das sind die ***Kosten***, die für diese Behandlung entstehen. Darin ist ***kein Verdienst*** enthalten. Darauf muss nun die Zuschlagskalkulation erfolgen.

39.1.2 Zuschlagskalkulation

Die folgende Berechnung ist eine Beispielberechnung und kann nicht auf den eigenen Betrieb bezogen werden, da jeder Podologe andere Kosten hat. Angegeben sind die Kosten für eine Behandlung.

Beispiel:

Kosten	Preis
Materialkosten je Spange (Durchschnittskosten)	4,90 €
Arbeitslohn 0,38 € je Minute bei zum Beispiel 30 Minuten (einschließlich der Sozialversicherungen und Urlaubsgeld)	11,49 €
Gebäudekosten (Miete, Strom, Wasser, Versicherungen etc.)	2,07 €
Verbrauchsmaterialien (Desinfektion, Mundschutz, Handschuhe, Cremes, Tupfer, Verband, Kappen, Klingen etc.)	0,84 €
Sterilisationsvorgang	0,17 €
Selbstkosten für eine Behandlung	**19,47 €**
Die Selbstkosten für die Behandlung werden nun mit dem Kalkulationsfaktor berechnet. Hier werden als Gewinn zwischen 50 und 60 % veranschlagt.	
Selbstkosten für eine Behandlung	19,47 €
+ 55 % Gewinn	10,70 €
Behandlungspreis für eine Spangenbehandlung*	**30,17 €**

*Abhängig von den Materialkosten für die jeweilige Spange, hier wurde ein Pauschalpreis vorgegeben. Bei Drahtspangen, die angefertigt werden müssen, sind auch die Arbeitszeiten für den Abdruck und das Anfertigen zu berechnen.

40 Kassenabrechnung einer Nagelkorrekturspange

Seit dem 01. Juli 2022 ist die „Nagelspangenbehandlung" eine verordnungsfähige Behandlungsmaßnahme (Heilmittel). Podologen mit einer gesetzlichen Kassenzulassung dürfen die Nagelspangenbehandlung über eine Heilmittelverordnung direkt mit der gesetzlichen Krankenkasse abrechnen. Eine vorherige Genehmigung per Kostenvoranschlag wie in der Vergangenheit ist nicht mehr notwendig.

Die neuen Richtlinien

Vor dem 1. Juli 2022 war es in Deutschland nur Ärzten vorbehalten, Nagelkorrekturspangen als Therapie einzusetzen. Im Februar 2022 hat der gemeinsame Bundesausschuss (G-BA) die Heilmittelrichtlinien dahingehend geändert, dass diese Behandlungsmaßnahme (Heilmittel) verordnungsfähig wird und von Podologen durchgeführt werden kann.

Seit Inkrafttreten der neuen Heilmittelrichtlinien am 01.07.2022 ist es den Ärzten nun möglich, jedem Patienten eine Nagelspangenbehandlung zu verordnen, der eine medizinische Indikation aufweist. Eine solche Verordnung kann der Hausarzt ausstellen, die Delegation zu einem weiterbehandelnden Facharzt ist nicht zwingend erforderlich.

Wer darf Nagelkorrekturspangen anwenden?

Die Nagelkorrekturspange darf von Podologen und Podologinnen mit entsprechendem Berufsabschluss durchgeführt werden. Für Praxen, die eine Kassenzulassung haben, ist es möglich, mit der jeweiligen Krankenkasse abzurechnen.

Die ärztliche Aufgabe bei der Nagelspangenbehandlung

Die Diagnostik sowie konservative oder invasive Maßnahmen der Wundversorgung bleiben in ärztlicher Hand.
Dazu zählen:

- Medikationen, oral oder lokal appliziert
- die Wundversorgung mit dazugehörigen lokal anzuwendenden Arzneimitteln

- die Delegation der Behandlung durch das Ausstellen einer Verordnung (HMVO-Blatt 13)
- das Anfordern eines Therapieberichtes und dazugehöriger Fotodokumentation
- die regelmäßige Wundkontrolle durch den verordnenden Arzt.

Verordnungsfähige Nagelspangen

Zur Anwendung kommen generell Nagelspangen aus Metall oder Kunststoff, die konfektioniert oder individuell angepasst werden können. Alle Spangen müssen als Medizinprodukt deklariert sein. Je nach Notwendigkeit schließt das die unilateralen oder bilateralen Systeme ein.

40.1 Spangenmodelle zur Auswahl für UI 1 und UI 2

40.1.1 Diagnosegruppe UI 1

Möglich sind je nach Indikation:

Einteilige Metallspange nach Maßanfertigung
wiederverwendbar und *nachstellbar*

- Ross-Fraser-Spange

Einteilige Metallspange, Metall-Klebespange oder Kunststoffklebespange
konfektioniert, nicht wiederverwendbar

- Podofix
- COMBIped
- GOLDSTADT-Spange
- Onyclip
- Rading Spange
- Naspan-Spange
- KlickFiX-Spange
- Erki-Technik
- Podostripe
- Onyfix (wird nicht als Spange, sondern als Korrektursystem geführt)
- TOPSIDECLIP Spange (Fa. Baehr)

Mehrteilige bilaterale Spange
bei unabdingbarem therapeutischem Erfordernis im Ausnahmefall möglich

- 3TO Classic
- 3TO Plus
- ORTOGRIP
- Asia-Spange (Fa. Baehr)
- Titan-Spange
- NORA-Spange (N = Neu, ORa = das „alte“ Nagelkorrektursystem ORa)

40.1.2 Diagnosegruppe UI 2

Bei der Diagnose UI 2 ist bei vorherrschendem Granulationsgewebe oder einer schmerzhaften Entzündung nicht jede dieser Spangen geeignet. Es müssen ausreichende Kenntnisse über die Anbringung/Wirkungsweise sowie deren physikalische Wirkung vorhanden sein, ansonsten riskiert man eine Verschlimmerung der Beschwerden.

Einteilige Metallspange nach Maßanfertigung
wiederverwendbar und nachstellbar, aber im akuten Zustand nicht die erste Wahl

- Ross-Fraser-Spange (Maßanfertigung)

In akuten Fällen mit Beteiligung von Granulationsgewebe oder nässenden Wunden mit entzündlichem Gewebe ist eine Ross-Fraser-Spange nicht indiziert, da vorab ein Silikon-Negativabdruck erstellt werden muss. Dieses Material darf mit Wunden NICHT in Berührung kommen! Zudem würde ein „Aufschieben“ der Spange in einem solchen Zustand erhebliche Schmerzen verursachen.

Einteilige Metallspange, Metall-Klebespange oder Kunststoffklebespange
konfektioniert, nicht wiederverwendbar

- Podofix
- COMBIped
- GOLDSTADT-Spange
- Onyclip

- Rading-Spange
- Naspan-Spange
- KlickFiX-Spange
- Erki-Technik
- Podostripe
- Onyfix (wird nicht als Spange, sondern als Korrektursystem geführt)
- TOPSIDECLIP Spange (Fa. Baehr)

Mehrteilige bilaterale Spange
bei therapeutischem Erfordernis möglich

- 3TO Classic
- 3TO Plus
- ORTOGRIP-Spange
- Asia-Spange
- Titan-Spange
- Nagelspange (Fa. Baehr)
- NORA-Nagelspange

40.2 Medizinische Indikationen für die Ausstellung einer HMVO

Wenn ärztlicherseits eine Nagelspangenbehandlung wegen eines Unguis incarnatus (ICD-10 L60.0) in Stadium 1, 2 oder 3 verordnet werden soll, gibt es für das Heilmittel das Verordnungsformular 13.
Die Nagelspangenbehandlung bezieht sich auf je einen betroffenen Nagel, **für den es jeweils ein eigenes Verordnungsblatt auszustellen gilt.** Für die Ausstellung einer Nagelspangenbehandlung als Heilmittel ist nur die Therapie eines Unguis incarnatus (ICD-10 L60.0, eingewachsener Zehennagel an den unteren Extremitäten) in den Stadien 1, 2 oder 3 verordnungsfähig.

Das Setzen einer Nagelkorrekturspange muss ohne weitere Verletzungen möglich sein!

Die Nagelerkrankung wird in drei verordnungsfähige Stadien eingeteilt:

Stadium 1: Der Nagel beginnt seitlich in die Haut einzuwachsen. Die Haut schmerzt und beginnt sich zu entzünden.

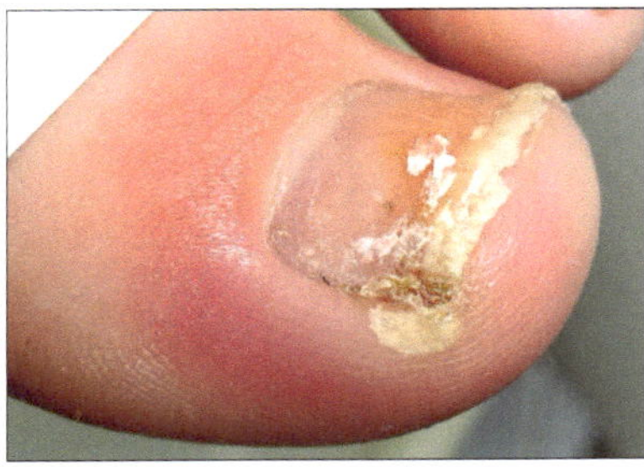

Abb. 40.1 Stadium 1

Stadium 2: Am Rand des eingewachsenen Nagels hat sich entzündetes Gewebe (Granulationsgewebe) gebildet. Das Gewebe nässt und eitert.

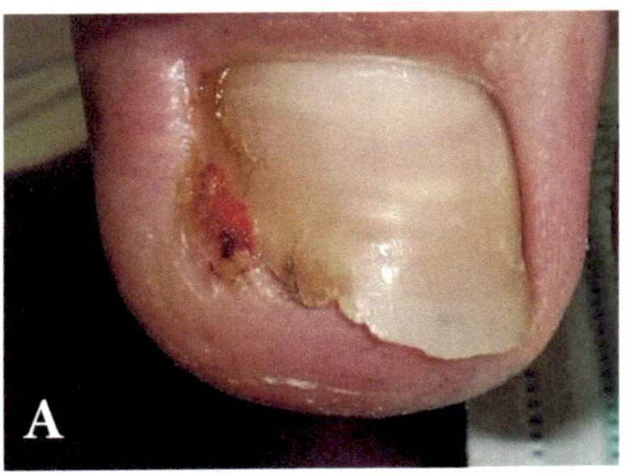

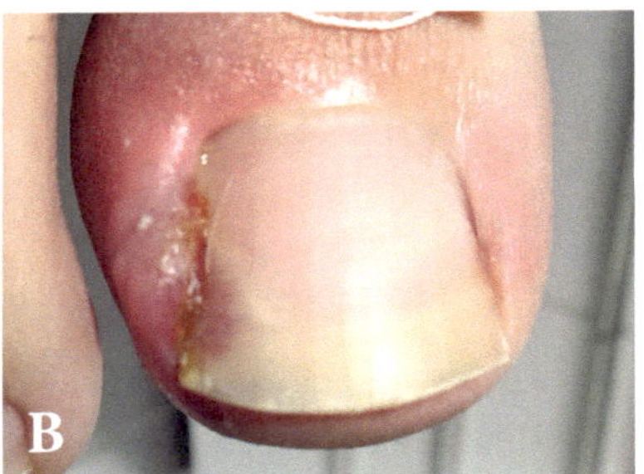

Abb. 40.2 A und B Stadium 2

Stadium 3: Der betroffene Nagelbereich ist chronisch entzündet und eitert immer wieder. Das Granulationsgewebe wächst bereits über den Nagel.

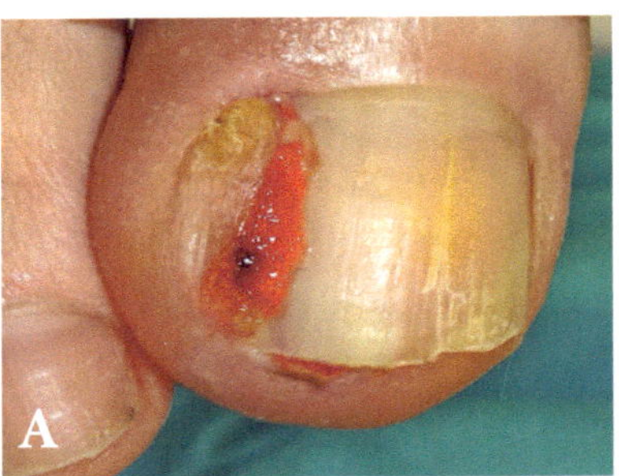

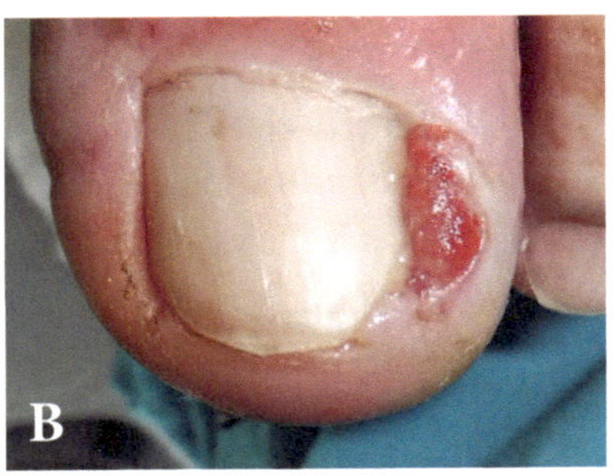

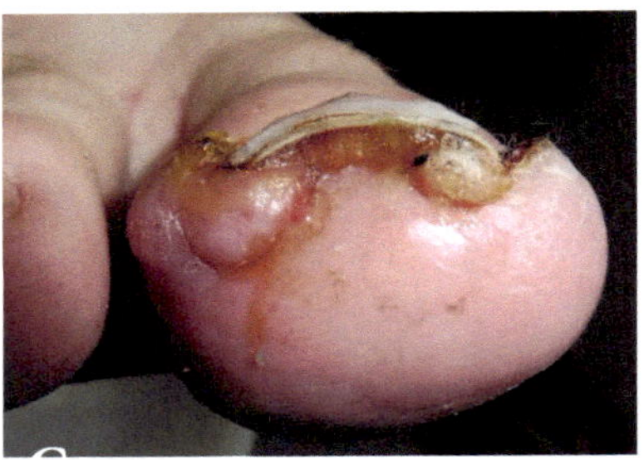

Abb. 40.3 A, B und C Stadium 3

Dazu gibt es nun zwei neue Diagnosegruppen im Heilmittelkatalog. In den Diagnosegruppen **UI 1** und **UI 2** ist ausschließlich der **ICD-Schlüssel L60.0** maßgeblich.

Die Diagnose Unguis convolutus ist NICHT abrechnungsfähig und würde derzeit zur Absetzung führen!

40.2.1 Diagnosegruppe UI 1 und UI 2

UI 1 umfasst den Nagel, der einzuwachsen beginnt, schon Probleme bereitet und Entzündungen drohen.
UI 2 umfasst den Nagel in den Stadien 2 und 3: Der Nagel ist eingewachsen, nässt und/oder eitert. Am Nagelrand hat sich Granulationsgewebe gebildet. Im Stadium 3 ist der Nagel chronisch entzündet und/oder das Granulationsgewebe wächst über den Nagel.

40.2.2 Besonderheiten in der Diagnosegruppe UI 2

In den Stadien 2 und 3 müssen die Intervalle kurz gehalten werden, die Abstimmung mit dem verordnenden Arzt ist zwingend erforderlich. Änderungen der Therapie dürfen ohne Absprache nicht erfolgen. Ferner ist eine Fotodokumentation in der Diagnosegruppe UI 2 erforderlich. Die Fotodokumentation kann der verordnende Arzt im Rahmen des Therapieberichts anfordern.

40.3 Inhalt einer Nagelspangenbehandlung

40.3.1 Die Aufgabe der Podologie-Praxis

40.3.1.1 Dokumentationspflicht

Der verordnende Mediziner sowie die Krankenkassen haben das Recht, sich nach dem Verlauf der Therapie zu erkundigen. Somit muss der Verlauf kontinuierlich dokumentiert werden. Die Informationen aus der Anamnese bzw. dem Erstbefund gehören in die Dokumentation mit hinein.

Folgende Informationen sind dabei unter anderem zu dokumentieren:

- die im Einzelnen erbrachten Leistungen je Therapieeinheit
- Besonderheiten der Durchführung, Reaktion darauf (allergische Reaktion oder Unverträglichkeit)
- welches Material genau auf welchem Nagel angewendet wurde

- ob im Verlauf der Therapie ein Spangenwechsel vorgenommen wurde und, wenn ja, die Gründe dafür
- ob Kontrollen durchgeführt wurden, wenn ja, warum?
- die Verbesserung oder auch Verschlechterung einer Therapie

Bei den Stadien UI 2 und 3 ist eine Fotodokumentation verpflichtend. Bei einer Verschlechterung des podologischen Befundes bzw. bei Beschwerden oder Komplikationen ist unmittelbar eine zusätzliche Fotodokumentation durchzuführen.

Bei UI 1 ist eine Fotodokumentation absolut ratsam, um ggf. Sachverhalte zu erklären.

Wenn es zu einem Modellwechsel während der Therapie kommt, ist auch die Spange mit ihrer Bezeichnung zu notieren. Wenn z. B. nach einem Wechsel eine Kontrolle gewünscht wird, ist ein Vermerk darüber notwendig, warum die Kontrolle erforderlich war. Somit kann bei gegebener Nachfrage der Krankenkasse oder des Arztes eine lückenlose Chronologie vorgewiesen werden.

40.3.1.2 Beschreibung der abrechnungsfähigen Inhalte einer Nagelspangenbehandlung

Erstbefundung

Die Erstbefundung (groß/klein), basierend auf der ärztlichen Heilmittelverordnung, umfasst die Anamnese und Befunderhebung.

Anamnese

- Klärung von körperlichen Ursachen
- Allergien (ggf. sind nicht alle Nagelkorrekturspangen einsetzbar)
- mögliche genetische Faktoren (haben Familienangehörige ggf. auch Nägel, die zum Einwachsen neigen?)
- medikamentöse Ursachen (einige Arzneimittel stehen im Verdacht, das Einwachsen von Nägeln zu provozieren)
- Beobachtung des Gangverhaltens und Inspektion der Schuhe

Befunderhebung

- nur bei Stadium 2 und 3: Fotodokumentation
- Analyse des Gangbilds

- direkte Inspektion des Schuhwerks sowie der Bestrumpfung (Kompressionsstrümpfe sind nicht immer alleinige Ursache für Beschwerden)
- Sicht- und Tastbefund
- Zustand des Nagels und des umliegenden Gewebes der Nägel beider Füße

Beratung

Bei der Beratung geht es darum, mit dem Patienten ein Ziel für die Therapie zu erstellen. Dabei ist es nötig, das Gangbild des Patienten zu analysieren sowie das Schuhwerk zu inspizieren und ihn entsprechend zu beraten. Ein weiterer zu beachtender Punkt ist die Bestrumpfung – auch diese ist häufig Ursache für einwachsende Nägel. Hier soll die Beratung den Betroffenen zeigen, dass das Tragen anderer Schuhe und Strümpfe maßgeblich zum Erfolg beitragen kann. Ferner gehören Sportschuhe, beruflich getragene Schuhe sowie spezielle Schuhvorlieben auf den Prüfstand.

Diese Ursachenklärung kann zeigen, was zu den Beschwerden geführt hat, dazu gehört auch die Nagelpflege. Daher sollte der Podologe unbedingt zum korrekten Kürzen der Nägel beraten und am besten zeigen, wie man es richtig macht. Individuelle Schneidetechniken sowie die Beratung zur Haut- und Nagelpflege gehören ebenso dazu wie Tipps zur Vorbeugung von Rezidiven.

Therapieplan bei einem Unguis incarnatus

Bei der Erstellung des Therapieplans geht es darum, mit dem Patienten das Therapieziel zu besprechen, ferner die Dauer der Behandlung sowie die ungefähre Anzahl von Behandlungsterminen abzuschätzen. Dabei sollte der Patient über die einzusetzenden Spangenmodelle beraten werden.

Dann folgt die Erstellung des Therapieplans mit dem Ziel:

- der Entzündung entgegenzuwirken
- die Schmerzen zu reduzieren bzw. zu beseitigen
- den Nagel zu entlasten (unter Berücksichtigung der Weichteile)
- das korrekte Nagelwachstum wiederherzustellen bzw. rückzuführen
- Rezidive zu verhindern

Tab. 40.1 Vorlage Therapieplan siehe Anhang Tabellen

Die Vor- und Nachbereitung des Arbeitsplatzes umfasst unter anderem:

- Aufbereitung der Instrumente
- Vor- und Nachbereitung der Therapiemittel

Jede Behandlung benötigt eine *Verlaufsdokumentation*, in der Folgendes notiert ist:

- Angaben zu Besonderheiten wie Reaktionen, Unverträglichkeiten, Allergien oder Anwenderinformationen zum Patienten
- welche Leistungen in der Behandlungseinheit erbracht wurden
- Angaben zum verwendeten Material
- die fachlich korrekte Bezeichnung der Nagelkorrekturspange
- zusätzliche Informationen, die begründen, warum es einen Wechsel des Therapiemittels gegeben hat
- Fotodokumentation vor und während der Behandlung, bei Verschlechterung im Therapieverlauf und nach Behandlungsabschluss (bei der VO UI 2 zwingend erforderlich)

Vorbereitung des Nagels:

- Desinfektion des Nagels und der Umgebung
- Sichtbefund von Nagel und Falz sowie Inspektion und ggf. Palpation des umgebenden Weichteilgewebes und der Haut
- ggf. Verband entfernen
- Entfernung überschüssigen Nagelmaterials und ggf. von Verdickungen und Unregelmäßigkeiten im Bereich der Nagelplatte, ggf. Abtragung einer Nagelfalzverhornung

Anlegen/Anpassen einer Nagelkorrekturspange

Zu Beginn wird die individuelle Spangenform ausgewählt. Je nach Modell werden nun entweder Vorbereitung, Anpassung und das Aufsetzen erledigt oder – bei Entscheidung für eine einteilige Ross-Fraser-Spange – die Anpassung per Abdruck, Fertigung sowie erneute Einbestellung für den zweiten Anpassungstermin durchgeführt.

Das Abdruckmaterial für ein zu erstellendes Negativ muss als Medizinprodukt deklariert sein.

Nachdem die Spange erfolgreich auf der Nagelplatte appliziert wurde, ist diese zu fixieren, im Anschluss sind geeignete Schutzmaßnahmen durchzuführen. Wenn möglich, sollte genügend Druckschutz durch Tamponaden, Einlagen (z. B. Copoline-Vlies) und/oder einen Wundschnellverband eingesetzt werden.

Anpassung des Therapieplans: Modellwechsel

Es ist in Eigenverantwortung des Therapeuten möglich, während einer laufenden Spangenbehandlung den Spangentyp, abweichend zur Erstbefundung, zu wechseln. Das ist möglich, wenn die therapeutische Indikation sich in Einzelfällen ändert. Damit es später nicht zu Absetzungen bei der Abrechnung kommt, ist dies auf der Rückseite der Verordnung zu vermerken. In der Verlaufsdokumentation muss eine Begründung dazu notiert werden.
Die Praxiserfahrung hat gezeigt, dass ein Therapieziel deutlich schneller erreicht ist, wenn die Spangenmodelle dem jeweiligen Staidum angepasst werden. Der Modellwechsel kann je nach Stadium somit absolut empfehlenswert sein.

Therapiekontrolle auf Sitz und Passgenauigkeit

Im Verlauf der Behandlung kann es nötig sein, die Spange von Zeit zu Zeit zwischen den eigentlichen Nachstellungsterminen zu kontrollieren. Nicht immer ist ein Abnehmen der Spange nötig. Dazu dienen die Kontrolltermine, die obligat sind. Bei diesem Kurztermin, der in der Regel zirka zehn Minuten beanspruchen sollte, wird nach dem Sitz der Spange geschaut und ggf. die Tamponade gewechselt. Sollte es nötig sein, kann der Nagel nachgekürzt werden. Das Versetzen der Spange ist in dieser Zeit nicht geplant.

Beendigung der Therapie und Behandlungsabschluss

Ist der betroffene Nagel zur therapeutischen Zufriedenheit abgeheilt, kann die Spangenbehandlung beendet werden. Dazu werden der Nagel sowie das umliegende Weichteilgewebe kontrolliert. Die Spange wird fachgerecht entfernt, der Nagel inklusive des Nagelfalzes gereinigt und ggf. mit neuer Tamponade zum Schutz versehen. Das Therapieziel ist zu überprüfen und mit einer Fotodokumentation (bei UI 2) abzuschließen. Es ist dem Patienten zu empfehlen, nach der Therapie weiterhin in podologischer Behandlung zu verbleiben, um eine Festigung des Therapieziels zu unterstützen, vielleicht sogar, um eine langfristige Rezidivierung zu vermeiden.

40.3.1.3 Therapieplan bei einem Unguis incarnatus

Bei der Erstellung des Therapieplans geht es darum, mit dem Patienten das Ziel zu besprechen sowie die Dauer der Behandlung und die ungefähre Anzahl von Behandlungsterminen abzuschätzen. Dabei sollte der Patient über die einzusetzenden Spangenmodelle beraten werden.

Tab. 40.2 Vorlage Verlaufsdokumentation und Kopiervorlage Karteikarte siehe Anhang Tabellen

40.3.1.4 Verlaufsdokumentation

Eine Verlaufsdokumentation bei jedem Termin ist unverzichtbar. Sie zeigt an, welche Leistung in der jeweiligen Behandlung erbracht wurde und gibt Aufschluss über den Zustand der aktuellen Therapie. Gerade wenn mehrere Therapeuten an einer Therapie beteiligt sind, können alle Beteiligten zu jedem Zeitpunkt nachvollziehen, was bei der vorherigen Sitzung gemacht wurde. Sie erinnert den Behandler auch daran, was für den nächsten Termin geplant ist. Sollte es zur Nachfrage der Krankenkasse kommen, ist ohne Aufwand zu jeder Zeit eine exakte Verlaufsübersicht möglich. Der Therapiebericht für den Arzt kann somit ohne chronologische Lücken geschrieben werden.

40.4 Der Therapiebericht

Wenn auf der vorliegenden HMVO ein Therapiebericht angekreuzt ist, dann gilt dieser als ärztlich angefordert. Wenn dieses nicht so ist, besteht keine Pflicht, einen Therapiebericht zu versenden.
Sollte der Therapeut es allerdings für notwendig erachten, den Mediziner zu informieren, ist es nicht verboten, auch ohne diese Anforderung einen Therapiebericht an den Arzt zu senden.
Es gibt keine exakten Vorschriften darüber, wie ein Therapiebericht auszusehen hat. Allerdings sollte aufgrund der Dokumentationspflicht geprüft werden, welche Anforderungen der Rahmenvertrag fordert.

40.4.1 Was genau ist zu dokumentieren und in welcher Form?

Der Therapiebericht wird zum Abschluss der verordneten Therapie erstellt. Auch hier gibt es keine einheitliche Regel.
Informationen, die enthalten sein sollten:

- Patienteninformationen (Name, Geburtsdatum, ggf. Adresse)
- Welche ärztliche Verordnung unter Angabe der Indikation?
- Ergebnis aus der Befunderhebung
- Erklärung, was das Therapieziel war
- Welche Leistungen wurden erbracht bzw. welche Maßnahmen ergriffen?
- Welche Behandlungseinheiten wurden benötigt?
- Wurde das Ziel erreicht? Wenn nicht, warum nicht?
- Prognostische Einschätzung
- Informationen dazu, wie der Patient sich während der Therapie verhalten hat (Mitarbeit/Compliance, Besonderheiten)
- Therapieende: Geheilt oder Abbruch mit kurzer Begründung; wird eine Folge-VO angefordert, dann begründen, warum diese sinnvoll ist

Es ist möglich, Fotomaterial einzufügen, welches den therapeutischen Effekt unterstreicht. Für Formulierungen gibt es keine festen Regeln, doch wird die Verwendung einer fachlichen Sprache erwartet. Rechtschreibung, Grammatik und Interpunktion sollten unauffällig sein. Private Anmerkungen gehören nicht in einen Therapiebericht.

40.5 Abrechnung

40.5.1 Abrechnung: Verschiedene Spangenmodelle im Einsatz

Es obliegt dem Therapeuten, welches Spangenmodell während seiner Behandlungszeit zum Einsatz kommt. Auch das Wechseln eines Modells kann der Therapeut eigenverantwortlich entscheiden. Wichtig ist hierbei, dies auf der Verordnung zu vermerken und in der Patientendokumentation gesondert zu begründen. Weitere wichtige Anforderungen neben der üblichen Verlaufsdokumentation sind unter anderem Angaben über das verwendete Material sowie die genaue Bezeichnung der jeweils verwendeten Nagelkorrekturspange.

40.5.2 Abrechnung: Leistungsbeschreibung einer Nagelspangenbehandlung

Ohne das korrekte Ausfüllen eines Verordnungsblattes ist es nicht möglich, absetzungsfrei abzurechnen. Ist das Heilmittel abrech-

nungsfähig, gibt es Institutionen, die online Ausfüllhilfen anbieten. Die Abrechnungen gliedern sich in zwei unterschiedliche Verordnungsgruppen:
Das Verordnungsblatt mit der **Diagnosegruppe UI 1** stellt die Versorgung mit einer

- einteiligen unilateralen oder
- bilateralen Nagelkorrekturspange
- einteiligen Kunststoffspange
- Metall-Nagelkorrekturspange

im therapeutischen Standard dar.

Die mehrteilige bilaterale Nagelkorrekturspange ist bei unabdingbarem therapeutischem Erfordernis im Ausnahmefall möglich. Die Verwendung einer solchen Spange ist stets in der Patientendokumentation gesondert zu begründen.

In der **Diagnosegruppe UI 2** ist die Versorgung mit einer

- einteiligen unilateralen oder
- bilateralen Nagelkorrekturspange
- einteiligen Kunststoffspange
- Metall-Nagelkorrekturspange

indiziert.

Darüber hinaus kann eine Versorgung mit einer

- mehrteiligen bilateralen Nagelkorrekturspange

möglich sein, **wenn sie therapeutisch erforderlich ist.**

In der DG UI 2 gibt es noch einige Besonderheiten. Hier kann nach Absprache ein Anlegen und/oder Wechseln von Wundverbänden als Leistung erbracht werden.
Im Rahmen der Heilmittelrichtlinien ist während dieser Therapie eine Kontrolle der Nägel beider Füße durch den Therapeuten erforderlich.

40.5.3 Vergütungsübersicht HMVO Nagelspangenbehandlung

Änderungen zum 01.07.2023

Zum 01.07.2023 haben sich die Vergütungen der Positionen geändert. Ab dem 01.07.2024 werden sich die Vergütungen wieder verändern. **Zum 01. Juli 2023 wurde eine neue Positionsnummer eingeführt.** Die **Positionsnummer 78110 Erstbefundung KLEIN** gilt, soweit ein Patient bereits wegen anderer Leistungen (podologische Behandlung oder andere Nagelspangenbehandlung) in Behandlung ist. Dann ist die „Erstbefundung klein" mit einer Regelleistungszeit von bis zu 20 Minuten abzugeben. Ansonsten kann die Leistung „Erstbefundung groß" abgegeben werden, sie umfasst eine Regelleistungszeit von bis zu 45 Minuten. Die Erbringung der „Erstbefundung groß" ist auf eine einmalige Abgabe im Kalenderjahr beschränkt.

Tabelle Vergütungsübersicht siehe Anhang Tabellen

40.6 Delegationsfähige Behandlung

Teile einer Nagelspangenbehandlung sind im aktuellen Rahmenvertrag delegationsfähig. Das bedeutet, der Podologe kann vereinzelte Leistungen der Nagelspangenbehandlung an Nichtpodologen delegieren.

40.6.1 Leistungsbeschreibung delegationsfähig RLZ = Regelleistungszeit

Die **RLZ = Regelleistungszeit** setzt sich aus der **VND = Vor- und Nachbereitung, Dokumentation** und **TPZ** = Therapiezeit zusammen. Diese **RLZ** gibt die gesamte Zeit an, die der Patient für diese Behandlung in der Praxis verweilt. Die **RLZ** ist in Teilen delegationsfähig.

Beispiel: Mehrteilige bilaterale Nagelkorrekturspange

Die gesamte Regelleistungszeit beträgt **75 Minuten**.

Die Therapiezeit für den Podologen am Patienten beträgt **60 Minuten** für die Vorbereitung des Nagels, das Anpassen und Aufsetzen einer mehrteiligen bilateralen Nagelkorrekturspange.
Die Vor- und Nachbereitung sowie die Dokumentation können an nichttherapeutisches Personal delegiert werden, dafür sind **15 Minuten** zu berücksichtigen.

Therapiezeit	60 min.
Vor- und Nachbereitung, Dokumentation	+15 min.
Gesamt: Regelleistungszeit	= 75 min.

VND = Vor- und Nachbereitung, Dokumentation:
VND bedeutet Vor- und Nachbereitung sowie Dokumentation. Die Vor- und Nachbereitung des Therapieplatzes und der Therapiemittel ist für die Maßnahmen der Nagelspangenbehandlung unabdingbar.

Leistung	Zeit
Erstbefundung	TPZ: 45 min. VND: --- RLZ: 45 min.
Anpassung einer einteiligen und bilateralen Nagelkorrekturspange (z. B. nach Ross Fraser)	TPZ: 60 min. VND: 30 min. RLZ: 90 min.
Fertigung einer einteiligen und bilateralen Nagelkorrekturspange (z. B. nach Ross Fraser)	TPZ: 45 min. VND: --- RLZ: 45 min.
Nachregulierung einer einteiligen und bilateralen Nagelkorrekturspange (z. B. nach Ross Fraser)	TPZ: 30 min. VND: 15 min. RLZ: 45 min.
Vorbereitung des Nagels, Anpassung und Aufsetzen einer mehrteiligen bilateralen Nagelkorrekturspange	TPZ: 60 min. VND: 15 min. RLZ: 75 min.
Vorbereitung des Nagels, Anpassung und Aufsetzen einer einteiligen Kunststoff- oder Metall-Nagelkorrekturspange	TPZ: 30 min. VND: 15 min. RLZ: 45 min.
Kontrolle auf Sitz- und Passgenauigkeit	TPZ: 5 min. VND: 10 min. RLZ: 15 min.
Behandlungsabschluss	TPZ: 10 min. VND: 15 min. RLZ: 25 min.

Tabelle der vorgegebenen Zeitangaben der GKV

Nach jeder Behandlung sind der Arbeitsplatz sowie das Instrumentarium gemäß der gültigen Hygienerichtlinie zu reinigen bzw. aufzubereiten. Die VND ist nicht zwingend vom Therapeuten zu leisten und kann von diesem an nichttherapeutisches Personal delegiert werden. Die notwendige Vor- und Nachbereitung ist gesondert ausgewiesen. Sie ist in der Regelleistungszeit der jeweiligen Leistung enthalten und mit der Vergütung abgegolten. Sie darf von der Leistungserbringerin oder dem Leistungserbringer nicht innerhalb der **Therapiezeit (TPZ)** durchgeführt werden.

TPZ = Therapiezeit
Die Therapiezeit umfasst die gesamte Zeit, die der Therapeut mit der therapeutischen Maßnahme am Patienten beschäftigt ist. Die Leistungsbeschreibungen der Krankenkassen geben dafür eine Zeit vor. Diese gilt als orientierende Richtlinie und sollte eingehalten werden.

Quelle: Anlage 1 b Leistungsbeschreibung HMRL

40.7 Verordnungsausschluss im Einzelfall

Eine Nagelkorrekturspangenbehandlung wird nicht in jedem Fall zum Erfolg führen. Einige Punkte können den Ausschluss einer solchen Therapie zur Folge haben. Allerdings sollte in diesem Bereich die Entscheidung in Absprache und Abwägung mit dem verordnenden Arzt erfolgen.

40.7.1 Kontraindikationen

Ausschluss nach medizinischem Ermessen

Arterielle Verschlusskrankheit: Je nach Schwere des Verlaufes sollte dies vorher mit dem Arzt besprochen werden, da entzündliche Prozesse ohne Hilfsmittel noch mehr Beschwerden verursachen können.

Deformität der Nagelplatte: Hierzu zählen übermäßige Deformitäten, auf welche die Spangenkraft keinen Einfluss hätte.

Nagelanomalien: Diese können zur Folge haben, dass Nagelplatten nicht genügend Halt für eine Spange bieten.

Onychomykose: Hier wäre eine Spange durchaus in der Lage, die Erkrankung noch „anzufeuern". Allerdings gibt es Einzelfallentscheidungen, nach denen eine Spange bei drohender Schädigung nach Absprache mit dem Arzt doch gesetzt werden sollte.

Wachstumsstillstand: Bei einem Wachstumsstillstand kann eine AVK oder pAVK vorliegen, aber auch andere Schäden (zum Beispiel in der Matrix) können zu Wachstumsstillständen führen. Eine Spange würde wahrscheinlich nicht zu einer Heilung führen.

Absolute Ausschlusskriterien

Bei einigen Patienten ist eine Nagelspangentherapie durch folgende Kontraindikationen ausgeschlossen. Hier sollte in Absprache mit dem verordnenden Arzt eine andere Lösung gefunden werden.

Tumore: Bei Tumoren im Bereich des betroffenen Nagels und seiner Umgebung kann eine Nagelspange zu Verletzungen, im schlimmsten Fall zur Streuung maligner Zellen führen.

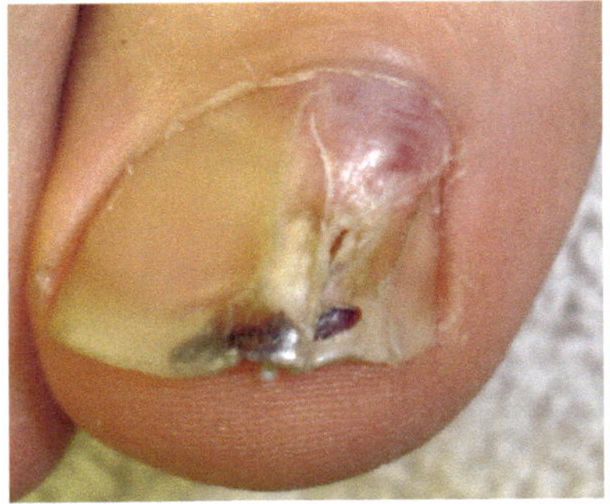

Abb. 40.4 Tumor

Onycholyse: Bei einer Onycholyse wird die Spange keinen ausreichenden Halt finden, kann im schlimmsten Fall die Platte ablösen oder auch das Weichteilgewebe verletzen.

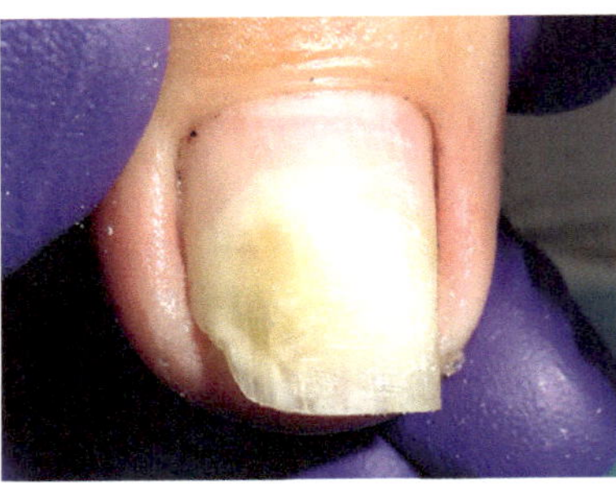

Abb. 40.5. Onycholyse (Grund unklar)

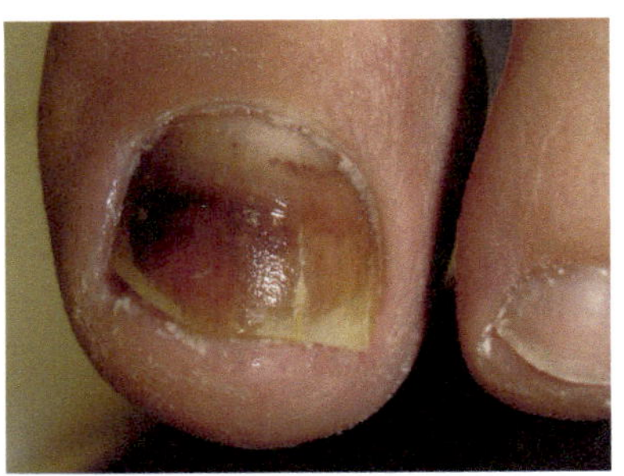

Abb. 40.6 Onycholyse durch Hämatom

Abszedierungen/Nekrosen: Als Nekrose wird abgestorbenes, zuvor vitales Gewebe bezeichnet. Nekrosen sind Symptome schwerer Erkrankungen, die abgeklärt werden müssen. Hier wäre keine schmerzfreie Behandlung möglich, zudem bestünde die Gefahr einer weiteren Keimeinbringung mit dem Risiko schwerer Folgeerscheinungen.

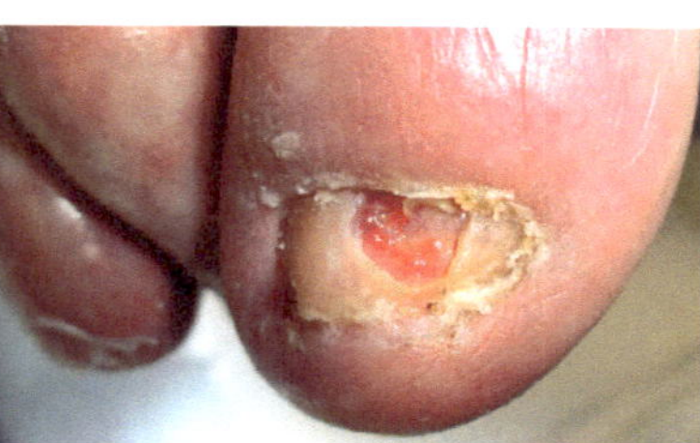

Abb. 40.7 Subunguale Granulation

Klinisch manifeste Neuropathie: Bei ausgeprägten Sensibilitätsstörungen oder autonomen Störungen im Bereich der unteren Extremitäten besteht durch unbemerktes Verändern der Nagelspange ein erhöhtes Risiko von Komplikationen.

40.8 Darstellung einer Nagelspangenbehandlung

Wann darf ich als Therapeut zu welchem Zeitpunkt welche Spange einsetzen und wann wird der Erstbefund gebucht? Was ist mit einem Spangenwechsel und kann ich eine VO nicht durch Abschluss beenden und eine Folgeverordnung anfordern? Diese und viele weitere Fragen beschäftigen die kassenzugelassenen Podologen jeden Tag, damit es zu keinen Absetzungen seitens der Krankenkassen kommt. Doch neue Heilmittelrichtlinien bringen zunächst häufig eine Vielzahl von ungeklärten Fragen.

▶ **UI 1 Beispielhafte Darstellung einer Nagelspangenbehandlung mit einer einteiligen unilateralen und bilateralen Nagelkorrekturspange 78210 (z. B. nach Ross Fraser)***

▶ **UI 1 Beispielhafte Darstellung einer Nagelspangenbehandlung mittels mehrteiliger bilateraler Nagelkorrekturspange (78300) oder einteiliger Kunststoff- oder Metall-Nagelkorrekturspange (78400)***

▶ **UI 2 Beispielhafte Darstellung einer Nagelspangenbehandlung mittels mehrteiliger bilateraler Nagelkorrekturspange (78300) oder einteiliger Kunststoff- oder Metall-Nagelkorrekturspange (78400)***

▶ **UI 1 Beispielhafte Darstellung Modellwechsel mehrteiliger bilateraler Nagelkorrekturspange (78300) oder einteiliger Kunststoff- oder Metall-Nagelkorrekturspange (78400) oder maßangefertigter einteiliger Nagelkorrekturspange 78210***

**Darstellungstabbellen siehe Anhang Tabellen*

40.9 Das Ausfüllen eines Verordnungsblattes

Das richtige Ausfüllen eines Verordnungsblattes HMVO Muster 13 ist wichtig, um keinen finanziellen Schaden zu erleiden.

40.9.1 Ausfüllhilfen

Es gibt Institutionen, die online Ausfüllhilfen anbieten.
https://ogy.de/Ausfuellhilfe

40.9.2 Ausfüllbeispiele für die Rückseite der HMVO

Therapiefrequenz: Die zugelassene Frequenz beträgt bis 12 Wochen. Das bedeutet, das vom 1 Tag der Behandlung innerhalb von 12 Wochen eine Kontrolle oder Nachstellung/Nachregulierung erfolgen muss. Die notierte Empfehlung (z.B.: 2-8 Wochen) des Arztes ist nicht bindend, sondern eine Empfehlung. Der Therapeut muss nur in der Lage sein, auf Nachfrage diese Entscheidung zu begründen.

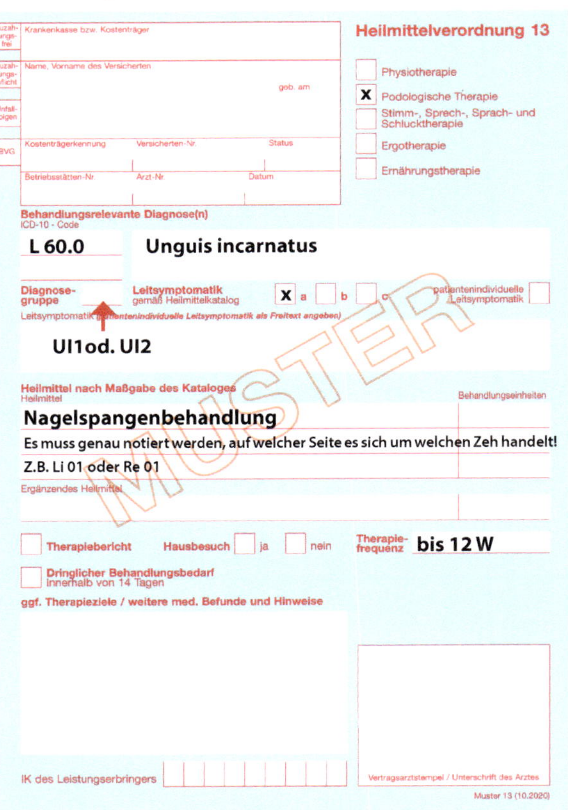
Heilmittelverordnung 13
Zuzahlungsfrei | Zuzahlungspflicht | Unfallfolgen | BVG
Krankenkasse bzw. Kostenträger
Name, Vorname des Versicherten — geb. am
Kostenträgerkennung | Versicherten-Nr. | Status
Betriebsstätten-Nr. | Arzt-Nr. | Datum
[ ] Physiotherapie
[X] Podologische Therapie
[ ] Stimm-, Sprech-, Sprach- und Schlucktherapie
[ ] Ergotherapie
[ ] Ernährungstherapie
Behandlungsrelevante Diagnose(n)
ICD-10 - Code: L 60.0 — Unguis incarnatus
Diagnosegruppe — Leitsymptomatik gemäß Heilmittelkatalog [X] a [ ] b [ ] c — patientenindividuelle Leitsymptomatik [ ]
Leitsymptomatik (patientenindividuelle Leitsymptomatik als Freitext angeben)
UI1od. UI2
Heilmittel nach Maßgabe des Kataloges — Heilmittel — Behandlungseinheiten
Nagelspangenbehandlung
Es muss genau notiert werden, auf welcher Seite es sich um welchen Zeh handelt!
Z.B. Li 01 oder Re 01
Ergänzendes Heilmittel
[ ] Therapiebericht — Hausbesuch [ ] ja [ ] nein — Therapiefrequenz: bis 12 W
[ ] Dringlicher Behandlungsbedarf innerhalb von 14 Tagen
ggf. Therapieziele / weitere med. Befunde und Hinweise
IK des Leistungserbringers
Vertragsarztstempel / Unterschrift des Arztes
Muster 13 (10.2020)

Abb. 40.8 Ausfüllbeispiel HMV 13, Vorderseite

40.9.3 Korrektur des Verordnungsblattes

Korrekturen können vorgenommen werden, verzögern aber die Abrechnung. Sie sind möglich, wenn Verordnungen nicht vollständig oder erkennbar falsch bedruckt sind. Der Leistungserbringer kann diese bis zur Abrechnung korrigieren oder ergänzen lassen.

Eine ausführliche Beschreibung der einzelnen Korrekturmöglichkeiten zu jeder genannten Situation kann in den Heilmittelrichtlinien (HeilM-RL) Podologie im Vertrag nach § 125 Absatz 1 SGB V über die Versorgung mit Leistungen der Podologie und deren Vergütung in Anlage 3 (notwendige Angaben auf der Heilmittelverordnung und einheitliche Regelungen zur Abrechnung „Ärzte") in der Fassung vom 13.06.2022 ausführlich nachgelesen werden.

40.9.4 Prüfpflicht Leistungserbringer

Wird eine HM-Verordnung angenommen, ist der Heilmittelerbringer immer in der Prüfpflicht. Eine genaue Kenntnis über die Richtigkeit der Ausstellung spart Geld und Ärger. Im Zweifelsfall sollte die HMVO zum Ändern zurückgegeben werden. Es gibt auch die Möglichkeit, bei Unklarheiten auf der jeweiligen Verordnung bei der betroffenen Abrechnungsstelle der Krankenkasse nachzufragen, wie eine Korrektur auszusehen hätte. Wenn es zu Fehlern kommt, die dann in die Abrechnung gelangen, wird dies eine Absetzung zur Folge haben. Eine nachträgliche Korrektur ist dann in den meisten Fällen nicht mehr möglich.

Ist eine Verordnung unklar, hilft auch das Nachfragen bei der jeweiligen KK-Abrechnungsstelle. Dort kann das Problem kurz geschildert werden, was in den meisten Fällen umgehend zur Problemlösung führt.

40.9.5 Änderungen/Korrekturen nachträglich

UI 2 bei 4 BE: Modell mehrteilige Nagelkorrekturspange (MtNKS) (78300)

	Datum	Leistungsbeschreibung	Unterschrift	BE
EB und BH sind an EINEM Datum möglich	01.03.2023 01.03.2023	78100 Erstbefundung groß oder 78110 Erstbefundung klein 78300 Aufsetzen/Nachstellen (MtNKS)	Unterschrift Unterschrift	1 BE 2 BE
UI 2: nach der ersten Anpassung umgehend verpflichtend	??.03.2023 usw.	78510 Kontrolle 78300 Aufsetzen/nNchstellen (MtNKS)	Unterschrift Unterschrift	– 3 BE
Kontrollen sind obligat	usw.	78510 Kontrolle	Unterschrift	–
wenn Folge-VO geplant ist, keinen Abschluss machen	Usw. oder	78520 Behandlungsabschluss 78300 Aufsetzen/Nachstellen (MtNKS)	Unterschrift Unterschrift	
Info auf die Rückseite		Dann Info auf den LN: Kein B-Abschluss, da Folge-VO, Patient muss beim Arzt vorstellig werden	–	–

UI 1 bei 8 BE: Modell einteilige Drahtspange (Fraser) Maßanfertigung (78210, 78220, 78230)

	Datum	Leistungsbeschreibung	Unterschrift	BE
EB und BH sind an EINEM Datum möglich	01.03.2023	78100 Erstbefundung groß oder 78110 Erstbefundung klein	Unterschrift	1 BE
zwischen EB und Anpassung gibt es keine Zeitregel	03.03.2023 06.03.2023 ??.03.2023 oder usw. usw. usw. usw. usw. usw.	78220 Fertigung Spange 78210 Anpassung 78230 Nachregulierung 78510 Kontrolle 78230 Nachregulierung 78230 Nachregulierung 78510 Kontrolle 78230 Nachregulierung 78510 Kontrolle 78230 Nachregulierung	Keine Unterschrift Unterschrift Unterschrift Unterschrift Unterschrift Unterschrift Unterschrift Unterschrift Unterschrift Unterschrift	
wenn Folge-VO geplant ist, KEINEN Abschluss machen	usw. oder	78520 Behandlungsabschluss 78230 Nachregulierung	Unterschrift Unterschrift	
Info auf die Rückseite		Dann Info auf den LN: Kein B-Abschluss, da Folge-VO		

UI 1 bei 8 BE: Modell mehrteilige Nagelkorrekturspange (MtNKS) (78300)

	Datum	Leistungsbeschreibung	Unterschrift	BE
EB und BH sind an EINEM Datum möglich	01.03.2023	78100 Erstbefundung groß oder 78110 Erstbefundung klein		
zwischen EB und Anpassung gibt es keine Zeitregel	03.03.2023 06.03.2023	78220 Fertigung Spange 78210 Anpassung	KEINE Unterschrift Unterschrift	2 BE
	06.03.2023		Unterschrift	
	??.03.2023 oder		Unterschrift	
	usw.		Unterschrift	
	usw.		Unterschrift	
	usw.		Unterschrift	
	usw.		Unterschrift	
	usw.		Unterschrift	
	usw.		Unterschrift	
	usw.		Unterschrift	
wenn Folge-VO geplant ist, KEINEN Abschluss machen	usw. oder	78520 Behandlungsabschluss 78230 Nachregulierung	Unterschrift Unterschrift	8B
Info auf die Rückseite	–		–	–

UI 1 bei 8 BE: Modell einteilige Kunststoff- oder Metall-Nagelkorrekturspange (Kl-NKS)(78400)

	Datum	Leistungsbeschreibung	Unterschrift	BE
EB und BH sind an EINEM Datum möglich	01.03.2023 01.03.2023	78100 Erstbefundung groß oder 78110 Erstbefundung klein 78300 Aufsetzen/Nachstellen (MtNKS)	Unterschrift Unterschrift	1 BE 2 BE
Kontrollen sind obligat	??.03.2023 oder usw. usw.	78300 Aufsetzen/Nachstellen (MtNKS) 78510 Kontrolle 78300 Aufsetzen/Nachstellen (MtNKS) 78300 Aufsetzen/Nachstellen (MtNKS)	Unterschrift Unterschrift Unterschrift	3 BE – 4 BE 5 BE
Kontrollen sind obligat	usw. usw.	78510 Kontrolle 78300 Aufsetzen/Nachstellen (MtNKS)	Unterschrift Unterschrift	– 6 BE
Kontrollen sind obligat	usw. usw.	78510 Kontrolle 78300 Aufsetzen/Nachstellen (MtNKS)	Unterschrift Unterschrift	– 7 BE
wenn Folge-VO geplant ist, KEINEN Abschluss machen	usw. oder	78520 Behandlungsabschluss 78300 Aufsetzen/Nachstellen (MtNKS)	Unterschrift Unterschrift	8 BE
Info auf die Rückseite		Dann Info auf den LN: Kein B-Abschluss, da Folge-VO Folge-VO, daher kein Erstbefund		
Wenn es eine Folge-VO ist, dann Info auf die Rückseite				

UI 2 bei 4 BE: Modell einteilige Kunststoff- oder Metall-Nagelkorrekturspange (Kl-NKS) (78400)

	Datum	Leistungsbeschreibung	Unterschrift	BE
EB und BH sind an EINEM Datum möglich	01.03.2023	78100 Erstbefundung groß oder 78110 Erstbefundung klein	Unterschrift	1 BE
	01.03.2023	78300 Aufsetzen/Nachstellen (MtNKS)	Unterschrift	2 BE
UI 2: nach der ersten Anpassung nach 1-3 Tagen verpflichtend 03.03.2023	03.03.2023	78510 Erstkontrolle	Unterschrift	–
	usw.	78300 Aufsetzen/Nachstellen (MtNKS)	Unterschrift	3 BE
Kontrollen sind obligat	usw.	78510 Kontrolle	Unterschrift	–
wenn Folge VO geplant ist, keinen Abschluss machen	usw. oder	78520 Behandlungsabschluss 78300 Aufsetzen/Nachstellen (MtNKS)	Unterschrift Unterschrift	4 BE
Info auf die Rückseite	–	Dann Info auf den LN: Kein B-Abschluss, da Folge-VO	–	–
Wenn es eine Folge-VO ist, dann Info auf die Rückseite	–	Folge-VO, daher kein Erstbefund	–	–

Wenn ein Verordnungsblatt zur Korrektur oder Ergänzung zurückgegeben wird, ist es wichtig, dass bei einer Neuausstellung der HM-Verordnung auf das richtige Ausstellungsdatum geachtet wird. Hier wird in den Arztpraxen häufig der Fehler gemacht, dass ein anderes Ausstellungsdatum eingetragen wird. Wenn eine Verordnung ergänzt werden soll, kann dies seitens der Arztpraxis handschriftlich erfolgen. Diese Änderung wird durch einen Stempel am Vermerk sowie das Kürzel des Arztes bestätigt. Allerdings bleibt das Risiko bestehen, dass trotz einer Korrektur das Hilfsmittel abgesetzt werden könnte.

Zusammenfassung der Tipps:

- *Die endgültige Therapiefrequenz legt der Therapeut eigenständig fest.*
- *Die Behandlungszeiten sind von der Krankenkasse vorgegebene Richtwerte und sollten möglichst eingehalten werden.*
- *Die verschiedenen Spangenmodelle sind nicht bindend, dennoch sollten die Ross-Fraser-Spange sowie je ein Spangenmodell einer anderen Kategorie angeboten werden.*
- *Bei einer Unterbrechung von mehr als 12 Wochen zwischen zwei Behandlungen wird die Verordnung ungültig.*

40.10 Absetzungsgefahr bei der HMVO NKS

40.10.1 Fragenkatalog zum Thema Ausfüllen und Abrechnen einer HMVO NKS

Dieser Fragenkatalog ist **aus der Praxis für die Praxis** entstanden. Auch die besten Formulierungen in den Heilmittelrichtlinien verhindern nicht immer, dass es dennoch zu einer Absetzung kommt. Erst im Laufe der Zeit, wenn die ersten HMVOs in die Abrechnung gehen, werden die Fehler oder Unklarheiten sichtbar. Häufig sind den Leistungserbringern die schriftlichen Quellen gar nicht zugänglich bzw. bekannt. Manchmal werden Nachfragen bei Abrechnungsstellen oder Krankenkassen nicht klar oder unvollständig beantwortet. Wenn Fragen offen bleiben, führt dies nicht selten am Ende zu einer finanziellen Absetzung. Immer wieder sind die Leistungserbringer in der Pflicht, ihr Unverschulden nachzuweisen und dem „Geld hinterherzulaufen“.

Sind die Frequenzangaben auf der HMVO bindend?
Die Frequenzangaben auf der HMVO NKS stellen lediglich eine Empfehlung dar. Wenn der verordnende Arzt eine Frequenzangabe von 2–8 Wochen notiert, kann diese Frequenzangabe als Empfehlung zur Kenntnis genommen werden! Der Leistungserbringer ist nicht daran gebunden. Bei einer Über- oder Unterschreitung wird dies keine Absetzung zur Folge haben.

Zu beachten ist §7, Abs. 7: „Die Verordnung verliert bei einer Unterbrechung von 12 Kalenderwochen nach dem letzten Behandlungstag ihre Gültigkeit."

Was bedeutet „orientierende Behandlungsmenge"?
Die orientierende Behandlungsmenge gibt an, wann mit einem Therapieerfolg zu rechnen ist. Beispiel UI 2: Nach 4 Behandlungseinheiten sollte ein Nagel aus den Stadien 2/3 wieder im Stadium 1 oder völlig geheilt sein.

Wo ist auf der HMVO die rechtlich korrekte Position für die Benennung der linken und rechten Zehen?
Diese Angabe kann vom Therapeuten hinten bei der erbrachten Leistung angegeben werden, z. B. UI 1 li oder re O1, O2 usw.

Wann darf nach der letzten Behandlung auf der alten HMVO mit dem nächsten Termin auf der neuen HMVO NKS anfangen werden?
Ein zeitlicher Mindestabstand zwischen beiden HMVO ist nicht vorgegeben.

Wann muss nach Ausstellung der HMVO mit der Behandlung angefangen werden?
Die neue HMVO darf zu Beginn der ersten Behandlung **nicht älter als 28 Tage** sein. Es ist erforderlich, dass Podologe und Patient das weitere Verfahren besprechen und die neue HMVO zum richtigen Zeitpunkt ausgestellt wird. So wird sichergestellt, dass eine therapeutisch sinnvolle Fortsetzung nicht durch die befristete Gültigkeit der HMVO gefährdet wird. Zwischen Ausstellungsdatum und dem ersten Termin auf der neuen HMVO dürfen nicht mehr als 28 Tage liegen. Hat der Arzt **„Dringlicher Handlungsbedarf"** angekreuzt, muss **nach 14 Tagen** begonnen werden. Sollte es hier doch einmal zu

Problemen kommen, kann der verordnende Arzt das Verordnungsdatum bis zum Einreichen der VO zur Abrechnung korrigieren.

Quelle: Nach § 15 Abs. 1 HM-RL bzw. §6 Abs. 3

Darf ein Nagel zum wiederholten Male über eine weitere HMVO erneut behandelt werden, obwohl im Vorfeld ein Behandlungsabschluss erfolgt ist?

Grundsätzlich ist es möglich, auf Basis einer neu ausgestellten Heilmittelverordnung eine erneute Nagelspangenbehandlung bei einem Patienten am gleichen Nagel durchzuführen. Es gibt im Vertrag oder der HM-RL hierzu keine limitierende Vorschrift, die dies ausschließt.

Wenn ja, gibt es ein zeitliches Fenster, das verstreichen muss, bis neu angefangen werden darf?

Es gibt grundsätzlich keine zeitlichen Einschränkungen. Allerdings sollte sich der Podologe gemeinsam mit dem Arzt und dem Patienten fragen, ob die Nagelspangenbehandlung tatsächlich die richtige Therapieform darstellt oder ob Therapiealternativen in Betracht kommen.

Wenn die Spangenbehandlung abgeschlossen ist, wird das Rezept in die Abrechnung gegeben. Einige Praxen rechnen mit den Kassen einzeln ab, andere geben die Rezepte einer Abrechnungsfirma.

Darf während einer laufenden HMVO eine neue HMVO ausstellt werden?

Nein, während der aktuellen Behandlung kann keine neue HMVO parallel laufen!

Wie sieht der Übergang für eine Folgeverordnung aus?

Der Therapeut stellt fest, dass die Behandlungseinheiten nicht ausreichen werden und bespricht mit dem Arzt eine Folgeverordnung. Ist der Arzt bereit, diese auszustellen, so ist die letzte Behandlungseinheit auf der ersten HMVO 78230 oder 78300 oder 78400. Sollte der Arzt keine weitere HMVO ausstellen wollen, so ist der Abschluss durchzuführen (78520).

Deutlicher wird es bei einer HMVO UI 2. Beispiel: Ein Nagel im Stadium 2/3 nach Erstbefund ist durch die Therapie, z. B. mit 78300, wieder im Stadium 1. Um die Therapie zu sichern, ist eine Folgeverordnung mit der Umstellung auf UI 1 erforderlich.

Eine angefertigte einteilige Drahtspange (78220 Ross Fraser) ist aus der vergangenen Therapie vorhanden.
Darf diese wiederverwendet werden?
Nein. Wenn die Serie abgeschlossen ist und es erneut zu einer Therapie kommen sollte, ist diese neu durchzuführen, da die alte Spange in der Regel nicht mehr dem „neuen" Nagel entspricht. Das System ist eine Maßanfertigung, daher werden die Positionen

- Erstbefund (G/K) 78100 / 78110
- Fertigung der Spange 78220
- Anpassung 78210

erneut angewendet.

Bei der Anpassung einer einteiligen Metallspange nach Ross Fraser kann der Abdruck schon am Termin der Erstbefundung stattfinden.

Abstände der Termine

UI 1: Ab welchem Tag darf eine Spange versetzt werden?
Das Versetzen oder auch das neue Setzen hat eine **Ober**grenze von 12 Wochen. Eine **Unter**grenze gibt es nicht, da der Therapeut z. B. bei der Kontrolle feststellen könnte, dass die gewählte Spange doch nicht die richtige Wahl für das Krankheitsbild war. Die maximale Frequenz von 12 Wochen ergibt sich aus dem Vertrag und gilt für UI 1 und UI 2. Die Verordnung verliert bei einer Unterbrechung von 12 Kalenderwochen nach dem letzten Behandlungstag ihre Gültigkeit.

UI 1: Ab welchem Tag darf eine Kontrolle erfolgen?
Die Kontrolle sollte in den Tagen 1 bis 3 nach dem Setzen erfolgen. Eine Kontrolle zwischen den Behandlungsterminen verlängert nicht die Gültigkeit, da die Kontrolle keine Behandlungseinheit ist! Eine regelmäßige Kontrolle nach jedem Termin ist dabei therapeutisch aber nur in Ausnahmefällen angezeigt.
Quelle: Laut Leistungsbeschreibung Anlage 3b HMPN 78510 ist der Hinweis zu beachten!

UI 1: Wie viele Kontrollen können bei einer Verordnungsmenge von 4 Nagelspangenbehandlungen geplant werden?
Hier gibt es keine numerische Höchstgrenze innerhalb der maximal

6 Kontrollen. Kontrollen müssen immer medizinisch begründet und deren medizinische Begründung dokumentiert werden (intern in der Patientenakte).

UI 2: Ab welchem Tag darf eine Spange versetzt werden?
Das Versetzen oder auch das neue Setzen darf ab dem ersten Tag der Behandlung erfolgen. Es gibt nur eine Obergrenze von 12 Wochen. Eine Untergrenze gibt es nicht, da der Therapeut z. B. bei der Kontrolle feststellen könnte, dass die gewählte Spange doch nicht die richtige Wahl für das Krankheitsbild war. Die maximale Frequenz von 12 Wochen ergibt sich aus dem Vertrag und gilt für UI 1 und UI 2.

UI 2: Ab welchem Tag darf eine Kontrolle erfolgen?
Die Erstkontrolle beim UI 2 ist zwingend erforderlich.
Die Kontrolle **muss in den ersten 1-3 Tagen nach dem Setzten** erfolgen! Weitere Kontrollen sind nach dem ersten Anlegen einer Nagelkorrekturspange bei der Indikation Unguis incarnatus im Stadium 2 und 3 (Diagnosegruppe UI 2) obligat. Eine regelmäßige Kontrolle nach jedem Termin ist dabei therapeutisch aber nur in Ausnahmefällen angezeigt.

Beendigung der Therapie zu einem früheren Zeitpunkt: Wenn z. B. nach der 7. Behandlung der HMVO (egal ob 78300, 78400, 78230) die Therapie beendet werden soll, muss dann auch ein Abschluss gemacht werden?
Ein Behandlungsabschluss (78520) gehört zwingend zur kompletten Behandlung und muss abgegeben werden.

Die Therapie soll aus medizinischen Gründen fortgeführt werden. Muss dann ein Behandlungsabschluss auf der aktuellen VO durchgeführt werden?
Sollte im Laufe der Behandlung festgestellt werden, dass 8 Einheiten (UI 1) nicht ausreichen und über die 7. Behandlung weiterhin behandelt (78230, 78300, 78400) werden muss, wird eine Folgeverordnung vom Arzt benötigt.

- Bei weiterer Verordnung kann auf der aktuellen Vorverordnung **die 8. Einheit** als 78230, 78300 oder 78400 Behandlung abgegeben werden.

- **Bei fehlender Folgeverordnung** vom Arzt ist als 8. Einheit **zwingend der Abschluss durchzuführen**.

Wenn ein Patient im Laufe der Therapie die Spangen aus medizinischen Gründen abregulieren muss (z. B. MRT, OP), welche Position ist dann abzurechnen?
Hier teilt sich im Prinzip die Leistung je nach Spange (78220, 78400, 78300) auf zwei Tage auf. Laut Leistungsbeschreibung muss die Spange abreguliert werden. Nach der geplanten medizinischen Maßnahme (z. B. MRT) wird die Spange schnellstmöglich wieder aufreguliert und dann entsprechend mit der Position 1x abgerechnet. Dafür wird auf der HMVO-Rückseite **nur das Datum der Wiederaufregulierung** verwendet.

Kann bei einer HMVO während der laufenden Therapie ein Spangenmodellwechsel durchgeführt werden?
Ein Modellwechsel ist grundsätzlich abweichend zur Erstbefundung möglich. Ist ein Wechsel der Nagelspange therapeutisch nötig, kann dieser eigenverantwortlich durchgeführt werden. Dies ist auf der Verordnung zu vermerken und in der Patientendokumentation gesondert zu begründen. Dabei ist zu beachten, dass die 8 Einheiten nicht überschritten werden dürfen.

Mehrteilige Nagelkorrekturspange bei UI 1 und UI 2: Ist das Setzen einer mehrteiligen Nagelkorrekturspange (2TO oder 3TO) immer möglich?
Das Anbringen einer mehrteiligen Nagelkorrekturspange ist grundsätzlich möglich.
ACHTUNG, AUSNAHMEFALL bei UI 1!
Bei UI 1 ist die Behandlung mit einer mehrteiligen **Nagelkorrekturspange bei unabdingbarem therapeutischem Erfordernis im Ausnahmefall möglich.** Die Verwendung der mehrteiligen Nagelkorrekturspange ist stets in der Patientendokumentation gesondert zu begründen.
Bei UI 2 ist eine Versorgung mit einer mehrteiligen **Nagelkorrekturspange möglich, wenn sie therapeutisch erforderlich ist**. Die Verwendung der mehrteiligen bilateralen Nagelkorrekturspange ist stets in der Patientendokumentation gesondert zu begründen.

Mehrteilige bilaterale Nagelkorrekturspangen werden jeweils neu angefertigt und angepasst. Daher ist eine Nachregulierung im herkömm-

lichen Sinne wie bei einer Ross-Fraser-Spange nicht möglich. Diese Leistung wird auch bei Folgeterminen jeweils durch erneutes Anfertigen und Anpassen erbracht.

Quelle: Änderungsvereinbarung zum Vertrag nach § 125 Abs. 1 SGB V, § 3a Position (f).

Besteht die Möglichkeit, auf einem Nagel bei gleicher HMVO zwei Spangen gleichzeitig zu applizieren?

Z. B.

- eine Klebespange 78400 hinten in Körperrichtung kleben und vorne entweder eine
- zusätzliche Klebespange 78400 oder
- eine einteilige Spange (Fraser) 78220 oder
- eine mehrteilige Drahtspange (3TO) 78300 setzen?

Nein. Die Heilmittelrichtlinien geben vor, dass unterschiedliche Heilmittel nur dann abgegeben werden dürfen, wenn unterschiedliche Diagnosen vorliegen. Ansonsten gilt ein Heilmittel pro Tag, pro Patient, pro Diagnose. Daher bleibt es beim Grundsatz: **Je Nagel eine Nagelspange**. Die 8 BE gelten entsprechend den vertraglichen Regelungen.

Dieser Fall wurde im Rahmen der Richtlinienberatung 2022 noch während der Vertragsverhandlungen thematisiert. Es bleibt derzeit bei einer Spange pro Nagel pro HMVO.

Absetzungsproblem aus der Praxis

Ein Neupatient kommt mit einer HMVO NKS in die Praxis. Die Frage, ob er vorher schon einmal eine HMVO NKS hatte, verneint er. Als es zur Abrechnung kommt, wird die Erstbefundung abgesetzt mit der Absetzungsbegründung, dass vorher eine HMVO NKS mit Erstbefundung abgerechnet wurde.

Wie kann das Problem verhindert werden?

Dieser Sachverhalt dürfte eigentlich nicht auftreten. Hier würde es sich um eine ungerechtfertigte Absetzung handeln. Der Therapeut muss sich erstens auf die Aussage des Patienten verlassen und zweitens liegt eine HMVO vor. Die Erstbefundung wird durch den jeweiligen behandelnden Podologen durchgeführt und dieser ist nicht verpflichtet (gerade bei Unkenntnis), andere Befunde aus anderen Podologie-Praxen anzufordern. Somit ist die Verantwortung auf der Seite des Arztes. Dieser Absetzung sollte vehement widersprochen werden.

40.10.2 Vergütungsübersicht

Siehe Tabelle Vergütungsübersicht Spangenbehandlung im Anhang

40.11 Fortbildung für kassenzugelassene Podologen

Fortbildung bzgl. Nagelspangenbehandlung laut HMK bei Kassenabrechnung

Kassenzugelassene Praxen **sind verpflichtet**, „(f)ür den mit Inkrafttreten dieses Vertrages begonnenen und den darauffolgenden Betrachtungszeitraum (...) mindestens eine Fortbildung (8 UE) zur Nagelspangenbehandlung in den Stadien 2 und 3 pro Betrachtungszeitraum zu absolvieren!“ Das sind also in Summe mindestens zwei Fortbildungen. Für Neuzugelassene gilt diese Reglung analog für die ersten beiden Betrachtungszeiträume.

Quelle: HMK Artikel 5 – Änderungen der Anlage 4 Fortbildung

Diese Fortbildung ist eine Pflichtfortbildung für kassenzugelassene Leistungserbringer.

Die Fortbildungen dienen der Vertiefung der Kenntnisse des eingewachsenen Nagels in den Stadien 2 und 3 nach allgemeinen anerkannten fachlichen Standards. Die Inhalte umfassen u. a. Ursachen, Differenzierung der Wundstadien mit der dazugehörigen Wundversorgung, Risikobeschreibung und Klärung der Indikationen sowie Kontraindikationen, Vorstellung weiterer Nagelspangensysteme, die entsprechend erlernbar sind, sowie interdisziplinäre Zusammenarbeit mit den beteiligten Berufsgruppen.

Quelle: HMK Artikel 5 – Änderungen der Anlage 4 Fortbildung

Informative Quellen: siehe Anhang Quellen

Tabellenverzeichnis

Alle Tabellen und Vorlagen © Maren Bloß

Hier werden verschiedene Tabellen aufgezeigt, die dem Therapeuten beim Erstellen von Plänen, helfen sollen.

1. Therapieplanvorlage mit beispielhaften Erklärungen, was im Tp eingefügt werden kann bzw. sollte.
2. Verlaufsdokumentationvorlage: Diese soll helfen, dem Therapeuten einen regelmäßigen „roten Faden" für die Karteikarte zu geben.
3. Kopiervorlage Verlaufsdokumentation: Diese als Stichpunkte zusammengefasste Kopiervorlage kann helfen, relevante Informationen nicht aus den Augen zu verlieren.

Vorlage Therapieplan Ung. inc

Beschreibung des Inhaltes	Text im Therapieplan	Textbeispiele
Anamnese		
Lokalisation, welche Nägel betroffen sind	Welche Nägel sind betroffen?	Li O1 lat, re O2 med.
Schwere der Schädigung	Stadium:	Li O1 lat. Stadium 2 re O2 med. Stadium 1
Zeitliche Angabe über die Beschwerden	Wie lange bestehen die Beschwerden?	Li O1 seit ca. 3 Monaten re O2 seit 4 Wochen
Erstbefundung: Nur bei Stadien 2 und 3: Fotodokumentation		
Zustand des Nagels und des umliegenden Gewebes der Nägel beider Füße	Gesamtzustand Nägel: Gesamtzustand Füße:	Nägel sind zum Teil viel zu kurz geschnitten und die Ecken entfernt. Die Füße sind ungepflegt, die Zehen haben eine Beugekontraktur
Allergien (ggf. sind nicht alle Nagelkorrekturspangen einzusetzen)	Allergien:	Laut Angabe des Pat. keine Allergien bekannt
Frage, ob genetische Faktoren vorliegen (haben Familienangehörige ggf. auch Nägel, die zum Einwachsen neigen?)	Familiäre Häufigkeit von einwachsenden Nägeln?	Es wird mitgeteilt, dass schon die Mutter die Nägel immer rundschneiden musste, da sie einwuchsen
Patientenverständnis für die vorliegenden Probleme	Compliance:	Der Patient ist bereit, die Ecken nicht mehr eigenständig zu entfernen und sich bei Beschwerden zwischen den Terminen sofort zu melden
Klärung von körperlichen Ursachen Körperhygiene	Körperliche Einschränkung: Körperhygiene:	Keine Einschränkungen Mangelnde Körperhygiene
Medikamentöse Ursachen (einige Arzneimittel stehen in Verdacht, einwachsende Nägel zu provozieren)	Medikamentöse Ursachen?	Nimmt regelmäßig einen Blutdrucksenker sowie ein Schilddrüsenpräparat. Evtl. klären, ob ein Zusammenhang besteht
Sicht- und Tastbefund	Sicht-Tastbefund:	Li O1, re O2 auf Druck bds. schmerzhaft, die anderen Nägel sind auf Druck empfindlich. Alle Ecken sind entfernt und drohen einzuwachsen
Vorherige Therapieversuche? (Ärztlicherseits, andere Podologen oder Fußpfleger?) Oder Eigenmaßnahmen?	Vorherige Therapie:	Keine ärztliche Versorgung, Pat. hat sich die Nägel selber geschnitten

Fortsetzung →

Schuhinspektion, Laufbelastung und Kontrolle der Bestrumpfung		
Direkte Inspektion des Schuhwerks sowie der Bestrumpfung; Kompressionsstrümpfe sind nicht immer die alleinige Ursache	Schuhinspektion: Strumpfinspektion:	Aktuelle Schuhe sind deutlich zu klein, siehe Fotodokumentation Unauffällig
Beobachtung und Analyse des Gangverhaltens	Ganganalyse:	Kein gesundes Abrollverhalten, ggf. Vorstellung beim Schuhtechniker
Werden Einlagen getragen oder sind Maßschuhe vorhanden?	Einlagen: Maßschuhe:	Nein Nein
Der Beruf kann durchaus einen Großteil der Probleme ausmachen.	Beruf:	Rentner: Trägt tägl. Zeitung aus
Klärung der Schuhsituation während der beruflichen Tätigkeit: Arbeitsschuhe mit Stahlkappen, Gummistiefel, Dresscode (elegante Berufskleidung und -schuhe); sind die Berufsschuhe groß genug?	Schuhinspektion Berufsschuh:	Pat. trägt seine jetzt vorliegenden Schuhe auch zum Zeitungsaustragen
Sportliche Aktivitäten: Welche Bewegungsbelastung? Sport, der viel Stoßtraumen verursacht (Fußball, Tennis, Squash, Badminton usw.); Ballet, Tanzen, Zumba (massive Druckbelastung). Sind die Sportschuhe groß genug?	Schuhinspektion Sportschuh:	Kein Sport
Besprechung des Therapieverlaufes sowie des Therapiezieles		
Klärung, in welchem Zeitraum die Behandlung stattfindet	Welcher Zeitraum ist geplant?	Die Therapie wird mehr als 12 Monate in Anspruch nehmen
Abschätzen, wie viele Behandlungen nötig sind bis zur Genesung	Wie viele Behandlungen werden zirka nötig sein?	1-2 Verordnungen mit je 8 BE
Welche Spangenmodelle können in der Therapie zum Einsatz kommen?	Welche Spangenmodelle können angewendet werden?	Li O1 Spange 3 TO ggf. Wechsel auf Fraser; re O2 O1 Spange 3 TO ggf. Wechsel auf Fraser
Schuhe machen einen Großteil der Beschwerden ursächlich aus; es ist also wichtig, den Patienten dafür zu sensibilisieren, um langfristige Beschwerden zu vermeiden bzw. den Erfolg der Therapie zu sichern	Muss das Schuhverhalten angepasst werden?	Das Schuhverhalten muss umgehend angepasst werden. Klärung, ob Turnschuhe sinnvoll sind, da der Vorfuß sehr breit ist
Kompressionsstrümpfe: konfektioniert oder Maßanfertigung? Sie können die Beschwerden triggern oder sogar verursachen	Muss die Kompression beachtet werden?	Keine Kompression
Aufklärung und Sensibilisierung für die Therapie	Worauf muss der Patient achten?	Dringend mit ihm die Schuhversorgung besprechen; keinesfalls darf er die Nägel selber schneiden
Therapieeinschätzung für die Zukunft		
Wie sieht die therapeutische Einschätzung bezüglich der Heilung aus? Was kann den Erfolg beeinträchtigen?	Einschätzung des Therapieerfolges:	Wenn der Patient sein Schuhverhalten nicht dringend ändert, werden die Beschwerden kaum besser werden. Es ist abzuwarten, ob die Manipulation an den Nägeln zu Hause wirklich besser wird. Das würde den Erfolg der Therapie verhindern.

Fortsetzung →

Patientenmithilfe: Was soll und kann der Patient eigenständig zur Behandlung beitragen?		
Körperhygiene, Schuhversorgung sowie ggf. Bestrumpfung müssen angepasst werden	Körperhygiene: Schuhversorgung: Kompressionen:	Muss verbessert werden In Arbeit, breitere Schuhe müssen her – –
Häufig sind Therapien nur dann erfolgreich, wenn die häusliche Versorgung auch stattfindet. Klären, ob dies im Rahmen der Therapie überhaupt möglich ist	Fremde Hilfe nötig (Pflegedienst)?	Keine Hilfe nötig
Medizinische Versorgung für zu Hause (regelmäßig Verband wechseln, Tamponaden-kontrolle)	Häusliche Medikation:	Li O1 und re O2 müssen bis zum Kontrolltermin 2 x tägl.mit einem Wundantiseptikum eingesprüht werden
Die beste Therapie kann nicht helfen, wenn der Patient nicht bereit ist, die Therapie anzunehmen und zu unterstützen.	Compliance bei der eigenen Versorgung zu Hause:	Nägel nicht selber kürzen und neue Schuhe besorgen

Verlaufsdokumentation: Erklärung, welche Punkte für die Kartei wichtig wären

Beschreibung des Inhaltes	Text in der Kartei	Textbeispiele
Angaben zu Besonderheiten wie Reaktionen, Unverträglichkeiten, Allergien oder Anwenderinformationen zum Patienten	Besondere Angaben zur Behandlung: Anwenderinformationen zum Patienten:	Li O1, allergische Reaktion auf Kleber, es wird ein anderer Kleber ausprobiert Patient desinfiziert nicht, wie be- sprochen, täglich den Zehennagel.
Angaben zum verwendeten Material. Die fachlich korrekte Bezeichnung der Nagelkorrekturspange	Welche Spange wurde verwendet:	Li O1 Klebespange COMBIped medium
Welche Leistungen wurden in der Behandlungseinheit erbracht?	Was wurde gemacht:	Li O1 die Spange wurde entfernt, und eine neue Klebespange gesetzt
Modellwechsel anzeigen; es bringt einen besseren Überblick, was in welcher Zeit stattgefunden hat	Modellwechsel von … auf:	Li O1 von COMBIped medium auf COMBIped hard gewechselt
Zusätzliche Informationen, die begründen, warum es einen Wechsel des Therapiemittels gegeben hat. Begründung Modellwechsel:	Begründung Modellwechsel:	Der seitliche Zug Li O1 lat. auf den Falz sollte etwas verstärkt werden, daher wurde von medium auf hard gewechselt
Fotodokumentation vor, während, bei Verschlechterung im Therapie-verlauf und nach dem Behandlungs-abschluss (bei der VO UI 2 zwingend erforderlich)	Fotodokumentation:	Foto: Li O1, da es einen Modellwechsel gegeben hat; Nagel hat sich bis dato nicht verbessert
Informationen, was für den nächsten Termin geplant ist	Info zum nächsten Termin:	Patient soll seine Sportschuhe zur nächsten Krolle mitbringen, dann neues Foto machen, um zu kontrollieren, ob die Entzündung abgeheilt ist
Wann soll der nächste Termin stattfinden und was soll gemacht werden?	Nächste Behandlung am:	Kontrolle Li O1 in 1 Woche

Fortsetzung →

Kopierhilfe für die Karteikarte: Verlaufsdokumentation am Behandlungstag

Besondere Angaben zur Behandlung:	
Anwenderinformationen zum Patienten:	
Welche Spange wurde verwendet:	
Was wurde gemacht:	
Modellwechsel von --- auf:	
Begründung Modellwechsel:	
Fotodokumentation:	
Info zum nächsten Termin:	
Nächste Behandlung am:	

Darstellungsbeispiele der Rückseite von den NKS HMVOs

UI 1 Behandlung mit angefertigter einteiliger Nagelkorrekturspange (z.B. Ross Fraser)				
Behandlungs-einheit	**Position**	**Unterschrift**		**Zusätzliche Leistung**
UI 1	8 Behandlungseinheiten je VO (maximal): 1 x Erstbefundung (G/K), 1 x Anpassung, bis zu 5 x Nachregulierung, 1 x Abschluss sowie bis zu 6 Kontrollen können zusätzlich in dieser VO-Einheit geleistet werden			
Erstbefundung groß und der erste Behandlungstermin dürfen an einem Tag erbracht werden. Erstbefundung klein wird gewählt, soweit ein Patient bereits wegen anderer Leistungen (podologische Behandlung oder andere Nagelspangenbehandlung) in Behandlung ist.				Bis zu 6 Kontrollen können nach eigenem Ermessen zusätzlich in der VO-Einheit geleistet werden. Die angesetzten Kontrollen dienen nur als Beispiel.
Keine BE	Fertigung Spange 78220	ohne Unterschrift		
2 BE	Anpassung Spange 78210	Unterschrift		
Keine BE				Kontrolle 78510
3 BE	Nachregulierung 78230	Unterschrift		
4 BE	Nachregulierung 78230	Unterschrift		
Keine BE				Kontrolle 78510
5 BE	Nachregulierung 78230	Unterschrift		
6 BE	Nachregulierung 78230	Unterschrift		
keine BE				Kontrolle 78510
7 BE	Nachregulierung 78230	Unterschrift		
oder				
8 BE	Abschluss 78520	Unterschrift	Nachregulierung 78230	
	wenn **keine** Folge-VO geplant ist		wenn eine Folge-VO geplant ist	
Der Therapeut kann eigenverantwortlich in Einzelfällen einen Wechsel des Nagelspangentyps vornehmen. Dies ist auf der Verordnung zu vermerken und in der Patientendokumentation gesondert zu begründen.				

UI 1 Behandlung mit mehrteiliger bilateraler Nagelkorrekturspange (78300) oder einteiliger Kunststoff- oder Metall-Nagelkorrekturspange (78400)				
Behandlungs-einheit	**Position**	**Unterschrift**		**Zusätzliche Leistung**
UI 1	8 Behandlungseinheiten je VO (maximal): 1 x Erstbefundung (G/K), bis zu 6 x Anpassung und Aufsetzen 1 x Abschluss sowie bis zu 6 Kontrollen können zusätzlich in dieser VO-Einheit geleistet werden.			
Erstbefundung groß und der erste Behandlungstermin dürfen an einem Tag erbracht werden. Erstbefundung klein wird gewählt, soweit ein Patient bereits wegen anderer Leistungen (podologische Behandlung oder andere Nagelspangenbehandlung) in Behandlung ist.				Bis zu 6 Kontrollen können nach eigenem Ermessen zusätzlich in der VO-Einheit geleistet werden. Die angesetzten Kontrollen dienen nur als Beispiel.
1 BE	Erstbefundung	Unterschrift	Am selben Tag erbringbar	
2 BE	Aufsetzen 78300 oder 78400	Unterschrift		
Keine BE		Unterschrift		Kontrolle 78510
3 BE	Aufsetzen 78300 oder 78400	Unterschrift		
4 BE	Aufsetzen 78300 oder 78400	Unterschrift		
Keine BE		Unterschrift		Kontrolle 78510
5 BE	Aufsetzen 78300 oder 78400	Unterschrift		
6 BE	Aufsetzen 78300 oder 78400	Unterschrift		
Keine BE		Unterschrift		Kontrolle 78510
7 BE	Aufsetzen 78300 oder 78400	Unterschrift		
oder				
8 BE	Abschluss 78520	Unterschrift	Aufsetzen 78300 oder78400	
	wenn keine Folge-VO geplant ist		wenn eine Folge-VO geplant ist	
Der Therapeut kann eigenverantwortlich in Einzelfällen einen Wechsel des Nagelspangentyps vornehmen. Dies ist auf der Verordnung zu vermerken und in der Patientendokumentation gesondert zu begründen. Die Verwendung der mehrteiligen bilateralen Nagelkorrekturspange ist stets in der Patientendokumentation gesondert zu begründen.				

Beispielhafte Darstellung mehrteiliger bilateraler Nagelkorrekturspange (78300) oder einteiliger Kunststoff- oder Metall-Nagelkorrekturspange (78400)

◀ *Beispielhafte Darstellung einer Nagelspangenbehandlung mit einer einteiligen unilateralen und bilateralen Nagelkorrekturspange (z. B. nach Ross Fraser)*

<table>
<tr><th colspan="5">UI 2 Behandlung mit mehrteiliger bilateraler Nagelkorrekturspange (78300)
oder einteiliger Kunststoff- oder Metall-Nagelkorrekturspange (78400)</th></tr>
<tr><th>Behandlungs-
einheit</th><th>Position</th><th>Unterschrift</th><th></th><th>Zusätzliche Leistung</th></tr>
<tr><td>UI 2</td><td colspan="4">4 Behandlungseinheiten je VO (maximal): 1 x Erstbefundung (G/K),
bis zu 2 x Anpassung und Aufsetzen
1 x Abschluss sowie max. bis zu 6 Kontrollen bei „UI 2“ nach der Anpassung sind obligat.</td></tr>
<tr><td colspan="4">Erstbefundung groß und der erste Behandlungstermin dürfen an einem Tag erbracht werden.
Erstbefundung klein wird gewählt, soweit ein Patient bereits wegen anderer Leistungen (podologische Behandlung oder andere Nagelspangenbehandlung) in Behandlung ist.</td><td>Nach dem ersten Termin ist eine Kontrolle zwingend erforderlich. Weitere regelhafte Kontrollen bei UI 2 nach jedem Termin sind therapeutisch nur in Ausnahmefällen angezeigt.</td></tr>
<tr><td>1 BE</td><td>Erstbefundung</td><td>Unterschrift</td><td rowspan="2">Am selben Tag erbringbar</td><td></td></tr>
<tr><td>2 BE</td><td>Aufsetzen
78300 oder 78400</td><td>Unterschrift</td><td></td></tr>
<tr><td>keine BE</td><td>Bei UI 2 MUSS nach dem Aufsetzen unmittelbar eine Kontrolle erfolgen</td><td>Unterschrift</td><td>Kontrolle 78510
Pflicht</td><td></td></tr>
<tr><td>3 BE</td><td>Aufsetzen
78300 oder 78400</td><td>Unterschrift</td><td></td><td></td></tr>
<tr><td>Keine BE</td><td></td><td>Unterschrift</td><td>Kontrolle 78510</td><td></td></tr>
<tr><td rowspan="2">4 BE</td><td>Abschluss
78520</td><td>Unterschrift</td><td>Nach 4 BE muss der Patient erst beim Arzt vorstellig werden.</td><td></td></tr>
<tr><td>wenn keine Folge-VO geplant ist</td><td></td><td>wenn Folge-VO nötig ist</td><td></td></tr>
<tr><td colspan="5">Der Therapeut kann eigenverantwortlich in Einzelfällen einen Wechsel des Nagelspangentyps vornehmen. Dies ist auf der Verordnung zu vermerken und in der Patientendokumentation gesondert zu begründen. Die Verwendung der mehrteiligen bilateralen Nagelkorrekturspange ist stets in der Patientendokumentation gesondert zu begründen.</td></tr>
</table>

Beispielhafte Darstellung einer Nagelspangenbehandlung mit mehrteiliger bilateraler Nagelkorrekturspange (78300) oder einteiliger Kunststoff- oder Metall-Nagelkorrekturspange (78400)

UI 1 Modellwechsel bei Nagelkorrekturspange möglich				
Behandlungs-einheit	**Position**	**Unterschrift**		**Zusätzliche Leistung**
UI 1	8 Behandlungseinheiten je VO (maximal): 1 x Erstbefundung (G/K), bis zu 6 x Anpassung und Aufsetzen 1 x Abschluss sowie bis zu 6 Kontrollen können zusätzlich in dieser VO-Einheit geleistet werden.			
Erstbefundung groß und der erste Behandlungstermin dürfen an einem Tag erbracht werden. Erstbefundung klein wird gewählt, soweit ein Patient bereits wegen anderer Leistungen (podologische Behandlung oder andere Nagelspangenbehandlung) in Behandlung ist.				Bis zu 6 Kontrollen können nach eigenem Ermessen zusätzlich in der VO-Einheit geleistet werden. Die angesetzten Kontrollen dienen nur als Beispiel.
1 BE	Erstbefundung	Unterschrift	Am selben Tag erbringbar	
2 BE	Aufsetzen 78300 oder 78400	Unterschrift		
keine BE		Unterschrift		Kontrolle 78510
3 BE	Modellwechsel Fertigung Spange 78220	Ohne Unterschrift		Info auf der Rückseite des Leistungsnachweises MODELLWECHSEL
	Anpassung Spange 78210	Unterschrift		
keine BE		Unterschrift		Kontrolle 78510
4 BE	Nachregulierung 78230	Unterschrift		
5 BE	Nachregulierung 78230	Unterschrift		
6 BE	Nachregulierung 78230	Unterschrift		
keine BE		Unterschrift		Kontrolle 78510
7 BE	Modellwechsel Aufsetzen 78300 oder 78400	Unterschrift		Info auf der Rückseite des Leistungsnachweises MODELLWECHSEL
	oder			
8 BE	Abschluss 78520	Unterschrift	Aufsetzen 78300 oder78400	
	wenn keine Folge-VO geplant ist		wenn eine Folge-VO geplant ist	
Der Therapeut kann eigenverantwortlich in Einzelfällen einen Wechsel des Nagelspangentyps vornehmen. Dies ist auf der Verordnung zu vermerken und in der Patientendokumentation gesondert zu begründen. Die Verwendung der mehrteiligen bilateralen Nagelkorrekturspange ist stets in der Patientendokumentation gesondert zu begründen.				

Beispielhafte Darstellung Modellwechsel mehrteiliger bilateraler Nagelkorrekturspange (78300) oder einteiliger Kunststoff- oder Metall-Nagelkorrekturspange (78400)

Leistungsbeschreibung HMVO Nagelspangenbehandlung

Leistung	Postions-nummer	Hinweise	Die Leistung ist eine verordne-te Behand-lungseinheit	Regel-leis-tungszeit
Erstbefundung groß	78100	Ist zusammen mit den Pos.Nr. 78210, 78300 und X8400 an einem Tag erbringbar • Kann einmalig zu Beginn einer Nagelspangenbehandlung erfolgen. Eine Behandlungsserie bezieht sich stets auf einen zu behandelnden Nagel und kann mehrere Verordnungen umfassen	ja	45 Min. VND: - RLZ: 45 min.
Erstbefundung klein	78110	Soweit ein Patient bereits wegen anderer Leistungen (podologische Behandlung oder andere Nagelspangenbehandlung) in Behandlung ist, ist die „Erstbefundung klein" mit einer Regelleistungszeit von bis zu 20 Minuten abzugeben. Ist zusammen mit den Pos.Nr. 78210, 78300 und X8400 an einem Tag erbringbar	ja	20 Min. VND: - RLZ: 20 min.
Anpassung einer einteiligen und bilateralen Nagelkorrekturspange (z. B. nach Ross Fraser)	78210		ja	60 Min. VND: 30 min. RLZ: 90 min.
Fertigung einer einteiligen und bilateralen Nagelkorrekturspange (z. B. nach Ross Fraser)	78220	Die Leistung wird ohne den Versicherten erbracht	nein	45 min. VND: - RLZ: 45 min.
Nachregulierung einer einteiligen und bilateralen Nagelkorrekturspange (z. B. nach Ross Fraser)	78230		ja	30 min. VND: 15 min. RLZ: 45 min.
Vorbereitung des Nagels, Anpassung und Aufsetzen einer mehrteiligen bilateralen Nagelkorrekturspange	78300	Therapeutischer Standard nur bei „UI 2" Bei UI 1 ist die mehrteilige bilaterale Nagelkorrekturspange bei unabdingbarem therapeutischen Erfordernis im Ausnahmefall möglich. Die Verwendung der mehrteiligen bilateralen Nagelkorrekturspange ist stets in der Patientendokumentation gesondert zu begründen	ja	60 min. VND: 15 min. RLZ: 45 min.
Vorbereitung des Nagels, Anpassung und Aufsetzen einer einteiligen Kunststoff- oder Metall-Nagelkorrekturspange	78400	UI 1: Die Wahl der Kunststoff- oder Metallklebespangen ist frei wählbar und vom Therapeuten ohne Absprache möglich. UI 2: Änderung nur in Absprache mit dem Arzt	ja	30 min. VND: 15 min. RLZ: 45 min.
Kontrolle auf Sitz- und Passgenauigkeit	78510	Bei UI 2 nach der ersten Anpassung verpflichtend! Ansonsten nach therapeutischem Ermessen. Eine regelhafte Kontrolle nach jedem Termin ist therapeutisch nur in Ausnahmefällen notwendig.	nein	5 min. VND: 10 min. RLZ: 15 min.
Behandlungsabschluss	78520		ja	10 min. VND: 15 min. RLZ: 25 min.

Vergütung	Vergütungsbeschreibung	Zuzahlung	Unterschrift
51,97 €	Die Vergütung der Position 78100 nach § 1 Abs. 2 setzt sich aus 46,77 € für die therapeutische Leistung und 5,20 € für die Sachkosten im Zusammenhang mit der Aufbereitung des Raumes und der Instrumente sowie die für die podologische Therapie üblicherweise erforderlichen Hygienemaßnahmen des Therapeuten zusammen.	5,20 €	Die Leistung ist auf der Rückseite der Verordnung zu bestätigen.
25,98 €	Die Vergütung der Position 78110 setzt sich aus 20,79 € für die therapeutische Leistung und 5,20 € für die Sachkosten zusammen.	2,60 €	Die Leistung ist auf der Rückseite der Verordnung zu bestätigen.
92,13 €	Die Vergütung der Position 78210 setzt sich aus 62,37 € für die therapeutische Leistung und 17,12 € für die Vor-, Nachbereitung und Dokumentation und 10,39 € für die Sachkosten zusammen.	9,21 €	Die Leistung ist auf der Rückseite der Verordnung zu bestätigen.
50,43 €	Die Vergütung der Position 78220 setzt sich aus 46,77 € für die therapeutische Leistung und 3,66 € für die Nagelspange und anderes notwendiges Material zusammen.	–	Die Leistung ist auf der Rückseite der Verordnung **nicht** zu bestätigen.
46,19 €	Die Vergütung der Position 78230 setzt sich aus 31,18 € für die therapeutische Leistung und 8,56 € für die Vor-, Nachbereitung und Dokumentation und 5,20 € für die Sachkosten zusammen.	4,62 €	Die Leistung ist auf der Rückseite der Verordnung zu bestätigen.
88,44 €	Die Vergütung der Position 78300 setzt sich aus 62,37 € für die therapeutische Leistung und 5,35 € für die Vor-, Nachbereitung und Dokumentation und 5,20 € für die Sachkosten zusammen.	8,84 €	Die Leistung ist auf der Rückseite der Verordnung zu bestätigen.
50,44 €	Die Vergütung der Position 78400 setzt sich aus 31,18 € für die therapeutische Leistung und 8,56 € für die Vor-, Nachbereitung und Dokumentation und 5,20 € für die Sachkosten zusammen	5,04 €	Die Leistung ist auf der Rückseite der Verordnung zu bestätigen.
16,10 €	Die Vergütung der Position 78510 setzt sich aus 5,46 € für die therapeutische Leistung und 5,99 € für die Vor-, Nachbereitung und Dokumentation und 5,31 € für die Sachkosten zusammen.	1,61 €	Die Leistung ist auf Rückseite der Verordnung zu bestätigen.
22,71 €	Die Vergütung der Position 78520 setzt sich aus 10,91 € für die therapeutische Leistung und 8,99 € für die Vor-, Nachbereitung und Dokumentation und 5,31 € für die Sachkosten zusammen.	2,27 €	Die Leistung ist auf der Rückseite der Verordnung zu bestätigen.

Vergütungsübersicht Spangenbehandlung (Stand 01.07.2023)

POS NR	Beschreibung	Vergütung	Zuzahlung	BE	Unterschrift
78100	Erstbefundung groß	51,97 €	5,20 €	1	ja
78110	Erstbefundung klein	25,98 €	2,60 €	1	ja
78510	Indikationsspezifische Kontrolle auf Sitz- und Passgenauigkeit	16,10 €	1,61 €	0	ja
78520	Behandlungsabschluss/Entfernen der Nagelkorrekturspange	24,15 €	2,41 €	1	ja
78210	Anpassung zweiter Teil einer einteiligen, uni- und bilateralen Nagelkorrekturspange, z. B. nach Ross Fraser	92,13 €	9,21 €	1	ja
78220	Fertigung einer einteiligen, uni- und bilateralen Nagelkorrekturspange, z. B. nach Ross Fraser	50,43 €	–	0	ohne Unterschrift
78230	Nachregulierung der einteiligen, uni- und bilateralen Nagelkorrekturspange, z. B. nach Ross Fraser	46,19 €	4,62 €	1	ja
78300	Vorbereitung des Nagels, Anpassung und Aufsetzen einer mehrteiligen bilateralen Spange (3TO)	88,44 €	8,84 €	1	ja
78400	Vorbereitung des Nagels, Anpassung und Aufsetzen einer einteiligen Kunststoff- oder Metall-Nagelkorrekturspange	50,44 €	5,04 €	1	ja

Quellenverzeichnis

Wir bedanken uns bei den Unternehmen 3TO GmbH, Hellmut Ruck GmbH, Bernd Stolz GmbH, Eduard Gerlach GmbH, CORECTIO Vertrieb und Schulungsorganisation Ueno Consult e. K. sowie neubourg skin care GmbH & Co. KG für die freundliche Unterstützung durch umfangreiches Bildmaterial.

Quellenverzeichnis zu den Fußnoten:

1 By KDS444 – Own work, CC BY-SA 3.0, commons.wikimedia.org/w/index.php?curid=25116361
2 de.wikipedia.org/wiki/Nagel_(Anatomie)
3 medizinfo.de/hautundhaar/nagel/nagelaufbau / Grünewald, K: Theorie der med. Fußbehandlung, Band 1. Verlag Neuer Merkur, München.
4 Dagnall, J.C.: Med Hist. 1958 Jan; 2(1): S. 68–69
5 Läuchli, S.: Der Allgemeinarzt, 2014; 36 (8) S. 44–48
6 Harrer, J.: Dissertation zur Erlangung der Doktorwürde der medizinischen Fakultät der Friedrich-Alexander-Universität Erlangen-Nürnberg: „Therapie des Unguis incarnatus mit der VHO-Osthold-Spange – eine Alternative zur Emmert-Plastik?". Erlangen 1999
7 Abb. 2.33 und 2.34: Schematische Darstellung nach Grünewald, K.: Theorie der med. Fußbehandlung, Band 1. Verlag Neuer Merkur, München
8 Negel-Riegel, B: Spange ab – und dann? In: Podologie, 61. Jg. 2010, Heft 10, S. 14–19
9 wikiderm.de/Kompendium/Onycholyse
10 Läuchli, S.: Der Allgemeinarzt, 2014; 36 (8) S. 44–48
11 Hellmut Ruck GmbH
12 Gustav Baehr GmbH
13 Gustav Baehr GmbH
14 Rhein Instrumente e. K., www.rhein-instrumente.de
15 Wittex GmbH, www.wittex.de
16 Hellmut Ruck GmbH
17 Wittex GmbH, www.wittex.de
18 www.net-elektronik.de
19 www.nailshop-deluxe.de
20 BUSCH & CO. GmbH & Co. KG, Quelle: www.hellmut-ruck.de

21 Vortrag Maren Bloß, Messe „Beauty" 2013, Düsseldorf
22 Paul Hartmann AG, www.hartmann.info
23 Cuxson Gerrard & Co. Ltd., www.hapla.co.uk
24 BUSCH & CO. GmbH & Co. KG, Quelle: www.hellmut-ruck.de
25 www.gehwol.de
26 www. jap-medics.com
27 LIGAMED medical Produkte GmbH, Quelle: www.hoz24.de
28 de.shopping.com, Abb. Clauden Schlauchgaze (nicht mehr erhältlich)
29 bbraun.com
30 Eduard Gerlach GmbH (Gehwol)
31 Hellmut Ruck GmbH
32 Hellmut Ruck GmbH
33 Hellmut Ruck GmbH
34 Instrument Fa. Greppmayr, Quelle: www.2storksbgshop.com
35 Berchtold GmbH & Co. KG
36 Berchtold GmbH & Co. KG
37 Berchtold GmbH & Co. KG
38 Berchtold GmbH & Co. KG
39 Eduard Gerlach GmbH
40 Greppmayr GmbH
41 Eduard Gerlach GmbH
42 Nailcosmetic Zimmermann GmbH
43 Nailcosmetic Zimmermann GmbH
44 Grünewald, K.: Theorie der med. Fußbehandlung, Band 2. Verlag Neuer Merkur, München
45 Abb. 18.1 bis 18.3 nach Wirth, C. von in: Sutor, J.: So funktionieren Orthonyxiespangen. In: Podologie, 61. Jg. 2010, Heft 10, S. 13-17.
46 Ruck, H.: Handbuch für die medizinische Fußpflege, S. 192. Haug Verlag (Thieme), Stuttgart.
47 Coltène/Whaledent AG, www.coltene.com
48 Shikahama Method via www.amazon.com
49 Sutor, J.: So funktionieren Orthonyxiespangen. In: Podologie, 61. Jg. 2010, Heft 10, S. 13-17.
50 Abbildungen 22.4 und 22.5 aus: Grünewald, K.: Theorie der medizinischen Fußpflege, Band 2. Verlag Neuer Merkur, München.
51 Abb. 22.6: Zeichnungen nach Ruck, H.: Handbuch für die medizinische Fußpflege. 1. Auflage 2005, S. 201. Hippokrates Verlag (Thieme), Stuttgart.

52 Corectio, Neu-Isenburg, www.corectio-titan.de
53 Negel-Riegel, B: Spange ab – und dann? In: Podologie, 61. Jg. 2010, Heft 10, S. 14–19
54 Weineis, B, Kurzfassung Dissertation, Ruprecht Karls Universität Heidelberg 1990–1996

Quellen zu Kapitel 40.11

https://www.kbv.de/media/sp/PraxisInfo_Nagelspangenbehandlung.pdf *https://ogy.de/jeyy*

https://www.kvb.de/fileadmin/kvb/V10/Mitglieder/Verordnungen/VO-aktuell/2022/KVB-VA-220613-HMP-Podologie-Nagelspangen-behandlung.pdf *https://ogy.de/k7l9*

https://www.podo-deutschland.de/der-beruf-podologe/heilmittel-richtlinien *https://ogy.de/3gyp*

https://www.gkv-spitzenverband.de/media/dokumente/krankenversicherung_1/ambulante_leistungen/heilmittel/vertraege_125abs1/podologie/20220613_Podologie_Aenderungsvereinbarung_barrierefrei.pdf *https://ogy.de/d3u0*

Heilmittelrichtlinie (HeilM-RL) Podologie, Vertrag nach § 125 Absatz 1 SGB V über die Versorgung mit Leistungen der Podologie und deren Vergütung in Anlage 3 (notwendige Angaben auf der Heilmittelverordnung und einheitliche Regelungen zur Abrechnung „Ärzte“) in der Fassung vom 13.06.2022.

https://www.azh.de/blog/therapiebericht-physiotherapie/ *https://ogy.de/zpkl*